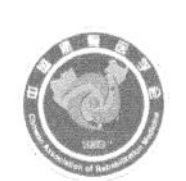

中国康复医学会“康复医学指南”丛书

康复治疗指南

主　　编　燕铁斌　陈文华
副主编　冯　珍　金冬梅　石秀娥　何晓阔

人民卫生出版社
·北　京·

图书在版编目（CIP）数据

康复治疗指南/燕铁斌，陈文华主编.—北京：人民卫生出版社，2020.11（2024.2重印）

ISBN 978-7-117-30658-4

Ⅰ. ①康… Ⅱ. ①燕… ②陈… Ⅲ. ①康复医学-指南 Ⅳ. ①R49-62

中国版本图书馆CIP数据核字（2020）第196732号

康复治疗指南

Kangfu Zhiliao Zhinan

主　　编：燕铁斌　陈文华
出版发行：人民卫生出版社（中继线 010-59780011）
地　　址：北京市朝阳区潘家园南里19号
邮　　编：100021
E - mail：pmph @ pmph.com
购书热线：010-59787592　010-59787584　010-65264830
印　　刷：北京盛通数码印刷有限公司
经　　销：新华书店
开　　本：787×1092　1/16　　印张：21　　插页：2
字　　数：524千字
版　　次：2020年11月第1版
印　　次：2024年2月第5次印刷
标准书号：ISBN 978-7-117-30658-4
定　　价：92.00元

编者（按姓氏笔画排序）

王　俊（广东省工伤康复医院）
石秀娥（陕西省康复医院）
叶祥明（杭州医学院附属人民医院）
冯　珍（南昌大学第一附属医院）
朱　毅（郑州大学第五附属医院）
向　云（华中科技大学协和深圳医院）
刘晓丹（上海中医药大学康复医学院）
闫金玉（内蒙古医科大学第二附属医院）
许建文（广西医科大学第一附属医院）
杜　青（上海交通大学医学院附属新华医院）
李建华（浙江大学医学院附属邵逸夫医院）
李勇强（南京医科大学第一附属医院）
杨初燕（南昌大学第一附属医院）
杨海芳（广州中医药大学第二附属医院）
吴　霜（贵州医科大学附属医院）
何晓阔（厦门市第五医院）
余　波（上海交通大学附属第一人民医院　上海杉达学院）
张　芸（厦门市第五医院）
陈文华（上海交通大学附属第一人民医院　上海杉达学院）
武继祥（陆军军医大学第一附属医院）
金冬梅（中山大学孙逸仙纪念医院）
周惠嫦（中山大学附属佛山医院）
单春雷（上海中医药大学康复医学院）
钟鸿斌（厦门市第五医院）
郭晓冬（上海中医药大学附属岳阳中西医结合医院）
黄　杰（华中科技大学同济医学院附属同济医院）
黄继义（厦门市第五医院）

常有军（成都中医药大学附属康复医院）
章马兰（广州体育学院）
燕铁斌（中山大学孙逸仙纪念医院）

编写秘书

吴　伟（中山大学孙逸仙纪念医院）
段周瑛（上海交通大学附属第一人民医院）
丁丽娟（中山大学孙逸仙纪念医院）

中国康复医学会“康复医学指南”丛书

序言

受国家卫生健康委员会委托，中国康复医学会组织编写了“康复医学指南”丛书（以下简称“指南”）。

康复医学是卫生健康工作的重要组成部分，在维护人民群众健康工作中发挥着重要作用。康复医学以改善患者功能、提高生活质量、重塑生命尊严、覆盖生命全周期健康服务、体现社会公平为核心宗旨，康复医学水平直接体现了一个国家的民生事业发展水平和社会文明发达程度。国家高度重视康复医学工作，近年来相继制定出台了一系列政策文件，大大推动了我国康复医学工作发展，目前我国康复医学工作呈现出一派欣欣向荣的局面。康复医学快速发展迫切需要出台一套与工作相适应的“指南”，为康复行业发展提供工作规范，为专业人员提供技术指导，为人民群众提供健康康复参考。

“指南”编写原则为，遵循大健康大康复理念，以服务人民群众健康为目的，以满足广大康复医学工作者需求为指向，以康复医学科技创新为主线，以康复医学技术方法为重点，以康复医学服务规范为准则，以康复循证医学为依据，坚持中西结合并重，既体现当今现代康复医学发展水平，又体现中国传统技术特色，是一套适合中国康复医学工作国情的“康复医学指南”丛书。

“指南”具有如下特点：一是科学性，以循证医学为依据，推荐内容均为公认的国内外最权威发展成果；二是先进性，全面系统检索文献，书中内容力求展现国内外最新研究进展；三是指导性，书中内容既有基础理论，又有技术方法，更有各位作者多年的实践经验和辩证思考；四是中西结合，推荐国外先进成果的同时，大量介绍国内开展且证明有效的治疗技术和方案，并吸纳中医传统康复技术和方法；五是涵盖全面，丛书内容涵盖康复医学各专科、各领域，首批计划推出 66 部指南，后续将继续推出，全面覆盖康复医学各方面工作。

“指南”丛书编写工作举学会全体之力。中国康复医学会设总编写委员会负总责，各专业委员会设专科编写委员会，各专业委员会主任委员为各专科指南主编，全面负责本专科指南编写工作。参与编写的作者均为我国当今康复医学领域的高水平专家、学者，作者数量达千余人之多。“指南”是全体参与编写的各位同仁辛勤劳动的成果。

“指南”的编写和出版是中国康复医学会各位同仁为广大康复界同道、

为人民群众健康奉献出的一份厚礼，我们真诚希望本书能够为大家提供工作中的实用指导和有益参考。由于“指南”涉及面广，信息量大，加之编撰时间较紧，书中的疏漏和不当之处在所难免，期望各位同仁积极参与探讨，敬请广大读者批评指正，以便再版时修正完善。

衷心感谢国家卫生健康委员会对中国康复医学会的高度信任并赋予如此重要任务，衷心感谢参与编写工作的各位专家、同仁的辛勤劳动和无私奉献，衷心感谢人民卫生出版社对于“指南”出版的高度重视和大力支持，衷心感谢广大读者对于“指南”的关心和厚爱！

百舸争流，奋楫者先。我们将与各位同道一起继续奋楫前行！

中国康复医学会会长

方国恩

2020年8月28日

中国康复医学会“康复医学指南”丛书

编写委员会

中国康复医学会“康复医学指南”丛书

目录

1. 颈椎病诊治与康复指南	主编	刘晓光		
2. 骨与关节康复指南	主编	徐 林		
3. 脊柱脊髓疾病康复指南	主编	李建军	邱 勇	
4. 骨质疏松防治与康复指南	主编	杨惠林		
5. 修复重建外科康复指南	主编	曹谊林	侯春林	徐永清
6. 心血管疾病康复指南	主编	胡大一		
7. 呼吸疾病康复指南	主编	王 辰	赵红梅	
8. 肾脏病康复指南	主编	马迎春	李贵森	左 力
9. 血液病康复指南	主编	王健民	侯 健	
10. 消化道常见疾病康复指南	主编	郑鹏远		
11. 颅脑创伤康复指南	主编	张 皓	凌 锋	
12. 脑血管病康复指南	主编	张 通		
13. 脑卒中上肢功能障碍康复指南	主编	吴 毅		
14. 帕金森病康复指南	主编	邵 明		
15. 阿尔茨海默病康复指南	主编	吕泽平		
16. 老年病康复指南	主编	郑洁皎	高 文	
17. 儿童常见疾病康复指南	主编	李晓捷		
18. 儿童心脏病康复指南	主编	孙 锟		
19. 重症康复指南	主编	宋为群	张 皓	
20. 风湿病康复指南	主编	曾小峰		
21. 肿瘤康复指南	主编	凌昌全	李 柏	
22. 减重与代谢康复指南	主编	张 频		
23. 创伤康复指南	主编	王 彤	张 俊	
24. 烧伤康复指南	主编	吴 军	朱家源	
25. 加速康复外科临床应用指南	主编	孙培春	魏 立	
26. 放射损伤康复指南	主编	史春梦	程 飚	
27. 器官移植康复指南	主编	王正昕		
28. 慢性皮肤病康复指南	主编	张建中		
29. 口腔疾病康复指南	主编	唐国瑶		

30. 精神疾病康复指南	主编	贾福军		
31. 生殖健康指南	主编	匡延平		
32. 产后康复指南	主编	邹　燕		
33. 疼痛康复指南	主编	毕　胜		
34. 手功能康复指南	主编	贾　杰		
35. 视觉康复指南	主编	卢　奕		
36. 眩晕康复指南	主编	刘　博		
37. 听力康复指南	主编	周慧芳		
38. 言语康复指南	主编	陈仁吉		
39. 吞咽障碍康复指南	主编	窦祖林		
40. 康复评定技术指南	主编	恽晓萍		
41. 康复电诊断指南	主编	郭铁成		
42. 康复影像学指南	主编	王振常		
43. 康复治疗指南	主编	燕铁斌	陈文华	
44. 物理治疗指南	主编	王于领	王雪强	
45. 运动疗法指南	主编	许光旭		
46. 作业治疗指南	主编	闫彦宁	李奎成	
47. 水治疗康复指南	主编	王　俊		
48. 神经调控康复指南	主编	单春雷		
49. 高压氧康复指南	主编	潘树义		
50. 浓缩血小板再生康复应用指南	主编	程　飚	袁　霆	
51. 推拿技术康复指南	主编	赵　焰		
52. 针灸康复技术指南	主编	高希言		
53. 康复器械临床应用指南	主编	喻洪流		
54. 假肢与矫形器临床应用指南	主编	武继祥		
55. 社区康复指南	主编	余　茜		
56. 居家康复指南	主编	黄东锋		
57. 心理康复指南	主编	朱　霞		
58. 体育保健康复指南	主编	赵　斌		
59. 疗养康复指南	主编	单守勤	于善良	
60. 医养结合康复指南	主编	陈作兵		
61. 营养食疗康复指南	主编	蔡美琴		
62. 中西医结合康复指南	主编	陈立典	陶　静	
63. 康复护理指南	主编	郑彩娥	李秀云	
64. 康复机构管理指南	主编	席家宁	周明成	
65. 康复医学教育指南	主编	敖丽娟	陈健尔	黄国志
66. 康复质量控制工作指南	主编	周谋望		

前言

本书是中国康复医学会“康复医学指南”丛书之一，由中国康复医学会康复治疗专业委员会基于自身工作范畴、组织相关专家共同合作完成。

康复治疗是实施临床康复服务的“重头戏”，关乎患者康复结局与整体康复医疗质量。在迫切的社会需求催生下，康复治疗从业人员迅速增多（目前相关培养院校约五百所），工作内涵与外延不断加深与拓展——从综合医院康复科、各级康复机构到医养结合机构、民政部门、特殊教育领域等，各类康复治疗技术亦呈百花齐放之势。与此同时，该领域人才在区域、群体、层次等方面存在着不平衡、不协调等现实矛盾，已到了由高速增长向高质量发展、由人员数量扩充转向人才质量提升与服务质量规范的关键时期。本书恰以此为契机，力图为康复治疗的规范化实施与从业人员的培训提供重要参考与借鉴。

数十年来，我国的康复治疗形成了有历史烙印、与国际融汇且具中国特色的多模态、多元化发展模式——亚专业（物理治疗、作业治疗、言语语言治疗等）、亚专科（神经康复、肌骨康复、老年康复、儿童康复等）及各类专项技术并存且以多维度交汇或分化；但无论如何发展，康复治疗从业人员应具备基础的、共性的岗位知识与能力。本书以基础结合前沿，以规范化、标准化为核心，以临床应用为导向，为本专业从业人员及相关临床专业人员展示康复治疗的概貌，帮助其在系统了解学科整体的前提下进行临床实践。

本书内容总体可分为三部分。第一部分为第一章，是全书总论；第二部分为第二、三章，分别简要介绍各类康复评定和康复治疗技术；第三部分为第四章至第九章，以临床各系统为纲，阐述各类疾病的康复治疗流程与方法。本书既可作为各级康复治疗从业人员的工具书，也可作为其他临床专业人员了解康复学科的参考用书，亦可用于康复治疗及相关专业在校学生早期接触临床的补充读物，具有较强的实践性和广泛的适用性。

本书编者主要为中国康复医学会康复治疗专业委员会专家成员，同时吸纳了部分专业委员会外具有特定专业特长者，均为具有丰富临床经验与学术影响力的行业资深专家。但由于编撰时间所限，不当与疏漏之处难免，恳请各位同行、读者海涵斧正。

燕铁斌　陈文华

2020年6月5日

目录

附 录

第一章 绪 论

第一节 概 述

一、从康复到康复治疗的概念

康复（rehabilitation）、医疗康复或称为医学康复（medical rehabilitation）、康复医学（rehabilitation medicine）、康复治疗（rehabilitation therapy）是不同的学术概念。

1. 康复是一个事业，包括了医疗康复、教育康复（educational rehabilitation）、职业康复（vocational rehabilitation）、康复工程（rehabilitation engineering）、社会康复（social rehabilitation）五大方面，构成了全面康复的架构。

2. 医疗康复是康复的一个方面或范畴，是临床各相关专业或专科在康复领域中的体现，其中也包括了康复医学。

3. 康复医学是医疗康复中的一个具体的专业或专科，具有自己的学科特点，包括康复预防（rehabilitation prevention）、康复评定（rehabilitation assessment/evaluation）、康复治疗（rehabilitation therapy）三大部分。

4. 康复治疗是以研究人体功能障碍的预防和改善功能为导向的一门医学专科，通过各种有效的专科治疗手段，最大限度地改善康复对象（包括病、伤、残、老年人）的功能障碍。

二、康复治疗对象

所有不能正常发挥身体、心理和精神、社会功能的个体都是康复治疗的对象，概括起来包括以下几个类群体。

1. 功能障碍者　引起功能障碍的原因是多方面的，如躯体、内脏、精神、心理等；这种功能障碍可以是现存的或潜在的；先天性的或后天性的；可逆的或不可逆的；部分的或完全的。功能障碍可以与疾病并存，也可以是疾病的后遗症。这些功能障碍问题临床其他学科往往难以全部解决。

根据2006年全国第二次残疾人抽样调查结果，我国残疾人总数为8 296万，占人口总数的6.34%，涉及至少2.6亿家庭人口；其中近6 000万人需要康复，占残疾人总数72.28%。根据世界卫生组织（WHO）2011年发布的《世界残疾报告》（World Report on Disability），世界总人口中大约15%的人有某种形式的残疾（功能障碍），其中2%~4%的人面临严重的功能障碍。而在20世纪70年代，WHO估计，全球残疾率约为10%；造成全球残疾率估计数上升的主要原因是人口老龄化和慢性疾病迅速蔓延。

2. 慢性病患者　随着医疗技术的提高，各类疾病的死亡率不断下降，慢性病生存者数量明显增加。据统计，我国有2.7亿慢性病患者和1亿多慢性疼痛患者。预计至2030年，我国慢性病患病率将高达65.7%，其中80%的慢性病患者需要康复治疗。2001年WHO发布的《国际功能、残疾和健康分类（International Classification of Functioning, Disability and

Health, ICF）》将功能障碍（残疾）定义为身体结构损伤、活动受限以及参与限制的总称。全世界有超过10亿人（约占世界人口的15%）存在不同程度的功能障碍（或患有慢性病）。

3. 亚健康人群　随着社会的发展，高科技不断向日常生活中渗透，体力活动减少，生活节奏加快，导致了亚健康群体逐渐增加，而这一群体多发生在中青年，是家庭和社会的中流砥柱，他们是康复急需关注的对象。

4. 老年人群　身体障碍与年龄老化一般成正比，年龄越大，各种疾病或功能障碍的发生率越高。我国已经进入了人口老年化快速发展时期。2009年，60岁以上老年人就已占到了全国总人口的10%；统计资料显示，截至2011年底全国60岁以上老年人口达到约1.9亿，其中需要康复服务的约7 000多万人；预测到2020年，60岁以上老年人口将达到2.43亿，占总人口的16%~17%。因此，老年人群将成为康复治疗的一个主要对象。

三、康复治疗组成

康复治疗属于康复医学范畴，强调团队精神，围绕康复对象的功能障碍，应用一切可以使用的方法，帮助患者改善或恢复功能。

（一）康复治疗团队组成

临床学科的工作模式（团队）基本定型，通常是医师接诊患者，制订治疗方案，开出治疗处方，护士执行。而康复医学与临床学科略有不同，采用的是多专业协同工作的方式，共同组成康复治疗团队（team work）。

在康复治疗团队中，首诊的是康复医师（physiatrist），团队成员包括物理治疗师（physiotherapist, PT）、作业治疗师（occupational therapist, OT）、言语语言治疗师（speech therapist, ST）、心理治疗师（psychotherapist）、假肢与矫形器师（prosthesis and orthosis, P&O）、文体治疗师（recreation therapist, RT）、康复护士（nurse, NR）、社会工作者（social worker, SW）等。这种模式较好地体现了以人为本，以患者为中心的服务方式，能更好地为患者提供服务。

（二）康复治疗手段构成

1. 物理治疗（physical therapy, PT）　通过功能训练（functional training）、物理因子（physical modality）和手法治疗（manual therapy），改善患者的躯体、认知、言语语言和吞咽功能，进而改善患者的功能障碍，提高患者的生存质量。国际上物理治疗通常由物理治疗师（physiotherapist）来完成。

2. 作业治疗（occupational therapy, OT）　针对患者功能障碍，制订个体化的作业活动（tasks），重点是使患者最大限度地恢复或提高独立生活和劳动能力，以使其能作为家庭和社会的一员过着有意义的生活。包括上肢的主动、被动活动，手功能训练，日常生活活动能力训练（如穿衣、洗漱、进餐、如厕、家务活动等），助行器（如助行架手杖）、足托、生活辅助具的制作及使用等。作业治疗通常由作业治疗师（occupational therapist）完成。

3. 言语语言治疗（speech therapy）　语言（language）是人类社会中约定俗成的符号系统，人们通过应用这些符号达到交流的目的。语言包括对符号的表达和接受的能力，也包括对文字语言符号的运用（书写）、接受（阅读）以及姿势语言和手语。语言包括言语（speech），言语是指说话的能力或口语形成的机械过程。语言治疗重点是改善交流能力（包括听、说、读、写功能）。近几十年来，西方将言语语言治疗师又称为言语-语言病理学家（speech-language pathologist, SLP）。

由于吞咽和言语共用口咽部器官，因此，目前将吞咽障碍的康复治疗也归属于言语语言治疗。

4. 康复工程(rehabilitation engineering, RE) 主要是借助于现代科技为伤残人士服务。包括为有需要的患者安装和使用假肢;配置并训练使用特殊轮椅;利用机器人辅助训练和改善患者的肢体和认知功能;借助于虚拟现实技术来模拟真实环境训练患者的肢体、言语以及认知功能等。康复工程通常由矫形师完成。

5. 康复护理(rehabilitation nursing, RN) 主要是预防患者发生各种继发性并发症,以及在出现各种并发症后给予积极的护理干预,以减轻这些并发症给患者带来的影响。例如,对卧床患者积极预防压疮、深静脉血栓、肺部及泌尿系感染,以及预防肌肉萎缩并及时给予针对性的康复指导和健康教育。康复护理通常由康复专科护士完成。

6. 中医治疗(traditional Chinese medicine, TCM) 是指采取中医有效方法改善患者的功能。包括中药、针灸、中医手法、传统锻炼方法如太极拳、八段锦等。中医治疗通常由中医师完成。

7. 心理咨询或心理治疗(psychological therapy, PsT) 通过心理疏导和宣泄,调节心理状态,改善心理功能等。由心理医生或治疗师完成。

8. 文体治疗(recreation therapy, RT) 借助于文娱活动(如唱歌、跳舞、书法、绘画等),调节精神心理活动,改善躯体心理、社会功能等。

9. 社会服务(social service, SS) 主要是对病伤残者提供社会康复方面的指导,如职业培训、再就业等。通常由社会工作者(有时简称为社工)完成。

四、康复治疗作用

(一)改善功能

康复以人为对象,针对的是病伤残者、慢性病患者、老年人的功能障碍,以改善这些对象的功能为主导。康复治疗主要关注疾病对患者功能的影响及其程度,以及康复干预后的效果及其功能转归。

康复治疗在患者疾病发展及功能恢复的不同时期,发挥着不同的作用。

在疾病发生的早期或急性期,康复治疗可以与临床学科同时介入。此时康复治疗的作用主要是预防各种继发性功能障碍或退化,为后续的功能恢复或改善创造条件。例如,保持患者的良好体位,预防皮肤受压部位发生压疮,预防肺部和泌尿系感染,预防关节僵硬和肌肉萎缩等。

在疾病的恢复期,康复治疗可以介入治疗的全过程。此时康复治疗的作用是尽可能好地恢复患者的功能,最大限度地挖掘患者的潜力或提升患者的能力。

(二)延缓功能减退

年龄增长必然带来器官功能退变,而退行性疾患引起的功能退变往往难以逆转。康复治疗对这些对象虽然难以改善功能,但其治疗作用主要是最大限度地延缓功能减退,尽可能地让功能维持在一个稳定的水平;同时,通过康复治疗避免继发性功能障碍的出现。有些康复对象也许功能无法恢复,但通过积极的康复仍然可以使其带着某些功能障碍而过着有意义的生活。

(三)提高生活质量

按照《国际功能、残疾和健康分类(International Classification of Functioning, Disability and Health, ICF)》的理念,康复治疗的作用从最初关注器官功能,逐渐转为关注患者的整体功能，包括提高患者活动和参与的能力，增强患者的个人自信，改善患者与环境的互动，最终提高患者的生存质量（the quality of life）。

五、康复治疗原则

康复治疗强调早期介入、综合实施、主动参与、全程干预。

（一）早期介入

康复治疗的早期介入是指康复治疗介入的时机。

过去认为康复治疗需要等患者病情稳定后才可以介入，目前的观点是康复要尽可能的早期介入。康复治疗介入的时机需要根据患者的原发疾病和入住的科室来定，对于急危重症患者，重症医学科和临床学科的重症监护室（如神经内外科、心血管内外科等）就是康复早期介入的第一场所，此时的康复介入需要与临床救治同步；而对于入住相关临床科室的患者，入院后的床边康复也属于早期康复。

（二）综合实施

综合实施是指康复治疗介入的内容或手段。

康复治疗可以采取一切有助于患者功能恢复或改善的有效方法或手段，包括药物和非药物，中西医结合，主动参与和被动接受等。

（三）主动参与

主动参与是指清醒的患者，在确保安全的前提下，尽可能参与一切与功能恢复有关的康复治疗。例如，右侧髋关节骨折内固定术后患者，其上肢和左下肢可以完成主动活动；即便是右侧下肢，只要确保不会加重手术部位的进一步损伤，右侧下肢仍然可以主动活动，特别是没有接受手术的膝关节和踝关节，完全不应该限制其主动活动。大量证据表明，患者能否主动参与康复治疗与功能的改善恢复直接相关。

（四）全程干预

除了少数功能障碍，如肌肉软组织的急性损伤或某些痛症，经过针对性的康复治疗，症状可以明显改善或消失。绝大多数的功能障碍，特别是神经系统病损（如脑和脊髓损伤等）或慢性疾患（如高血压、糖尿病、关节退变等）所造成的功能障碍，需要长期的康复治疗。因此，康复覆盖全生命周期的理念日益受到关注。

六、康复治疗方案及实施

（一）制订康复目标

在实施康复治疗时，常通过检查患者是否达到了短期目标和长期目标来验证康复成效。

1. 短期目标（short term） 是指经过康复专业人员和患者的努力，可以很快达到的具体目标。短期目标的实现在时间上通常是几天或1~2周。例如，长期卧床患者的短期目标可能是离开床或由卧位到坐位的体位转变；颈椎或胸椎外伤致截瘫患者的短期目标可能是膀胱功能重建或拔出尿管。

2. 长期目标（long term） 是短期内难以达到，需要经过一段时间的积极努力才有可能达到的具体目标。例如，脑卒中偏瘫患者恢复行走功能，外伤致截瘫患者在助行器的帮助下辅助行走，患者生活自理能力的提高等。实现短期目标是长期目标实现的前提和基础，若干个短期目标构成了长期目标。

（二）制订及实施康复方案

1. 制订康复治疗方案　康复治疗的实施取决于具体的治疗方案，康复治疗方案的制订是在对康复对象功能康复评定的基础上，针对患者所存在的问题、了解患者及其家属的功能需求，并结合可以采用的康复治疗手段，综合分析后制订出来。因此，没有康复评定的康复治疗方案不是科学的方案，没有不同时间点的多次康复评定，所制订的治疗方案常常是不规范、不标准的方案。

2. 康复治疗工作流程　当患者进入康复或需要实施康复时，首先由医生接诊，诊视患者后，开出治疗方案（医嘱）；同时，康复医生还要根据患者存在的功能障碍及其程度开出转介单（不是转诊单），转介患者到康复医学科不同的治疗部门（如物理治疗、作业治疗、言语吞咽治疗等）。康复医学科内不同治疗部门的治疗师再依据医生的转介单进一步对患者进行康复评定，根据康复评定结果制订出适合于该患者的具体康复方案，包括近期、中期、远期治疗目标，最终形成一个完整的治疗计划，再由各专业人员分头付诸实施。治疗中再定期召开治疗团队（组）的讨论会，对计划的执行结果进行康复评定、修改、补充。治疗结束时，需要再次召开治疗组会对康复效果总结，并为下阶段治疗或出院后的康复提出建议。

康复治疗工作流程见图 1-1-1。

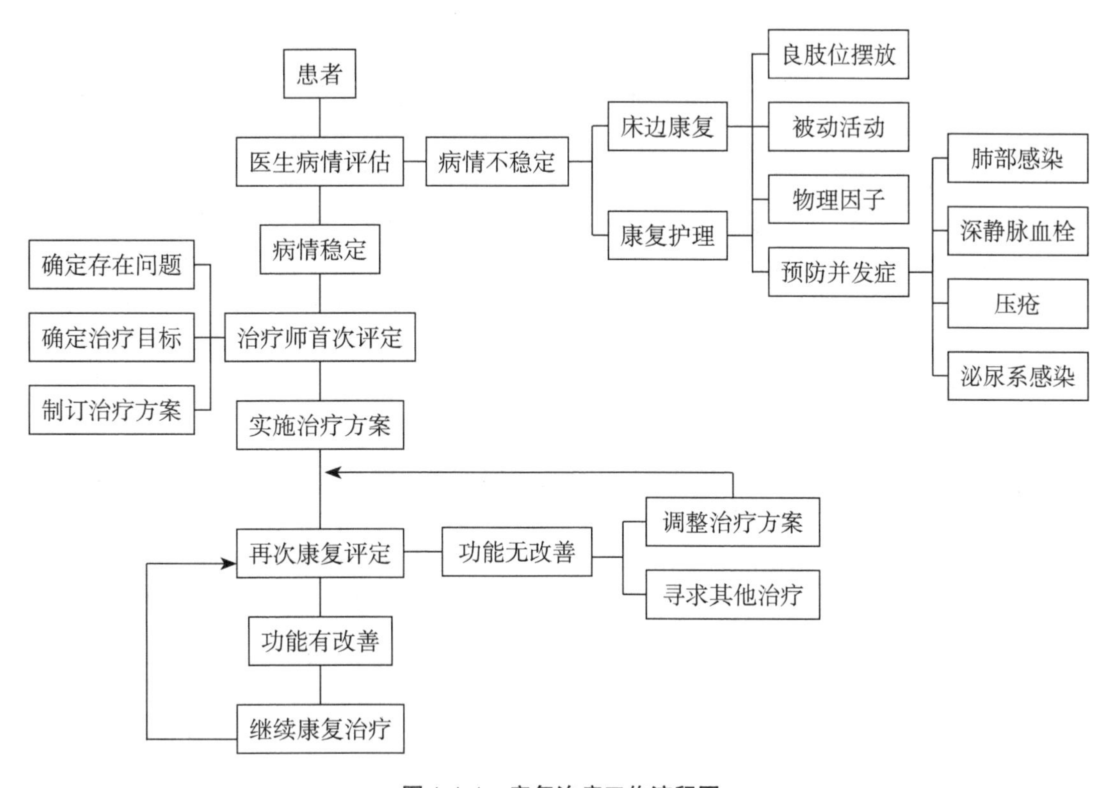

图 1-1-1　康复治疗工作流程图

七、康复治疗发展展望

（一）康复治疗前移：与临床救治同步

1. 临床学科以延续生命为宗旨　临床学科是以治疗疾病为主导，以救命治病为切入点，关注的是患者生命的延续、疾病的产生及其治疗、复发的预防等方面。没有临床医学成功的救治，不可能有康复医学科的存在。因此，临床医学是康复医学的基础。

2. 康复治疗以改善功能为目的 康复治疗是建立在临床成功救治患者、延续生命的基础之上。因此，康复治疗应该与临床学科的救治同时介入，从医疗的第一阶段开始。患者在临床抢救的同时就应及时实施物理治疗、作业治疗、康复护理等，此时的康复治疗主要是预防并发症，如压疮、肺部感染、深静脉血栓形成、肌肉萎缩、关节僵硬等。

3. 康复早期介入 是功能恢复的关键时期。早期康复治疗的方法则应根据患者病情选择。例如，对于急危重症患者，预防性康复（如摆放良肢位，预防压疮、肺部感染、深静脉血栓等）、助力性康复（如借助于高科技开展肢体的被动活动、肌肉电刺激、功能性踏车等）是早期康复的主要内容。这些康复治疗方法的早期介入催生了重症康复的出现，使得重症患者在临床科室就得到了早期康复治疗。

（二）康复治疗外延：与临床学科相互融合

随着临床学科对康复治疗认识的提高以及康复治疗所展示出来的疗效，越来越多的临床学科相信康复治疗，愿意接受康复治疗到临床科室的床边开展早期康复或者在临床科室内开展专科康复，可以说，临床各科各个系统疾病在所有阶段都可以介入康复。例如，重症医学科的医护人员开展的重症康复；心内科的医护人员开展的心脏病康复；手术科室开展的快速手术康复；神经内科开展的卒中单元等。

（三）康复治疗下沉：全生命周期覆盖

大多数疾患的康复都需要长期进行，不是一个短期行为。因此，康复治疗必须从伤病的早期进行，直至患者回归社会或家庭。有些病伤者可能只经历某一阶段即可恢复工作，而有些病伤者虽经努力，仍不能生活自理，终生需要他人帮助。所以在整个流程中的各种机构，均应设置良好的康复服务设施，以满足病伤者的需要。医疗机构需要有急性病医院（综合医院）、慢性病医院（康复医院）、日间医院或护理中心、社区医疗站等系列机构，形成对康复对象提供分阶段康复、各级医院之间的双向转诊、康复对象全生命周期的网络服务体系，对患者、家庭、社会都十分有利。

（四）康复专科化发展与康复治疗亚专业建设

1. 康复专科化发展 进入21世纪后，康复医学逐渐与临床医学无缝对接或相互融合，催生了康复医学亚专科的形成与发展。例如，与神经内外科的合作和融合形成了神经康复专科（neuro-rehabilitation）；与骨科的合作和融合形成了肌骨康复专科（orthopedic rehabilitation）；与心血管内外科的合作和融合催生了心血管病康复专科（cardiac rehabilitation）；与呼吸科的合作和融合形成了肺康复专科（pulmonary rehabilitation）；与儿科的合作和融合形成了儿童康复专科（pediatric rehabilitation）；其他还包括疼痛康复专科（pain rehabilitation）、肿瘤康复专科等。

2. 康复治疗亚专业建设 随着康复专科化发展，现有康复治疗的结构也会随之发生变化，康复治疗的各组进一步发展为亚专业。例如，物理治疗根据康复专科化的发展而发展为神经康复物理治疗、肌骨康复物理治疗、心肺康复物理治疗、重症康复物理治疗等；同样，作业治疗和语言治疗也会根据康复专科化发展而形成各自独立的亚专业。

（燕铁斌）

第二节 ICF 与康复治疗实践

一、从疾病分类到功能分类

（一）国际疾病分类

WHO 的《国际疾病分类》（International Classification of Diseases，ICD）临床应用已有百年历史，基本上每 10 年修订一次，目前已经发布到第 11 版（ICD-11）。我国也有全国统一的《医院住院病人疾病分类》。ICD 根据发病原因、病变性质和主要病变部位，将疾病分类并加以编列；由于其对疾病清晰的归属，有助于提高临床诊断水平，很快就受到了临床的关注和欢迎。

随着医学的发展，疾病谱也随之变化，那种单纯以疾病及其结局的归属分类法不能适应临床的需求；同时，随着人们对健康的认识以及疾病对人体的影响，那种只关注疾病的生物学分类法不能满足患者、家属及社会的需求。人们更希望通过分类来加深疾病对人体造成的不利影响，并为后续的功能改善提供指引，而不仅仅是疾病的诊断和归属。因此，有关残疾（disability）的分类引入了疾病分类体系中，并很快引起了各国的关注。各国希望用一个通用标准对残疾和功能障碍的诊断及其可能原因分类，以便提供一种国际标准化的语言，使各国不同学科与专业领域的专家有一个共同交流的语言。由此 WHO 推出了国际残疾分类。

（二）国际残损、残疾和残障分类

国际上最早的比较完整的残疾分类是 1980 年 WHO 颁布的《国际残损、残疾和残障分类》（International Classification of Impairment，Disability and Handicap，ICIDH）。与 ICD 明显不同的是，ICIDH 是根据疾病对个体健康所造成的结果进行分类，因此，较之传统的简单疾病分类跨越了一大步，使人类对疾病的认识从单纯的生物学模式（病因、临床表现、诊断、治疗）发展到以人为本，以功能为导向的社会模式。ICIDH 根据 impairment（残损）、disability（残疾）和 handicap（残障）的内涵，分别对应于个体出现功能障碍的器官水平（残损）、生活自理水平（残疾）、社会水平（残障）这 3 个层面，并进行了清晰的陈述，为功能障碍的诊断及其标准化治疗，提供了康复评定指标（图 1-2-1）。

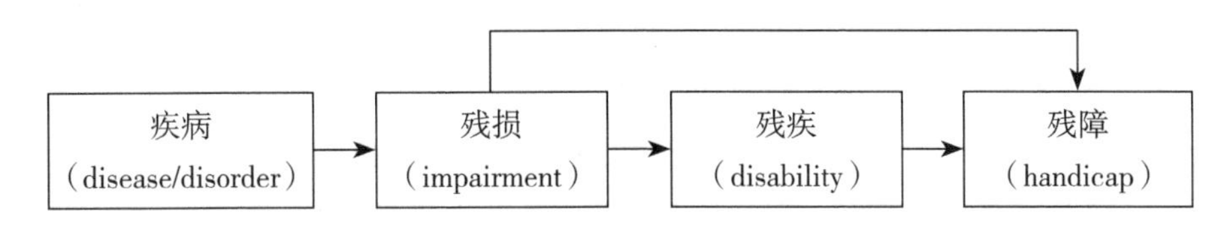

图 1-2-1 国际残损、残疾和残障分类（ICIDH）

然而，随着人口老龄化、卫生保健和医疗服务重点的转移，ICIDH 在促进医学发展的同时其不足之处也日益彰显。主要表现：①它是从生物、个人和社会水平来对残疾进行思考，忽略了患者自身主观障碍所产生的影响；② ICIDH 中没有体现出环境的概念，而环境状况有时对个体的功能会产生决定性影响；③ ICIDH 中概念之间是单向、平面式的关系，在实际使用中有很大的局限性。

基于以上问题的思考，WHO在经过10年国际间的努力与合作之后，于2001年5月在第54届卫生大会上正式将ICIDH修改为《国际功能、残疾和健康分类》(ICF)(图1-2-2)。

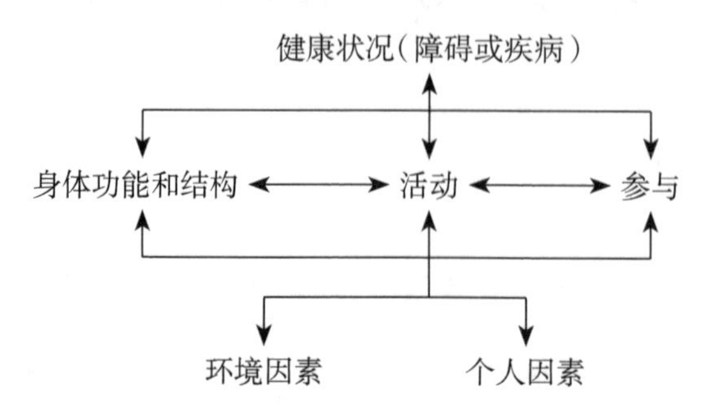

图1-2-2 国际功能、残疾和健康分类(ICF)模型图

(三)国际功能、残疾和健康分类

1. ICF模型 ICF虽然源自于ICIDH，但二者存在明显的差异。从上述ICIDH(图1-2-1)的模型图可见，ICIDH比较偏重于疾病对个体的不利影响，采用的多是消极用语，例如，impairment(残损)、disability(残疾)、handicap(残障)；而从ICF(图1-2-2)的模型图看，ICF更关注积极的一面，例如，用健康状况(health condition)代替疾病(disease)和失调(disorder)，用身体功能和结构(body function and structure)代替残损(impairment)，用活动(activity)代替残疾(disability)，用参与(participation)代替残障(handicap)；同时引入了环境因素(environment factor)和个人因素(personal factor)对个体的影响，并采用交互、立体的网络模式来描述各概念之间的相互关系，强调了个人体验在功能发挥中的作用等。

2. ICF理论框架 在ICF体系中，健康的定义是"功能(functioning)"，与普通的英文功能(function)相比，它包括了人类所有的身体功能、身体结构、所从事的一切活动(生产活动、社会活动)以及渴望成为的角色(如：家庭角色、社会角色等)。

ICF理论的核心概念是个体在特定领域的功能取决于健康状况和背景因素(环境和个人因素)之间的交互作用，这种交互、网络式的作用是双向、多维、非静态的，一种因素的变化会对其他因素产生影响，具有促进或者阻碍作用。根据ICF模式，健康状况是在ICF既定的健康领域内的功能水平，而健康领域指用"健康"观念来解释的生活范畴。身体功能(body functions)是身体各系统的生理功能(包括心理功能)。活动(activities)是由个体执行一项任务或行动，代表了功能的个体方面。参与(participation)是投入一种生活情景中，代表了功能的社会方面。

3. ICF特点与ICIDH比较 ICF的最主要特点为：①受益的对象具有广泛性：ICIDH由于关注被康复评定者的功能障碍，因此，主要用于患者或残疾人群；而ICF关注被康复评定者与健康相关的功能障碍，因此，可以应用于不同健康状态者。②康复评定的内容提倡平等性：强调充分参与社会生活，对不同健康状态(身体和心理)的个体，提倡尽可能创造出无活动障碍或参与限制的环境。③康复评定的类目给出了准确的定义：ICF各个分类维度中，具体类别均有操作性定义，并且给出了各类的基本属性、分界、测量方法以及具体的实例。④类目中使用中性词语：避免了过去使用的对残疾人带有贬义的消极词汇。例如，将身体结构与功能缺损分离，以反映身体所有缺损状态；用活动替代残疾，用严重程度指标对限制活动的情况加以描述；用参与代替残障，并列举了一系列环境因素以确定个体参与社会生活的程度。

4. ICF 目的与应用 WHO 推出 ICF 是基于“生物、心理、社会、医学模式”之上，把健康和残疾统一成为人类功能的多维度综合性的整体，其核心概念是个体在特定领域的功能取决于健康状况和环境背景因素（环境和个人因素）之间的交互作用。ICF 可以为医疗领域关注长期慢性疾病、老年疾病、儿童出生缺陷与残疾以及其他功能性状态提供理论依据，也为康复医学奠定了理论与方法基础。根据 WHO 的目标，ICF 可从统计工具、研究工具、临床工具、社会政策工具和教育工具 5 个方面加以应用。其中 ICF 核心组合已经作为临床康复评定的实用工具使用，并在不同疾病的康复评定上被证实具有较好的信度和效度。

二、ICF 分类编码体系

（一）ICF 分类体系

ICF 的结构呈树状或网络状排列。树状排列是指 ICF 在结构上从高至低分别由部分（part）、成分（component）、结构（construct）、领域（domain）和类目（category）构建而成。“功能和残疾”“背景性因素”所组成的部分是分类体系的最高范畴；在成分层级进而又被划分为“身体功能和结构”“活动和参与”“环境因素”和“个人因素”；成分顺次向下的构成要素是结构，使用 ICF 限定值和编码进行定义；领域则构成了各种成分中不同的章和节。类目是分类的基本单位，在所有的分类成分之中，章代表一级分类，根据编码的具体需要又进一步划分为二级、三级和四级类目（图 1-2-3）。类目（category）是 ICF 分类体系中的基本单位，是对身体功能、身体结构、活动和参与、环境因素的分类和子分类。

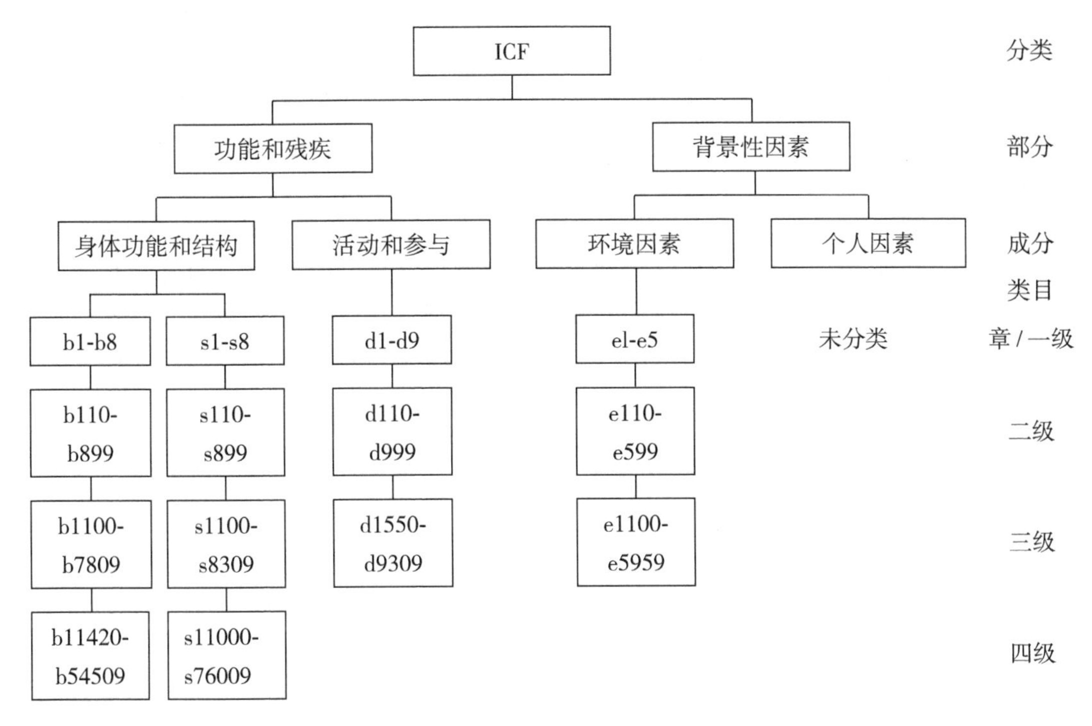

图 1-2-3 ICF 等级结构图及编码

（二）ICF 编码系统

ICF 编码系统比较复杂，采用的是字母和数字组合的混合编码系统，其中字母 b 代表身体功能、s 代表身体结构、d 代表活动和参与、e 代表环境因素。紧随字母后的数字，根据数字的位置其含义不同，第一位数是一级类目，随后的三位数分别是二级类目、三级类目、四级类目（各一位数）。例如，以“背部疼痛”的编码“b28013”为例，其中“b2 感觉功能和疼痛”为一级类目；“b280 痛觉”为二级类目；“b2801 身体单一部位疼痛”为三级类目；“b28013 背部疼痛”为四级分类。一般而言，二级水平的分类可用于调查和临床结果的康复评定，三、四级的类目只供专家使用。

在 ICF 术语体系中，对功能进行了有机分层与分类，以若干顶级特质为轴心的概念集互不重叠，并依据概念间的上下位关系在每个概念集建立起树状层级体系的纵行联系。在编码体系中，ICF 通过一、二、三、四级类目，用数字编码固化了概念之间的相互关系。使用字母和数字构建起标准化编码体系，为信息系统应用创造了先决条件。在知识的组织和表征层面，ICF 又对功能知识的本质和关联进行展示，并通过知识表征技术以清晰、有序的方式展现了出来。

（三）ICF 限定值

ICF 限定值是 ICF 编码的重要组成部分，用于显示健康水平的程度（或问题的严重程度）。ICF 编码至少需要一位限定值才具有意义，康复评定者可根据病史、问卷调查、临床检查、医技检查等信息来源来界定限定值对患者进行功能描述。ICF 共有三级限定值，总体说来，第一级限定值描述了功能障碍的整体严重程度，从没有问题、功能正常到完全有问题，区间使用轻、中、重度功能障碍进行划分，以上功能状态分别使用限定值 0~4 来表示，对于“未特指”和“不适用”的类目则分别用限定值 8、9 来表示（表 1-2-1）。

ICF 各成分采用不同等级的限定值，其中“身体功能”使用一级限定值；“身体结构”使用三级限定值，一、二、三级限定值分别表示功能障碍的范围、性质和部位；“活动和参与”使用二级限定值，一级限定值记录活动和参与的表现范围、二级限定值记录个人能力。表现描述了个体在环境因素影响下（包括物理、社会和周围人的态度等方面）能够完成活动的水平。与之对应的是，能力描述了个体完成任务或行动的能力。二级限定值描述个体在无辅助器具、与他人协助及其他有利或障碍环境因素影响下的个人的真实能力。中立环境（如测试环境）是获取能力信息最适合的表现。表现与能力之间的差别反映了环境因素对功能状态的影响。例如，ICF 编码 d450.13 说明行走能力存在严重受限（3= 严重问题），但是限定值 1（1= 存在轻度问题）表明个人能力受限通过某些环境因素得以补偿，例如助行器；“环境因素”使用一级限定值，但运用（+）来标识积极 / 有利因素，（-）来标识消极 / 障碍因素。

表 1-2-1 ICF 一级限定值通用度量表

身体功能、身体结构、活动和参与				环境因素	
限定值	问题程度	出现频率			
0	没有问题	无，缺乏，微不足道	0~4%	0 无障碍因素	+0 无有利因素
1	轻度问题	略有一点	5%~24%	1 轻度障碍因素	+1 轻度有利因素
2	中度问题	中等程度	25%~49%	2 中度障碍因素	+2 中度有利因素
3	重度问题	很高，非常	50%~95%	3 重度障碍因素	+3 充分有利因素
4	完全问题	全部	96%~100%	4 完全障碍因素	+4 完全有利因素
8	未特指（缺少足够的信息描述问题）			8 未特指因素	+8 未特指因素
9	不适用（类目不适用）			9 不适用	+9 不适用

三、ICF家族

由于ICF是一个分类体系，其构成家族也在不断拓展，目前来看ICF家族包括以下成员。

（一）ICF综合版

ICF综合版是ICF最初推出来的完整版本，有近1 500条类目，完整地涵盖了与功能和残疾有关的健康及相关领域，以及可能对此产生影响的环境因素、个体因素，是一个比较理想的康复评定工具。虽然内容广泛，但由于结构概念相对抽象，评分需要转换成百分比，因此，造成了在日常临床工作实践中难以普及推广应用。

（二）ICF核心组合

基于对上述问题的思考，ICF研发中心在完整版基础上，开发了一系列ICF核心分类组合（core set），核心分类组合的目的是希望能针对不同疾病的功能与结局，简化康复评定流程，方便临床专业人员使用。例如，脑卒中核心组合、糖尿病核心组合、骨质疏松核心组合等。目前在ICF网站上已经有70多种不同的核心组合（https：//www.icf-research-branch.org）。

ICF核心组合推出后，虽然加快了ICF的临床使用和推广，但由于一个核心组合只针对一种疾病，不能用于其他疾病，同样制约了ICF作为一个普适性工具的应用。据WHO最近完成的一项关于各国使用ICF的调研发现，只有不到20%的国家在使用ICF核心组合。可见，核心组合的临床推广也不容易。

（三）ICF通用版

针对ICF临床应用中存在的完整版本不能普及使用，核心组合应用面过于局限，ICF研究中心又推出了一种超级简化版，仅包括7个功能核心类目，称为ICF通用组合（ICF generic set，ICF-GS），希望通过筛选出最少的ICF类目，对临床不同学科患者的关键功能进行描述和康复评定，找到一个普适性的ICF康复评定工具。根据不同国家初期临床使用的研究报告（包括中国），其效度和信度良好，但过于简单，也不能够充分反映ICF的初衷。为此，ICF研究中心在总结上述ICF应用的基础上，推出了康复组合（ICF rehabilitation set，ICF-RS），包括30条类目，从而实现了从ICF完整组合→ICF核心组合→ICF通用组合→ICF康复组合的飞跃。

（四）ICF康复组合

1. ICF-RS的产生属于核心分类组合的一种，通过30条类目对患者的关键功能（从急性期、恢复期到慢性期）进行描述。ICF-RS的开发是以ICF通用组合的7个功能核心类目为基础，通过对既往开展的22个国际性多中心研究数据进行二次分析，结合专家调查的结果发展而来。数据分析部分共包括了9 264名处于疾病慢性期、门诊或是社区患者的资料，使用自我报告的健康状况（极好/非常好/好/尚可/差）作为因变量，在研究中出现过的身体功能、身体结构、活动和参与成分中的ICF类目作为自变量，通过Random Forest和Group Lasso回归分析，选取其中回归系数大于50%的类目。专家调查部分主要对急性期和亚急性期患者的功能状况展开讨论，5名概念研究、健康评定方面的专家在已经开发完成的急性期、亚急性期ICF核心分类组合中选取他们认为与患者核心功能最为相关的类目。综合上述两部分研究的结果以及ICF通用组合中的7个类目，最终形成了由30个ICF二级水平类目构成的ICF-RS，其中身体功能成分9个类目，活动和参与成分21个类目。

2. ICF-RS的意义　ICF-RS对于卫生统计、公共卫生、临床应用都有重要的价值。首先，可对不同健康状况、环境、文化背景下人群的功能状况进行描述，实现“功能”即“健康”

之间的横向(不同人群)和纵向(不同时间)对比。其次,可在不同的医疗机构、社区中使用,为相关人员理解功能提供连续的数据。再次,30 条 ICF 核心功能类目能够为患者功能康复提供具体的思路和目标,从而提高医疗服务质量。ICF-RS 推出后即引起国际社会的关注,各国纷纷开展了 ICF-RS 的应用研究。

3. ICF-RS 的临床应用 ICF-RS 是 ICF 家族中一个比较理想的普适性功能康复评定工具,临床中可将 ICF-RS 整合入康复周期,使得所有参与特定患者治疗的专业人员彼此合作,这个康复周期过程包括四个主要部分:康复评定、计划安排、干预治疗、再次康复评定。通过 ICF-RS 与康复周期联合使用,分析患者存在的问题,指导康复目标和治疗方案制订,评价治疗前后康复疗效,监测康复质量,促进和改善多学科合作、以患者为导向、基于 ICF 的康复治疗和管理,从而提高医疗服务质量。

4. ICF-RS 康复评定表 目前国内已经开发了 ICF-RS 量化标准,制订了其康复评定细则,可用于指导临床实践,具体康复评定内容详见附录表 1。

四、ICF 与康复治疗实践

(一) ICF 与临床康复评定

为了方便临床实践,WHO 开发了以 ICF 核心组合为主的各类组合,临床上可以采用这些组合作为康复评定工具使用。对于特定疾病的功能康复评定,可选用相应疾病的核心组合,如脑卒中有综合版和简明版,前者主要用于可供跨学科康复评定使用,多用于个案;后者适用于简单功能的康复评定,是描述功能的最低标准。对于不同健康状况、环境、国家及人群的功能状况的简单康复评定,可选择 ICF 通用组合;对于患者不同发病阶段功能水平的康复评定和比较,可选用 ICF 康复组合,该组合量表所内含条目数量适中、涵盖范围较广,属于普适性康复评定工具。但是由于 ICF 组合仅为类目清单,作为康复评定工具仍需要经过以下步骤:开发 ICF 量表操作性条目池。具体方法:①直接将国内现有康复评定量表的康复评定标准用于各类目的康复评定。②采用国际康复评定量表中的康复评定标准来对应各类目。③自行研发康复评定标准用于匹配相应的类目。通过以上方式开发的康复评定标准需通过临床验证明确其可行性及有效性,再根据临床使用反馈调整康复评定标准细则,最终在康复临床实践中推广运用。

(二) ICF 与康复干预

1. 明确治疗目标 在康复评定的基础上,结合患者障碍分析明确干预目标。一般通过 3 步确定相关的干预目标:首先,确定对周期目标起到积极(资源)或消极(问题)影响的所有方面或者 ICF 类目;其次,从上述类目中仅选择可调整的 ICF 类目;最后,只有那些在实际情况中可能影响周期目标的类目才可被选为相关的干预目标。

2. 合理计划安排 干预目标明确后,将实现该干预目标所需要干预的类目进行列表,并分配到相关专业人员手中。采用 ICF 计划安排列表记录干预目标清单、人员分配以及各专业人员计划采取的干预措施。

3. 给予适当干预措施 计划安排后并对患者康复周期进行干预治疗,组建康复小组,建立干预表,详细记录干预项目、实施情况以及患者依从度等,并根据患者康复疗效及时调整干预措施。

4. 在第一个康复周期结束后进行疗效评价,专业人员采用先前选定的工具对干预目标实现程度进行康复评定,全面了解康复干预的疗效、存在的问题以及今后需要改进的地方,并且小组人员共同讨论下一个康复周期的计划安排。对于疗效较好已结束康复周期的患者，可进行后续的随访计划。

五、ICF 临床应用展望

（一）已经纳入 WHO 综合信息框架

ICF 自推出后，国外应用日益增多。在 WHO“2014—2021”年全球残疾行动计划中，ICF 已被推荐作为收集关于功能和残疾的综合信息框架；在康复领域，ICF 已被纳入 WHO 和国际物理和康复医学学会（International Society of Physical Medicine and Rehabilitation，ISPRM）的协作计划，即制定和实施一种国家模式，包括合适的临床数据收集工具的规定。因此，未来 ICF 势必成为 WHO 提倡的评价疾病结局、完善健康评价体系的重要理论基础。

（二）国内需要加大推广力度

1. 加大 ICF 的临床应用　由于大多数医务工作者对 ICF 并不熟悉，甚少在临床工作中使用，因此，如何使广大医务工作者简便、快捷地获取 ICF 的相关知识并掌握其规范化操作，大力推广包括康复组合在内的 ICF 核心组合在中国各级医疗康复机构的应用，并逐步向其他健康医疗领域拓展，是促进 ICF 在临床应用特别是康复领域运用和推广所面临的问题。

2. 加快康复医疗数据的共享　目前我国临床医院信息化管理建设仍旧处于初期阶段，全国各级康复医疗机构的数据呈孤立化、碎片化，无法联通和共享，且由于缺乏可靠的数据存储平台（如云端数据库），导致数据丢失、数据浪费及数据使用价值低的现象，严重影响了不同地区、不同医疗机构、不同健康人群对于疾病干预疗效、转归、预后的评价和比较，也不利于国际范围的数据收集、统计和交流。因此，通过数据共享平台的建设，将医疗大数据（big data）统一到同一信息平台上并经过人工智能处理是解决这一问题的有效途径。

（三）借力人工智能创建功能预后预测模型

随着人工智能介入医疗领域，越来越多的临床研究发现，功能结局依赖于全面、完整、准确的科学数据的收集和利用。目前康复领域的研究尚缺乏大样本、多中心的研究甚至大数据的支持。因此，通过构建数据共享平台，获取海量数据资源并加以数据挖掘，发现潜在的问题和发展趋势，建立功能预后预测模型，对于提高康复医疗及科研水平都显得尤为重要。

当然，数据信息的共享开放有一定的风险，哪些数据可以跨部门共享和向公众开放仍需法律法规更清晰的规范和界定；数据共享平台的搭建需要跨学科、跨领域的多方合作以及计算机互联网技术、资金、专业技术人员及相应配套设施的储备，工程和投入巨大，也需要国家科技部门多方位的帮扶和支持。

（章马兰　燕铁斌）

第三节　康复评定与技术

一、概述

康复评定（rehabilitation assessment）是康复医学的基石，没有评定就无法制订康复计划、评价康复疗效。随着康复医学的发展，康复评定的内涵也发生了很大的变化，康复医学所面对的不仅仅是各种功能障碍，而是整体人。由于康复临床早期介入，仅用生活是否独立，是否需要帮助以及日常生活依赖程度等表达康复的效果已不能满足日益发展的康复医学的需要，所以当今的康复医学需要更全面、更精准的评估方法和评估技术，以满足时代的进步及康复医学的发展。

（一）定义

康复评定是对病、伤、残患者的功能状况及其水平进行定性和定量描述，并对其结果做出合理解释的过程。通过收集患者的病史和相关信息，使用客观的方法有效和准确地评定功能障碍的种类、性质、部位、范围、严重程度、预后以及制订康复计划和评定疗效的过程。康复评定分为临床评定（clinical evaluation）和功能评定（functional evaluation）两个部分。

（二）术语表达

临床评定多集中于评定患者整体健康状况、疾病转归、临床的综合处理等，主要由康复医师完成，功能评定则多限于评定患者的功能，尤其是现实生活所需要的能力，主要由不同专业的治疗师完成。临床评定是康复治疗的基础，也为康复治疗提供安全保障；功能评定是临床评定的延续和深入，是取得良好的康复治疗效果的前提。康复临床评定是基础，其对疾病的认识水平决定了对病情及其预后的判断，只有深入了解疾病相关问题，才有可能进行正确的功能评定和康复治疗，功能和障碍评定是疾病诊断的补充，综合性评定关注患者整个个体，且通过多专业评定，使患者达到生理、心理、社会等功能全面的恢复。

（三）康复评定与临床检查的区别

1. 对象不同　临床检查的对象包括一切急性、慢性疾病以及重症、危症患者，康复评定则局限于有功能障碍的病、伤、残患者。

2. 目的不同　临床检查要寻找病因，了解病理生理过程，治疗疾病本身；而康复评定则侧重了解有无功能障碍及其程度，残存的功能状况，挖掘潜力、改善功能、提高日常生活活动能力，最终提高生活质量。

3. 检查手段不同　临床检查以实验室或实验室仪器为主，局限在个体内，即按照器官—组织—细胞—分子的顺序；康复评定则以测量，询问和实地测试为主，由个体外延，即按照个人—家庭—社会的顺序进行。

4. 干预方法不同　临床检查后的治疗主要是药物和手术，而康复评定后的治疗主要为功能训练、代偿、环境改造或功能适应。

（四）其他的康复评定相关术语

1. 测量、评估和评定测量（measurement）　是用公认的标准去确定被测对象某一方面的量值的过程；评估（assessment）是根据一定的要求去确定一种或多种测量结果的价值的方法；评定（evaluation）是根据测量和评估的结果对被测对象做出最后判断的行为。

2. 康复协作组　康复医学是一门多学科性的专业，在康复评定过程中常常需要多个专业的人员参与，组成康复协作组（rehabilitation team）对患者进行康复评定、治疗、训练和教育，以争取最大的康复效果。

3. 康复评定会　康复评定会由康复医师负责组织的、针对某一位患者具体的功能障碍和康复计划进行讨论的康复协作组会议。在康复评定会上，康复医师介绍该患者的病情和一般功能状况，物理治疗师、作业治疗师、言语治疗师、临床心理学家、假肢和矫形器师和康复护士等从不同专业角度报告评定的结果，并提出康复计划，包括治疗目标、治疗方案及注意事项，最后由康复医师总结康复协作组成员的意见，形成一个完整的康复计划。

二、康复评定对象及评定的意义

（一）康复评定对象

康复评定对象主要为功能障碍者，根据1980年WHO的《国际残损、残疾和残障分类》（ICIDH）标准，将功能障碍分为残损、残疾和残障三个层次。事实上，康复医疗机构处理对象主要为因疾病、外伤等因素而导致功能障碍的人。

（二）康复评定的意义

1. 掌握功能障碍的情况　了解功能障碍的性质，寻找引起功能障碍的器官和组织缺陷，了解功能障碍的范围，明确功能障碍是哪些方面受到限制，了解功能障碍的程度，分清功能障碍是组织器官水平的缺陷或个体自身活动能力受到影响，还是个体与外界交往、发挥社会作用受到限制，区分损伤，活动受限和参与受限三个不同层次。

2. 制订康复计划　不同性质的功能障碍需要选择不同的治疗措施和方法，为此需要寻找导致功能障碍的原因、阻碍患者重返家庭和社会的主要因素。

3. 评价治疗效果　一个完整的治疗过程应该是从评定开始，又以评定而结束，通过评定，找出患者存在的功能障碍，分清主次，根据评定结果制订适宜的治疗方案，进行有针对性的康复治疗。经过一段时间的治疗后，要再次评定，以了解治疗效果，并根据再次评定的结果，制订或修改下一阶段的治疗方案，继续治疗，然后再评定，直至达到既定的康复目标。根据评估结果，需要进一步去探索更有效的治疗方法，并需要客观、统一的标准去衡量新的治疗方法。

4. 判断预后　由于功能障碍的部位、性质、范围及程度不同，同一种疾病、相似的功能障碍的发展变化不同，评定可以动态的观察残疾的进程，对其结局有一定的预见性，使制订的治疗计划更合理，以便充分的利用各种资源，并且给予患者家属以心理准备，使家属能够客观的接受康复预期结果。

5. 分析卫生资源的使用效率　如何在最短的时间内、消耗最低费用，获得最佳的康复效果一直是社会和患者共同追求的目标，目前许多医疗机构和相关部门通过功能独立性测量（function independent measure，FIM）量表的使用，有针对性地选择康复方案，确定住院时间，节约康复费用。

三、康复评定方法及评定内容

（一）康复评定方法

康复评定方法主要为定性评估和定量评估，定性评估和定量评估是统一互补的，定性评估是定量评估的前提，定量评估使定性评估更加科学准确，是检测和提高康复医疗质量、评定康复疗效的最主要手段。

1. 定性评定　是一种从整体上分析评定对象特性的描述性分析，适用于个案分析和比较分析中的差异性描述，它通过观察和调查访谈等手段获取信息，反映事物的质的规律性的描述性资料。访谈、问卷调查和肉眼观察是康复评定中常用的定性评定方法，通过调查和观察，将获得的信息与正常人群的表现特征进行比较，大致判断被评定对象是否存在功能障碍，判断功能障碍的性质等。定性评定常作为一种筛查手段对患者进行初查。

（1）访谈：通过与患者及其家属的直接接触，可以了解患者功能障碍发生的时间、持续的时间、发展的过程以及对日常生活、工作、学习的影响等大量的第二手资料，也可以从患者周围的人那里了解其他有关的信息，通过交谈，还可将治疗方案和注意事项告知患者及其家属，争取他们对治疗的积极支持和配合。

（2）问卷调查：通过填表这种方式能迅速地收集多个人、多方面的资料，也可通过信访填表的形式进行，其优点是省时省力，缺点是填表人对表中的项目常常难以准确理解或用文字全面而准确地表达，造成信息量的丢失。

（3）观察：既要进行外部观察（即身体观察），还要进行内部观察（包括心理、精神、性格、情绪、智能等方面的观察）。

2. 定量评估 包括等级资料和计量资料的量比评估。

（1）等级资料的量化评定：是将定性评定中所描述的内容分等级进行量化（将等级赋予分值）的方法，如临床上常采用的标准量化表等，定性资料通过数字得以表达，显得直观具体，且评定标准统一，易于推广。

（2）计量资料的评定：通过测量获得资料、分析量化结果的方法，该方法可以更加清晰地表达功能障碍的性质、范围和程度，将功能障碍的程度量化，因而结果客观、准确、便于治疗前后比较。

（二）康复评定方法的质量要求

康复评定要求有规范化的评定量表，有些评定量表是国际上公认的，而有些则是本地区、本单位根据需要自行制订的。后者在临床正式使用之前，需要对该量表的信度、效度、敏感度和统一性进行研究。

1. 信度（reliability） 又称可靠性，条件下重复测定结果的近似程度，它包括组内信度和组间信度。

2. 效度（validity） 又称有效性，是指量表所测试的结果与希望测量对象结果的接近程度，临床上评定量表效度的指标有多种，不同的指标得出的结果反映了量表效度的不同方面，包括：内容效度（content validity）、标准效度（criteria validity）及结构效度（construct validity）。

3. 敏感度（sensitivity） 又称反应度，是指在内、外环境变化时，若受试对象也有所变化，则测量结果对此变化做出反应的敏感程度。

（三）康复评定内容

康复评定的内容包括主观资料、客观资料、功能评定和制订康复计划四个部分，即目前普遍采用的SOAP法。

1. 主观资料（subjective data，S） 主要指患者详细的病史，包括患者个人的主诉及其他的临床症状。

2. 客观资料（objective data，O） 体格检查发现的客观体征和功能表现。

3. 功能评定（assessment，A） 对上述资料进行整理和分析。

4. 制订康复计划（plan，P） 拟订处理计划，包括有关的进一步检查、会诊、诊断、康复治疗和处理等。

四、功能障碍的评定

（一）肌力障碍

肌力障碍的康复评定主要包括徒手肌力测定及定量测试。

1. 徒手肌力测试（manual muscle test，MMT） MMT是评定肌肉力量最常用的方法，主要是通过被检查者能否产生主动运动以克服自身重力或检查者用手施加的阻力来评定肌肉及肌群的力量。此方法简便易行，但不能测定肌肉的收缩力，定量分级较难，存在测试者主观误差。

2. 定量客观肌力障碍评定 是指通过专门的器械和设备来评定肌力障碍的严重程度，可避免测试结果受测试者主观影响，常用的定量评定设备有：握力计，背力计，捏力计及等速肌力测试仪。近年来，一些新型的肌力测试技术相继问世，如智能化新型肌力测试仪，诱发肌肉收缩技术等。

（二）痉挛状态

在康复医疗实践中，痉挛的评价具有重要意义，可通过评价明确患者是痉挛状态还是适应性改变、痉挛的严重程度、痉挛对患者功能的影响，为确定治疗目标、制订治疗计划提供依据，同时可用于评价痉挛干预手段的疗效，指导治疗计划的修订。目前评估痉挛的方法包括：临床方法，电生理学方法，生物力学方法，功能评定。

1. 改良的 MAS 量表（modified Ashworth scale，MAS） 量表应用广泛、操作简单，是目前临床应用最广泛的评价量表，但效度、信度和敏感性都有局限性（表 1-3-1）。

表 1-3-1 改良的 Ashworth 痉挛评定分级

级别	评定标准
0	无肌张力增加
Ⅰ	肌张力轻度增加：受累部分被动屈伸时，在 ROM 之末呈现最小阻力或突然卡住和释放
Ⅰ+	肌张力轻度增加：受累部分被动屈伸时，在 ROM 后 50% 范围内突然卡住，继续进行 PROM 始终有小阻力
Ⅱ	肌张力增加较明显：在 PROM 活动的大部分范围内均有肌张力增加，但受累部分活动仍能容易进行
Ⅲ	肌张力严重增高：PROM 检查困难
Ⅳ	僵直：僵直处于屈或伸位，不能活动

2. 改良的 Tardieu 量表（modified Tardieu scale，MTS） 据报道这个量表的信度略好于 Ashworth 量表。但评价比较费时，很少能得到整个量表的评分。Tardieu 量表对每个肌群进行评定，按特定的牵拉速度牵拉肌肉，用以下两个指标评定其反应：肌肉反应的质量（X）和肌肉发生反应时的角度（Y）。MTS 按照以下 3 种速度进行评定：V1 尽可能慢；V2 肢体部分在重力作用下落下的速度；V3 尽可能快。

3. 电生理学方法 上运动神经元损伤后，脊髓因失去上位中枢的控制而导致节段内运动神经元和中间神经元的活性改变，以致相应电生理改变。临床上常用肌电图通过检查 F 波、H 反射、T 反射（腱反射）等电生理指标来反映脊髓节段内 α 运动神经元、γ 运动神经元、闰绍细胞及其他中间神经元的活性。这为评价痉挛的基本节段性病理生理机制提供可能，反映了引起痉挛的神经性因素，可以鉴别痉挛和挛缩。

4. 生物力学方法 目前生物力学方法评估精确客观，但因仪器昂贵限制其在临床广泛应用。主要包括两种方法：①借助等速装置描记重力摆动试验曲线进行痉挛量化评定，此方法有直观的曲线图和具体量化指标；②应用等速装置控制运动速度，以被动牵张方式完成类似 Ashworth 评定的痉挛量化指标的评定方法。

（三）感觉功能

感觉（sensation）是人脑对直接作用于感受器的客观事物的个别属性的反映，个别属性有大小、形状、颜色、坚实度、湿度、味道、气味、声音等。感觉功能评定可分为浅感觉检查包括痛觉、触觉、温度觉；深感觉检查包括运动觉、位置觉及振动觉；复合感觉检查包括皮肤定位觉、两点辨别觉、实体觉和体表图形觉等。这些感觉是大脑综合分析的结果，也称皮质感觉。

（四）关节活动

1. 关节活动度评定　在确定关节活动度测量的起始点时，更倾向于将解剖位视为基线。若测量旋转角度时，则选取正常旋转范围的中点作为零起始点。个体间的关节活动度测量结果存在较大差异。在测量关节活动度过程中，分别测量被动关节活动度和主动关节活动度。

2. 关节稳定性评定　关节的稳定性是关节的解剖结构对抗不恰当矢量的能力。这种能力由骨吻合度、软骨和关节囊的完整性、韧带、肌力及作用于关节的力量共同决定。关节的稳定性往往因各种疾病而被破坏，创伤和神经源性损伤也常导致肢体与脊椎关节不稳。关节活动度评定中常见关节过度活动。通过几种专科体检方法［例如拉森试验（the Larson test）、拉赫曼试验（the Lachman test）或轴移试验（the pivot shift test）］评估单个关节。

（五）平衡功能评定

平衡功能评定的方法主要包括定性评定、半定量评定和定量评定三种类型。躯体感觉、关节活动范围以及肌肉力量均会对姿势控制造成影响，因此在进行定性评定、半定量评定及定量评定前，均需先进行躯体感觉、关节活动范围及肌肉力量等方面的检查。

1. 定性评定平衡反应　是人体维持特定的姿势和运动的基本条件，是人体为恢复被破坏的平衡做出的保护性反应。评定者通过观察被评定对象在不同体位下能否维持姿势的稳定性来判断有无平衡功能障碍，包括跪位平衡反应、坐位平衡反应、站立位平衡反应及跨步反应。

2. 半定量评定　主要采用不同的评估量表进行平衡评估，常用量表包括 Fugl-Meyer 运动功能评估中的平衡功能部分及 Berg 平衡量表。由于信度和效度较高，上述两个量表在平衡障碍的康复评定中仍然被较多地使用。但两个量表中的评定项目相对简单，难以应对日常生活中面临的错综复杂的姿势稳定性挑战。

3. 定量评定　是采用专用评定设备对有关平衡功能的各种参数进行量化，包括静态平衡测试仪、动态平衡测试仪等。无论是静态平衡还是动态平衡测试仪，其构成一般都是由测试平台或压力台（即压力传感器）显示器、电子计算机及专用软件组成。其目的在于准确了解和分析平衡障碍的程度以及进行康复治疗前后的疗效对比。

（六）步态分析

步态（gait）是人类步行的行为特征。正常步行并不需要思考，然而步行的控制十分复杂，包括中枢命令，身体平衡和协调控制，涉及下肢各关节和肌肉的协同运动，也与上肢和躯干的姿态有关。步态分析（gait analysis）是研究步行规律的检查方法，旨在通过生物力学和运动学手段，揭示步态异常的关键环节和影响因素，从而指导康复评定和治疗。

1. 定性分析　观察全身姿势和步态，包括步行节律、稳定性、流畅性、对称性、重心偏移、躯干在行走中的趋向性，上肢摆动、患者的神态表情、辅助装置（矫形器、助行器）的作用等。

2. 定量分析法　是借助于专用设备对步态进行分析，为评定治疗效果提供客观数据，包括时空参数如：步长、跨步长、步基、足夹角；步态的时间参数测量如：步频、步速、步行周期时间、同侧站立相和迈步相的时间及其比例、左右侧站立相或迈步相之比，站立相各分期发生时间及所占时间百分比。

3. 动力学分析（kinetics）　是对步行作用力和反作用力的强度、方向和时间的研究方法。步行动力特征包括以下几方面。

（1）地面反作用力（ground reaction force，GRF）：GRF 是与体重和加速度的综合，正常步速时为体重的 120%~140%。步速越快，GRF 越高。

（2）剪力（shear force）：前后剪力表现为反向尖峰图形，左右剪力形态相似，但是幅度较小。

（3）力矩（torque）：是力与关节活动范围的乘积，是动力学与运动学的结合点，受肌肉力量、关节稳定度和运动方向的影响。

（4）测力平台（force plate）与足测力板（foot pressure）：测力平板可以对人体站立或行走时足底与支撑面之间的压力（垂直、左右、前后三个方向的力）进行测量和分析，获得反映人体下肢的结构、功能乃至全身的协调性等方面的信息。

4. 动态肌电图（dynamic EMG）　用于检测步行时肌肉活动与步行的关系。表浅肌肉一般采用表面电极，置放于与相邻肌肉距离最远并且接近肌腹的部位。深部肌肉可以采用植入式电极，步态异常与肌肉活动的异常通常有密切关联，动态肌电图对于问题的鉴别起关键作用。但体表肌电信号不稳定，受外界环境干扰较大，限制了其进一步的推广应用。

（七）吞咽功能

吞咽障碍（dysphagia，deglutition disorders，swallowing disorders）是指由于下颌、双唇、舌、软腭、咽喉、食管等器官结构和 / 或功能受损，不能安全有效地把食物输送到胃内的过程。其评估包括临床筛查，临床评估及仪器评估。

1. 临床筛查　可以初步了解患者是否存在吞咽障碍以及障碍的程度，如咳嗽、食物是否从气管套管溢出等表现。其主要目的是找出吞咽障碍的高危人群，决定是否需要做进一步检查，主要包括反复唾液吞咽试验、饮水试验、改良饮水试验、染料测试、进食评估问卷调查（eating assessment tool，EAT-10）、多伦多床旁吞咽筛查试验（Toronto bedside swallowing screening test，TOR-BSST）、吞咽功能性交流测试评分（functional communication measure swallowing，FCM）。

2. 临床吞咽评估（clinical swallow evaluation，CSE）　称为非仪器评估（clinical non instrumental evaluation）或床旁检查（bedside examination）。CSE 视为所有确诊或疑似吞咽障碍患者干预的必要组成部分。CSE 包括全面的病史、口颜面功能和喉部功能评估及进食评估三个部分。

3. 仪器评估　包括吞咽造影检查（video fluoroscopic swallowing study，VFSS）、软式喉内镜吞咽功能检查（flexible endoscopic examination of swallowing，FEES）、高分辨率咽腔测压（high-resolution manometry，HRM）、咽自动阻抗测压（automated impedance manometry，AIM）及压力流量分析（pressure flow analysis，PFA）等。HRM 可以动态连续地直接反映整个吞咽过程中的咽腔压力的变化，反映出咽部肌肉与食管上括约肌的功能及协调性，以及二者与食管体部和食管下括约肌的协调性；VFSS 是确定吞咽障碍的“金标准”。FESS 了解吞咽气道保护功能完整情况，对于诊断、干预手段选择和咽期吞咽障碍的管理意义重大。应用这些设备的检查能更直观、准确地评估口腔期、咽期和食管期的吞咽情况。

临床上仍有其他仪器评估方法，320 层动态立体 CT 检查可以三维动态显示食团和吞咽器官的运动，并且能够量化食团和误吸的量。24 小时多通道食管阻抗 pH 测定（MII-pH）可监测胃食管及咽喉是否有反流。表面肌电图可以记录静息状态下和吞咽运动时肌肉活动的生物电信号，可以通过时域、频域分析等方法评估表浅肌肉的功能。舌压仪检查可简便且客观地评估口腔功能。

（八）心肺功能

1. 心肺运动试验（cardiopulmonary exercise testing，CPET） 是评估心肺功能障碍的“金标准”，是一种客观评价心肺储备功能和运动耐力的无创性检测方法，是通过监测机体在运动状态下的摄氧量（VO_2）、二氧化碳排出量（VCO_2）、心率（HR）、分钟通气量（VE）等来评价心肺等脏器对运动的反应。由于运动需要心、肺、肌肉等脏器密切协调的工作才能完成，因此心肺运动试验强调外呼吸和细胞呼吸耦联，即肺 - 心 - 骨骼肌群的联系，特别强调心肺功能的联合测定，它是唯一将心与肺耦联，在运动中同时对心肺储备功能进行评价的科学工具。CPET 中的主要代表性变量如下几方面。

（1）最大摄氧量（maximal oxygen uptake，VO_2max）：VO_2max 又称最大耗氧量、最大吸氧量或最大有氧能力，是指运动强度达到最大时机体所摄取并供组织细胞消耗的最大氧量，是综合反映心肺功能状况和最大有氧运动能力的最好生理指标。

（2）代谢当量（metabolic equivalent，MET）：MET 是一种表示相对能量代谢水平和运动强度的重要指标。健康成年人坐位安静状态下耗氧量为 3.5ml/（kg · min），将此定为 1MET，根据其他活动时的耗氧量 /（kg · min）可推算出其相应的 MET 值。可用于评估体力活动能力和预后，评估心肺功能，评估残疾程度，指导治疗及预后。

（3）无氧阈（anaerobic threshold，AT）：AT 是指人体在逐级递增负荷运动中，有氧代谢已不能满足运动肌肉的能量需求，开始大量动用无氧代谢供能的临界点。此时，血清乳酸含量、肺通气量、二氧化碳排出量急剧增加。无氧阈是测定有氧代谢能力的重要指标，无氧阈值越高，机体的有氧供能能力越强。

2. 心肺功能评估方法常用以下几种方法。

（1）平板运动试验方案：根据运动负荷量的递增方式（变速变斜率、恒速变斜率、恒斜率变速等）不同设计了不同的试验方案，如 Bruce 方案、Naughton 方案、Balke 方案等。国内最常用的是 Bruce 方案。

（2）踏车运动试验方案：根据 WHO 推荐方案，每级 3min，蹬车的速度一般选择 50~60 周 /min（表 1-3-2）。

（3）手摇功率计试验方案：根据患者情况选择不变的手摇速度，一般可选择 40~70 转 /min；运动起始负荷一般为 12.5W，每级负荷增量为 12.5W，每级持续时间为 2min，直至疲劳至极。

（九）语言功能

语言功能评定主要是通过交流、观察、使用通用量表或计算机辅助软件形式来评定，判断语言交流障碍性质、类型、程度及可能原因；判断是否需要言语治疗以及采取哪种。

表 1-3-2 WHO 推荐踏车方案

分级	运动负荷 /[(kg·m)/min]		运动时间 /min
	男	女	
1	300	200	3
2	600	240	3
3	900	600	3
4	1 200	800	3
5	1 500	1 000	3
6	1 800	1 200	3
7	2 100	1 400	3

有效的治疗方案。其中交流观察、量表检测及计算机辅助评定因其使用简便、效率高、费用低等优点，主要用于日常的临床工作，而神经影像学检查、神经电生理检查、放射性核素检查操作烦琐、耗时长、费用高，因此主要用于疑难语言交流障碍的脑功能损伤定位及定性评定。

神经影像学检查包括头颅 CT、磁共振成像等，主要用于语言交流障碍患者的疾病检查。对语言功能的神经影像学检测主要利用功能性磁共振成像技术（fMRI），如 Bold、DTI、MRS 静息态等对语言认知功能意义重大。

神经电生理检查主要包括事件相关电位（ERP）及脑磁图（MEG）。ERP 主要反映人脑处理语言文字等高级功能活动，主要用 P300，N400，P600 对语言认知加工反应时间，反应预期上意义重大。而 MEG 最突出的特点是可以实时地记录脑电生理变化，反映语言等任务刺激下即时反应及确定反应部位，即具有高度的时间及空间分辨率。

放射性核素检查主要有单光子发射计算机断层脑显像（SPECT）和正电子发射断层扫描（PET）。SPECT 可获得语言任务刺激下局部脑血流量变化和脑代谢变化图，对失语症及脑生理功能的研究有价值。PET 是近年应用于临床的一种无创性探索人脑生化代谢过程的技术，能判断失语症患者语言功能模块的功能状况。其检测效果优于 SPECT，但费用较高。

（十）心理障碍评估方法

应用心理测验的手段测验和评定伤病残患者心理行为变化情况和心理特征，了解其心理障碍的性质和程度，掌握康复过程中的心理行为变化情况，研究其心理变化规律。康复心理测验种类多样，常用有智力测验、个性测验、情绪评定、心理评定、神经心理和神经影像评估、功能状态和生活质量评估、人格与病理心理评估、司法心理学评估等。智力测验主要用于评估康复前后智力水平，尤其检查与康复训练有关的智力，如学习智力、言语表达能力、感知运动能力等适应社会环境的能力。个别能力测验包括注意力、记忆力、思维能力单项测验。个性测验用于了解受试者的需要、动机、兴趣、爱好、性格、情绪、气质、价值观念、人际关系等社会行为有关的各种个人特征。情绪的评定分别用于观察焦虑和抑郁症状。

（十一）认知功能障碍评估

认知障碍（cognitive impairments）泛指各种原因导致的认知功能损害，包括各种程度的认知损害直至痴呆。神经心理测验是诊断认知障碍的主要工具。认知功能评定的神经心理测验可分为四大类，即筛查、特异性检查、成套测验以及功能活动检查。

1. 筛查法 从总体上粗查患者是否存在认知障碍，但不能为某一认知领域诊断提供充分依据，即不能通过筛查或仅仅依靠筛查来诊断患者存在何种认知障碍。此类量表很多，目前临床研究最常用的认知功能筛查量表是简易精神状态检查量表（mini-mental state examination，MMSE）和蒙特利尔认知评估量表（Montreal cognitive assessment，MoCA）。MMSE和 MoCA 概念提出的意义在于早期发现和防治认知功能下降，因此诊断中对认知障碍敏感性的判定意义远大于特异性。

2. 特异性检查法 用于进一步明确诊断特定领域的认知障碍。例如，可选择持续作业测验、划销测验用于注意维持的评定、连线测验 B 可用于注意转移的检查；Stroop 测验用于注意选择的评定。言语短时、长时记忆评定可采用加利福尼亚言语学习测验；非言语记忆评定采用 Rey-Osterrieth 复杂图形测验等。威斯康星卡片分类测验、言语流畅性检查等用于检查执行功能障碍。

3. 成套测验 标准化的成套测验用于认知某一领域的系统评定。如洛文思顿作业疗法用认知成套测验主要用于知觉功能检查；韦氏成人记忆量表、Rivermead 行为记忆测验用于记忆障碍的检查；执行缺陷综合征行为学评价用于执行功能障碍评定。成套测验多围绕特定领域认知功能的多个维度展开，从而使测试者对被试的该领域功能有一个相对全面的了解，也为制订康复治疗计划提供依据。

4. 功能检查法 通过直接观察患者日常生活活动的表现情况来评定相关领域的认知障碍对日常生活能力的影响以及认知障碍程度如日常注意测验（test of everyday attention，TEA），此类适用于康复医学领域。

（十二）日常生活活动障碍的评定

日常生活活动（activities of daily living，ADL）是指那些在日常生活中每天都在重复进行的活动，基本活动包括自我照顾如进食、沐浴、穿衣、修饰，以及工作、家务和休闲。ADL 包含：基本性日常生活活动（basic ADLs，BADLs）及工具性日常生活活动（instrumental ADLs，IADLs）。基本的 ADL 是患者在家中和医院每日所需的基本活动和自理活动，其评定结果反映了个体相应的运动功能，适用较重的残疾。常用的标准化量来有：PULSES，Barthel 指数，Katz 指数，修订的 Kenny 自理评定，FIM 等。

1. Barthel 指数评定 是康复机构常用的方法。分数为 60~100 分者，95% 回归家庭；0~20 分者，35% 死亡，16% 回归家庭；40~60 分者，康复效益最大，患者经过康复治疗可以获得更好的功能恢复，可以作为脑卒中康复治疗的首选对象。

2. 加拿大作业表现评测（the Canadian Occupational Performance Measure，COPM） COPM 用于以患者为中心的临床治疗作为指导。COPM 量表对患者的自我照顾、生产活动、娱乐三个方面进行评估，患者作为被治疗的个体，参与到治疗决策的整个过程。

3. 澳大利亚治疗结果评测（Australian Therapy Outcome Measures，AusTOMs） AusTOMs 是由澳大利亚的卫生组织制定的，其目的是设计一个有效度和信度的量表，用来评估澳大利亚物理治疗、作业治疗、言语治疗的疗效。临床工作者用 AusTOMs 评估获得的数据来显示患者用多种治疗方法后的改变。AusTOMs 也用于临床研究，以证明治疗方法的有效性。

4. 个人照顾参与和资源工具（the personal care participation and resource tool，PC-PART） PC-PART 量表运用于评估穿衣、卫生、营养、活动、安全、居住、支持等方面。本项评估工具加入了 ICF 中参与的部分。

五、制订康复计划

康复计划(rehabilitation program)是康复医师向康复治疗人员下达的详细的有关治疗的指令性医疗文件。拟订完善、详细、准确的康复计划对于有效地利用各种治疗是十分重要的。一个完整的康复计划应包括患者的一般信息、诊断、主要功能障碍、康复目标、康复方案(治疗部位、方法、时间、频度)和治疗过程中的注意事项六个部分。康复计划不是一成不变的,应根据康复目标的完成情况进行动态的变化。

六、康复评定过程的注意事项

康复评定通常是由康复协作组来完成的。实施康复评定的两大要素被认为是选择适当的评定方法和把握适当的评定时间。

(一)选择康复评定手段

通过交谈、观察等手段,了解患者的主诉、现病史和相关的既往史;通过实验室检查、特殊检查和功能测量,选择评定量表和检查方法,以准确地掌握患者的功能障碍状况。无论选择何种量表,必须满足对评定量表可靠性、有效性、灵敏性和统一性的要求。在日常临床康复工作中,应尽量选择容易理解和使用而费时少的评定量表;对有科研需求的,应尽量选择能全面、清晰地反映所要评定的内容、灵敏度高的评定量表。

(二)选择康复评定时间

选择合适的时间进行康复评定至关重要的,患者入院时,一般由康复医师组织康复协作组举行评定会议,综合分析各有关方面的评定结果(即初期评定),列出问题表,并据此制订相应的康复计划并执行。在康复计划实施过程中,还应根据治疗和训练的进展情况,定期(一般每2周1次)进行再评定(即中期评定),对康复计划的执行情况和康复治疗效果进行反馈,并对康复计划做必要的修订和补充。治疗过程结束时,还要进行总结性评定(即末期评定),与初期评定进行比较以判定治疗效果,提出出院总结,作为随后家庭和社会随访计划的依据。康复始于评定,止于评定。

(三)争取患者和家属的配合

尽管康复评定手段绝大多数是无创性的,但为了最大限度地获得患者和家属的协作和支持,评定前要向患者及其家属说明评定的目的和方法,消除他们的不安,取得积极的配合。

(四)防止意外情况的发生

康复的对象多为老年人或其他功能残疾者,常合并多种疾病。在进行评定的过程中患者可能会出现不适或其他并发症,此时应及时终止评定,积极查找原因,给予相应的处理。

(陈文华)

第四节 制订康复治疗方案

一、概述

(一)基本目标

康复治疗方案的基本目标是改善患者身心、社会、职业功能,增进患者的自理程度,保持现有功能或延缓功能衰退，使其能够最大限度地生活自理，回归社会，劳动就业，经济自主。因此，康复治疗方案的制订应建立在功能评定的基础上，康复治疗前应先对患者进行系统而全面的康复评估，以康复医师和患者为中心，康复治疗师、康复护士及相关人员共同组成的康复团队制订完整的康复治疗方案，并在实施过程中根据患者实际康复情况酌情加以调整。

（二）基本原则

1. 掌握适应证　康复治疗的效果与适应证的选择是否适当有关，对不同的疾病应选择不同的治疗方案。

2. 循序渐进　在实施康复治疗方案时，治疗内容应由少到多，由易到难，治疗量由小到大，使患者逐渐适应。

3. 持之以恒　与其他治疗方法（如手术、药物等）不同，大部分的康复治疗项目需要经过一定时间和强度的积累，才能显示出疗效，尤其是年老体弱患者或者神经系统损伤的患者。因此在确定康复治疗方案后，要坚持才能积累治疗效果，不可操之过急或半途而废。

4. 个性化治疗　虽然康复治疗的适用范围很广，但在具体应用时，仍需要根据不同的疾病、不同的个体制订出具体的治疗方案，做到因人而异，因病而异，这样才能取得理想的治疗效果。

5. 及时调整　康复治疗方案实施后，还要根据患者的实施情况，定期动态评定，了解治疗方案是否合适。根据评定的结果，及时调整治疗方案，然后再次实施，再次评定，再调整，如此循环，直至治疗方案结束。一个良好的治疗方案应该将评定贯穿于治疗方案之中，以评定开始，又以评定结束。

6. 主动参与　患者和家属的主动参与有助于治疗效果的最大化，因此，在治疗过程中尽可能提高患者和家属主动参与的积极性和能动性。

（三）基本内容

完整的康复治疗方案要求包括治疗目标、治疗时机、治疗方法、治疗项目、治疗量和注意事项等。

1. 治疗目标　利用一切有效的措施预防因疾病可能发生的并发症，改善受损的功能，提高患者的日常生活活动能力和适应社会生活的能力，即提高患者的生活质量。

2. 治疗时机　早期康复有助于改善患者受损的功能，减轻功能障碍的程度，提高生活质量。各种疾病的早期康复具体时机需遵循循证医学的建议，在治疗原发病的同时，积极治疗合并症或并发症，待患者病情稳定后逐步进行康复治疗。

3. 治疗方法　治疗方法涵盖了物理治疗、作业治疗、言语治疗、心理治疗、文体治疗、中国传统医学治疗、康复工程、康复护理等，每一种治疗方法中又包含了众多治疗项目，具体的方法和项目选择需根据评定结果和治疗目标综合考虑。

4. 治疗剂量　治疗中的总负荷量取决于治疗的强度、频度和时间，其中，治疗的强度是治疗方案中定量化的核心。

（1）治疗强度：直接影响治疗的效果和治疗的安全性。

（2）治疗频度：每天或每周参与或接受治疗的次数。具体需根据实际治疗项目而定。

（3）治疗时间：取决于治疗的项目和治疗的强度。

二、制订运动治疗方案

运动治疗方案的制订是指运动疗法实施前，治疗师根据患者的具体情况和需求，针对患者的功能障碍为其选择准确而有效的个性化运动治疗技术。

（一）原则

运动治疗方案的制订应具有安全性、针对性、实用性和多样性，训练时间分配合理有序，训练强度劳逸结合，训练内容全面而有侧重。

1. 循序渐进、持之以恒原则　为患者制订运动训练强度时，应根据患者的身体情况来确定，以保障患者的身体和心理对运动负荷的逐步适应，总的原则是：运动强度由小到大，运动时间由短到长，动作由简到繁；运动治疗要坚持，不要随意中断、以免影响治疗效果。

2. 个体化原则　在训练前要对患者进行详细的评定包括身体的一般情况（血压、心率、呼吸、体温、性别、年龄）、既往史、精神状况、并发症及与运动相关的功能检查（肌力、关节活动度、平衡、步行、日常生活动作等），制订初期的训练计划；在训练过程中要根据患者个体情况变化，对初期制订的训练计划进行调整，使之成为随时间变化而符合个体条件的运动训练处方。

3. 综合康复理念　制订训练计划时，不仅要最大程度恢复患者运动功能，而且要尽可能兼顾多器官，多系统的功能障碍（心理、心肺、肌肉、骨骼等），帮助患者全方面的功能提高。

（二）适应证

1. 神经系统　中枢神经损伤、周围神经损伤、脊髓灰质炎后遗症等。

2. 运动系统　截肢后、关节术后、四肢与脊柱骨折、关节脱位、类风湿关节炎、脊柱畸形、颈椎病、腰腿痛、肩周炎、软组织损伤与烧伤后等。

3. 内脏器官疾病　慢性支气管炎、肺气肿、哮喘、冠心病、高血压、各种心肺和腹腔术后等。

4. 其他　产后恢复、肥胖、疼痛等。

（三）禁忌证

1. 疾病的急性期和某些疾病的亚急性期。

2. 发热、严重衰弱、脏器功能失代偿、休克、有大出血倾向、剧烈头痛。

3. 神志不清或明显不合作者、运动中可能会产生严重合并症。

4. 恶性肿瘤尚未妥善处理者等。

5. 活动性结核。

（四）注意事项

1. 循序渐进、运动强度要从小到大，训练时间由短到长，让患者逐步适应，避免出现过度劳累。

2. 随时调整在运动治疗过程中治疗方案，如患者出现其他症状，应及时调整训练强度或时间，必要时可暂停运动治疗并和医生取得联系，给予对症治疗。

3. 注意测量、观察运动后反应，除监测生命体征外，还应观察睡眠、食欲、精神状态等。

4. 运动后休息　运动训练后应休息 30min 以上，再用温水洗浴，否则会导致循环血量集中于外周，而使血压降低，出现心律失常。

三、制订物理因子治疗方案

物理因子治疗方案的制订是指治疗实施前，治疗师根据患者的具体情况和需求，来选择准确而有效的物理因子如声、光、电、磁、温热等物理因子治疗，达到治疗患者症状的目的。

（一）原则

1. 明确诊断。
2. 整体观念。
3. 选择正确治疗部位。
4. 个体差异。
5. 剂量合理。
6. 方法优选。
7. 疗程适当。
8. 综合治疗。

（二）治疗作用和适应证

1. 消炎作用 多种物理因子治疗具有消炎作用，皮肤、黏膜、肌肉、关节及内脏器官的急、慢性炎症。如表浅部位的急性化脓性炎症可应用紫外线照射疗法或直流电抗生素离子透入疗法等方法进行治疗。

2. 镇痛作用 在针对疼痛病因进行治疗基础上，应用恰当的物理因子可较好地达到镇痛的目的。例如：神经性疼痛可应用直流电药物导入疗法抑制痛觉冲动传入。

3. 抗菌作用 紫外线有较好的杀菌作用，其杀菌效力最强的光波长为254~257nm，对金黄色葡萄球菌，枯草杆菌、铜绿假单胞菌（绿脓杆菌）、溶血性链球菌等均有杀灭作用。

4. 镇静、催眠 电睡眠疗法、镇静性药物电离子透入疗法、全身不感温水浴疗法、颈交感神经节超短波疗法、磁场疗法等能够增强大脑皮质扩散性抑制、解除全身紧张状态，因而产生明显的镇静、催眠效果。

5. 兴奋神经 - 肌肉 低、中频电流，如间动电流、干扰电流、调制中频电流，均可引起运动神经及肌肉兴奋，以治疗周围神经麻痹及肌肉萎缩。

6. 缓解痉挛 具有热效应的物理因子均可起到缓解、降低痉挛的作用。如有浅部热效应的石蜡疗法和红外线；深部热效应的短波、超短波和微波；有全身热效应的热水浴、光浴疗法等。

7. 软化瘢痕、消散粘连 石蜡疗法、超声疗法、直流电碘离子透入疗法，可改变结缔组织弹性，提高延展性，因而具有软化瘢痕和消散粘连的作用。

8. 加速伤口愈合 应用小剂量紫外线照射，可防止和控制伤口感染，且能刺激肉芽组织生长，加速伤口愈合过程。

9. 加速骨痂形成 能促进骨质生长，加速骨折愈合如脉冲磁场疗法、电流强度较弱的直流电阴极、经皮电神经刺激疗法（TENS）、干扰电疗法等。

10. 增强机体免疫力 有增强和调节机体免疫力的作用如紫外线、红外线、磁场等。

11. 脱敏作用 能分解产生过量的组胺，而起到脱敏作用。如紫外线能将蛋白分解生成组胺，小剂量组胺不断进入血液，又刺激组胺酶产生，当组胺酶达到足够量时，则发挥脱敏作用。

（三）禁忌证

1. 出血及有出血倾向。

2. 肿瘤和息肉部位。

3. 严重高血压、低血压患者、醉酒及情绪不稳定者。

4. 心脏病患者、装有心脏起搏器或者有其他植入体内金属器件的患者。

5. 孕妇及婴幼儿禁用。

6. 中毒或其他高热症状患者禁用。

（四）注意事项

1. 执行查对制度（按医嘱执行操作），并向患者交代注意事项，消除患者的紧张情绪，取得患者的配合。

2. 治疗前检查设备是否正常，仪器强度是否归零；患者取适当的治疗体位，合理暴露治疗部位，并检查治疗部位情况。

3. 治疗中询问患者感受，细心观察，发现异常现象及时处理，必要时暂停治疗并报告医生。

4. 治疗后做好治疗记录，切断电源。

5. 爱护仪器，使用前检查，使用后擦拭，定期检查维修，并做好保养记录。

四、作业治疗方案制订

作业治疗方案制订是指在作业治疗实施前，作业治疗师在详细评估功能障碍的基础上，制订一个包括预防对策在内的，为达到康复目标的治疗程序。

（一）原则

1. 制订的治疗方案与治疗目标一致　恢复实用功能的目标，强调患侧肢体的功能训练；恢复辅助功能的目标，不能完全恢复的患者利用患者残存功能或借助辅助用具或适当改造环境条件来提高患者的自理能力；获得性功能目标，针对还不具有某些功能就已经残疾的儿童，通过康复训练可帮助这些患儿获得功能；发挥代偿功能的目标，最终无法恢复功能可选择代偿或补偿训练，最大限度地促进患者生活自理能力的恢复。

2. 制订作业治疗方案应考虑患者的愿望与兴趣　作业治疗过程中，不但要考虑治疗目的和患者的能力，而且要考虑患者的愿望和要求。治疗师根据患者的职业、身份、社会地位、文化观念、潜力及社会背景等方面综合判断患者的愿望和要求，制订出作业治疗方案（治疗目标和方法），这样可以更好地调动患者的主观能动性和参与意识，注重了心理治疗的作用，从而取得患者对治疗的最大支持与配合。

3. 选择的作业活动不能太难　患者至少能完成 80% 以上。患者的功能障碍的程度不同，在制订方案时应考虑到患者完成的情况，随着患者作业能力的提高逐步增加难度，但要求作业活动患者至少能够完成 80%。此外，应注意分析患者不能完成作业的原因，如是否对患者的能力要求过高还是患者主观上努力程度不足，应根据原因采取对策。

4. 注意影响因素　制订治疗方案除考虑局部功能恢复情况外，还应考虑对全身功能的影响以及环境因素的影响。

5. 制订治疗方案应考虑环境条件　依据残疾和环境评定的结果，制订适宜的作业治疗方法，提高患者对环境的适应能力，同时要进行适当的环境改造，方便患者生活自理。

（二）适应证

各种原因（如肢体、认知、社会心理损伤或环境与个人因素）导致不能完成作业活动，或执行作业活动有困难者。

（三）禁忌证

1. 神志不清者。
2. 严重认知障碍者。
3. 严重情感障碍者。
4. 病情不稳定者。

（四）注意事项

1. 作业治疗量的选择，应根据患者的耐力情况，选择患者能够承受的作业活动强度、时间及频率，还应考虑作业治疗体位、用具等各种因素。
2. 作业治疗的方案应根据患者的功能评估结果、治疗目标进行调整。

五、制订言语治疗方案

言语治疗是指通过各种手段对言语功能有障碍的患者进行针对性治疗。言语治疗的目的主要是改善患者的言语功能，手段是言语训练，或借助于交流替代设备如交流板、交流手册及手势语等。

（一）治疗原则

1. 早期开始　言语治疗开始得越早，效果越好。
2. 及时评定　言语治疗前应对患者进行全面的言语功能评估，了解言语障碍的类型及其程度，使制订出的治疗方案具有针对性。
3. 循序渐进　言语训练过程应该遵循循序渐进的原则，由简单到复杂。
4. 及时给予反馈　根据患者对治疗的反应，及时给予反馈，强化正确的反应，纠正错误的反应。
5. 患者主动参与　言语治疗的本身是一种交流过程，需要患者的主动参与。

（二）适应证与禁忌证

从理论上讲，凡是有言语障碍的患者都可以接受言语治疗，但由于言语训练需要训练者（言语治疗师）与被训练者之间的双向交流，因此，对伴有意识障碍、情感障碍、行为障碍、智力障碍或有精神病的患者，以及无训练动机或拒绝接受治疗的患者，言语训练难以进行或难以达到预期的效果。

（三）治疗方法

根据康复评定的结果，制订个性化的言语语言康复治疗方案。

1. 训练和指导　是言语语言治疗的中心，主要包括：①听觉活用；②促进语言的理解和口语的表达；③促进语言的发育；④恢复和改善构音器官的功能；⑤提高语音清晰度。
2. 手术　进行补偿手术不是对原发病的治疗，而是为了补偿运动功能的限制所进行的手术。如喉切除后发声重建手术。
3. 手法介入　对一些言语障碍的患者，可以利用传统医学的手法帮助改善受限的与言语产生有关的运动功能，此法适用于运动性构音障碍，特别是重症患者。
4. 心理疗法　言语语言障碍的患者一般都有不同程度的心理障碍，有的是语言障碍以前就存在，而更多的是由于语言障碍引起的二次性障碍。心理障碍是有碍于交流的，帮助语言障碍的患者克服心理障碍也是语言治疗工作范围的一个内容。

5. 替代方式和辅助具 对于重度言语障碍的患者是很难获得正常的交流能力的，这时就要考虑使用交流的替代设备和方式如交流板、交流册、手势语、图画、言语交流器等。为补偿听力障碍和运动限制，配用辅助器具与助听装置，如腭托、颌托、人工耳蜗等。

（四）注意事项

1. 训练课题的选择。
2. 患者主观能动性的调动。
3. 充分训练。
4. 动态反馈。
5. 确保交流手段。
6. 合并症状。
7. 自我训练。
8. 原发病、合并症及事故的预防。
9. 认知功能评估。
10. 语言训练中的卫生管理。

（冯 珍）

参考文献

[1] 万萍. 言语治疗学. 第2版. 北京：人民卫生出版社，2018.

[2] 中华医学会神经病学分会，中华医学会神经病学分会神经康复学组，中华医学会神经病学分会脑血管病学组. 中国脑卒中早期康复治疗指南. 中华神经科杂志，2017，50(6)：405-412.

[3] 中国吞咽障碍康复评估与治疗专家共识组. 中国吞咽障碍评估与治疗专家共识(2017年版)第一部分评估篇. 中华物理医学与康复杂志，2017，39(12)：881-892.

[4] 中国康复医学会重症康复专业委员会呼吸重症康复学组，中国老年保健医学研究会老龄健康服务与标准化分会，中国老年保健医学杂志编辑委员会，等. 中国呼吸重症康复治疗技术专家共识. 中国老年保健医学，2018，16(5)：3-11.

[5] 王茂斌. 中华医学百科全书：康复医学. 北京：中国协和医科大学出版社，2019.

[6] 乔志恒，范维铭. 物理治疗学全书. 北京：科学技术文献出版社，2001.

[7] 纪树荣. 运动疗法技术学. 北京：华夏出版社，2004.

[8] David X. Cifu. Braddom's 物理医学与康复医学. 励建安，毕胜，黄晓琳，译. 北京：科学出版社，2018.

[9] 李凌江，马辛. 中国抑郁障碍防治指南(第二版)解读：概述. 中华精神科杂志，2017，50(3)：167-168.

[10] 美国精神医学学会. 精神障碍诊断与统计手册. 张道龙，译. 第5版. 北京：北京大学出版社，2015.

[11] 章明勇，詹石斐，陈晓，等. 心脏康复干预对冠心病PCI术后患者生活质量及心功能的影响. 中华物理医学与康复杂志，2019，41(2)：130-132.

[12] 黄晓琳，燕铁斌. 康复医学. 北京：人民卫生出版社，2018.

[13] 窦祖林. 作业治疗学. 第3版. 北京：人民卫生出版社，2018.

[14] 燕铁斌. 借力网络与人工智能，进一步推动《国际功能、残疾和健康分类(ICF)》的临床应用与研究. 中国康复医学杂志，2019，34(2)：121-124.

[15] 燕铁斌. 康复医学前沿. 北京：人民军医出版社，2014.

[16] 燕铁斌. 骨科康复评定与治疗技术. 北京：科学出版社，2020.

[17] Davidowitz I, Parmet Y, Frenkel-Toledo S, et al. Relationship Between Spasticity and Upper-Limb Movement Disorders in Individuals With Subacute Stroke Using Stochastic Spatiotemporal Modeling. Neurorehabil Neural Repair, 2019, 33: 141-152.

[18] Meseguer-Henarejos AB, Sánchez-Meca J, López-Pina JA, et al. Inter-and intra-rater reliability of the Modified Ashworth Scale: a systematic review and meta-analysis. Eur J Phys Rehabil Med, 2018, 54(4): 576-590.

[19] Schrijvers JC, van den Noort JC, van der Esch M, et al. Objective parameters to measure(in)stability of the knee joint during gait: A review of literature. Gait Posture, 2019, 70: 235-253.

[20] Sina N, Anahita R, Mohamed D, et al. Anxiety symptoms in survivors of critical illness: a systematic review and meta-analysis. General Hospital Psychiatry, 2016, 43: 23-29.

[21] World Health Organization. International Classification of Functioning, Disability and Health(ICF). Geneva: World Health Organization, 2001.

[22] World Health Organization. Rehabilitation 2030: A call for action. Geneva: World Health Organization, 2017.

第二章 康复评定指南

第一节 关节与肌肉功能评定

人体运动功能的基础是骨关节和肌肉，关节是运动的枢纽，肌肉则是动力器官。全面的关节和肌肉功能评定是康复诊疗的最基本内容之一，可帮助明确躯体功能障碍的部位和程度，为制订治疗目标和方案提供重要参考依据。

一、关节功能评定

正常的关节运动包含生理运动和附属运动，因此，关节功能评定需包含上述两个方面。主、被动关节活动度测量可检查关节生理运动功能障碍程度，关节附属运动（关节囊内运动包括关节内的滑动、滚动及分离运动）是维持关节活动度不可缺少的运动，临床上通过手法触诊以判断附属运动是否正常。本章主要介绍生理性关节活动度测量。

（一）关节活动度测量

关节活动度（range of motion，ROM）是关节活动时所通过的最大运动弧度，常以度数来表示，是肢体运动功能检查的基本内容之一。根据动力来源可分为主动关节活动度（active range of motion，AROM）和被动关节活动度（passive range of motion，PROM）。AROM 可体现受试者的肌肉收缩对关节活动范围的影响，PROM 不受肌肉收缩力的干扰，主要反映关节本身的运动功能状况。因此，PROM 通常大于等于 AROM。

1. 测量工具　ROM 测量工具包括：量角器、方盘量角器、皮尺、电子角度计、计算机三维测量等，必要时还可用 X 线摄像来分析与测量关节运动功能。量角器测量操作简便，便于携带，适用于大多数关节的 ROM 检查，在临床上应用非常广泛。

2. 量角器测量原则

（1）量角器的选择：通用量角器的长度约为 7.5~40cm 不等，在测量髋关节、膝关节等较大关节的活动度时应选择较长的量角器，而测量手指或者足趾的关节活动度时，应选择短臂的量角器以方便操作。

（2）量角器测量方法：①将待测关节置于适宜的体位和姿势下；②量角器的轴心对准待测关节轴心，固定臂与移动臂分别与关节的近端和远端平行；③一般将解剖学中立位下的关节角度定义为 0°；④按待测关节的各个运动方向完成其主动、或被动关节活动范围的最大幅度；⑤记录测量结果，可对比健侧判断活动度异常，人体各关节 ROM 的正常参考角度和具体测量方法详见书末附录表 2。

（3）注意事项：①量角器放置的位置及其测试过程中发生的旋转或偏移易影响测量结果；②受检者应处于稳定、舒适及放松的体位，以减少其他关节的参与或代偿运动的产生；③在测量旋转角度时，常选择旋转范围的中点作为测量起始位（0°位）；④在某些测量过程中，可选择适当的参照物作为测量的移动、固定臂的参考，如测量前臂旋前旋后时，让受试者手握一根笔作参照物帮助测量；⑤脊柱关节 ROM 可选用皮尺或方盘量角器进行测量；

⑥进行关节活动度的测量时，应进行健患侧对比，并对差异的结果进行记录。

3. 关节活动度的描记与分析　ROM测量结果建议采用由美国骨科学会运动委员会推荐的中立位法（解剖0°位），记录起始位置至终末位置之间的范围，如：肩前屈活动范围：0~180°。当关节出现非正常过伸展情况时，可采用“–”即负号表示，如：肘关节伸展超过180°过伸10°，可记录为–10°。记录测量结果包括：测量时间、AROM、PROM和测量时对应的疼痛、肢体肿胀及萎缩情况等。在描述一个活动受限关节时，应当同时给出起止度数，如：记录膝关节屈曲ROM为20°~150°时，提示膝关节伸展受限。

对比分析同一关节同一方向的AROM和PROM结果，可明确关节功能障碍程度和病损原因。总结情况如下：① PROM正常，AROM下降提示主动肌或其相应神经出现损伤；② PROM、AROM相同且均低于正常，提示病变部位多在关节；③ AROM、PROM均显著下降，提示关节强直；④ PROM超过正常范围，提示关节囊松弛或周围神经损伤。

综上所述，影响ROM的因素较多，且存在个体化差异，应充分考虑生理和病理因素的影响，并结合个体化差异和健患侧对比综合分析关节活动受限原因。四肢及脊柱关节活动测量请参见附录表2。

（二）关节活动度评估的新进展

有关关节活动度测量信度的研究表明：不同评估者对上肢的关节活动度测量的可靠性相对高于下肢及其他关节。为在实践中围绕关节活动障碍制订可靠的临床决策，有研究推荐使用量角器和倾角测量仪来测量上肢关节的被动生理活动范围。自1982年Cyriax首次引入关节运动末端感觉的徒手评估作为临床诊断重要依据后，该评估一直被作为手法治疗的通用教程内容。

二、肌肉功能评定

全面的肌肉功能评定应包含肌肉形态学（肌肉长度、体积）和肌肉生理功能（肌力、肌张力及肌肉电生理）两方面。本章主要介绍最为常用的肌力和肌张力评定方面内容。

（一）肌力评定

肌力（muscle strength）是指肌肉（或肌群）收缩产生的力量。肌力大小取决于肌肉的横截面积、初长度、收缩类型、收缩速度，神经调节方式和心理及个体状况等诸多因素。各类不同病理原因可引起肌肉（或肌群）的收缩过程发生障碍，导致肌力下降或消失。

肌力评定常用于肌肉、骨骼或神经系统疾病的诊断，主要目的是明确肌力减弱的部位与程度，协助某些神经肌肉损伤疾病的定位诊断，评价肌力训练的效果。肌力评定方法主要包括：徒手肌力测试（manual muscle testing，MMT）；等长肌力测试（isometric muscle testing，IMMT）；等张肌力测试（isotonic muscle testing，ITMT）和等速肌力测试（isokinetic muscle testing，IKMT）。

1. 徒手肌力测试　MMT是评定者借助重力或徒手施加外在阻力来测试肌肉（或肌群）产生最大自主收缩能力的一种肌力评定方法。此方法简便易行，无需借助任何器材，不受场地的限制等，可应用到全身主要肌肉（或肌群），对完全瘫痪直至正常状态的肌肉均可适用。

（1）MMT评定原则：①检查者具备扎实的解剖、神经生理等基础知识，能熟练掌握肌肉的起止点、作用、纤维走向和关节运动的方向、角度及可能的代偿动作等；②受检者应按照检查者的指令，在特定的体位下完成标准动作，检查者通过观察受检者完成动作质量、抗阻力能力和触诊肌肉收缩状态等方式判断所测肌肉(或肌群)最大自主收缩能力，上、下肢，躯干主要肌力评定方法及要点详见本书附录表3、表4；③排除检查者主观评定误差，如实记录评定结果。

(2)MMT分级标准：常用Lovett分级法(表2-1-1)或MRC分级法(表2-1-2)。

表2-1-1　Lovett分级评定标准

级别	名称	标准
0	零(Zero，O)	无可测知的肌肉收缩
1	微缩(Trace，T)	有轻微肌肉收缩，但无关节运动
2	差(Poor，P)	在减重状态下能做关节全范围运动
3	尚可(Fair，F)	能抗重力作关节全范围运动，但不能抗阻力
4	良好(Good，G)	能抗重力、抗一定阻力运动
5	正常(Normal，N)	抗重力、抗充分阻力运动

表2-1-2　MRC分级评定标准

级别	英文缩写	评定标准
5	N(正常)	能抗重力及最大阻力完成关节全范围内活动
5-	N-(正常-)	能抗重力及最大阻力完成关节50%~100%全范围内活动
4+	G+(好+)	能抗重力及接近最大阻力完成关节全范围内活动
4	G(好)	能抗重力及中等阻力完成关节全范围内活动
4-	G-(好-)	能抗重力及中等阻力完成关节50%~100%全范围内活动
3+	F+(可+)	能抗重力及最小阻力完成关节全范围内活动
3	F(可)	能抗重力完成关节全范围内活动
3-	F-(可-)	能抗重力完成关节50%~100%全范围内活动
2+	P+(差+)	能抗重力完成关节小于50%全范围内活动，非抗重力可完成关节全范围活动
2	P(差)	非抗重力可完成关节全范围内活动
2-	P-(差-)	非抗重力可完成关节50%~100%全范围内活动
1	T(轻微)	可扪及肌肉收缩，但不能引起任何关节活动
0	0(零)	无任何肌肉收缩

(3)适应证：健康人群及各种原因引起的肌力减弱，包括失用性、肌源性、神经源性和关节源性等。

(4)禁忌证：骨折未愈合、关节脱位、关节不稳、急性渗出性滑膜炎、严重疼痛、急性扭伤及各种原因引起的骨关节破坏等。

(5)注意事项：①检查前：说明检查目的和方法，消除受检者紧张情绪；避免在运动后、疲劳或饱餐后进行检查。②检查中：选择合适检查体位及肢体摆放位置避免代偿动作，适当给予鼓励性指令，健患侧对比，2 级肌力检查时，尽量减少肢体与支撑面之间的摩擦。③受检的同一块肌肉最大收缩后应休息 2~3min 后再重复下一组收缩。④检查后：如实记录结果，注明检查中的疼痛、肿胀或痉挛情况。

2. 等长肌力测试（IMMT） IMMT 适用于 3 级以上肌力水平。通常需专门的器械进行，包括握力测试、捏力测试、背肌肌力测试、四肢肌群肌力测试等器械，可取得相对精确的定量结果（表 2-1-3）。IMMT 仅测试单一关节角度下的肌力大小，无法反映关节在其他角度的肌肉力量。

3. 等张肌力测试（ITMT） ITMT 要求目标肌肉以等张收缩完成全关节活动范围的运动，并保持所克服的阻力值恒定。单次全关节活动过程中所能抵抗的最大阻力值称为最大负荷量（1 repetitive maximum，1RM）；完成连续 10 次标准的全关节活动范围运动所能抵抗的最大阻力值则为 10RM。测试可使用哑铃、沙袋等可定量负重的训练器具。避免多次反复测试引起肌肉疲劳，导致结果不准确。ITMT 能反映肌肉运动过程中的收缩效力，但由于运动角速度难以恒定、不同角度时肌肉的力矩值不同和杠杆作用的影响，ITMT 所获的结果必然略低于实际肌肉力量。

表 2-1-3　评定方法与结果记录

类型	器械	评定方法	结果记录
握力	握力计	测试时上肢在体侧自然下垂，调整好握力计，测试 2~3 次	取最大值。握力指数 = 握力（kg）/体重（kg）× 100%
捏力	捏力计	测试时调整好捏力计，用拇指和另外一手指的指腹捏压捏力计的两臂	从捏力计上得出读数（正常值约为握力的 30%）
背肌力量	拉力计	测试时，调整好拉力计，将把手调节到膝盖高度，受试者双足固定拉力计，两膝伸直弯腰，双手握住拉力计把手，然后用力伸直躯干上提把手	在拉力计上得出读数。以拉力指数评定：拉力指数 = 拉力（kg）/体重（kg）× 100%
四肢肌群	测力计	标准姿势下测定四肢各组肌群肌力	根据所使用的不同传感器可获得极微弱到数百 N*m 数值

4. 等速肌力测试（IKMT） IKMT 应用仪器在固定的角速度运动下测定的肢体肌肉力量。常见的等速肌力测试设备有 Biodex、Kin-Com 和 Lido 等多种型号。IKMT 可提供肩、肘、腕、髋、膝、踝和躯干等多个部位，多个功能动作的肌力测试；亦可提供等速向心收缩、等速离心收缩、等速持续被动运动、等速闭链运动等多种形式下的肌力测试；还可提供不同关节活动范围内某个关节周围拮抗肌的肌肉峰力矩、屈 / 伸比值、双侧对应肌肉的力量差值、肌力 / 体重百分比等参数。IKMT 具有客观、准确、可重复性的量化评定，并具有较高的敏感性。IKMT 是目前公认肌肉力学特性评估和研究的最佳方法，但同时存在价格昂贵、场地需求较大、操作复杂、肌肉不同型号之间数据可比性不高、不适用于无法抗阻的肌肉、不能测试手、足等小关节的肌力等缺点。

5. 肌力评定的新进展 Macro Toigo 等设计出一款机器人装置可用来评定上肢肌力，其评估的参数为峰力矩、最佳用力角度、到达峰力矩的时间、峰力矩与体重比、肌肉做功量、耐力比、关节活动范围以及肌肉疲劳度。测量结果信度和效度较高。

定量超声主要是利用二维的超声图像分析肌肉活动时的变化。在二维超声图像中，定量超声主要采用肌肉横断面积、横断面厚宽比、肌纤维长、肌肉厚度和羽状角等结构性参数来表述肌肉的状态变化。定量超声评估提取羽状角、肌纤维长度、肌肉厚度、肌肉横断面、横断面厚度比参数，可直接或间接反映肌肉力的产生和输出。定量超声是可视化的肌肉组织成像技术，其优势为：①能简便、无创、实时、无辐射地测量肌肉的结构参数；②可动态成像，为运动过程中肌肉结构变化提供可靠的定量数据；③有效观察肌肉收缩和舒张过程中的动态特性，指导康复计划的制订，评估康复治疗效果，提高人体的运动效率。随着超声成像技术的不断发展，超声弹性成像、全景超声、三维超声等新技术的出现，将借助功能测试和机械学评估来更客观反映目标肌肉的力量状态。

（二）肌张力评定

肌张力（muscle tone）是指肌肉在静息状态下的紧张度，或被动拉长、牵伸过程中所出现的阻力。肌张力是维持身体各种姿势和正常活动的基础，根据身体所处的不同状态，肌张力可分为静止性肌张力、姿势性肌张力和运动性肌张力。肌张力可因神经系统等损伤而增高或降低。根据正常肌张力水平，可将肌张力异常分为肌张力增高（hypertonia）、肌张力减低（hypotonia）和肌张力障碍（dystonia）三种形式。

肌张力增高的原因包括痉挛状态和适应性改变，既有神经因素，也有生物力学因素。痉挛状态（spasticity）特指上运动神经元损伤后，由于牵张反射兴奋性增加引发的以速度依赖性的紧张性牵张反射亢进，伴随腱反射亢进为特征的运动障碍，是上运动神经元损伤的阳性指征之一。临床工作中常用于描述肌张力增高的术语还包括：抽搐（spasm）、强直（rigidity）、肌强直（myotonia）、肌阵挛（myoclonus）、挛缩（contracture）、僵硬（stiffness）、痉挛性肌张力增高（spastic hypertonia）等。

本章节中将主要针对痉挛状态的评估进行介绍。痉挛的评定可明确患者肌张力增高的原因、痉挛的严重程度、对功能的影响，从而明确治疗目标、制订合理的治疗计划，同时也可用于评价痉挛干预的疗效，为调整治疗方案提供依据。

1. 徒手肌张力评定　是指检查者被动活动受检者肢体所感受的阻力来分级评定肌张力变化的方法。临床常采用被动关节活动范围检查法（passive range of motion，PROM）、改良Ashworth（modified Ashworth scale，MAS）分级法、Penn分级法和Clonus分级法。

（1）被动关节活动范围检查法：是一种快速评定痉挛状态的检查方法。操作方法与被动关节运动相似，通过检查患者被动关节活动度和肌肉拉伸时的阻力抵抗感以判断肌张力状况。PROM方法易于掌握，但评定级别相对粗略，无法区别痉挛和挛缩。

（2）改良MAS分级法：为临床上最常用的痉挛评价量表，操作简单，原理与PROM相类似。改良MAS分级法将肌张力分为6个等级（表2-1-4），具有较好的评定信度。有研究者将改良MAS结果与表面肌电图、H反射和H/M比值等进行比较，发现其间有较好的相关性。同时，改良MAS在评估屈肘肌群、屈腕肌群和股四头肌的痉挛程度时信度较高，而其他肌群信度较差，可能与肌张力的影响因素如：患者体位、配合程度、情绪紧张与否、疼痛、评价者的操作和评价者的主观理解等相关。同PROM一样，改良MAS分级法也不能区分痉挛和其他肌张力增高的原因。

表 2-1-4 改良 MAS 分级标准

等级	评定标准
0 级	无张力增加，被动活动时肢体在整个运动范围内容均无明显阻力
1 级	肌张力稍增加，被动活动到终末端时有轻微的阻力
1+ 级	肌张力稍增加，被动活动，在 1/2 关节活动范围时有轻微的“卡住”感觉，后 1/2 关节活动范围有轻微阻力
2 级	肌张力轻度增加，被动活动时，在大部分关节活动范围内容均有阻力，但仍可活动
3 级	肌张力中度增加，被动活动时在肢体整个活动范围内均有阻力，活动比较困难
4 级	肌张力高度增加，肢体僵硬，阻力很大，被动活动十分困难

（3）Penn 分级法和 Clonus 分级法：均为踝阵挛检查法（表 2-1-5）。Penn 分级法以自发性肌痉挛发作频率来评定痉挛严重程度；Clonus 分级法以踝阵挛持续时间为分级标准。

表 2-1-5 Penn 分级与 Clonus 分级标准

级别	Penn 分级标准	Clonus 分级标准
0 级	无痉挛	无踝阵挛
1 级	刺激肢体，可诱发轻、中度痉挛	踝阵挛持续 1~4s
2 级	痉挛偶有发作，< 1 次 /h	踝阵挛持续 5~9s
3 级	痉挛偶有发作，> 1 次 /h	踝阵挛持续 10~14s
4 级	痉挛偶有发作，> 10 次 /h	踝阵挛持续 ≥ 15s

（4）适应证与禁忌证：①适应证：神经病变（如上运动神经元或下运动神经元损伤）所导致的肌张力异常（如增高、降低或波动）；肌肉病变引起的肌肉萎缩或肌力减弱；制动、运动减少或其他原因引起的肌肉失用性改变所导致的肌张力改变；②禁忌证：四肢骨折未作内固定，关节的急性炎症，四肢肌肉急性扭伤等。

（5）注意事项：①对清醒受检者，评定前说明检查目的和方法；②评定时摆放好受检者体位，充分暴露被评定肢体；③先检查健侧同名肌，再检查患侧，两侧比较；④应避免在运动后、疲劳及情绪激动时进行检查；⑤被动牵拉的速度不同，痉挛肌肉发生反应的角度也会有所不同，故在比较痉挛评定结果时应确保被动运动速度的相同；⑥再次评定时，应尽量注意选择相同时间段和评定条件。

2. 仪器评定　仪器测试肌张力的方法比较复杂，需要专业仪器，如电生理测试仪、等速测力仪等。临床上常规使用肌电图来检查 F 波、H 反射、腱反射等电生理信号指标来评估脊髓内 α、γ 运动神经元以及闰绍细胞等的活性。这些指标为评价痉挛的病理生理机制提供可能，主要反映引起痉挛的神经性因素，可以作为痉挛和挛缩的鉴别手段。为有效量化评定肢体痉挛状态，科研中常应用等速装置开展痉挛评定。

3. 肌张力评估的新进展　实时剪切波弹性成像技术（shear wave elastography，SWE）是新近发展起来的一项超声新技术，是目前影像学领域研究的热点，能够定量评估脑卒中后下肢痉挛肌的硬度变化，定量评估肢体肌肉的黏弹性，从而客观地评定肌张力的变化。

SWE 应用每秒＞20 000 帧图像的超高速成像技术探测到剪切波后，以彩色编码技术实时地显示出组织弹性图，自动计算该区的最大、最小及平均杨氏模量值进行定量分析。杨氏模量是弹性模量的一种，杨氏模量值越大，弹性系数越高，即所测的物体的硬度越高，从而定量反映肌张力状态。另外，采用 Myoton 设备，通过其阻尼振荡模型，施加短时脉冲在肌肉表面，可以直观、简便和快速地计算出反映肌肉黏弹性的各个生物力学指标。

目前肢体肌张力的评估方法较多，但面部等特殊部位肌张力的评估研究较少。窦祖林等报道，应用新型数字化弹性触诊仪（Myoton Pro）检测口面部肌肉的肌张力和黏弹性，其中频率和硬度指标信度较高，但均受年龄因素影响，可能成为诊断神经源性疾病患者口面部肌肉异常的指标之一。

（黄　杰）

第二节　平衡与行走功能评定

一、平衡功能评定

（一）平衡的定义

平衡（balance，equilibrium）是指身体所处在的一种姿势状态，或是指在运动或受到外力作用时自动调整并维持姿势稳定性的一种能力。平衡反应（equilibrium reaction）是指当平衡状态改变时，机体恢复原有平衡或建立新平衡的过程，包括反应时间和运动时间。反应时间是指从平衡状态的改变到出现可见运动的时间；运动时间是指从出现可见运动到动作完成、建立新平衡的时间。平衡反应的形成有一定的规律。通常在出生 6 个月时形成俯卧位平衡反应，7~8 个月形成仰卧位和坐位平衡反应，9~12 个月形成蹲起反应，12~21 个月形成站立反应。

（二）平衡的维持机制

维持人体平衡需要三个环节的参与：感觉输入，中枢整合，运动控制。前庭系统、视觉调节系统、身体本体感觉系统、大脑平衡反射调节、小脑共济协调系统以及肌群的力量在人体平衡功能的维持上都起到了重要作用。前庭神经系统，内侧纵束向头部投射影响眼肌运动，经前庭脊髓通路向尾端投射维持躯干和下肢肌肉兴奋性，经 γ 运动纤维传出的冲动调整梭内肌纤维的紧张性；而经运动纤维发放的冲动调整骨骼肌的收缩，使骨骼肌保持适当的肌张力，能支撑身体并能抗重力运动，但又不会阻碍运动。交互神经支配或抑制可以使人体能保持身体某些部位的稳定，同时有选择性地运动身体的其他部位，产生适宜的运动，完成大脑所制订的运动方案，其中静态平衡需要肌肉的等长运动，动态平衡需要肌肉的等张运动。上述几方面的共同作用结果，使得人体保持平衡或使自己处于一种稳定的状态。

（三）平衡的分类

1. 静态平衡　指人体或人体某一部位处于某种特定的姿势，例如坐或站等姿势时保持稳定的状态。

2. 动态平衡　包括两个方面：①自动动态平衡：指人体在进行各种自主运动，例如由坐到站或由站到坐等各种姿势间的转换运动时，能重新获得稳定状态的能力；②他动动态平衡：指人体对外界干扰，例如推、拉等产生反应、恢复稳定状态的能力。

（四）平衡的评定

1. 评定目的　了解是否存在平衡功能障碍；找出引起平衡障碍的环节；确定是否需要进行治疗（如药物治疗或康复治疗）；重复评定以了解治疗手段是否有效；预测患者可能发生跌倒的危险性。任何引起平衡功能障碍的疾患都有必要进行平衡功能评定，主要为：①中枢神经系统损害：脑外伤、脑血管意外、帕金森病、多发性硬化、小脑疾患、脑肿瘤、脑瘫、脊髓损伤等。②耳鼻喉科疾病：各种眩晕症。③骨科疾病或损伤：骨折及骨关节疾患、截肢、关节置换、影响姿势与姿势控制的颈部与背部损伤以及各种运动损伤、肌肉疾患及外周神经损伤等。④其他人群：如老年人、运动员、飞行员及宇航员。

2. 评定内容　①静止状态下：在不同体位时均能保持平衡，睁、闭眼时能维持姿势稳定，在一定时间内能对外界变化做出必要的姿势调整反应；②运动状态下：能精确地完成运动，并能完成不同速度的运动（包括加速和减速），运动后能回到初始位置，或保持新的体位平衡。如在不同体位下伸手取物；③动态支撑面内：当支撑面发生移动时能保持平衡。例如，在行驶的汽车或火车中行走；④姿势反射：当身体处在不同体位时，由于受到外力（如推力或拉力）而发生移动，机体建立新平衡的反应时间和运动时间。

3. 评定方法　包括临床评定和实验室评定两个方面。临床评定以观察和量表为主，实验室评定主要采用仪器检测。

（1）观察法：常用方法如观察跪位平衡反应、坐位平衡反应、站立位反应（如 Romberg 征）、跨步反应，观察在活动状态下能否保持平衡，例如，坐、站立时移动身体；在不同条件下行走，包括足跟碰足尖、足跟行走、足尖行走、走直线、侧方走、倒退走、走圆圈和绕过障碍物行走等。

（2）量表法：虽然属于主观评定，但由于不需要专门的设备，评分简单，应用方便，临床仍普遍使用。目前国内外临床上常用的平衡量表主要有 Berg 平衡量表（Berg balance scale，BBS）、Tinetti 量表（performance-oriented assessment of mobility）、“站起 - 走”计时测试（the timed “Up & Go” test）、Brunel 平衡量表、功能性前伸（functional reach）、跌倒危险指数（fall risk index）等。

Berg 平衡量表（BBS）：BBS 由 Katherine Berg 于 1989 年首先报道，最初用来预测老年患者跌倒的危险性。BBS 共包括站起、坐下、独立站立、闭眼站立、上臂前伸、转身一周、双足交替踏台阶、单腿站立等 14 个项目，每个项目最低得分为 0 分，最高得分为 4 分，总分 56 分，测试一般可在 20min 内完成。BBS 按得分分为 0~20、21~40、41~56 三组，其代表的平衡能力则分别相应于坐轮椅、辅助步行和独立行走三种活动状态。BBS 总分少于 40 分，预示有跌倒的危险性。

Tinetti 量表：Tinetti 量表由 Tinetti 于 1986 年首先报道，也是用来预测老年人跌倒的危险性。此量表包括平衡和步态测试两部分，满分 28 分。其中平衡测试部分共有 10 个项目，满分 16 分，步态测试部分共有 8 个项目，满分 12 分。Tinetti 量表测试一般需要 15min，如果得分少于 24 分，表示有平衡功能障碍，少于 15 分，表示有跌倒的危险性。

“站起 - 走”计时测试：“站起 - 走”计时测试是由 Mathias 于 1986 年首先报道。此测试方法是测试患者从坐椅站起，向前走 3m，折返回来的时间并观察患者在行走中的动态平衡。得分为 1 分表示正常，2 分表示极轻微异常，3 分表示轻微异常，4 分表示中度异常，5 分表示重度异常。如果患者得分为 3 分或 3 分以上，则表示有跌倒的危险性。

Brunel 平衡量表：是布鲁内尔大学 Tyson 等于 2003 年专门设计的用于脑卒中患者的量

表，共14个项目，后又对此量表进行研究改良，去掉多余的两项，因此于2004年报道并应用于临床的Brunel平衡量表共包括12个项目，分为三大部分：坐位平衡、站立平衡和行走功能，分别为3、3、6个项目，根据受试者的完成情况记分，每通过1个项目记1分，不通过记0分，满分12分。Brunel平衡量表具有简便性、灵活性、敏感性和可分析性等特点，因而可广泛应用于脑卒中患者的平衡功能评定。

4. 实验室评定　平衡测试仪是近年来国际上发展较快的定量评定平衡能力的一种测试方法，这一类仪器采用高精度的压力传感器和电子计算机技术，整个系统由受力平台（force plate）即压力传感器、显示器、电子计算机及专用软件构成。受力平台可以记录到身体的摇摆情况并将记录到的信号转化成数据输入计算机，计算机在应用软件的支持下，对接收到的数据进行分析，实时描绘压力中心在平板上的投影与时间的关系曲线，其结果以数据及图的形式显示，故也有称平衡测试仪为计算机动态姿势图（computerized dynamic posturography，CDP）。平衡测试仪的评定项目主要包括以下几个方面。

（1）静态平衡测试：在睁眼、闭眼、外界视动光的刺激下，测定人体重心平衡状态，主要参数包括：重心位置，重心移动路径总长度和平均移动速度，左右向（x轴向）和前后向（y轴向）重心位移平均速度，重心摆动功率谱，睁眼、闭眼重心参数比值等。静态姿势图仅对静力时压力中心的变化情况进行描述和分析，以此了解平衡功能，但不能将影响平衡功能的三个感觉系统完全分开来进行研究。

（2）动态平衡测试：被测试者以躯体运动反应跟踪计算机荧光屏上的视觉目标，保持重心平衡；或者，在被测试者无意识的状态下，支撑面突然发生移动（如前后水平方向，前上、后上倾斜），了解机体感觉和运动器官对外界环境变化的反应以及大脑感知觉的综合能力。

动态平衡测试的测试内容主要有感觉整合测试（sensory organization test，SOT）、运动控制测试（motor control test，MCT）、应变能力测试（adaptation test，ADT）和稳定性测试（limits of stability，LOS）等。动态平衡测试可以将影响平衡功能的视觉、前庭觉和本体感觉三个感觉系统分开来进行研究，从而能够进一步确定引起平衡障碍的原因并指导治疗。目前在国内外临床上应用的动态平衡测试仪种类越来越多。动态平衡测试仪不但可以对平衡功能进行静态、动态测试，而且可以对具有平衡功能障碍的患者进行训练治疗。

平衡测试仪不仅可以定量评定平衡功能，还可以明确平衡功能损害的程度和类型，有助于制订治疗和康复措施，评价治疗和康复效果，因此，临床应用范围越来越广泛。

二、行走功能评定

（一）行走的定义

行走即步行（walking），是指通过双足的交互动作移行机体的人类特征性活动。步态（gait）是人类步行的行为特征。正常步行并不需要思考，然而步行的控制十分复杂，包括中枢命令、身体平衡和协调控制、下肢各关节和肌肉的协同运动以及上肢和躯干的姿态等。正常步态是人体在中枢神经系统控制下通过骨盆、髋、膝、踝和足趾的一系列活动完成的，此时躯干则基本保持在两足之间的支撑面上。正常步态具有稳定性、周期性、方向性、协调性以及个体差异性，当人体产生疾病时，以上的步态特征可有明显的改变。

（二）步行的基本参数

步态分析中常用的基本参数包括步长、步幅、步频、步速、步行周期、步行时相等，其中步长，步频和步速是步态分析中最常用的三大要素。

1. 步长(step length) 一侧足跟着地到紧接着的对侧足跟着地所行进的距离，又称为单步长，通常用cm表示。正常人平地行走时，步长大约50~80cm。

2. 步幅(stride length) 一侧足跟着地到该侧足跟再次着地所行进的距离，又称为复步长或跨步长，通常为步长的两倍。

3. 步宽(stride width) 在行走中左、右两足间的距离称为步宽，通常以足跟中点为测量参考点，通常用cm表示，正常人约为(8±3.5)cm。

4. 足角(foot angle) 在行走中人体前进的方向与足的长轴所形成的夹角称为足角，通常用度表示，正常人约为6.75°。

5. 步频(cadence) 行走中每分钟迈出的步数称为步频，又称步调，通常用steps/min表示。正常人通常步频是95~125steps/min。双人并肩行走时，一般是短腿者步频大于长腿者。

6. 步速(walking velocity) 行走时单位时间内在行进的方向上整体移动的直线距离称为步速，即行走速度。通常用m/min表示。一般健全人通常行走的速度为65~95m/min。

7. 步行周期(gait cycle) 在行走时一侧足跟着地到该侧足跟再次着地的过程被称为一个步行周期，通常用时间单位秒(s)表示。一般成人的步行周期为1~1.32s。

8. 步行时相(gait phase/period) 行走中每个步行周期都包含着一系列典型姿位的转移，人们通常把这种典型姿位变化划分出一系列时段，称之为步态时相(gait phase)，一个步行周期可分为支撑相(stance phase)和摆动相(swing phase)。一般用该时相所占步行周期的百分数(cycle%)作为单位来表达，有时也用秒(s)表示。

（三）步行周期

步行周期是行走步态的基本功能单元，承担着支撑相的承重(包括双支撑相和单支撑相)和摆动相下肢的向前挪动的功能。正常的步行周期及各时相发生过程一般描述如下。

1. 支撑相 是指下肢接触地面和承受重力的时间，占步态周期的60%。支撑相大部分时间是单足支撑。在一个步行周期中，当一侧下肢完成足跟抬起到足尖向下蹬踏离开地面的时期内，另一侧下肢同时进行足跟着地和全足底着地动作，所以产生了双足同时着地的阶段，此阶段即为双支撑相。双足支撑是步行的最大特点，一般占一个步行周期的20%，此阶段的长短与步行速度有关，速度越快，双支撑相就越短，当由走变为跑时，双支撑相变为零，因此双支撑相的消失，是走和跑的转折点。

(1)支撑相早期(early stance)：指支撑相开始阶段，包括首次触地和承重反应，占步行周期的10%~12%。①首次触地(initial contact)，是指足跟接触地面的瞬间，下肢向前运动减速，落实足进入支撑相的位置，是支撑相异常最常见的时期。②承重反应(loading response)，是指首次触地之后重心由足跟向全足转移的过程。

(2)支撑相中期(mid stance)：指支撑相中间阶段。此时支撑足全部着地，对侧足处于摆动相，是唯一单足支撑全部重力的时相，正常步速时大约占步行周期的38%~40%。主要功能是保持膝关节稳定，控制胫骨向前惯性运动，为下肢向前推进做准备。

(3)支撑相末期(terminal stance)：指下肢主动加速蹬离的阶段，开始于足跟抬起，结束于足离地，约为步行周期的10%~12%。此阶段身体重心向对侧下肢转移，又称为摆动前期。在缓慢步行时可以没有蹬离，而只是足趾离开地面。

2. 摆动相 是指在步行中始终与地无接触的阶段，通常指从一侧下肢的足尖离地，到同侧足跟着地的阶段，单位为秒，一般占一个步行周期的40%。

(1)摆动相早期(initial swing)：指足刚离开地面的阶段，主要的动作为足廓清(clearance)

地面和屈髋带动屈膝，加速肢体向前摆动，占步行周期的13%~15%。

（2）摆动相中期（mid swing）：指迈步的中间阶段，足廓清仍是主要任务，占步行周期10%。

（3）摆动相末期（terminal swing）：指迈步即将结束，足在落地之前的阶段，主要动作是下肢向前运动减速，准备足着地的姿势，占步行周期的15%。

（四）行走能力评定

常用的评定方法有Nelson步行功能评定、Hoffer步行能力分级以及Holden步行功能分类等。

1. Nelson步行功能评定　通过对患者静态负重能力、动态重量转移和基本的步行效率三个方面进行分析，判断患者的步行能力，是一种半定量性质的评定方法。适用于轻到中度步行功能障碍的患者。

（1）静态负重能力：为安全起见，一般在平行杠内进行：①双足站：先看在平行杠内能否正常地站立，看能否维持30秒（这是稳定所必需的时间），如有必要，可让患者扶杠，但扶杠只能用来保持稳定而不能用来负重，而且扶杠要在记录中注明；②健足站：记录单足站立的时间，因为步行需要至少能站6秒时间，更长对步行不一定必要，但表明下肢有等长收缩的耐力；③患足站：与上面一样记录单足站立的时间。

（2）动态重量转移：检查患者能否迅速地将体重从一侧肢体转移到另一侧肢体。检查者先在平行杠内示范，如迅速地走8步，完成4个完整的双侧往返的体重转移，然后让患者尽可能快地照着做。用秒表测第一次提足到第八次提足的时间。为证明提足充分，提足时事先放于足下的纸应能自由地抽出。一般不能扶杠，如扶杠需在记录中注明。

（3）基本的步行效率：先让患者在平行杠内尽快地行走6m，记录时间和步数。来回各1次，取平均值，如有必要，可扶杠，但要注明。然后让患者在杠外用或不用手杖走6m。来回各1次，记录两次的总时间取平均值，步数也是这样。

2. Holden步行功能分类　参见表2-2-1。

表2-2-1　Holden步行功能分类

级别	表现
0级：无功能	患者不能走，需要轮椅或2人协助才能走
Ⅰ级：需大量持续性帮助	需使用双拐或需要1个人连续不断地搀扶才能行走及保持平衡
Ⅱ级：需少量帮助	能行走但平衡不佳，不安全，需1人在旁给予持续或间断地接触身体的帮助或需要使用膝-踝-足矫形器（KAFO）、踝-足矫形器（AFO）、单拐、手杖等，以保持平衡和保证安全
Ⅲ级：需监护或言语指导	能行走，但不正常或不安全，需1人监护或用言语指导，但不接触身体
Ⅳ级：平地上独立	在平地上能独立行走，但在上下斜坡、不平的地面上行走或上下楼梯时仍有困难，需他人帮助或监护
Ⅴ级：完全独立	在任何地方都能独立行走

3. Hoffer步行能力分级　它是一种客观的分级方法，通过分析可以了解患者是否可以步行以及确定是哪一种行走的形式，参见表2-2-2。

表 2-2-2 Hoffer 步行能力分级

分级		分级标准
Ⅰ	不能步行	完全不能步行
Ⅱ	非功能性步行	用膝 - 踝 - 足矫形器(KAFO)或肘拐等辅助器具能在治疗室内行走。故又称治疗性步行。训练时耗能大,速度慢,距离短,无功能性价值,但有预防压疮、血液循环障碍、骨质疏松等治疗意义
Ⅲ	家庭性步行	用踝 - 足矫形器(AFO)、手杖等可在室内行走自如,但不能在室外长时间行走
Ⅳ	社区性步行	用或不用踝 - 足矫形器 AFO、手杖可在室外和所在社区内步行,并可进行散步及去公园、诊所、购物等活动,但时间不能长,如果活动超出社区范围,仍需乘坐轮椅

(金冬梅)

第三节 心血管功能评定

一、概述

广义的心血管功能包括多方面:①机械功能:指收缩和舒张功能;②神经内分泌功能:指心脏分泌某些神经递质与内分泌激素;③电生理功能:指心肌内特殊传导系统具有兴奋性、传导性、自律性及不应性。通常所指的心脏功能多为机械功能,它维持身体的血液循环。有多项指标可反映心脏的这种功能,如心率、心输出量、心室收缩或舒张末期容量、每搏量、射血分数、心动周期、心室收缩或舒张时间、冠状动静脉血氧含量、心脏的氧耗量等。通过检测这些指标,可以真实反映心脏功能的强弱。

临床上常用的心血管功能评定的方法包括临床检查、心电图及超声心动图、心脏导管检查及核素扫描、心脏负荷试验(如心电运动试验、超声心动图运动试验、核素运动试验、6min 步行试验、其他试验等),其中心电图运动试验是进行心血管功能评定时最常用的方法。通过观察和记录被测试者在一定的运动负荷下或递增负荷下的心电图表现。运动试验可以为制订运动处方提供依据;可用于协助冠心病的早期诊断;也可用于判定冠状动脉病变的严重程度及预后情况;发现潜在的心律失常和鉴别良性及器质性心律失常;确定患者进行运动的危险性;评定运动锻炼和康复治疗的效果等。此外,还需对肌力和肌肉耐力及柔韧性、平衡性、协调性进行评估。

二、临床检查

(一)病史及体格检查

首先,应全面了解心脏方面的发病及治疗经过、目前状况及对生活的影响等病史,以及既往是否有过心脑血管等方面疾病史。其次,主要对被测试者着重进行心血管方面的体格检查,如有无气促、活动受限,有无颈静脉怒张、水肿,肺部有无啰音、心脏有无扩大、有无心律不齐,以及有无肝大、腹水等。

（二）心功能主观感觉分级

主要针对被测试者对自身体力活动的主观感受进行分级，如心脏功能分级、自觉劳累程度分级等。临床上推广使用广泛的是纽约心脏病学会的心功能分级方法（NYHA）。具体分级标准如下Ⅰ级：体力活动无受限，一般的体力活动不引起心悸、气促和心绞痛。Ⅱ级：体力活动轻度受限，一般的体力活动可引起心悸、气促等。Ⅲ级：体力活动明显受限，低于日常活动量也可引起心悸、气促，但休息时无症状。Ⅳ级：体力活动全部丧失，休息时也有心悸、气促等症状。

（三）6min步行试验

6min步行试验简便、安全、有效，让患者尽可能在平地无依靠行走，测定6min内步行的距离（six minute walking distance，6 MWD）。若6min内步行的距离小于150m，表明重度心力衰竭，150~425m之间为中度心力衰竭，426~550m之间为轻度心力衰竭。6min步行试验结果可以作为预测心力衰竭致残率和致死率的有效因子，也可以评定患者的心脏储备能力、和治疗方法是否有效。美国心脏病学会及美国心脏学会（ACC/AHA）指南推荐6MWD用于评估心血管疾病患者预后和运动风险，危险分层标准如下，低危：6MWD > 450m，中危：6MWD 300~450m，高危：6MWD < 300m，极高危：6MWD < 150m。

三、心脏电生理及影像检查

（一）心电图与超声心动图

1. 心电图　可以客观记录心电情况，了解Q-T间期、ST-T改变、QRS波变化等，虽不能作为评定心脏功能的主要手段，但对评定心脏功能有一定的参考意义。

2. 超声心动图　超声心动图检查能直接观察心脏和大血管的结构，且无创伤、可反复测定，并能随着心动周期的变化推算出心脏泵血和舒缩功能。

（1）左室每搏排血量（SV）和心排血量（CO）：通过超声心动图测量出心脏的相关数据，再通过公式算出SV和CO。心搏出量增高见于各种高搏出量状态，降低见于心功能不全或休克状态等。

（2）射血分数（EF）：是指每搏输出量占左室舒张末期容量的百分比，它表示心肌的收缩功能和左室的排血功能，射血分数的变化能间接反映出心肌收缩力的改变。EF=SV/EDV=EDV–ESV/EDV（ESV是左室收缩末期的容量的大小）。EF低于58%通常被看作降低，50%~75%属轻度，35%~49%属中度，34%以下为重度。

（二）心脏导管检查及核素扫描

1. 心室造影　将心导管插入左心室，快速注入造影剂并摄片，从拍摄的心动周期不同时刻的左心室心内膜边缘，算出每搏量及射血分数等，对心室的节段性运动异常进行定性、定量分析。

2. 指示剂稀释法测定心功能　从心脏右心房经导管快速注入冰水，当冰水与血液混合后进入肺动脉，测定肺动脉内血液的温度，再通过计算机计算出心脏的排血量。

3. 放射性核素扫描测定左心室功能　通过门控心肌显像利用 ^{201}Tl 和 ^{99}Tc 可获得左室舒张和收缩期图像，通过计算机算出不同的左室功能参数、左室腔与心肌计数比值和肺心计数比值等，能测出心功能的比值。

四、运动负荷试验及运动心电图

（一）运动试验的适应证及禁忌证

1. 适应证 ①左心室功能不全、可控制的心力衰竭、先天性心脏病、后天性心瓣膜病；②急性心肌梗死后、冠状动脉旁路移植术后、冠状动脉成形术后；③慢性阻塞性肺疾病等。

2. 禁忌证 ①血流动力学不稳的严重心律失常（室性或室上性心动过速、多源性室性期前收缩、快速型房颤、Ⅲ度房室传导阻滞等）；②急性心力衰竭或未控制的心力衰竭、严重的左心功能不全；③不稳定型心绞痛或增重型心绞痛、心肌梗死后非稳定期；④急性心包炎、心肌炎、心内膜炎、严重未控制的高血压、急性肺动脉栓塞或梗死、全身急性炎症或传染病；⑤严重主动脉瓣狭窄、血栓性脉管炎；⑥下肢功能障碍、确诊或怀疑主动脉瘤；⑦精神疾病发作期间或严重神经症。

3. 停止运动试验的指征 ①运动时产生头痛、晕厥、呼吸困难；②心电监护异常、运动中ST段压低或升高超过0.1mV；③血压过度升高：收缩压＞32kPa（240mmHg），舒张压＞16kPa（120mmHg）；④运动产生的心律失常和各类传导阻滞。

（二）运动平板试验

可做极量和次极量分级运动试验。①极量运动试验指受试者竭尽全力运动，此时达到最大摄氧量，即继续加大运动量，氧摄取量不再增加，心排血量不能再增加。正常时最大摄氧量＞20ml/（kg·min），心功能轻度受损时为16~20ml/（kg·min），中至重度受损时为10~15ml/（kg·min），极度受损＜10ml/（kg·min）；②次极量运动试验的运动量相当于极量运动的85%~98%，较为安全舒适。运动试验达极量或症状限制时的心率称为最大心率（HR_{max}），国内分别将以年龄预算可达到的最大心率（HR_{max}=220-年龄）和最大心率的85%~90%作为极量和次极量运动的负荷目标。老年人极量目标即最大心率[（170~180）-年龄]次/min，次极量运动为最大心率的60%~85%，但高龄老年人的心率差异较大，应根据实际情况酌情考虑。运动中连续心电图监护，间断记录心电图及测量血压，保证其安全性。

（三）心电图运动试验的方案

1. Bruce方案 是一种变速斜率运动，运动强度分四级：一级能耗值约5METs，大致相当于17.5ml/（kg·min）氧耗，此负荷相当于NYHA心功能分级的Ⅱ~Ⅲ级；二级能耗相当于7~8METs；三级能耗相当于10METs；四级能耗相当于14METs。由此可见，Bruce方案的氧耗量值和做功递增量均较大，容易达到预定心率，但对心功能较差或病情较重的患者，运动负荷递增过快，就难以耐受，亦不易测出准确的缺血阈值。

2. Naughton方案 是恒速变斜率运动试验，每级斜度增加2.5%，耗能就增加1MET，故总做功量较小，需较长时间才能达到预定心率，适用病重患者，较易耐受，也能较精确地测定出缺血阈值。

3. Web方案 近似恒速变斜运动，每级斜度增加3.5%，耗能就增加1MET，特点和Naughton方案类似。

4. ACIP及其改良方案（mACIP） 每2min一级，每级耗能约1.5METs。此方案的特点是运动负荷递增比较平缓，心率和氧耗增加大致呈线性相关。因此，发生ST段低压的时间和测定心率范围相对比较准确，测出缺血阈值也较其他方案更准确。此方案适于老年人及体弱患者，并对了解冠心病患者的进展情况也有独特的优点。

其中，改良 Bruce 方案(表 2-3-1)和 Naughton 方案(每级负荷增量均为 1MET，适用于急性心肌梗死急性期之后出院时检查及心力衰竭或体力活动能力较差患者的检查)在临床上应用最广泛。

表 2-3-1　改良 Bruce 方案

分数	速度/(km/h)	坡度/%	时间/min	MET
0	2.7	0	3	2.0
1/2	2.7	5	3	3.5
1	2.7	10	3	5.0
2	4.0	12	3	7
3	5.5	14	3	10
4	6.8	16	3	13
5	8.0	18	3	16
6	8.9	20	3	19
7	9.7	22	3	22

(四)功率自行车试验

对于无法使用跑台完成试验的患者，可采用功率自行车进行试验，可做极量或次极量分级运动试验，运动中心电图和血压监测同运动平板试验。功率自行车试验时为了准确地完成负荷的递增，需要试验过程中患者的踩踏始终保持在相同的转速，大多数方案的初始负荷为 25W「150(kg·m)/min」，每 2~3min 增加 25W。男性从 300(kg·m)/min 起始，每 3min 增加 300(kg·m)/min。女性从 200(kg·m)/min 起始，每 3min 增加 200(kg·m)/min。

对于无法利用跑台和功率自行车完成试验的下肢功能障碍者，可用手摇车进行负荷试验。运动起始负荷 150~200(kg·m)/min，每级负荷增量 100~150(kg·m)/min，时间 3~6min。

(五)等长收缩试验

肌肉的持续等长收缩也可以增加心脏的负荷，一般采用握力试验。采用最大收缩力的 30%~50% 作为运动强度，持续收缩 2~3min。还可采用定滑轮重量法，即通过一个滑轮将重量(重锤)引向患者的上肢或下肢，患者进行抗阻屈肘或伸膝，并始终保持关节处在一定角度不变。测试的重量负荷可以从 2.5kg 开始，每级持续 2~3min，负荷增加 2.5kg，直至患者不能继续保持原有关节角度为止。

(六)运动时心肌缺血的表现

1. 胸部不适　在运动引起的 ST 段压低的患者中，大概 1/2 的患者有胸部不适，在运动试验过程中若出现典型心绞痛则更有价值，提示可能存在显著的冠脉病变。心绞痛发生的典型部位常位于胸骨后、肋间隙和前颈部。疼痛多放射至肩、前臂、肘部、小指、颈上部及下颌。运动引起的心绞痛多随运动负荷的增加而加重，终止运动可以缓解。故运动试验应记录胸部不适的症状及特点。

2. ST 段偏移　有无 ST 段偏移是判断心肌缺血的主要指征。ST 段抬高多是心外膜下或透壁缺血所致，抬高的 ST 段凹面向上，且常出现在除 aVR 和 V1 以外的所有胸前导联。

ST 段下移通常是心内膜下缺血引起，但冠脉粥样硬化并不是导致心内膜下心肌缺血的唯一原因，引起左室高电压的任何原因都能引起心内膜下心肌缺血和 ST 段压低，故应加以鉴别。

（七）运动过程中发生心血管事件的危险分层（表 2-3-2）

表 2-3-2 运动过程中发生心血管事件的危险分层

项目		危险分层		
		低危	中危	高危
运动试验指标	心绞痛	无	可有	有
	无症状但心电图有心肌缺血改变	无	可有，但心电图 ST 段下移＜2mm	有，心电图 ST 段下移≥2mm
	其他明显不适症状，如气促、头晕等	无	可有	有
	复杂室性心律失常	无	无	有
	血流动力学反应（随着运动负荷量的增加，心率增快、收缩压增高）	正常	正常	异常，包括随着运动负荷量的增加心率变时功能不良或收缩压下降
	功能储备	≥ 7METs	5.0~7.0METs	≤ 5METs
非运动试验指标	左心室射血分数	≥ 50%	40%~50%	＜ 40%
	猝死史或猝死	无	无	有
	静息时复杂室性心律失常	无	无	有
	心肌梗死或再血管化并发症	无	无	有
	心肌梗死或再血管化后心肌缺血	无	无	有
	充血性心力衰竭	无	无	有
	临床抑郁	无	无	有

注：低危条目中所有项目均满足为低危；高危条目中有一项满足即为高危；MET 为代谢当量

五、哈佛台阶试验

1. 台阶试验　以一定的频率上下一定高度的平台并持续一定的时间，根据登台结束后恢复期脉搏变化评定心脏功能，即为台阶试验。该试验原理在于进行定量负荷运动后通过脉搏前后的改变情况来反映心泵储备能力情况，即心血管功能情况。

2. 试验方案　被测试者以每分钟 30 次的频率登台阶（一上一下为 1 次），持续 5min；要求上台阶时双脚应站在台阶中央，下台阶时全脚掌着地，身体和膝应充分伸直，不允许跳跃和故意用力蹬踩，允许换脚 1~2 次；中途连续 20 秒不能跟上节奏即停止试验，记录持续时间。负荷结束后测恢复期第 2、3、4min 前 30 秒脉搏。台阶高度：男性为 50.8cm；女性为 42.6cm。计算台阶指数 =（登台持续时间（s）/2 × 三次脉搏之和）× 100。

3. 评定标准　> 90 者为优；80~89 者为良；65~79 者为中；55~64 者为下；< 55 者为差。

六、肌力和肌肉耐力评估

通过对患者的肌力和肌肉耐力的了解，对提高患者的运动能力，提高心肺功能，改善生活质量，有着十分重要的意义。肌力和肌肉力量的评估临床上经常使用徒手评估或器械评估。

（金冬梅）

第四节　呼吸功能评定

一、肺功能评定

评定肺功能损害的常用指标有肺活量（vital capacity，VC）、残气量（residual capacity，RV）、功能残气量（functional residual capacity，FRC）、肺总量（total lung capacity，TLC）、用力肺活量（forced vital capacity，FVC）、第一秒用力呼气容积（forced expiratory volume in one second，FEV_1）、最大通气量（maximal voluntary ventilation，MVV）、肺一氧化碳弥散量（diffusion capacity of carbon monoxide of lung，D_LCO）、动脉血氧饱和度（arterial oxygen saturation，SaO_2）、动脉血氧分压（arterial partial pressure of oxygen，PaO_2）。

（一）功能损害程度的评定

损害程度分级详见表 2-4-1~2-4-4。

表 2-4-1　肺功能不全分级

	VC 或 MVV 实 / 预 /%	FEV_1/%	SaO_2/%	PaO_2/mmHg
基本正常	> 81	> 71	> 94	> 87
轻度减退	80~71	70~61	> 94	> 87
显著减退	70~51	60~41	93~90	87~75
严重减退	50~21	< 40	89~82	74~60
呼吸衰竭	< 20		< 82	< 60

表 2-4-2　限制性通气功能障碍分级

	TLC 实测值 / 预计值 /%
轻度	< 80
中度	< 60
重度	< 40

表 2-4-3 阻塞性通气功能障碍分级

	FEV_1 实测值 / 预计值	FEV_1/FVC/%
轻度	＜75%	70~60
中度	＜60	60~40
重度	＜40	＜40

表 2-4-4 阻塞性通气功能障碍导致肺气肿分级

	RV/TLC/%
无肺气肿	35
轻度	36~45
中度	46~55
重度	56

（二）小气道功能评定

小气道一般指吸气时气道内径≤ 2mm 的细支气管，在支气管树第 17 级以下，包括全部细支气管和终末细支气管。小气道功能检查是为了发现临床无症状及常规肺功能检查不能发现的早期小气道病变。

1. 最大呼气流量 - 容积曲线（maximal expiratory flow-volume curve，MEFV） 以肺活量的 V75%、V50%、V25% 时的流量为定量指标，是最常用的方法，表现在 V75% 正常，用力肺活量正常，最大通气量正常，而 V50%、V25% 下降，高肺容积曲线基本正常，低肺容积曲线出现凹陷性表现，应同时测定静态肺顺应性，若静态肺顺应性正常，则小气道病变可能性大；若静态肺顺应性下降，则可能合并肺弹性减退，小气道陷闭。所以小气道功能受小气道病变本身及肺弹性病变双重因素影响。

2. 闭合容量（closing capacity，CC） 从肺总量位开始呼气，直至下肺区小气道开始陷闭时的肺活量。闭合气量（closed volume，CV）=CC–RV，即呼气末下肺区小气道开始关闭到全肺小气道关闭时所呼出的气量。一般以 CV/VC% 表达闭合气量的大小。CV/VC% 在正常成年人是随年龄增长而逐渐增大的，青年人约为 10%，老人约为 40%。CV/VC% 的增大可由小气道阻塞或肺弹性回缩力下降而引起。常见于大量吸烟、严重空气污染、长期接触挥发性化学物质、细支气管的感染、COPD 早期和肺间质病等。

3. 等流量容积 吸入 80% 氦气和 20% 氧气混合气达 TLC 位后，用力呼气至 RV 位，描记出曲线。MEFV（空气）与 MEFV（He/O_2）两个曲线相交处所示的肺容量即为等流量容积。因氦气具有高黏度和低密度的特性，正常人吸入氦气后，呼气至 50% 肺总量以前呼气流速明显增加，而小气道病变的患者增加不明显。

4. 最大呼气中期流速（maximal mid-expiratory flow，MMEF） 用力呼出气量在 25%~75% 之间的平均流量，可较好地反映气道阻力情况。MMEF 主要受小气道直径所影响，流量下降反映小气道的气流阻塞。在轻度小气道病变或肺组织弹性下降的早期可表现异常。

5. 动态顺应性 在轻度小气道功能障碍的情况下，其肺功能表现为肺容量和通气功能正常，静态肺顺应性正常，低呼吸频率时的动态肺顺应性正常；但高呼吸频率时的动态肺顺应性下降，表现出频率依赖性。

6. 阻力测定　气道阻力与气道半径的四次方成反比，第10级以后的小气道由于分支倍增，气道总横截面积明显增加，阻力逐渐减小。小气道只占气道总阻力的15%，除非存在严重而广泛的病变。测定气道阻力不能查出早期的小气道病变。

（三）阻塞性通气功能障碍评定

阻塞性通气功能障碍指气道阻塞或狭窄而引起的气体流量下降。常见于慢性阻塞性肺病，支气管哮喘，肺气肿等。典型肺功能特征为FEV1、FEV1/FVC%下降，MVV明显下降，RV、TLC增高，而VC、FVC可以正常，只有病情严重时才下降。MVV下降与病情严重程度成正比，FEV1是诊断中重度气流受限的良好指标，其变异性小、易于操作，是慢性阻塞性肺病肺功能检查的基本项目。吸入支气管扩张剂后FEV1 $<$ 80%预计值，且FEV1/FVC% $<$ 70%为确诊不可逆气流受限的“金标准”。

（四）限制性肺功能障碍评定

限制性肺功能障碍指肺组织扩张受限引起肺容量减少而不伴有气体流量下降。典型肺功能特征为深吸气量（inspiratory capacity，IC）下降，导致VC、TLC下降，流量相对增高RV、FRC减少，MVV下降。

（五）弥散功能障碍评定

肺的主要功能是进行气体交换，完成这一过程除了保证必要的通气外，O_2和CO_2通过弥散进出肺泡是非常重要的。弥散功能测定方法：①单次呼吸法优点为容易操作、重复性好，精确性为中等，测定时需屏气10秒，有些患者不能配合。②恒定状态法常用于运动试验，精确性较低。③重复呼吸法测定过程符合呼吸生理，对患者的要求低，精确性和重复性高，可用于呼吸困难较严重、肺容量较小、严重气流阻塞及气体分布严重不均而不能屏气的患者。

二、呼吸肌功能评定

（一）呼吸肌肌力评定

目前常通过测定气道的压力变化反映呼吸肌的力量。最大吸气压、最大呼气压和口腔闭合压。跨膈压与最大跨膈压。外源性刺激诱发的压力：对不能自主呼吸或难以掌握呼吸要领的患者，以电或磁电刺激颈部膈神经诱发膈肌收缩，记录跨膈压。

（二）呼吸肌肌耐力评定

膈肌张力时间指数。呼吸肌肉耐受时间。

（三）其他评定方法

膈肌肌电图、其他辅助呼吸肌表面肌电图。超声检查：可观察膈肌的形态、厚度、运动幅度等。

（四）呼吸肌疲劳评定

1. 直接测定膈肌疲劳时跨膈压和最大跨膈压明显下降，无法达到预设的吸气压力或力量，膈神经电刺激诱发的跨膈压下降，电刺激胸锁乳突肌的反应下降，经呼吸肌休息疗法后明显改善。

2. 反映或预示疲劳的测定表面肌电图的频谱改变，膈肌疲劳时，主要表现为低频成分（L）增加，高频成分（H）减少，中位数频率（MF）和H/L比值下降，吸气肌肉松弛率下降或松弛时间常数增大，膈肌张力时间指数或口腔张力时间指数超过疲劳阈值。呼吸形式的改变：膈肌疲劳时会出现浅快呼吸、动用辅助呼吸肌，呼吸不同步甚至腹式反常呼吸。

三、心肺功能的试验评定

（一）6min 步行试验

1982 年 Butland 等首次提出用“徒步 6min 可达到的最远距离”评估患者的心肺功能。6min 步行试验的方案已逐步发展完善，在全世界范围内被广泛应用，其主要指标是“步行距离”，在测试过程中还可根据临床需要监测患者的心率、血压、血氧饱和度、自我感知劳累程度评分等指标。6min 步行试验是指患者在指定距离的平坦的硬地上往返式步行的总距离，根据患者步行的总距离由低到高分为 1~4 级。它能很好地反映下肢最大运动能力，间接反映受试者摄氧能力和机体耐力。可根据评定结果制订个体化康复治疗方案，可用来预测心力衰竭、COPD、原发性肺动脉高压等疾病患者的预后。步行路线应至少有 30m 长，走廊每 3m 处要有标记，折返处应有锥形标志（如同橙色交通锥标）。出发点和每个 60m 的终点，都应该用明亮的颜色条带标于地面上。心肺功能评价等级：1 级：$<$ 300m；2 级：300~374.9m；3 级：375~449.5m；4 级：$>$ 450m。

（二）2min 踏步试验

是计数受试者 2min 内单侧膝盖能达到指定高度（通常为髌骨与髂前上棘连线中点高度）的次数。进行 2min 踏步试验仅需要一面墙（用于贴高度标志物，亦可供体弱者扶墙进行测试），当场地、天气等因素影响 6min 步行试验进行，或患者体质虚弱无法耐受时，2min 踏步试验可以作为替代方案。传统的踏步试验要求受试者踏步频率逐渐加快，主要用于检查受试者动作的协调性；2min 踏步试验则不同，受试者可以根据自身情况调整步速、甚至中途停止，休息后继续试验，但试验中不停止计时。

（三）200m 快速步行试验

是测量受试者快速步行 200m 所需的时间。其对患者的体能要求高于 6min 步行试验。可用于运动耐力更高的受试者。200m 快速步行试验心肺运动试验结果具有良好的相关性。有研究报道，200m 快速步行试验结束时测得的心率与心肺运动试验测得的最大心率呈正相关，并得出预测公式：最大心率 =130–0.6 × 年龄 +0.3 × 心率$_{200mFWT}$，通过该方程式可计算最大心率，进而制订运动训练时的靶心率。

（四）递增负荷往返步行试验

最初用于评估健康受试者的最大摄氧量。测试时，患者须按照声音指令的间隔调整步行速度，在两个相距 9m 的标记物之间往返，声音指令的间隔逐渐缩短。当受试者不能在声音指令前到达标记物，或出现难以继续测试的情况时终止测试，记录步行的总距离。Pulz 等比较了递增负荷往返步行试验和 6min 步行试验在评估心肺功能上的差异，研究共纳入了 63 例心力衰竭患者，分别进行心肺运动试验、递增负荷往返步行试验和 6min 步行试验，结果发现递增负荷往返步行试验步行距离与 VO_{2peak} 呈正相关，可重复性好，递增负荷往返步行试验和 6min 步行试验用于预测 VO_{2peak} 时准确性无显著差异。

（五）心肺运动试验

心肺运动试验是综合评价人体呼吸系统、心血管系统、血液系统、神经生理系统和骨骼肌系统对同一运动应激的整体反应；是测定人体在休息、运动及运动结束时恢复期的每次呼吸的氧摄取量、二氧化碳排出量和通气量，并监测心率、血压和心电图等；是结合患者运动时出现的症状，全面客观把握患者的运动反应、心肺功能储备和功能受损程度的检测方法。

四、呼吸困难评定

呼吸困难是指患者主观感到空气不足、呼吸费力，客观上表现为呼吸运动用力，严重时出现张口呼吸、鼻翼扇动、端坐呼吸、甚至引起发绀、呼吸辅助肌参与呼吸运动，并且可有呼吸频率、深度、节律的变化。按病程分为急性与慢性呼吸困难。急性呼吸困难是指病程3周以内的呼吸困难，慢性呼吸困难是指持续3周以上的呼吸困难。急性呼吸困难见于重症肺炎、肺栓塞等，慢性呼吸困难见于COPD等疾病。

（一）日常活动诱发的呼吸困难评定方法

对日常活动诱发气短的呼吸困难的评定，主要有以下几种：

1. 改良的医学研究会呼吸困难量表（modified medical research council dyspnea scale，mMRC） 1982年美国胸科学会提出了mMRC评分是一个5点的刻度尺，从0~4共5级，患者按照表中各级的描述来选择符合自己呼吸困难程度的级别，然后记分：与其他健康状态评分量表的相关性好，且能预测未来的病死可能性（表2-4-5）。

表2-4-5 改良的医学研究会呼吸困难量表（mMRC）

分级	症状
0	除了剧烈运动外没有呼吸困难
1	平地快步行走或步行爬小坡时出现气短
2	由于气短，平地步行时比同龄人慢或者需要停下来休息
3	在行走100m左右或数分钟后需要停下来休息
4	因严重的呼吸困难以致不能离开家，或在穿衣服、脱衣服是出现呼吸困难

2. 氧值图解（oxygen cost diagram，OCD） 由一条100mm长的垂直线构成，13种不同的日常活动根据需氧量的不同从上到下排列在线的周围，垂直线的底端代表最大程度的气短，垂直线的顶端代表没有气短。使患者理解垂直线和周围排列的日常活动之间的关系，根据自己出现气短的情况在垂直线上作一标记，测量垂直线的底端和患者标记点之间的毫米数，表示患者呼吸困难的得分。该量表的缺点是并非所有的患者都从事过量表所描述的日常活动，因此一些患者需要反复训练才能作出恰当的标记，但OCD量表仍然是一种相对较简单实用的量表。

3. 基础呼吸困难指数（baseline dyspnea index，BDI） 一个相对较详细的评分方法，包括三部分：功能性损害，完成功能活动的能力，努力的程度。每一部分又分为0~4个等级，患者的整体得分由0~12分不等（表2-4-6）。

表2-4-6 基础呼吸困难指数（BDI）

评价内容	评分标准	得分
功能损害	4级：没有损害。能够完成日常的活动和职业而没有气短	
	3级：轻微的损害。至少进行一种活动时有明显的损害但是不需要因此而放弃活动，工作中的活动或日常的活动只引起轻微气短的或不引起气短	
	2级：中度损害。因为气短已经改换了职业和/或放弃了至少一种日常的活动	
	1级：严重损害：患者由于气短已经不能工作或已经放弃了大多数或全部的日常活动	

续表

评价内容	评分标准	得分
	0级：非常严重损害。由于气短而不能工作，放弃了大多数或所有的日常活动	
	W：不定量。由于气短导致了功能损伤，但是不能具体说明损伤程度而无法分类	
	X：不知道。无法从患者那里获得信息	
	Y：损伤是由于其他原因引起而不是由于气短。例如骨骼肌的问题或胸痛	
工作的大小	4级：可以完成非常大的任务。只在进行非常大的活动像提很重的物体，较轻负荷爬山或跑步时有气短。完成日常工作没有气短	
	3级：可以完成较大的任务。只在较大活动时有气短像步行上陡峭的山，爬大于三层楼梯或提中等重量的物体	
	2级：可以完成中等的任务。进行中等或一般水平的工作有气短，像步行上坡度不陡的山、爬少于三层的楼梯、提较轻的物体	
	1级：可以完成轻的任务。轻度活动引起气短，像平路步行、洗衣、站立	
	0级：不能进行任何工作。休息时就有气短，像坐位或卧位时也有气短	
	W：不定量。患者的工作能力由于气短而损伤，但是不能具体说明损伤程度而无法分类	
	X：不知道。无法从患者那里获得信息	
	Y：损伤是由于其他原因引起而不是由于气短。例如骨骼肌问题或胸痛	
用力的大小	4级：可以用非常大的力。最大可以想象的用力才引起气短。一般用力无气短	
	3级：可以用较大的力。较大用力引起气短，除非工作需要非常大的努力否则不会停止	
	2级：可以完成中等的用力。中等用力引起气短。工作偶尔被停止和比一般人需要更长的时间才能完成	
	1级：可以完成轻的用力。轻的用力就有气短，甚至没有用力就气短。因为气短不能用力或完成工作困难而频繁停止和比一般人需要长50%~100%的时间才能完成工作	
	0级：不能用力。休息时就有气短，坐位或卧位时就有气短	
	W：不定量。患者的工作能力由于气短而损伤，但是不能具体说明损伤程度而无法分类	
	X：不知道。无法从患者那里获得信息	
	Y：损伤是由于其他原因引起而不是由于气短。例如骨骼肌问题或胸痛	

4. 短暂呼吸困难指数（transition dyspnea index，TDI）是在BDI的基础上改良过来的，用于和BDI做对比，每一部分又分为7个等级，患者的整体得分由−9分到+9分不等。BDI和TDI的可靠性及有效性已被证明，而且对一些临床干预措施也较敏感。TDI与肺功能检查也有很好的相关性，并且对一些临床干预措施也较敏感。其共分为3部分：功能性损害、完成功能活动的能力和努力程度；每一部分又分0~4个等级，患者的整体得分在0~12分不等（表2-4-7）。

表 2-4-7 短暂呼吸困难指数(TDI)

评价内容	评分标准	得分
功能损伤的变化	-3:较大的恶化。以前工作由于呼吸困难已经停止工作和完全放弃一些日常活动	
	-2:中度恶化。以前工作,由于呼吸困难停止工作或完全放弃了一些日常活动	
	-1:轻度恶化。更换了较轻的工作和/或减少了活动的次数或时间任何恶化都比前述的要轻	
	0:没有变化。没有因呼吸困难而引起功能状况的改变	
	+1:较轻的改善。由于呼吸困难得到改善而又能够做减少步速的工作或重新进行一些习惯的体力活动	
	+2:中度改善。又能够做接近正常步速的工作和/或又可以进行大多数活动,只有中度受限	
	+3:较大改善。能够用以前的步速回去工作,又可以进行全部活动,只有轻度受限	
	Z:除了呼吸困难以外的原因引起的进一步损伤。患者由于其他原因停止或减少工作,或减少其他的活动。例如其他的医学问题,被"解雇"等	
工作大小的变化	-3:较大的恶化。已经从基线水平恶化了2级或更多	
	-2:中度的恶化。从基线水平恶化了至少1级但是小于2级	
	-1:较小的恶化。从基线水平恶化了少于1级,患者虽然有明显恶化,但是还没有级别的变化	
	0:没有变化	
	+1:较小的改善。改善小于1级。患者有明显改善,但是没有达到级别的改变	
	+2:中度的改善。改善至少1级,但小于2级	
	+3:较大的改善。改善2级以上	
	Z:除了呼吸困难以外的原因引起的进一步损伤。患者减少了运动容量,但是没有相关的呼吸困难。例如,骨骼肌的问题或胸痛	
用力的大小	-3:较大恶化。为了避免呼吸困难用力从基线水平严重减少。活动比基线的需要减少了50%~100%	
	-2:中度恶化。用力有一些减少。放弃了一些活动	
	-1:较小恶化。不需要停止活动,但是活动时的用力明显比以前减少	
	0:没有变化。没有因为要避免呼吸困难而改变用力情况	
	+1:较小改善。完成活动时可以用较大的力,但是没有呼吸困难。例如活动比以前更快了	
	+2:中度改善。很少停止活动,明显用力而没有呼吸困难。改善比前项要大,但是所占比例不大	
	+3:较大改善。活动可以用很大的力,完全不用停止活动,没有呼吸困难。例如,比基线时加快活动速度的50%~100%	
	Z:除了呼吸困难以外的原因引起的进一步损伤。患者运动容量减少与呼吸困难无关,例如,骨骼肌病变或胸痛	

（二）运动性呼吸困难评定方法

在运动试验中，呼吸困难能直接和其他的心肺指标相联系，从而能够为影响呼吸困难的一些生理因素的研究提供证据，用于运动性呼吸困难评价的方法主要有以下2种。

1. 视觉类比呼吸困难评分法（visual analog scale，VAS）　是由一条100mm长的水平线或垂直线构成，有关呼吸困难严重性的描述被排列在线的不同位置，测量量表一端（无呼吸困难端）和患者标记点之间的距离来表示患者呼吸困难的得分。在使用VAS时，经常遇到的问题是患者在运动时很难看清楚线及做出标记，用于不同患者之间的比较时也有不足之处，而且该量表目前并没有统一的标准和规定。

2. Borg量表（Borg scale）　由Borg于1970年设计，改进后的量表由0~10级构成，自下而上排列，量表的顶端即10级用于描述患者在极度剧烈运动情况下的呼吸努力程度，量表的底端即0级用于描述患者在休息时的呼吸情况，患者在运动时被要求选择最能描述他们呼吸努力程度的等级（由助手帮助标出）。该量表可直接用于患者之间的比较，在运动实验中，Borg量表的使用也有统一的标准（表2-4-8）。

表2-4-8　Borg呼吸困难评分标准

评分	
0分	完全没有，“没事”代表您没感觉到任费力，没有肌肉劳累，没有气喘吁吁或呼吸困难
0.5分	刚刚感觉到（非常微弱，刚刚有感觉）
1分	非常轻微（“很微弱”代表很轻微的费力。按照自己的步伐，您愿意走更近的路程）
2分	轻微（“微弱”）
3分	中等（代表有些但不是非常的困难。感觉继续进行是尚可的、不困难的）
4分	稍微严重
5分	严重（“强烈严重”非常困难、劳累，但是继续进行不是非常困难。该程度大约是“最大值”的一半）
6分	5~7之间
7分	非常严重（“非常强烈”您能够继续进行，但是您不得不强迫自己而且您非常的劳累）
8分	7~9之间
9分	非常非常严重（几乎达到最大值）
10分	最大值（“极其强烈 - 最大值”是极其强烈的水平，对大多数人来讲这是他们以前生活中所经历的最强烈的程度）

（三）呼吸困难的有关问卷

1. 肺功能状况和呼吸困难问卷（pulmonary functional status and dyspnea questionnaire，PFSDQ）　该问卷中共包括6个方面的79种活动，其中有自我照料（15种活动）、活动性（14种活动）、进餐（18种活动）、家务劳动（22种活动）、社会活动（10种活动）和娱乐（10种活动）。这些活动指的是患者独立完成时的状况，并且与呼吸困难相关联。研究发现这个问卷在测定呼吸困难和活动之间的变化时相对比较敏感。

2. 圣地亚哥加利福尼亚大学呼吸缩短问卷（the University of California at San Diego shortness of breath questionnaire，UCSDQ）　该问卷的特点是患者容易理解，包括了21种日常

生活活动，而且都与不同水平的用力活动相关。同时，问卷也包括了引起呼吸困难的原因和患者对呼吸困难及机体受到损害的担心。

3. 慢性呼吸病问卷（chronic respiratory questionnaire，CRQ）　该问卷共有20个问题，覆盖了4个方面的内容，有呼吸困难、疲劳、情感功能和相关呼吸知识。这些问题评估了患者呼吸困难的水平，可以用来评价康复或药物治疗的效果，它的可靠性得到了大多数研究者的认可。

4. 圣·乔治医院呼吸问卷（St George's respiratory questionnaire，SGRQ）　该问卷是疾病特异性生活质量问卷。它共有53个问题包括了疾病的3个方面，即症状、活动能力和疾病对日常生活的影响。在症状条目下包括了咳嗽、咳痰、喘息和呼吸困难。该问卷的优点是患者可以自己完成，电脑记分，缺点是呼吸困难不能作为单独的症状测定，因此不能单独测定呼吸困难对治疗和康复的反应。

（陈文华）

第五节　脑高级功能评定

一、概述

脑高级功能主要是指大脑所进行的认知、语言、情绪等高级加工活动（语言功能评定见第六节）。认知功能是认识和知晓（理解）事物的能力，包括感知、识别、注意、记忆、概念形成、思维、推理及执行功能等。情绪是指伴随着认知和意识过程所产生的对外界事物态度的体验，是人脑对客观外界事物与主体需求之间关系的反映，是以个体需要为中介的一种心理活动。情绪与认知过程密切相关。脑损伤会导致认知和情绪障碍，需要进行评定以指导康复治疗。

（一）定义

1. 认知障碍　脑损伤后认知功能受损或丧失即为认知障碍。常见的认知障碍包括：失认症、失用症、体像障碍、偏侧忽略症、注意力障碍、记忆力障碍、执行功能障碍等。认知障碍的存在严重影响患者的生活质量以及病后康复的水平。

2. 情绪障碍　也称情感障碍或心境障碍。是指正常情感反应的夸张、混乱和减退。这里主要介绍焦虑和抑郁。

（二）种类及临床表现

1. 认知障碍　常见以下几种。

（1）失认症（agnosia）：一种发生在大脑损伤以后，在没有感觉障碍、智力障碍或语言障碍的情况下对先前已知事物的后天性辨认能力的损害。是对视觉、听觉、触觉等感觉途径获得的信息缺乏正确的分析和识别能力，因而造成对感知对象的认识障碍。包括视觉、听觉、触觉失认等。视觉失认又包括物体失认、面孔失认、空间/结构失认、颜色失认等。

（2）失用症（apraxia）：运用功能障碍即为失用症。是一种获得性障碍，专指脑损伤后患者不能完成已习得的、有目的或熟练的技巧性动作。但应排除由于肌力减退、感觉缺失、震颤、肌张力障碍及记忆、理解、注意障碍而导致的运用障碍。失用症患者可能会以正常或大致正常的幅度、力度和速度运动其肢体，但不能完成所要求的特定动作或姿势。

（3）体像障碍（body dysmorphic disorder）：患者基本感知功能正常，但对自己身体部位的存在、空间位置和各部分之间的关系认识障碍。包括：左右失认、自体部位失认与手指失认、病感失认与 Anton 综合征、幻肢症与幻肢痛、他人手综合征等。

（4）偏侧忽略症（hemispatial neglect）：也称为偏侧空间忽略症或忽视症，是脑损伤特别是右脑损伤所造成的一种常见的临床症状。表现为患者不能对大脑损伤灶对侧身体或空间呈现的刺激（视、听、触或运动刺激）产生注意或做出反应，且不是由于初级感觉、运动、情感或智力因素所致。主要包括偏侧空间忽略症、运动性忽略症和表征性忽略症等。

（5）注意障碍（attention dysfunction）：注意力是心理活动对一定事物有选择的指向和集中。根据参与器官的不同，可以分为听觉注意、视觉注意等。根据心理特征状态不同，注意又包括了注意范围、警觉性、注意维持、注意转移以及注意分配。注意力正常是认知活动的基础，因此注意力障碍会对整体的认知水平造成很大影响。

（6）记忆障碍（memory disorder）：记忆是大脑对过去所经历事物的反映。人们在生活中，有选择地将学习的知识、思考过的问题、接触过的事物、形成的经验和技能进行处理、储存和再现，以保证正常、连贯并不断发展的活动过程。记忆常被分为瞬时记忆、短时记忆和长时记忆；显性记忆、隐性记忆；陈述性记忆（情景记忆、语义记忆）和程序性记忆等。大脑受损后常会导致各种记忆障碍。

（7）执行功能障碍（executive function disorders）：执行功能是指独立完成有目的活动以及控制自我行为的能力。包括制订任务计划、判断任务实施的准确性、分析决策的可行性及独立解决问题的能力。涉及注意力、记忆力、思维和运动技能的多方面内容。脑损伤后，上述的一种或多种功能损伤或丧失均为执行功能障碍。

2. 情绪障碍常见以下几种。

（1）焦虑（anxiety）：是因受到不能达到目的或不能克服障碍的威胁，使个体的自尊心和自信心受挫，或失败感和内疚感增加而形成的一种紧张不安、带有恐惧和不愉快的情绪。

（2）抑郁（depression）：是指显著而持久的情绪低落，包括忧郁、悲观、缺少主动语言、自责、食欲减退，甚至有自杀念头或行为等。

二、认知障碍的评定

（一）筛查

1. 画钟测验（clock drawing test，CDT） 要求患者画一个钟面，并把表示时间的数字（1~12）写在正确的位置，画上时针分针，并指向一个时间点（如 11：10）。有几种计分方法，常见且容易操作的是 4 分制法。一般认为 4 分则无认知障碍，3 分可疑，0~2 分有认知障碍。

2. 蒙特利尔认知评估量表（Montreal cognitive assessment，MoCA） 该量表包括，视空间与执行：包括交替连线测验、视结构技能（立方体）、视结构技能（钟表）；记忆力：5 个名词延迟记忆；注意力：数字顺 / 逆背（复述）广度、警觉、计算；语言部分：动物命名、句子复述、词语流畅性；抽象概括能力；时间地点定向。MoCA 满分 30 分。如患者受教育年限≤ 12 年则加 1 分，最高分为 30 分。≥ 26 分属于正常。

3. 简明智能状态检查（mini-mental state examination，MMSE） 该表简单易行，国内外广泛应用，是痴呆筛查的首选量表。包括 7 个方面：时间定向、地点定向、瞬时记忆、注意力及计算力、延迟记忆、语言复述、命名、表达及执行指令、视空间。MMSE 满分 30 分。正常界值划分标准为：文盲＞ 17 分，小学＞ 20 分，初中及以上＞ 24 分为正常。

（二）分项评定

1. 失认症评定包括视觉失认、触觉失认、听觉失认的评定。

（1）视觉失认症：包括①物品失认：可将梳子、牙膏、香皂、钥匙、铅笔、钢笔、手表等物品摆在一起，检查者说出名称，请患者挑出相应的物品，不能完成者为异常。②面孔失认：找一些熟人或知名人士和各种表情的照片，请患者辨认，不能完成者为异常。③颜色失认：给患者一张绘有苹果、橘子、香蕉图形的无色图，请患者用彩色笔画上相应的颜色，不正确者为异常。④图形失认：将各种形状不同的图片平放在桌面上，请患者按要求挑选相应的形状图片。不能完成者为异常。

（2）触觉失认症：包括①手触失认：请患者闭目，用手触摸物体，识别其形状和材料，如金属、布、三角形、日常用品等，不能辨认者为异常。②皮肤描画失认：请患者闭目，用铅笔或火柴杆在患者皮肤上写数字或画形状，不能辨认者为异常。

（3）听觉失认症：包括①环境音失认：请患者听日常熟悉的声音（如雷声、掌声等），并回答是什么声音，回答不正确者为异常。②失音乐：要求患者听熟悉的音乐或歌曲，然后说出音乐或歌曲名称，或者要求患者随着音乐的节奏打拍子，不能完成者为异常。

2. 偏侧忽略症评定常用以下方法。

（1）平分直线：在一张白纸上画一条横线，请患者画一垂直短线将横线分为左右均等的两段。该短线明显偏向一侧（常为右侧）为异常。

（2）绘图：请患者画一个钟面，如果将钟面画在纸的一侧，并将 1~12 的数字集中一边，钟面的左侧画的很少，则为异常。

（3）数字字母划销测试：将一组阿拉伯数字或字母等放在患者面前，请其用笔删去指定的数字或字母（如 1 和 4，或 E 和 R），如仅删去左或右一侧的数字或字母，而另一侧末删或明显漏删，即为异常。

（4）Schenkenberg 二等分线段测验法：在一张白纸上画有三组平行线段，每组 6 条，其长度分别 10cm、12cm、14cm、16cm、18cm。嘱患者画出每条线段的中点，然后统计得到总的偏离百分数。若所画中点偏移距离超出全长的 10% 或较正常对照组偏移大于 3 个标准差，则为异常。

（5）Albert 线段划消测验：在一张 16 开白纸上均匀分布多条线段，每条线段长 2.5cm。嘱患者划销每一个线段，最后根据遗漏的线段数及偏向，来判断是否存在偏侧忽略。

（6）行为学忽略测试（behavioral inattention test，BIT）：由 6 个常规测试和 9 个行为测试组成。6 个常规测试：短线、字母及小星划销，临摹图形与形状、双分线、自由绘画，总分为 146 分，低于 129 分为异常。9 个评估日常生活的行为测试：图片扫视、电话拨号、读菜单、读文章、告诉并设定时间、硬币分类、抄写地址和句子、地图导航、卡片分类。总分为 81 分，低于 61 分为异常。

3. Gerstmann 综合征常见方法如下。

（1）左右失认：检查者说出左侧或右侧身体某一部分的名称，嘱患者按要求举起相应的部分，反应不正确者为异常。

（2）手指失认：检查前先让患者弄清各手指的名称，然后检查者说出不同手指的名称，请患者伸出相应手指。回答或反应不正确者为异常。以中间三指出现错误多见。

（3）失写：请患者写下检查者口述的短句，不能写者为异常。

（4）失算：患者心算、笔算均有障碍，且完成笔算比心算更加困难。简单的心算可从 65

开始，每次加7，到100为止。不能计算者为异常。

4. 体像障碍评定常见方法如下。

（1）Benton左右定向检查：检查者坐在患者的对面，发出指令，患者根据指令完成任务。如“用你的左手触碰你的右眼”。该检查共20项指令，每项1分，17~20分为正常，< 17分为异常。

（2）动作模仿能力检查：检查者做动作，患者完成，如检查者将左手放在右侧大腿前面，观察患者是否存在镜像模仿（即右手放在左侧大腿前面）。如果存在，则为异常。

（3）躯体失认检查：要求在合理时间内按要求准确指出自己的身体部位，不能完成者为异常。或让被试大致画出人体部位图，包括头、躯干、双臂等，每个部位1分。< 10分为异常。

5. 空间关系障碍的评定常见方法如下。

（1）十字标测试：在示范卡片的不同位置画上十字标，要求患者按照示范卡的样子，将十字标以相同的位置画在另一个卡片上。不能完成为异常。

（2）结构性失用症：结构性失用症是以空间失认为基础的一种失用症，评定方法如下：①画空心十字：给患者纸和笔，请其照着画一个空心十字的图形。②用火柴棒拼图：检查者先用火柴棒拼图形，然后请患者照样用火柴棒拼图。③临摹几何图形：请患者在白纸上临摹指定的几何图形。上述测试无法完成者为异常。

（3）地形定向障碍（topographical disorientation）：询问患者家属是否患者有在熟悉的环境下迷路的情况，并让患者描述其非常熟悉的环境特征，或画出简易的路线图，不能完成为异常。

6. 失用症评定常见方法如下。

（1）意念性失用症：是动作的概念性组织障碍。执行有目的、多步骤的、需要使用多种物品并需要按正确顺序完成的动作有困难。可以辨识各工具，但无法完成连贯性动作。常用活动逻辑试验进行评定，给患者茶叶、茶壶、开水瓶（盛温水）和茶杯，请其泡茶。如果患者活动逻辑次序紊乱，则为异常。

（2）运动性失用症：为手指实施精细快速动作或系列灵巧的单个手指的运动障碍，如做手指拍打、捡硬币、扣纽扣等动作有障碍。动作粗糙、笨拙、凌乱而不熟练。无论是模仿或者依言语指令做的动作均有障碍。不能以小脑或皮质脊髓束的损害来解释。上述动作显出“笨手笨脚”，则为异常。

（3）意念运动性失用：患者知道要做什么（运动概念正常），但不知怎么做。是动作产生和控制障碍，包括动作的时间、序列、空间组织的障碍。其典型特征为，真实使用物品时（如刷牙）表现相对正常，但做表演性的哑剧动作（如假装刷牙）出现障碍。

（4）穿衣失用症：让患者给自己或者给玩具娃娃穿衣、系扣，不能完成者为异常。

（5）步行失用症：若患者不能发起迈步动作，但遇到障碍物能自动越过，遇到楼梯能够上楼，迈步开始后拐弯有困难等异常表现，则为异常。

7. 注意力评定包括以下几个方面。

（1）视觉性注意：①视跟踪：要求受试者目光跟随光源作左、右、上、下移动。每1方向记1分，正常为4分。②划销字母测试：要求受试者用铅笔以最快速度划去多行字母中的C和E。100秒内划错多于一个为注意有障碍。

（2）数或词的辨别注意测试：①听认字母测试：在60秒内以每秒1个字的速度念无规则排列的字母给受试者听，其中有10个为指定的同一字母，要求听到此字母时举手，举手10

次为正常。②数字广度测试：以每秒1个字的速度念一系列数字给受试者听，要求立即背诵。从两位数开始至不能背诵为止。背诵少于5位数为不正常。③词辨认：向受试者播放一段短文录音，其中有10个为指定的同一词，要求听到此词时举手，举手10次为正常。

（3）听跟踪：在闭目的受试者的左、右、前、后及头上方摇铃，要求指出摇铃的位置。每个位置记1分，少于5分为不正常。

（4）声辨认：①声识认：向受试者播放一段有嗡嗡声、电话铃声、钟表声和号角声的录音，要求听到号角声时举手。号角声出现5次，举手少于5次为不正常。②在杂音背景中辨认词：测验内容及要求同上述“词辨认”，但录音中有喧闹集市背景等，举手少于8次为不正常。

（5）日常注意力测试（test of everyday attention，TEA）：该测试旨在测试18岁至80岁成年人的注意力。该测试包括8个子测试。地图搜索、电梯计数、分心电梯计数、视觉电梯计数、带反转的听觉电梯计数、电话簿搜索、计数时的电话搜索、彩票任务。各项测试均需根据年龄，将所得原始分对照标准分值进行转换，最后得到总的标准分。≤5分为异常，>5分为正常。

8. 记忆力评定包括以下几个方面。

（1）瞬时记忆的评定：常用检查方法包括数字广度测验，词语复述测验。

（2）短时记忆的评定：呈现检查内容后停顿1min再要求患者回忆检查中的内容。

（3）长时记忆的评定：常评定以下几个方面。

情景记忆：让患者回忆并叙述自身经历的事情包括细节。

顺行性记忆：①言语测验：测试内容包括回忆复杂的言语信息、词汇表学习、词汇再认。②非言语测验：测试内容包括视觉再认、新面容再认、Rey-Osterrieth复杂图形记忆测验（Rey-Osterrieth complex figure，ROCF）：要求被试临摹后隔30min再回忆画出复杂图形，该图形评分点总共18个点，每个点最多得分2分，分数越少提示记忆受损越严重。

逆行性记忆测验：测试内容包括个人经历记忆、社会事件记忆、著名人物记忆。

语义记忆：测试内容包括常识测验、词汇测验、分类测验、物品命名、指物测验。

程序性记忆：通过询问家属或患者本人对于某种一直从事、熟悉的工作或任务是否依旧能够执行来判断内隐记忆相关的实践技能是否保留。

（4）标准化的成套记忆测验：常用下列三种方法。

临床记忆测验：适用于20~29岁的成年人，分为结构与内容难度大致等同的甲、乙两套测试，以便对同一被试重复测试。包括指向记忆、联想学习、图像自由回忆、无意义图形再认和人像特点回忆5项内容，是检查持续数分钟的一次性记忆或学习能力。常模分为文化和无文化（文盲与半文盲）两组，测量得分换算成量表分和记忆商（MQ）。

Rivermead行为记忆测验法（Rivermead behavioral memory test，RBMT）：量表中包括记姓名、记被藏物、记约定、图片再认、路径即时回忆、路径延迟回忆、信封、定向、日期、照片再认、故事即时回忆、故事延迟回忆12个分项目。22~24分为正常，17~21分为轻度障碍，10~16分为中度障碍，0~9分为重度障碍。

韦氏记忆测验（Wechsler memory scale，WMS）：适用于7岁以上儿童及成年人，有成人和儿童两版，每版又分为甲乙两套，便于前后比较。测试经历、定向、数字顺序、再认、图片回忆、视觉提取、联想学习、触觉记忆、逻辑记忆和背诵数目10项内容。

9. 执行功能评定包括以下几个方面。

(1)直接观察：日常生活能力检查，如穿衣洗漱等。

(2)简单操作动作检查：①做-不做测验：评估被试的反应与抑制能力。具体操作为评估者在桌面敲一下，被试即刻举下手指，评估者在桌面敲两下，被试不动。可连续做10遍，如果一直模仿评估者，或有持续动作，或无任何反应为异常；②序列动作检查：包括Luria三步连续动作(握拳-掌切-掌拍)、手的交替运动(两手一手握拳同时一手伸展5指，然后左右手交替轮流完成动作)、交替变换测验(要求被试复制由方波和三角波交替组成的图形)。上述任务如出现持续状态，不能灵活转换即为异常；③问题解决能力的检查。

(3)情报的积累(判断力测验)。

(4)计算：包括心算、笔算检查。

(5)成语、谚语解释。

(6)类比测验：包括类似性测验(要求被试识别一对物品或词语并总结在概念上的相同之处)、差异性测验(要求被试识别一对物品或词语并总结在概念上的不同之处)。评估被试的抽象概括能力。

(7)推理测验：包括语言和非语言，如数字、图形推理等。

(8)成套执行功能测试：常用下列方法。

威斯康星卡片分类测验：通过对卡片的分类刺激额叶功能，直接测试被试的抽象思维能力。该测试共128张卡片，卡片按颜色、形状以及数量，三个因素组合。每一次向被试按照一定的规律呈现4张卡片，要求被试自己推断其中的规律，对以后出现的卡片进行分类。分类原则不告诉被试，只告诉被试每次分类的对错。

瑞文推理测验：该测试是向被试呈现一张较大的图片，其中有一部分缺失，下方会给出6个小的不同花纹的图片，要求被试通过大图来推测，选择哪一张小图将大图变为完整的图形。整体测试由易到难，推理的任务也逐步加重。

执行缺陷综合征的行为评价测验(behavioral assessment of the dysexecutive syndrome, BADS)：包括：规则转换卡测试、程序性动作测试、找钥匙测试、时间判断测验、动物园分布图测验、修订的六元素测验。结果经转换之后得到各项子测验的标准分及总标准分。总标准分范围0~24分，单项标准分范围0~4分。

(三)认知综合能力成套测试

1. 阿尔茨海默病量表-认知分量表(Alzheimer disease assessment scale-cognitive subscale, ADAS-cog) 该量表主要测量阿尔茨海默病患者认知功能障碍的严重程度。ADAS-Cog包括12项目：词语回忆、命名物体或手指、执行口头命令、结构性练习、意象性练习、定向力、词语辨认、回忆测验指令、口头语言能力、找词困难、语言理解能力及注意力。该量表总分范围为0~75分。被试量表得分越高，提示认知功能损害越严重。ADAS-Cog评定时间为30~45min。

2. 洛文斯顿作业疗法认知评定量表(Loewenstein occupational therapy cognitive assessment, LOTCA) 该量表包括定向、知觉、视运动组织以及思维运作四大部分，其中定向包括时间地点；知觉包括物体与形状失认、失用症等检查；视运动组织包括二维图形和三维积木复制以及拼图、画钟等；思维运作包括范畴测试即对物品图片归类、故事排序、图形推理等；以及注意力评分。分数越低代表功能障碍越明显。该量表有成人、儿童、老年三个版本供临床应用。

3. 韦氏智力量表(Wechsler intelligence scale, WAIS) 是国际通用的一套智力量表。分

为语言分测验和操作分测验两部分。语言分测验包含常识、词汇、类同、算术、理解、数字广度6个方面。操作分测验包括图画填充、图片排列、木块图、图形拼凑、数字符号、迷津6个方面。原始分按手册上相应用表可转化成量表分。分数越高提示总体智力越好。

4. 剑桥神经心理测试自动化成套量表（Cambridge neuropsychological test automated battery，CANTAB） 该测试在电脑上完成，有电脑统计反应时间和出错的分数。目前CANTAB测试包括剑桥赌博任务、选择反应时间、分级命名测试、单向反应时间、大/小圆圈、样本的延迟匹配、ID/ED转换、样本的视觉匹配搜索、运动筛查、成对关联学习、图形再认记忆、线反应时间等22个测试。

三、焦虑和抑郁的评定

1. 汉密尔顿焦虑量表（Hamilton anxiety scale，HAMA） 是精神科常用量表之一，包括14个项目，所有项目采用0~4分的5级评分。该量表的评定需要由两名经过训练的评定者来联合完成。评估以交流和观察为主，包括对被试者的心境、情绪、肌肉系统、感觉系统、心血管系统、呼吸系统、肠道系统等7大系统的评价，临床常用于焦虑症的诊断及程度划分的依据。总分≥29分，可能为严重焦虑；≥21分，肯定有明显焦虑；≥14分，肯定有焦虑；超过7分，可能有焦虑；如小于7分，则没有焦虑症状。

2. 汉密尔顿抑郁量表（Hamilton depression scale，HAMD） 是临床上评定抑郁状态使用最广泛的量表，包括是否有抑郁情绪、睡眠质量、工作与兴趣、躯体症状以及是否存在认知方面的改变等，共有24项。总分最高分为76分，总分低于8分为正常，总分为8~20分为可能抑郁，总分为20~35分，肯定有抑郁；总分＞35分，严重抑郁症。

3. 焦虑自评量表（self-rating anxiety scale，SAS） SAS自评量表用于评定焦虑者的主观感受，包括20个项目，让患者对自己当前的精神状态，如是否常有紧张、易怒等情绪，是否有身体某种不适感如头疼、乏力等以及自己的睡眠如何进行评分，评定依据主要根据所定义的症状出现的频率，其轻重程度分4级，包括正向评分和负向评分。评定后，将20个项目中的各项分数相加，得到总分（X）乘以1.25后取整数部分得到标准分（Y）。50分以上为异常。

4. 抑郁自评量表（self-rating depression scale，SDS） 该量表可以迅速反映患者的抑郁状态。以患者近一周的实际情况为准。共有20个问题，每个问题有A/B/C/D四个选项。A代表没有或很少有时间，B代表小部分时间，C相当多时间，D绝大部分或全部时间。评分标准和方法同焦虑自评的评分，按照中国常模结果，50分以上为异常。

5. Beck抑郁问卷（Beck depression inventory，BDI） 用于评定成人抑郁严重程度的量表，共有21项，每项由轻到重四个等级，每个项按0~3分计分，总分范围是0~63。总分为0~13分，无抑郁或极轻微；14~19分，轻度抑郁；20~28分，中度抑郁；29~63分，重度抑郁。

四、现代脑科学技术在脑高级功能评定中的应用

现代脑科学迅猛发展，脑科学技术例如脑功能成像和脑电技术等不断成熟，可以用来对脑高级功能进行检测和评定。

1. 脑功能成像技术 包括功能性磁共振成像（functional magnetic resonance imaging，fMRI）、正电子发射断层扫描（positron emission computed tomography，PET）、磁共振波谱（magnetic resonance spectroscopy，MRS）、磁共振弥散张量成像（diffusion tensor imaging，DTI）

等。可以记录人脑在执行某一任务时的功能活动影像，与认知的评估及治疗均有着密切的联系。

血氧水平依赖功能磁共振成像(blood oxygen level dependent fMRI，BOLD-fMRI)是fMRI的主要技术之一，该技术可以反映人脑处于功能活动状态时脑区的激活状态。fMRI技术具有高空间分辨率，是临床认知评估和诊断的主要方案之一。PET则可显示葡萄糖代谢及淀粉样蛋白和tau蛋白的积累，对评估阿尔茨海默病的代谢异常具有重要意义。MRS是利用磁共振化学位移现象来测定组成物质的分子成分的一种检测方法，因为认知功能与脑中的神经递质密切相关，因此该项技术也可为认知研究提供强有力的客观依据。此外，DTI可以反映正常白质下的微观结构改变。受损白质中的关键区域与执行功能或语言记忆等认知方面的联系密切，评估单个区域或单个束的白质改变可以解释患者认知障碍的概况。

功能性近红外光谱(functional near-infrared spectroscopy，fNIRS)，以生物组织光学特性为基础，结合光在组织中的传播规律，探究在生物组织中经过散射、吸收等一系列过程后的出射光携带生化信息。该技术具有成像安全、对头动耐受性高、成本低等优势，逐渐成认知研究中的热门技术之一。

2. 脑电生理技术　脑电的事件相关电位(event related potential，ERP)可记录心理活动引起的真实脑电的实时波形，时间分辨率可精确至毫秒级，是卓有成效的脑科学研究方案。但其空间分辨率不够高。因此，临床评估或研究可将ERP与PET或fMRI的数据融合分析，从而得到高时空分辨率的数据，成为客观评估认知功能的强有力的方案。

脑磁图(magnetoencephalography，MEG)是通过记录大脑外的神经磁场来研究人脑电活动的一种方法。MEG既具备毫秒级时间分辨率，也具备定位为几毫米的高空间分辨率。脑磁图在认知神经科学研究中的应用，主要是通过大脑皮质区域网络内活动的时空模式的映射来提供与感觉和认知处理相关的大脑功能结构的有用信息，包括语言、记忆、注意力和知觉等。

（单春雷）

第六节　语言功能评定

一、概述

（一）评定目的

评定是开展科学有效的语言训练的前提和基础，也是目标设定、干预措施分配、干预管理和结局评价的基础。因为语言的复杂性，想对语言障碍做出科学、准确的诊断和评定并不容易。随着ICF观念被广泛接受和认同，语言障碍评定的目的也从诊断、发现障碍、制订治疗方案过渡为更加全面的考虑，如语言障碍对其生活质量的影响。

（二）评定原则

在失语症评定过程中，言语治疗师(言语语言病理学家)需要注意以下评定原则：

1. 在正式评定前向患者详细讲解评定目的和要求，取得理解和配合，并使患者放松，提高患者参与兴趣。

2. 每一亚项的指导语都应明确，若患者无法理解，检查者需运用书写、肢体语言等方法帮助其理解评定要求，评定者也可以做示范。

3. 为防止患者出现紧张和焦虑情绪，评定者最好在患者回答或反应结束后再记录相应结果，而非一边听一边记录。

4. 评定过程中，检查者应以观察和记录为主，不要试图干涉或纠正患者错误的回答或反应；记录反应，可借助录音和复读设备。

5. 评定过程中，除目标刺激外，不应出现其他刺激形式。

6. 若患者连续无法完成若干道较简单测试题（每个量表不同），则该部分测试停止。

7. 疲劳或极端不配合分几次完成。

（三）评定注意事项

1. 评定前临床医生会考虑以下可能影响筛查和综合评定的因素：①并发的言语运动障碍，如构音障碍，失用症等；②听力损失和听觉失认症（无法处理声音意义）；③患者所使用语言的情况，如何种为母语，何种为熟练用语，各种语言保留情况如何；④是否并发认知障碍，如执行功能、记忆障碍等；⑤是否有视力减退、视觉失认症和视野缺损；⑥是否存在可能影响书写能力的上肢偏瘫；⑦是否既往存在的或新出现的慢性疼痛；⑧是否存在卒中后抑郁；⑨患者是否易疲劳，是否有完成测试的耐力。

2. 失语症评定需要强调综合性判断个体是否患有失语症需要通过言语语言病理学中对语言沟通能力的综合评定来筛查。综合全面的评定可用于指导确诊和描述，需要进行评定的方面与世界卫生组织（WHO）提出的ICF框架相一致，包括以下几个方面。

（1）身体结构和功能的损伤：包括在语言表达和书写方面潜在的弱点可能会影响沟通表现。

（2）其他方面并存的身体障碍：例如其他的健康状态或药物治疗等都有可能影响沟通表现。

（3）个体在活动和参与方面的局限性：包括改变或影响沟通和人际互动的功能状态的因素。

（4）其他相关因素（环境因素或个人因素等）：可以对成功的交流和人际的互动起促进或阻碍作用的因素。

（5）沟通能力的缺损对生活质量的影响，功能的局限对与个体发病前的社会角色的影响、对其所在的群体的影响。

评定方案可以包括标准化和非标准化的工具和数据库。由于我国地大物博，方言众多，在面对不同文化和语言的情况下，评定的过程可以进行适当的修改和调整，但需要对这些修改和调整的记录说明。

二、失语症评定

（一）失语症筛查

筛查并不能详细描述失语症的严重程度和特征，而是确定是否需要进一步评定的一种程序。筛查由语言治疗师（言语语言病理学家）或其他专业人员完成，可采用非标准化和标准化方法，主要考察患者的口语运动功能、语音生成技能、口语和书面语言的理解和生成、沟通的认知和听力等方面。

目前国内尚无非标准化或标准化筛查工具。文献报道可见的国际上常见的筛查工具包括：Frenchay失语症筛查测试完整版或简版；语言筛查测试（language screening test，

LAST);密西西比失语症筛查测试(Mississippi Aphasia screening test, MAST);便携失语症筛查测试(the mobile aphasia screening test, MAST);谢菲尔德获得性失语症筛查测试(Sheffield screening test for acquired language disorders, SST)等。

(二)失语症的非标准化评定

非标准化评定的编制和使用不遵循严格的标准化程序,评定资料和评定方法都未做严格要求,如治疗师自编的语言评定测验等都属于非标准化测验。非标准评定虽然结论不一定非常可靠、完整,但其形式灵活、简单易行,有广泛的适用性。标准化评定和非标准化评定可以有机结合起来运用,以标准评定为主,将非标准评定作为标准评定的事先准备和必要的补充。非标准化评定需要充分考量患者的实际沟通技能,包括日常生活活动的四个方面:社会交往(如打电话交流信息)、基本需求的交流(如紧急事件的反应)、读写和数字概念(如理解简单的标志)以及日常生活计划(如旅游)。

1. 访谈　是发生在个体间的言语交流形式。对患者及其家属进行访谈,以了解关于患者的个人背景、文化知识和信仰,深入了解关于患者言语障碍的信息。治疗师可以从让患者描述日常行为入手,尽量采用无结构访谈、半结构化访谈以及诱发式开放问题,让访谈更像是一场"朋友间的对话",顺着患者的思路,并引导患者主动的表达个人的意愿。

通过访谈可以了解:①患者的基本情况:如,医疗状况和病史;教育史;职业;文化和语言背景等方面;②患者主诉,包括存在的功能性沟通的问题;沟通困难对个人及家庭/照顾者的影响;康复预期,包括社会互动及工作活动等方面;习惯使用的语言;个人的目标和偏好等方面。

2. 行为观察　观察被评定者的行为表现,特别是与语言问题相关的行为表现,包括患者的精神状态、参与评定的愿望程度、注意程度、测验中的停顿、其他不寻常的反应;注意记录患者完成任务的表现,以及患者完成任务时家属提供了何种程度的帮助,需详细系统记录并佐以例证。可以在自然环境中对其行为进行观察,也可以观察者成为个体自然环境的一部分的表现,以观察被评定者的行为。

3. 生活质量评定　评定方法主要有访谈法、观察法、量表法、症状定式检查法、主观报告法5种,尤其以使用具有良好信度、效度和反应度的正式标准化评定量表最为常见。近年国外学者研制了失语症专用生活质量量表,包括脑卒中失语症生活质量量表(stroke and aphasia quality of life scale, SAQOL-39)和疾病影响程度量表——失语症适用版(aphasic-adapted version of the sickness impact profile, SIP-65)。但该量表为国外量表,是否适合用于我国脑卒中失语症患者还需再进行量表的文化调适,并进行量表可行性、信度、效度的研究后才可推广应用。有学者明确把生活质量作为失语症干预的一个重要的效果指标。Aura Kagan 等人把 ICF 改编成了一种强调失语症患者的关键功能——生活质量的模型(图 2-6-1)。这个被称为失语症结果评定框架模型(living with aphasia, framework for outcome measurement, A-FROM)的原理说明了 ICF 领域动态交互、重叠以提升生活质量的方式。

4. 家庭社会支持系统评定　针对家庭社会支持系统评定的量表有每日交往需求评定量表,该量表包括对话和一个问卷,对话评价个人的交往需要,问卷评定社会支持和观察。它是在个体的自然环境中评分,这种评价反映了失语症患者和非失语症患者之间真正发生了什么,失语症患者和他的交流对象真正需要的是什么,康复可以做些什么。

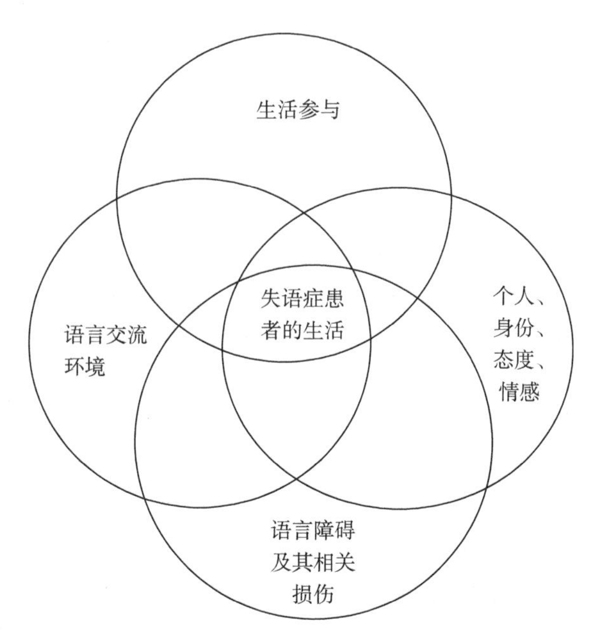

图 2-6-1 失语症结果评定框架模型(living with aphasia, framework for outcome measurement, A-FROM)

(三)失语症标准化评定

1. 国际常用的失语症评定量表包括以下几种方法。

(1)波士顿诊断性失语症检查(Boston Diagnostic Aphasia Examination, BDAE):此检查是目前英语国家普遍应用的标准失语症检查。由27个分测验组成,分为五个大项目:①会话和自发性言语;②听觉理解;③口语表达;④书面语言理解;⑤书写。该测验在1972年标准化,1983年修订后再版(Goodglass& Kaplan, 1983),此检查能详细、全面测出语言各种模式的能力,但检查需要的时间较长。河北省康复中心已将此方法翻译成中文,在我国应用并通过常模测定。

(2)日本标准失语症检查(Standard Language Test of Aphasia, SLTA):此检查是日本失语症研究会设计完成,检查包括听、说、读、写、计算五大项目,共包括26个分测验,按6阶段评分,在图册检查设计上以多图选一的形式,避免了患者对检查内容的熟悉,使检查更加客观。此方法易于操作,而且对训练有明显指导作用。

(3)西方失语症成套测验(Western Aphasia Battery, WAB):是较短的波士顿失语症检查版本,检查时间大约1小时,该测验提供一个总分称失语商(AQ),可以分辨出是否为正常语言。WAB还可以测出操作商(PQ)和皮质商(CQ),前者可了解大脑的阅读、书写、运用、结构、计算、推理等功能;后者可了解大脑认知功能。该测验还对完全性失语、感觉性失语、经皮质运动性失语、传导性失语等提供解释标准误差和图形描记。

(4)Token测验:是De Renzi和Vignolo于1962年编制,此测验由61个项组成,包括两词句10项,三词句10项,四词句10项,六词句10项以及21项复杂指令。目前用的较多的是简式Token测验,优点是不但可以用于重度失语症患者,还可用于检测轻度或潜在的失语症患者的听理解障碍,而且该测验还有量化指标,可测出听理解障碍的程度。

2. 国内常用的失语症评定量表 目前国内尚无统一的语言功能评测法。较常用的是由中国康复研究中心李胜利等人编制的汉语标准失语症检查，北京医科大学高素荣等人编制的汉语失语成套测验和河北省人民医院张清丽等人编制的失语症汉语评测法。

（1）汉语标准失语症检查（China Rehabilitation Research Center Aphasia Examination，CRRCAE）：此检查是中国康复研究中心听力语言科以日本的 SLTA 为基础，同时借鉴国外有影响的失语症评定量表的优点，按照汉语的语言特点和中国人的文化习惯所编制，亦称中国康复研究中心失语症检查法。1990 年编制完成，经 40 例正常成人测试后制成试案应用于临床。该测验经过近 10 年多家医院的临床应用，在 1999 年被标准化。此检查包括两部分内容，第一部分是通过患者回答 12 个问题了解其语言的一般情况，第二部分由 30 个分测验组成，分为 9 个大项目，包括听理解、复述、说、出声读、阅读理解、抄写、描写、听写和计算。为不使检查时间太长，身体部位辨别，空间结构等高级皮层功能检查没有包括在内，必要时另外进行。此检查只适合成人失语症患者。在大多数项目中采用了 6 等级评分标准，在患者的反应时间和提示方法都有比较严格的要求，除此之外，还设定了中止标准。

（2）汉语失语成套测验（Aphasia Battery of Chinese，ABC）：此检查法是由北京医科大学神经心理研究室参考西方失语成套测验结合国情编制。ABC 由会话、理解、复述、命名、阅读、书写、结构与视空间、运用和计算、失语症总结十大项目组成，于 1988 年开始用于临床。此检查法按规范化要求制定统一指导语，统一评分标准，统一图片及文字卡片及统一失语症分类标准。其内容以国内常见词、句为主，适量选择使用频率较少的词、句，无罕见词及疑难句。为减少文化水平的差异，ABC 大多测试语句比较简单；阅读及书写检查较其他类似失语症检查法少。

（3）失语症汉语评测法：此法设计的条目框架是以国外通用的波士顿失语症诊断评测法为依据，而测验中选用的具体内容则充分考虑到汉语语言的特点，基本能客观、标准地反映出患者语言的功能状态。这项评测法对失语症的语言功能和非语言功能分别进行计分测量。语言功能评测包括：①对话；②听力理解；③言语表达；④复述；⑤字词理解；⑥句子和段落理解；⑦描述性书写；⑧听写。非语言功能评测有结构障碍、计算能力、钟表时间调整三个项目，有利于对失语症进行分类，判断病变部位及帮助确定治疗方案。另外还设立了失语症严重程度分级标准和言语特征分级。

（四）失语症评定结果

评定可得到以下一项或多项结果：①语言障碍的诊断；②语言障碍的特征、严重程度和功能影响的描述；③对疾病变化的预测（在个别情况下或在相应情况下）；④指导对治疗、家庭及社会支持的建议；⑤是否需要移交其他专科进行评定或干预。

（五）失语症严重程度分级

通过成套的失语量表评定，言语治疗师可以在整体上横向衡量患者语言功能损害的严重程度。临床上，可以参考 BDAE 失语症严重程度分级（表 2-6-1）。

表 2-6-1 BDAE 失语症严重程度分级

0 级	无有意义的言语或听觉理解能力
1 级	言语交流中有不连续的言语表达，但大部分需要听者去推测、询问和猜测；可交流的信息范围有限、听者在言语交流中感到困难
2 级	在听者的帮助下，可能进行熟悉话题的交谈。但对陌生话题常常不能表达出自己的思想，使患者与检查者都感到进行言语交流有困难

续表

3级	在仅需要少量帮助或无帮助下，患者可以讨论几乎所有的日常问题。但由于言语和/或理解能力的减弱，使某些谈话出现困难或不大可能
4级	言语流利，但可观察到有理解障碍，思想和言语表达尚无明显限制
5级	有极少的可分辨得出的言语障碍，患者主观上感到有点儿困难，但听者不一定能明显觉察到

（杨海芳）

第七节 吞咽功能评定

一、概述

（一）定义

吞咽是指人体从外界经口摄入食物并经咽腔、食管传输到胃的过程。根据食物通过的部位一般可分为口腔期、咽期、食管期，口腔期又分为口腔准备期和口腔推送期。

吞咽障碍（dysphagia，deglutition disorders，swallowing disorders）是指由于下颌、双唇、舌、软腭、咽喉、食管等器官结构和/或功能受损，不能安全有效地把食物输送到胃内的过程。广义的吞咽障碍概念应包含认知和精神心理等方面的问题引起的行为异常导致的吞咽和进食问题，即摄食-吞咽障碍。

（二）病因

吞咽障碍是临床常见的症状，多种疾病可导致吞咽障碍，包括中枢神经系统疾病、脑神经病变、神经肌肉接头疾病、肌肉疾病、口咽部器质性病变、消化系统疾病、呼吸系统疾病等。

（三）临床表现

流涎、咳嗽、呛咳、口咽腔残留、咀嚼困难、鼻腔反流、咽腔反流、隐性误吸；进食过程明显的梗阻感、烧心感；反复肺炎、不明原因的发热、体重下降等。

二、吞咽障碍评估

评估流程建议由筛查开始，并作为工作常规，初步判断是否存在吞咽障碍及其风险程度，如果有或高度怀疑有风险，则做进一步的临床功能评估和/或仪器检查。基于患者病情进行的吞咽障碍筛查能够有效地减少吸入性肺炎的风险，筛查一般由护士完成，其他医务人员也可以参与。

（一）筛查

1. 进食评估问卷调查（eating assessment tool，EAT-10） 是由Belafsky等人在2008年研发，是一种简单、快捷、信度以及特异性高的筛查工具，应作为临床一线吞咽筛查首选。EAT-10由10项吞咽障碍相关问题组成，总分在3分及以上视为吞咽功能异常。但在最近的研究中显示，总分≥1分时判断吞咽异常有较高的敏感度及阴性预测值，建议患者总分在1分及以上应进一步临床吞咽评估，并推荐作为急性期脑卒中后吞咽障碍筛查工具。

2. 反复唾液吞咽试验 1996年由日本学者才藤荣一提出，现临床多用来评估患者的吞咽功能，与误吸的相关性高。先嘱患者尽可能地多次吞咽，观察并记录30秒内吞咽的次数以及喉上抬的幅度，试验中吞咽次数小于3次的老年患者可初步确定为吞咽障碍，是一种安全的筛查检查。

3. 改良饮水试验 临床上有7种改良饮水试验测试，其中多采用饮用3ml水筛查，观察患者的吞咽运动、呛咳、呼吸变化和湿性嘎声并进行评级。此试验在洼田饮水试验前实施，能降低筛查带来的误吸风险。

4. 洼田饮水试验 由日本人洼田俊夫在1982年提出的评定吞咽障碍的实验方法，通过饮用30ml温开水观察患者吞咽所需时间和呛咳情况，进而筛查患者有无吞咽障碍及其程度，安全快捷。要求患者意识清楚，能够按照指令完成试验。

5. 染料测试 用于气管切开患者的误吸筛查方法，利用蓝色/绿色食用染料进行测试，给患者尝试各种形状和质地的食物，筛选出有误吸危险的食物，以免出现假阳性结果。

6. 耶鲁吞咽方案(yale swallow protocol) 在2012年由Leder等制订，包含简易的认知评估、口颜面检查以及饮水试验，敏感性及可靠性高达100%、特异性达64%，是一种推荐给护士作为临床使用的简易工具，但不适用于气管切开、机械通气等患者。

7. 功能交流评价吞咽量表(functional communication measure, FCM) 是由美国言语与听力协会(American Speech-Language-Hearing Association, ASHA)制定的，与功能独立性量表(functional independence measure, FIM)相似的吞咽量表，获得广泛使用和国际认可。

8. 床旁进食评估/容积-黏度测试(volume-viscosity swallow test, V-VST) 是20世纪90年代西班牙的Pere Clave教授设计，主要用于吞咽障碍安全性和有效性的风险评估，帮助患者选择摄取食物最合适的容积和稠度。测试时选择的容积分为少量(5ml)、中量(10ml)、多量(20ml)，稠度分为低稠度(水样)、中稠度(浓糊状)、高稠度(布丁状)，按照不同组合，观察患者吞咽情况，根据安全性和有效性指标以判断进食有无风险。

(二)临床评估

临床评估目的：①确定吞咽障碍是否存在；②提供吞咽障碍的解剖和生理学依据；③确定患者有关误吸的危险因素，防止误吸发生；④明确是否需要改变营养方式，以改善营养状态；⑤为进一步检查和治疗提供依据。对吞咽障碍后的功能变化和代偿，要进行阶段性或治疗前后的评估；对吞咽障碍和康复机制的深入研究，则要求有较为全面的检测和更为客观的检查作为评估的基础。

1. 主观评估 包括以下几个方面。

(1)主诉：询问并分析患者的主诉，可以初步鉴别口咽性或食管性病变，有助于推导吞咽障碍的病因诊断。内容应包含：发生以及持续时间、部位、诱发因素、代偿机制和其他合并症状等。

(2)病史询问：侧重于收集与吞咽有关的既往病史及其相应的检查、治疗情况。包括如下内容：①一般状况；②家庭史；③既往吞咽检查；④神经病学状况；⑤肺部情况；⑥外科情况；⑦X线检查；⑧精神/心理病史；⑨现在和既往服药情况：处方药和/或非处方药。

(3)营养状态：询问患者营养摄入的方法，食物及液体摄入方式、数量及频率，体重变化，BMI指数。

(4)精神状态：包括患者的意识水平和清醒程度，确认患者意识水平的变化，确认患者是否可在清醒状态下进食。临床常用格拉斯哥昏迷量表(Glasgow coma scale, GCS)来评价意识状态。

（5）心理状态：吞咽障碍影响了人类最基本的社会生物学功能，使患者与他人的社交受到影响，使个体变得孤立，降低生活质量。目前并没有针对吞咽障碍患者设计的心理评估量表，但有相关的生活质量量表，其中吞咽生命质量量表（swallowing-quality of life，SWAL-QOL）由 McHorney 等于 2000 年修订，由谭嘉升等于 2016 年进行汉化及研究，是针对吞咽障碍患者生命质量的评估而设计的特异性量表，包含生理、心理、情感和社会交往等方面。

（6）口腔卫生：主要检查口腔内是否有痰液黏附、食物残留，是否有溃疡、结痂、炎症、出血，牙齿是否缺损，是否有牙垢、牙石、假牙，假牙佩戴情况及更换时间等。

（7）呼吸功能：严重的呼吸问题会影响吞咽，评估须包括气道的通畅性、呼吸方式、插管情况、气管套管种类、呼吸机的使用等。

2. 客观评估　包括以下几个方面。

（1）口颜面功能评估：主要包括唇、下颌、软腭、舌等与吞咽有关的肌肉运动、力量及感觉检查。

1）口腔直视观察：观察唇、脸颊、牙齿、腭、舌的完整性及对称性，口腔分泌物状况等。

2）口腔器官运动及感觉功能检查：观察唇、下颌、舌、软腭的运动范围以及收缩的动作，感觉是否过敏或消失。

（2）吞咽相关反射功能评估：包括咽反射、呕吐反射、咳嗽反射等检查。

（3）喉功能评估：包括最长声时；言语时的音质、音调及音量；吞咽时的吞咽动作（如喉上抬的幅度）。

1）音质、音量：如声音沙哑且音量低，表明声带闭合差，在吞咽时，气道保护欠佳，容易误吸。

2）发音控制、范围：如声音震颤，节奏失控，为喉部肌群协调欠佳，吞咽的协调性会受到影响。

3）喉部的清理：咳嗽力量减弱，即喉部清除分泌物、残留食物的能力下降。

4）喉上抬：检查喉上抬的幅度，正常吞咽时，中指能触及甲状软骨上下移动约 2cm。

（4）颈部听诊：将听诊器置于颈部环状软骨和环状软骨下方中线处，听诊吞咽食物过程中咽喉部产生的声音，通过对吞咽音的特性来判断是否存在吞咽障碍。颈部听诊不能单独用作判断是否存在误吸，应结合临床吞咽评估。

3. 摄食评估　进食过程的评价是了解吞咽功能的重要检查，为确定是否要做进一步实验室检查提供依据。其内容包括：①精神意识状态；②呼吸状况；③口腔控制食物状况；④进食前后声音的变化；⑤吞咽动作的协调性；⑥咳嗽情况；⑦进食的体位选择；⑧食物的内容及质地的选择；⑨分泌物情况等。

（三）吞咽评估量表

1. 麦吉尔摄食技能评估问卷（McGill ingestive skill assessment，MISA）　由 Lambert 等人在 2003 年编制，用于评估床旁老年人的摄食功能。MISA 包括进食姿势、自我摄食技巧、口腔功能 - 摄食液体食物、口腔功能 - 摄食固体食物以及不同食物的安全性 5 个方面，共 42 个条目，可作为制订治疗计划、评价治疗效果的工具。有研究发现，MISA 的得分可利用 Cox 回归模型和弹性模型预测死亡及患肺部感染的时间。

2. 曼恩吞咽功能评估量表（Mann assessment of swallowing ability，MASA）　由 Mann 于 2002 年研发的，包括意识、认知、理解、语言能力等 24 个方面，用于评价急性脑卒中患者的吞咽功能。近年来多篇文章报道，MASA 应用于其他疾病预测误吸风险时也有良好的敏感性。有其他学者进一步研发 MASA，Giselle D 等研发用于头颈癌患者的曼恩吞咽功能评估量表（Mann assessment of swallowing ability-cancer，MASA-C）；Nader Antonios 等研发改良曼恩吞咽功能评估量表（the modified Mann assessment of swallowing ability，MMASA）主要由医生评估有吞咽风险的脑卒中患者，敏感度为 92%，特异性为 87%，目前已在国内推广使用。

（四）仪器评估

1. 吞咽造影检查（video fluoroscopic swallowing study，VFSS）　在 X 线透视下，针对口、咽、喉、食管吞咽动作所进行的特殊造影。VFSS 是检查吞咽功能最常用的方法，被认为是吞咽障碍检查和诊断的“金标准”。该方法可对整个吞咽过程进行详细的评估和分析，通过观察侧位及正位成像，可对吞咽的不同阶段（包括口腔准备期、口腔推送期、咽期、食管期）的情况进行评估，也能对舌、软腭、咽部和喉部的解剖结构和食团的运送过程进行观察。借助软件也可对吞咽整个过程进行时间学和运动学参数分析。在判断隐性误吸方面，VFSS 具有至关重要的作用。检查过程中，专业人员可以指导患者在不同姿势下（尤其是改变头部的位置）进食，以观察何种姿势更适合患者进食；如发现吞咽障碍，则采用针对性的干预措施，并观察其干预效果。

该方法适用于有可疑吞咽障碍的患者，但无吞咽动作、不能经口进食以及无法被转运到放射科的患者不适合做此检查。VFSS 也有许多不足之处：包括转送患者到放射科费时、费力，被迫接受 X 线辐射；需要患者密切配合；不能定量分析咽肌收缩力和食团内压；也不能反映咽的感觉功能。

2. 软式喉内镜吞咽功能检查（flexible endoscopic examination of swallowing，FEES）　通过软管喉镜，在监视器直视下，观察患者平静呼吸、用力呼吸、咳嗽、说话时鼻、咽部、喉部各结构的功能状况，尤其在食物吞咽过程中会厌、杓状软骨和声带的运动功能状况；了解进食时色素食团残留的位置及量，判断是否存在渗漏 / 误吸，也被认为吞咽障碍检查的“金标准”。

FEES 较 VFSS 能更好地反映咽喉部解剖结构及分泌物积聚情况，设备便携，可在床边进行，无 X 线辐射，可反复进行检查，并且能检查咽喉部的感觉，每次检测时间在患者耐受的情况下可长于 VFSS。FEES 适用于脑神经病变、手术后或外伤及解剖结构异常所造成的吞咽功能障碍，也适用于误吸等各种吞咽障碍患者。

3. 测压检查　常用以下方面。

（1）高分辨率咽腔测压（high-resolution manometry，HRM）：使用高反应频率的腔内测压导管，可以动态连续地直接反映整个吞咽过程中的咽腔压力的变化，反映出咽部肌肉与食管上括约肌的功能及协调性，以及二者与食管体部和食管下括约肌的协调性；同时密集排列的测压通道还可以反映出食管节段性的功能异常。缺点是不能直观地看到解剖结构以及食物通过状况，也不能判断有无误吸。但可与吞咽造影相结合同步进行，既可量化吞咽动力学变化，又可观察吞咽各期的生理功能变化。

（2）舌压测定：舌压是指舌与硬腭接触产生的压力，在控制液体流过口腔进入咽部过程中起主要作用，同时也参与产生使食物经过口咽进入食管的推动力。因此，舌压力可作为一项独立的预测指标评估吞咽功能，是咽腔测压技术的补充。

4. 超声检查（ultrasonography）　是使用高频声波技术（$>$ 2MHz），通过探头与皮肤接触，获得动态实时的软组织影像。在吞咽的超声检查中，主要分为口腔部超声检查和喉部超声检查，对发现舌的异常运动有明显的优越性，特别是对口底肌肉和舌骨位移测量具有较高的可靠性。相比吞咽造影检查，最大的优点是不要求使用任何特殊的食团或造影剂（普通食物即可），能在床边进行检查，并能为患者提供生物反馈治疗（biofeedback therapy），可用于吞咽障碍筛查以及系列追踪吞咽功能。

5. 肌电图检查　吞咽时肌肉活动的肌电信号、时间和模式可以通过多种肌电图技术记录，包括针式的喉肌电图和无创的表面肌电图，用于评价吞咽相关的肌肉功能活动。

（1）喉肌电图：为明确是否存在特定的神经或神经肌肉单元的病损，例如在伴有声带麻痹的情况下，判断是喉上神经损伤还是喉返神经损伤；确诊系统性疾病或进行性神经肌肉疾病时推荐进行喉肌电图检查。还可用于吞咽功能的辅助评估，如评估喉括约肌的活动，声门上喉、咽的感觉以及环咽肌的功能。

（2）表面肌电图：由于咽喉部参与吞咽活动的肌肉较细较多，很难用传统的电针刺方法对肌肉准确定位，现多用电极贴于参与吞咽活动的肌群表面，检测吞咽时肌群活动的生物电信号。这是一种非侵入性、无放射性的检查，患者无明显不适感，并且简单、快速、价廉。表面肌电图并不着重于诊断某块肌肉的功能，而是检测吞咽过程中局部肌肉活动方式的时间和幅度以及时序性。

6. 食管 pH 监测　通过食管 pH 监测，可检测出有无胃食管反流，并计算出食管真正接触到反流胃酸的时间，是一种高特异性的定量检查。24 小时持续性食管 pH 监测目前已被公认为是诊断胃食管反流病（gastroesophageal reflux disease，GERD）的"金标准"。

7. 脉冲血氧饱和度监测　在吞咽障碍的评估与治疗中，可使用脉冲血氧饱和度监测对患者进行动态监测，血氧饱和度下降超过 2% 时，提示患者出现误吸风险。研究表明，血氧饱和度结合饮水试验进行，更有利于发现隐性误吸，这对判断吞咽障碍患者是否有误吸及误吸严重程度有重要意义，可在床边开展评估。

8. 生物学标志物检测　运用纤维支气管镜或呼出气冷凝液收集设备，能直接或间接反映误吸和吸入性肺炎，适用于口腔、咽、食管期吞咽障碍患者。

（周惠嫦）

参考文献

[1] 中国老年保健医学研究会老龄健康服务与标准化分会，中国老年保健医学杂志编辑委员会，北京小汤山康复医院，等. 中国社区心肺康复治疗技术专家共识. 中国老年保健医学，2018，16(3)：41-51，56.

[2] 中国吞咽障碍康复评估与治疗专家共识组. 中国吞咽障碍评估与治疗专家共识（2017 年版）. 中华物理医学与康复杂志，2017，39(12)：881-892.

[3] 中国康复医学会重症康复专业委员会呼吸重症康复学组，中国老年保健医学研究会老龄健康服务与标准化分会，中国老年保健医学杂志编辑委员会，等. 中国呼吸重症康复治疗技术专家共识. 中国老年保健医学，2018，16(5)：3-11.

[4] 纪树荣. 运动疗法技术学. 第 2 版. 北京：华夏出版社，2013.

[5] 励建安. 康复治疗技术新进展. 北京：人民军医出版社，2015.

[6] 恽晓平. 康复疗法评定学. 北京：华夏出版社，2011.

[7] 徐顺霖. 心肺运动试验：国际指南的更新. 临床心电学杂志，2017，26(4)：251-253.

[8] 窦祖林，温红梅. 吞咽障碍评估技术. 北京：电子工业出版社，2017.

[9] 窦祖林. 吞咽障碍评估与治疗. 第2版. 北京：人民卫生出版社，2017.

[10] Chad S, Sara DB. Orthopedic & Athletic Injury Examination Handbook. 3rd ed . F. A. Davis Company, 2015.

[11] Guazzi M, Arena R, Halle M, et al. 2016 focused update: clinical recommendations for cardiopulmonary exercise testing data assessment in specific patient populations. Eur Heart J, 2018, 39(14): 1144-1161.

[12] Roger N, Natàlia V, Pere C, et al. Effect of Bolus Viscosity on the Safety and Efficacy of Swallowing and the Kinematics of the Swallow Response in Patients with Oropharyngeal Dysphagia: White Paper by the European Society for Swallowing Disorders(ESSD). Dysphagia, 2016, 31: 232-249.

第三章 康复治疗技术指南

第一节 物理治疗康复指南

一、概述

物理治疗，是包括运动治疗（movement）、物理因子治疗（modality），借助包括声、光、冷、热、电、力等物理因子，来提高人体健康，预防和治疗疾病，恢复或重建躯体功能的一种专门的医学学科。

物理治疗技术是康复治疗技术的核心手段之一，且技术种类较多，物理治疗师临床选择具体治疗技术时，则是根据患者的功能评估结果，采取适宜的物理治疗技术。

二、物理因子治疗技术

（一）分类与作用

物理因子疗法，是应用自然以及人工的各种物理因子，作用于人体并通过神经、体液、内分泌和免疫等生理调节机制，达到预防、治疗和康复的方法。根据物理因子种类可将物理因子疗法分为电疗法、光疗法、磁疗法、声疗法、热疗法、冷疗法、水疗法、其他疗法（如生物反馈疗法、冲击波疗法、压力疗法、高压氧疗法等）。

不同物理因子有其自身的特异性作用，但其共性作用大致包括改善神经 - 内分泌功能障碍；提高机体或某些系统、器官的功能水平；改善组织器官的血液循环和营养，促进组织修复再生；提高局部或全身的抵抗力；镇痛、消炎、消肿、缓解痉挛、脱敏等作用；增强机体的适应能力；提高药物的渗透性等。因不同物理因子具有相同或相似的作用性质，各种物理因子的治疗作用、适应证、禁忌证也有许多相似之处，迄今为止，国内外缺乏关于针对不同疾病的最佳物理因子疗法。

（二）临床应用选择

临床选择具体物理因子时，一般建议根据疾病的不同时期、病变部位的深浅、病变范围的大小、不同物理因子的个性作用特点等来选择适宜的治疗方法。

1. 根据疾病不同时期选择　外伤早期或炎症急性期，建议选择非热效应的物理因子，如冷疗、脉冲式无热量超声波、超短波、无热量微波、低功率激光、磁疗等，应避免热效应使急性外伤导致的出血增加或感染早期的扩散；疾患亚急性或慢性期，建议选择具有热效应的物理因子，以改善血液循环，促进炎症物质的吸收，提高组织的延展性，达到缓解疼痛或恢复关节活动范围的目的，如热敷、蜡疗、超声波（热效应剂量）、微热量或温热量超短波、微波、红外线、激光等。

2. 根据病变部位深浅选择　炎症急性期选择不具有热效应的物理因子时，受损部位深浅不同，选择的物理因子也会有所不同。如表浅组织损伤，可直接选择冰敷、冷喷等治疗，深层组织损伤时可选择无热量脉冲式超短波、磁疗等；对于亚急性或慢性炎症，表浅组织受损可选择热敷、蜡疗、红外线或激光等浅层热疗方式；深层肌肉或组织损伤时，可选择中频电、连续式超短波（热效应剂量）、中高强度连续式超声波等具有深层热作用的物理因子。

3. 根据病变范围大小选择 针对同一时期的疾患选择物理因子时，除了考虑病变部位深浅，还需要考虑病变范围大小。疾患急性期时，小范围损伤可选用脉冲式无热量超声波、冰棍，大范围损伤可选用脉冲式无热量超短波、冰袋或冷压装置，四肢末端损伤还可选择冷水浸入法或无热量超声波水下疗法；亚急性或慢性期时，四肢末端损伤可选用浸蜡法，大范围病变可选择刷蜡法或蜡饼法，小范围损伤可选用小声头的超声波，大范围病变时则可用大声头。

物理因子疗法在临床上使用较普遍，但理疗是一种条件刺激，通过生理调节机制发生作用，因而在物理因子选择时，物理治疗师应根据患者病情、性别、年龄、职业、全身的功能状态和对物理因子作用的反应能力，以及生活习惯等多方面情况考虑，制订出个性化的物理因子治疗处方。

三、常用的运动治疗技术

1. 肌力与肌耐力训练技术 肌力训练是根据超量负荷的原理，通过肌肉的主动收缩来改善或增强肌肉的力量。肌力训练常用于训练肌肉萎缩无力的患者，包括因伤病固定肢体或长期卧床、活动减少所致的肌肉失用性萎缩和骨关节及周围神经病损所致的肌肉无力或瘫痪。力量训练前需要进行徒手肌力评定或专业肌力测定器械进行评定，根据评估结果选择训练方式，物理治疗师制订力量训练处方时应遵循适当阻力原则和超量恢复原则，训练者需要满足一定的运动强度、运动时间、运动频率和根据肌肉收缩形式所选择的相对应的训练方法等基本条件，才能达到增强肌力和肌耐力的目的。

2. 关节活动训练技术 关节活动训练技术是指应用各种方式来维持各种原因导致的肢体活动度减少或抑制所致的失用；或关节内外的创伤、炎症和手术，以及肌肉、肌腱挛缩引起的关节内外粘连等因素所导致的关节功能障碍的治疗技术。①主动运动，患者主动用力收缩肌肉完成的关节运动或动作。②主动助力运动是在治疗师帮助或借助器械的情况下，由患者通过主动的肌肉收缩来完成的运动训练。通常是由治疗师托住患者肢体近端或用滑车重锤悬吊起肢体的远端，抵消肢体本身重量或地心引力的吸引，使患者能进行主动的肢体活动。③被动运动由治疗师徒手或借助器械对患者进行的治疗活动，患者不做主动活动。④机器人引导的运动，随着高科技向临床的日益渗透，越来越多的康复机器人应用于临床康复治疗之中。由于机器人是由计算机控制程序，可以将前述的主动运动、主动助力运动及被动运动融合一体，将分散的关节活动、肌力训练整合为以功能为导向的模式化运动，使用时操作者可以根据患者的需求启动不同的程序，因此，是一种非常有应用前景的康复医疗设备。

3. 平衡及协调功能训练技术 平衡训练是指经过各种手段，激发姿势反射，加强前庭器官的稳定性，改善身体平衡能力的训练。通过平衡训练，可以加强关节的本体感觉，刺激姿势反射，常用于因神经系统或前庭器官病变引起的平衡功能障碍患者，要求患者在训练后能够达到下意识自动维持平衡的能力。平衡训练应在严格的保护下进行，先将患者被动地向各个方向移动到失衡或接近失衡的点上，然后让患者自行返回中立位或平衡的位置上，同时需要循序渐进的原则（支持面积由大到小、稳定极限由大到小、静态平衡到动态平衡、睁眼到闭眼），逐渐增加训练的复杂性。平衡功能训练适用于具有平衡功能障碍患者，训练过程中，治疗师要在患者旁边给予保护，以免跌倒。平衡功能障碍常与其他功能障碍同时存在，如肌力不平衡、肌张力异常、本体感觉障碍，需要注意综合训练。

协调功能与平衡功能不同，是人体自我调节，完成流畅、准确且有控制随意运动的一种能力。协调性训练是让患者在意识控制下，训练其在神经系统中形成预编程序，自动的、多块肌肉协调运动的记忆印迹，从而使患者能够随意再现多块肌肉协调、主动运动形式的能力。协调性训练的基础是利用残存部分的感觉系统以及利用视觉、听觉和触觉来管理随意运动，其本质在于集中注意力，进行反复正确的练习。主要方法是在不同体位下分别进行肢体、躯干、手、足协调性的活动训练，反复强化练习。临床康复中，协调性训练常用于共济失调或缺乏运动控制能力的患者，一般常用于上运动神经元障碍患者，例如脑瘫、脑外伤及脑卒中等，但其原则也可应用于某些下运动神经元和软组织病变。但协调功能训练不是孤立进行的，常与肌力、平衡功能训练等同时进行训练的。

4. 肌肉牵伸技术　牵伸技术是指运用外力（人工或器械 / 电动设备）牵伸短缩或挛缩组织并使其延长，做轻微超过组织阻力和关节活动范围内的运动，达到重新获得关节周围软组织的伸展性、降低肌张力，改善或恢复关节活动范围的目的。肌肉牵伸种类与方法较多，根据牵伸力量的来源，可分为手法牵伸、器械牵伸和自我牵伸。根据牵伸部位可分为上肢肌肉牵伸、下肢肌肉牵伸和脊柱肌肉牵伸。肌肉牵伸技术适用于各种原因导致的软组织挛缩、粘连或瘢痕形成，继发引起的关节活动受限，但肌肉麻痹、严重肌无力、炎症急性期等应避免使用牵伸技术。治疗师在操作中，力度要求适中、缓慢、持久，根据拟牵伸的肌肉选择合适的牵伸参数。临床中，肌肉牵伸技术常与其他技术联合使用，如热疗、手法按摩、夹板和支具等，进一步巩固牵伸的效果。

5. 牵引技术　牵引疗法是应用外力对身体某一部位或关节施加牵拉力，使其发生一定的分离，周围软组织得到适当的牵伸，从而达到治疗的目的。牵引方法多种多样，根据治疗部位来分类，临床常用的牵引治疗有颈椎牵引、腰椎牵引和四肢关节牵引，其中不同关节的牵引方式需按不同关节的解剖结构和生理特点分别设计和实施。牵引的治疗效果与牵引的角度、重量、时间及力学三要素密切相关。故治疗师应熟悉牵引技术和牵引装置，根据患者病情和个体差异选择牵引方法并设置牵引参数。牵引过程中应关注患者反应，若出现头晕、心慌、胸闷、出冷汗、四肢麻木等症状应立即停止牵引，及时进行处理。各型颈椎病，轻度脊髓型颈椎病但脊髓受压症状不明显者常采取颈椎牵引，在颈椎牵引时，枕颌带要注意避开颈动脉窦和喉部，防止压迫颈动脉窦引起晕厥或发生意外，而颈椎结构完整性受到损害时则不建议采取颈椎牵引技术；孕妇、严重高血压、心脏病患者则禁止使用腰椎牵引技术；骨质疏松、严重肌无力患者应慎用四肢关节牵引技术。

四、神经物理治疗常用技术

常见的中枢神经系统疾病，如脑卒中、颅脑损伤等，因其神经生理的特殊性，故这类患者的康复治疗措施除了常规的运动治疗技术外，以神经生理为基础发展而来的神经发育学疗法和运动再学习疗法则是临床普遍采用的物理治疗方法。

1. 生理发育疗法　根据神经生理的理论，利用特殊的运动模式、反射活动、本体和皮肤刺激以抑制异常的运动，促进正常的运动；或顺应中枢神经损伤后运动功能恢复的规律，促进运动功能的恢复，以治疗神经肌肉，特别是中枢神经损伤后引起的运动功能障碍的一类治疗方法。其主要治疗技术为 Bobath 技术、Rood 技术、Brunnstrom 技术、本体感觉神经肌肉促进疗法（PNF技术）等。

（1）Bobath技术：Bobath概念是用于评估和治疗脑瘫和脑卒中后偏瘫患者运动功能障碍的一种治疗方法。主张早期抑制不正常的姿势、病理反射或异常活动，再利用正常的自发性姿势反射和平衡反应来调节异常的肌张力，尽可能诱发正常运动，达到提高患者日常生活活动能力。治疗师通过对身体关键点的手法操作、反射性抑制、促进姿势反射及刺激固有感受器和体表感受器等基本手法，达到控制运动障碍，促进功能性活动的目的，现代Bobath技术已经发展更新为影响张力性姿势、诱导姿势模式及活动性负重、改善核心稳定性等治疗技术，在治疗过程中，不仅考虑运动方面的问题，同时强调感觉、知觉及环境对动作的影响，把运动控制障碍的治疗作为一种管理来实施。

（2）Brunnstrom技术：主张早期充分利用姿势反射、联合反应、共同运动等各种方法诱发出运动反应，再从异常模式中引导、分离出正常的运动模式，最终脱离异常运动模式逐渐向正常、功能性运动模式过渡。如：弛缓期通过对健侧肢体施加阻力诱导患侧肢体的联合反应或共同运动，促进较弱肌肉的收缩，出现痉挛后再利用抑制共同运动的模式（和紧张性迷路反射及紧张性颈反射等抑制性技术）来抑制痉挛，促进随意运动，最终将其与日常生活活动结合。Brunnstrom技术主要适用于偏瘫患者。

（3）Rood技术：正确的感觉输入是产生正确运动反应的必要条件，有控制的感觉输入可以反射性的诱发肌肉活动。主要应用促进技术和抑制技术，促进技术通过对皮肤、本体感觉等刺激诱发肌肉反应，如触觉刺激、温度刺激、挤压关节、快速地牵伸肌肉、轻叩肌腱等；抑制技术主要利用挤压关节、对肌肉附着点的加压、持续的牵张及温度刺激等达到降低肌肉张力、抑制痉挛的目的。Rood技术适合于任何有运动控制障碍的患者。在运用中需根据患者运动障碍的性质和程度，运动控制的发育阶段，由简单到复杂、由低级到高级逐渐进行，根据患者的不同状况采取不同的刺激方法。

（4）PNF技术：利用牵张、关节压缩和牵引、施加阻力等本体感觉刺激和应用螺旋、对角线运动模式来促进运动功能恢复的一种治疗方法。PNF以正常的运动模式和运动发展为基础技术，强调整体运动而不是单一肌肉的活动，其特征是肢体和躯干的螺旋型和对角线主动、被动、抗阻力运动，类似于日常生活中的功能活动，并主张通过手的接触、语言命令、视觉引导来影响运动模式。根据运动模式的发生部位，可以分为上肢模式、下肢模式、颈部模式；根据肢体的相互运动，可以分为单侧模式和双侧模式。模式的正常顺序是肢体远端关节（上肢为手和腕、下肢为足和踝）首先按要求完成活动，并保持该位置，随后其他部分一起活动。PNF技术常应用于骨科和神经疾病后所致的运动功能障碍，范围广泛，由于PNF在整个治疗过程中需要患者的理解与配合，听力障碍者、无意识者、对命令不能准确反应的患者不宜采用PNF治疗技术。

2. 运动再学习疗法（motor relearning program，MRP）　MRP把中枢神经系统损伤后运动功能的恢复训练视为一种再学习或再训练的过程，因此运动再学习技术主要以生物力学、运动学、神经学、行为学等为理论基础，以脑损伤后的可塑性和功能重组为理论依据。认为实现功能重组的主要条件是需要进行针对性的练习活动，练习的越多，功能重组就越有效，特别是早期练习有关的运动。此法主要用于脑卒中患者，也可用于其他运动障碍的患者。重点是特殊运动作业训练、可控制的肌肉活动练习和控制作业中的各个运动成分，认为康复应该是对患者有意义的、现实生活活动的再学习，而不只是易化或练习非特异性的活动。MRP由七部分组成，包括了日常生活中的基本运动功能，分别为上肢功能、口面部功能、仰卧到床边坐起、坐位平衡、回站起与坐下、站立平衡、步行。治疗时根据患者存在的具体问题选择最适合患者的部分开始训练。治疗师制订训练方案时，应着重分析患者运动功能障碍的异常表现及丧失成分，训练过程中指导强化丧失成分并使其融入整体活动中，最终使运动功能训练向实际生活环境转移。

五、肌骨物理治疗常用技术

肌骨康复所针对的对象主要包括因骨骼、肌肉、肌腱、关节、韧带、关节软骨等运动系统病损而导致功能障碍的患者，肌骨物理治疗的目的是尽快恢复功能，防治并发症，保障手术的短期和长期效果，促进患者回归正常生活。肌骨康复除了常用的力量训练、关节活动度训练、平衡训练外，肌骨康复常用的物理治疗手段还包括麦肯基技术、关节松动术、核心稳定性训练、神经松动技术、软组织贴扎技术等。

1. 麦肯基疗法　麦肯基力学诊断治疗方法是针对人体脊柱和四肢疼痛或活动受限的力学原因进行分析和诊断，并应用恰当的力学方法进行治疗的独特的体系。实施麦肯基技术操作前，进行恰当的评定以明确疼痛的性质非常重要，因为麦肯基方法仅适用于治疗机械性疼痛，而不适合治疗化学性疼痛。麦肯基创立了独特的评测方法，其重点是在病史采集时详细了解疼痛的特点，在体格检查时仔细地评测脊柱的活动度与疼痛的关系，从而确定疼痛的性质，决定是否应该应用麦肯基方法进行治疗。麦肯基根据机械性疼痛产生的病因病理，将其分为姿势综合征、功能不良综合征、移位综合征三大综合征。通过麦肯基的评测方法，不仅需要确定疼痛是否是机械性的，还要确定是三大综合征的哪一类，才能决定治疗方案。

2. 关节松动技术　在物理治疗中，关节松动术是手法治疗最基本的技能之一，是一类用于改善关节功能障碍，如解决关节活动受限、减轻疼痛的手法治疗技术。关节松动术适用于因力学因素引起的关节功能障碍，包括关节疼痛、肌肉紧张、可逆性关节活动降低等。在操作过程中，应对拟操作关节进行评估，找出存在的问题（疼痛、僵硬）及程度，根据问题的主次，选择针对性的手法。治疗过程中，治疗师需不断询问患者的感觉，根据患者的反馈来调节手法强度。不管采用 Maitlan 关节松动术、Kaltenborn 关节松动术或者 Mulligan 动态关节松动术来缓解患者疼痛、提高关节活动度等，物理治疗师都需要掌握患者症状和病史，从患者的心理变化和社会背景出发，对患者所出现的功能障碍进行全面的分析及评估，进而制订出有效的康复治疗方案，最终提高治疗效果。

3. 核心稳定性训练　核心稳定性训练通过训练核心肌群，改善脊柱稳定系统，防止肌肉异常的启动模式和运动过程中导致的其他肌肉的代偿和过度活动，从而预防运动损伤或者缓解疼痛症状。核心稳定性训练和传统训练方式有所不同，训练方式包括不借助器械的练习和结合器械的练习。在每个练习动作中都必须严格控制身体姿势，强调神经系统的参与，同时患者应维持节律性呼吸，使呼吸配合动作。初始阶段的练习动作通常都是静力性等长收缩的动作，通过这一种练习方式使患者体会核心的位置，在掌握核心肌群收缩后，核心稳定性训练中后期练习都是核心肌群控制下的躯干运动。临床中，核心稳定性训练常用来解决肌肉骨骼上的一些问题，如下腰背痛或骶髂关节疼痛。

4. 神经松动技术　神经松动术是针对由神经组织导致的疼痛进行治疗的一种手法技术，依据神经的解剖结构，利用肢体的运动，使神经组织在神经外周的软组织中进行滑动、加压、延展、张力变化，改善神经间的微循环、轴向传输和脉冲频率等。神经松动形式分为滑动(glide)与张力(tension),滑动手法着重于神经组织与周围组织的滑动,多适用于急性期症状;张力手法着重于神经组织本身的张力收放,多适用于慢性期症状。常用的几种神经松动技术与周围神经的特殊测试基本相同。

5. 软组织贴扎技术 一种根据肌肉、关节特征,将贴布贴于体表以达到保护肌肉骨骼系统、改善运动功能的非侵入性治疗技术。主要的贴扎技术包括传统白贴、麦克康耐尔贴扎(McConnell Taping)、肌内效贴(K-Taping)、Mulligan Taping 等。白贴主要应用于运动损伤,达到固定、矫正、保护关节的目的;麦克康耐尔贴扎可改善关节力线、减轻炎症组织的压力,临床中膝关节疾患常采用此贴扎技术;Mulligan 贴扎常与 Mulligan 动态关节松动术联合使用,达到纠正错误性姿势的目的;肌内效贴在临床中常用于改善微循环、促进淋巴回流、消除肿胀、减轻疼痛、增加感觉输入以及放松软组织或促进其功能活动。贴扎技术在使用过程中,治疗师应根据贴扎的目的、部位等来选择合适的贴扎技术。

六、心肺物理治疗常用技术

心肺物理治疗是一种用于术后和创伤后出现心肺功能障碍以及慢性呼吸道疾病的治疗方法。运用一系列手法技术和有氧训练,促进塌陷的肺组织恢复扩张,促使分泌物排出,改善呼吸功能,从而恢复个体生活参与能力和综合活动能力。

1. 有氧训练 有氧训练指中等强度的大肌群、节律性、持续一定时间的、动力性、周期性运动,以提高机体氧化代谢能力的训练方法。常见的有氧训练方式包括步行、慢跑、爬山、游泳、骑自行车、健身操等。治疗师在制订有氧训练的运动处方时需要考虑患者的年龄、性别、身体状况、过去锻炼经历及主观愿望。完整的有氧训练程序包括准备活动、训练活动和整理活动三部分,患者在进行有氧训练时,应密切关注患者血压、心率与脉搏等,以防发生心血管意外事件。

2. 气道廓清技术 气道廓清技术包括治疗师采取的治疗气道廓清受损的一系列干预方法,适用于所有存在黏液纤毛功能受损或咳嗽机制损伤的患者,以及排出气道分泌物困难的患者。这些技术主要包括主动循环呼吸技术(active cycle of breathing techniques, ACBT)、体位引流(postural drainage, PD)、胸部叩拍或震颤技术,从而达到促进清除远端气道过量的分泌物,防止气道阻塞、提高通气和换气功能的目的。

(1)主动循环呼吸技术(ACBT):ACBT 是由呼吸控制(breathing control, BC)、胸廓扩张运动(thoracic expansion exercises, TEE)、用力呼气技术(forced expiration technique, FET)组成。BC 可帮助术后患者情绪由紧张状态逐渐放松;TEE 强调吸气和呼气训练,通过最大肺容量位的屏息策略,可改善患者可能存在的低氧血症和减少肺组织的塌陷的概率;FET 是在低肺容积位下哈气,可带动远端的小气道分泌物到近端大气道,再用咳嗽的方法可将气道分泌物排出体外。ACBT 是一种弹性可变的技术,对于训练量和训练强度目前还没有统一的规定,临床上多以症状出现为终止目标,治疗时不应引起患者心率和血压的明显变化。

(2)体位引流:体位引流是指根据肺段选择适合的体位达到清除支气管分泌物的目的。因传统体位易导致呼吸困难以及对胃肠道的影响等弊端,近年来多采用改良体位。常用的引流体位包括坐位、左侧卧位、右侧卧位、仰卧位和俯卧位。

(3)胸部叩拍,震颤技术:胸部叩拍是将手掌凹成杯状,手腕自然放松,以腕部有节奏的屈伸运动沿着支气管走行方向进行叩拍。叩拍技术适用于神经肌肉无力、无法完成自主呼吸的患者,以刺激咳嗽,增加分泌物的剪切力;胸部振动是轻微而迅速的精细运动,胸部振动对胸壁造成挤压，增加气道内流速，增强分泌物剪切力，同时可增强呼气末时胸壁的弹性回缩力。在体位引流时进行联合使用叩拍与震颤技术，可加强排痰效果。

3. 呼吸训练 呼吸训练是肺疾病患者整体肺功能康复方案的一个组成部分，患者开始训练之前，必须掌握正确的呼吸技术，此技术训练要点是建立膈肌呼吸减少呼吸频率，协调呼吸（即让吸气不在呼气完成前开始），调节吸气与呼气的时间比例；呼吸肌训练可以改善患者呼吸肌力量与耐力，缓解呼吸困难等症状，主要是进行吸气肌的力量训练。

4. 胸腔松动技术 躯干或肢体结合深呼吸所完成的主动运动。其作用是维持或改善胸壁、躯体及肩关节的活动度，增强吸气深度或呼气控制。

5. 咳嗽训练技术 有效的咳嗽是为了排除呼吸道阻塞物并保持肺部清洁，并减少呼吸无用功，保存患者体力，在有效的咳嗽训练时，通常患者处于放松舒适姿势，坐位或身体前倾，颈部稍微屈曲，掌握膈肌呼吸，强调深吸气；治疗师示范咳嗽及腹肌收缩；患者双手置于腹部且在呼气时做 3 次哈气以感觉腹肌的收缩；练习发“K”的声音以感觉声带绷紧、声门关闭及腹肌收缩；当患者将这些动作结合时，指导患者做深而放松的吸气，接着做急剧的双重咳嗽。对于腹肌无力的患者，治疗师可以实施手法协助诱发咳嗽，对于分泌物黏稠的患者，可以先进行雾化吸入治疗后再实施咳嗽训练。

（朱 毅 王 颖 曹 庆）

第二节 作业治疗康复指南

一、概述

（一）概念与目的

作业治疗（occupational therapy，OT）是以服务对象为中心，通过有意义和有目的的作业活动促进健康与幸福的一门医疗卫生专业。作业治疗的主要目标是协助人们参与到日常生活活动中去，作业治疗师通过与个人和社区的合作，或者通过活动调整或环境改造来提高服务对象的参与能力，支持他们更好地参与其想做的、必须做的、或期望做的作业活动，实现治疗目标。所以作业治疗是一座桥梁，是患者从医院回归家庭正常生活、重返社会的重要纽带。

（二）意义

作业治疗对人类生活及健康等多个方面有着十分重要的意义：

1. 人类不同年龄不同人生阶段有着不同的角色和作业取向。通过对作业活动能力的干预，帮助其更好地胜任自己的角色，并指引其更加明确自我生活方式。

2. 人类生活质量与日常生活中良好的作业平衡密不可分。通过对个人身心功能及外在环境的适度干预，使其可对作业活动做出合理的安排。

3. 缺乏作业活动会使生活缺乏色彩并影响个人健康。作业治疗可根据患者的能力和背景，设计或选择有意义适合患者的和患者感兴趣的活动来锻炼身心或其他能力的不足，并引导其参与其中，享受治疗的成果。

4. 通过进行连续的高层次的作业活动，能够提升社会文化水平，提升人群整体素质，推动社会发展。

（三）分类

作业治疗主要是以各种作业活动为手段和媒介对患者进行治疗，范围很广，形式灵活多样。根据分类方式的不同可有不同的项目分类。在此，我们按照常见的治疗目的、内容和作用可大致分为三大类：日常生活活动训练技术、治疗性作业活动技术、认知与感知觉训练技术。治疗技术的核心理念主要以创造 / 促进和改良 / 代偿为主。根据患者的主观意愿和客观情况，利用环境改造、多种辅助技术以及个人能力的再学习和提升，达到提升独立性及生活质量的目的。

二、日常生活活动训练技术

（一）基本日常生活活动能力训练

基本日常生活活动（basic activities of daily living，BADL）训练目的在于改善患者的躯体功能，提高患者的残存潜能，降低对他人的依赖程度，达到最大限度的生活自理并重建独立生活的信心，以适应日后回归家庭、重返社会的需要。由于每个患者客观情况不同，以下治疗技术仅供基本参考，作业治疗师须充分了解患者基本情况，有针对性为患者设计作业活动训练，且训练时间、背景及环境应尽量接近患者真实情况。

1. 进食　应采取坐位、颈部保证良好支持且头略前屈的进食体位，以助于患者的吞咽；食物应放在患者视野内一个稳定的台子上；针对患者情况，为其提供恰当的辅具，如防滑垫、万能袖套、合适的刀叉、有把手的杯子、防洒盘子、吸管等；治疗师须根据患者吞咽功能，引导家属准备适合患者质地、大小的食物；此外，在具体实施时，治疗师应充分评估患者的头部活动范围、视野范围、上肢活动范围以及手部精细功能障碍等确定具体的进食体位与方法。

2. 穿衣　应提前评定患者动态坐位平衡和认知功能，以确定其达到该项作业活动的基本能力要求；建议患者坐在轮椅或有靠背的椅子上，有自身平衡能力的患者可以坐在床边；在进行穿脱裤子的活动训练中，若患者坐位平衡较差，也可采取卧位；在患者的后背和椅背之间要留有一定空间，以便于穿后襟；此外，建议患者家属尽量改变患者的穿衣习惯，宽松衣服为好，少纽扣拉链，可用魔术贴替代等；如有必要，可准备穿衣钩和扣钩帮助穿衣和系纽扣。

穿脱鞋袜可使用穿袜器和鞋拔以保证安全。对于单侧功能障碍患者，作业治疗师可帮其学会单手使用技巧；对于髋关节置换术后患者，屈髋安全角度不得超过 90°，患者可屈膝放置在与膝部高度接近的床边，健腿稍屈髋，从身后完成提鞋动作。

3. 修饰　所用的工具尽量换为患者使用方便简单的，如毛巾最好为小块单薄或小块海绵、牙膏最好为较好按压的小牙膏、剃须刀最好为较好操作的电动剃须刀、梳子可使用易操作的弯曲成角的梳子、如有需要可加粗把柄或用万能袖套帮助抓握；将所需物品全部放置在患者容易拿取的地方；鼓励健手患手共同参与，健手辅助患手或只用患手操作，尽可能发挥患手的残存功能，避免成为失用手。

4. 洗澡　需提前评定以确定患者有良好的坐位平衡能力及转移能力；将洗澡所需的衣物、洗浴用品都放置在容易取用的地方；对于存在温度觉功能障碍的患者，家属一定要做好水温的监控以保证安全；此外，根据患者能力情况，可对浴室进行环境改造，安装扶手、使用防滑垫、转移板或是其他辅助设备帮助浴室内转移活动的完成。

5. 如厕　训练原则是减少阻碍，提高支持。如，避免使用门槛及有很大弹力操作困难的门、安装必要的扶手、足够的空间保证轮椅操作、卫生纸放在容易安全拿取到的地方等；作业治疗师应教会患者控制大小便的基本方法、导尿管的使用；必要时，对厕所提出环境改造，最大限度地使患者达到独立如厕的能力。

6. 转移　包括床上转移及坐-站转移。

（1）床上翻身：双手 Bobath 握手（十指交叉相握，患侧拇指放在健手拇指上方），尽量向上伸展，利用双上肢摆动的惯性、头颈部及腰腹部力量和健腿力量完成翻身；对于体力不足无法独立完成翻身的患者，治疗师可在其力量虚弱的地方轻度协助，或是根据患者情况借助床边扶手或绳索的力量。

（2）卧-坐-站转移：首先训练患者动态坐位平衡能力并将卧坐转移动作分解练习；如患者能力无法独立完成，治疗师可一手扶住患者头颈部，一手向患侧髂前上棘处向下施压，帮助患者完成卧坐转移；为了保证患者安全和易操作性，可在床上铺上防滑布。坐站转移训练必须保证患者安全，对于单侧躯体功能障碍患者与双侧下肢功能障碍患者进行针对性作业活动训练。

（3）床-椅转移：作业治疗师根据患者不同情况选择恰当的转移方法，如，侧方转移适用于单侧功能障碍患者及双侧下肢功能障碍患者；面对面转移适用于双侧下肢功能障碍患者；直角转移相对于侧方转移更加省力和安全；一人辅助转移适合于不配合治疗、认知功能差及较高水平截瘫患者；如患者功能过差，可选择多人辅助转移。注意：避免用力拉拽其患侧上肢造成肩关节脱位。如厕转移、浴室转移训练类似于轮椅转移。

（二）部分工具性日常生活活动能力训练

工具性日常生活活动能力（instrumental activities of daily living，IADL）训练强调患者的安全，其对患者身体功能、认知功能及其他各方面能力都有较高要求。环境改造是主要训练手段，包括有工具改良与物理环境的改造。购物时可使用省力提袋器或载物小推车；烹饪所用的厨房间隙要足够进行轮椅操作，操作台高度要符合患者需求，可使用特制切菜板、改良刀具器皿等以方便患者操作；使用交通工具时要牢记上台阶为先健腿再患腿，下台阶为先患腿再健腿；轮椅使用者可学习轮椅大轮平衡技术通过台阶，如果没有足够的操作水平，尽量请求他人的帮助或借助无障碍设施以保证安全；有条件者，可在 IADL 的多个方面中适当应用相关电子科技以提高其生活质量。

三、治疗性作业活动技术

治疗性作业活动（therapeutic activities）是作业治疗实用性和灵活性的具体体现，也是作业治疗师创造性和开拓性的直接体现。同一个作业活动，以不同设计、不同的方式来进行，可产生不同的疗效。作业治疗师需系统评定患者的需求及功能情况，再具体分析患者所需要从事活动的要求、患者的表现、影响活动的因素等，设定量化的治疗目标，最后针对性地选择作业活动进行训练。活动可以是患者需要参与的活动本身，也可以是通过其他活动达到患者需要参与的活动的某项功能要求。在训练过程中作业治疗师应进行即时指导并给予正向反馈。

（一）生产性活动

生产性活动应用领域广泛，见于职业康复、精神康复、庇护工厂、戒毒和监狱康复等，包括有金工、木工、制陶、纺织、机械装配、藤工、搬运等活动。生产性活动训练适合于各类因病、伤、残所致的身体功能障碍、认知心理障碍或工作能力障碍者，如脊髓损伤、手外伤、烧伤、慢性疼痛等。训练过程中，注意安全防护、保持治疗场所良好的环境与设备、平衡训练强度以确保最佳训练效果。

1. 工作能力调适训练　在康复初期，准备体能训练器材，通过渐进式训练来提升体能，包括肌力、耐力及心肺功能，并训练正确安全的发力姿势。

2. 工作能力强化训练　在康复前、中及后期，准备模拟工作站，包括劳动手套、合适重量和数量的沙包、沙包放置台、简单路况模拟（台阶、窄门、斜坡等）。重建工作习惯及信心。

3. 工作模拟训练　在康复后期，准备模拟或实际工作及生产设备及场所，并配有实际经济价值的生产性活动，以提升工作集中力及耐力、培养工作状态及上下班习惯、学习工作间人际互动团队协作等技巧、提高工作场所行为表现、促进工人角色的建立。

（二）手工艺活动

手工艺活动对手部精细功能要求较高，是一项具有高度技巧性和艺术性的作业活动，包括有折纸、插花、编织、刺绣、剪纸、串珠等活动。其主要作用为改善双手协调能力和手眼协调能力；促进手指灵活动作和握持动作；维持和改善肩、肘关节活动范围；增强和改善手指握力及捏力；改善理解力、发挥创造力；增强自信心和集中注意力的能力。手工艺活动训练适合于各种存在感觉运动、认知综合及心理社会功能障碍者，如脑卒中、脑外伤、脊髓损伤、手外伤、慢性疼痛、精神疾病等。

作业治疗师根据患者主观意愿和客观情况选择合适的作业活动。如，编绳趣味性强，操作简便，不需特定的场所和特殊的工具，易于开展，活动成本低、无污染、无噪声、安全可行，可根据作品的大小、花样难度进行训练难度分级。剪纸所需工具材料简单，但作品丰富多彩，耗时少，具有很强的直观性和可操作性，可根据患者能力选择不同的工具与材料。刺绣因样式丰富、实用性强、效果逼真自然而深受很多患者喜爱。团体活动还可增进患者之间的交流，提高自信心。

（三）园艺类活动

园艺类活动包括锄地除草、种植花草、栽培盆景、园艺设计、整修庭院等，强调充分接触自然环境，通过植物的颜色、味道、触感等刺激人体不同的感受器，帮助患者调整情绪、丰富生活内容、建立信心、改善手眼协调功能，最终达到促进患者身心健康恢复并改善生活质量的目的。

盆栽种植尽量选择适合当地气候、可以刺激五感神经、可食性、互动性的植物。对于锄地除草、园艺设计、整修庭院等活动，治疗师应随时监督指导以保证活动安全。鼓励患者之间互相交流心得，表达感受，以提升患者的认知功能及语言表达能力，增强人际交往能力，也有助于治疗师了解患者的身心感受。

（四）娱乐性活动

娱乐性活动因极具趣味性成为作业治疗最常用的活动之一。包括有棋牌类游戏、拼图、迷宫、套圈及电脑游戏等，其目的是改善肢体功能、发展个人兴趣、放松身心、转移注意力、增进友谊与交流等。由于娱乐性活动持续时间长，治疗师切记每隔 30min 提醒或帮助轮椅患者减压一次。

棋牌类游戏（象棋、跳棋、扑克及麻将等）可锻炼手部精细功能、促进感觉恢复、提高认知功能、改善思维能力及增强人际交往能力。简单小游戏可用于手指点击屏幕训练；听电话游戏可用于记忆功能训练；听声匹配图片可用于语言理解训练。虚拟现实游戏在改善患者肢体运动功能、平衡功能、步行功能、认知功能、日常生活活动能力等方面有独特的效果。

在游戏过程中，治疗师一定要做好预防患者摔倒的安全措施。

（五）其他

随着人们生活方式的改变，体育活动近年来受到越来越多的重视。比如，传统功能锻炼太极拳、八段锦及易筋经等，其强度适中、动作缓慢、简单易学，配合不同的意念活动和呼吸方法，可有效增强全身肌力和肌肉耐力、改善平衡协调能力、提高灵活性和稳定性、放松紧张肌肉、增强心肺功能，还可有效防治老年痴呆的发生。

四、认知与感知觉训练技术

各种原因引起的脑损伤均可引起不同程度和形式的认知功能与感知觉障碍，临床上以注意障碍、记忆障碍、视觉感知障碍、失认症和失用症多见。作业治疗在认知康复中的角色在于减轻患者的认知障碍、协助患者重获日常生活及工作所需的技巧与能力，从而提升生活质量。

（一）注意障碍作业治疗技术

根据注意障碍的不同类型选择设计不同作业活动。持续性注意障碍可进行删除作业、连线作业、画画、象棋等趣味性较高的作业活动；选择性注意障碍训练关键为引导患者在复杂背景中将注意力集中于特定事物上；交替性注意障碍可要求患者交替进行不同作业活动；分别性注意障碍则要求患者同时进行多个任务。为增强训练难度，可将注意力与其他认知功能结合训练，如数字加减游戏、猜测游戏、时间感练习。此外，电脑网络及游戏极大地丰富了认知训练的内容，可通过丰富多彩的画面、声音提示及新奇感引起患者的兴趣并吸引其注意。训练系统多种多样，但强调将注意理论与患者的日常生活需求相结合保证训练效果的实用性。

在选择和设计作业活动时，利用患者熟悉的作业活动或有兴趣的物品及作业活动。训练中，治疗师可通过口头称赞鼓励或者给予奖励的形式激发患者热情，尽可能同步调动患者的听觉与视觉，增加所希望的注意行为出现的频率和注意的时间。

（二）记忆障碍作业治疗技术

记忆障碍常与注意障碍合并出现。在进行记忆障碍训练之前，要确保患者能够保持一定的注意力。记忆障碍训练方法主要有内在记忆辅助、外在记忆辅助及环境调整。训练时保证无错性学习。

1. 内在记忆辅助　是通过利用自身因素，以损伤较轻或正常的功能弥补损伤的功能以达到改善记忆障碍的一些方法和对策。包括言语记忆法、视形象记忆法及 PQRST 记忆法。言语记忆法即通过内容关键词或将内容分段来帮助记忆，也可利用与记忆内容相关的其他信息来回想。视形象记忆法即将要记忆的字词或概念形象化，想象成视觉图像来帮助记忆。PQRST 记忆法是一种针对书面材料的完整理想的学习记忆方法，即理解性记忆，指预习（previewing）、提问（questioning）、评论（reviewing）、陈述（stating）和测试（testing）。

2. 外在记忆辅助　是一种利用身体外在辅助工具或提示来帮助记忆的代偿技术。存储类工具一般可携带，并能容纳较大量的信息，使用的时间较长，无需依赖其他工具，可记录已经发生的事或者标记即将要做的事，如日程表等。提示类工具在最需要时立即提供，提示的内容对被提示的信息有特异性，如录音提示等。

3. 环境适应与调整　通过环境的改良与重建，保证患者日常生活的独立性。

（1）环境固定化：在与患者交流时保持安静明亮的环境，谈话位置尽量固定化，保持恒定重复的常规环境，消除容易分散注意力的其他刺激因素。

（2）简化组织环境：在生活中养成习惯，将物品摆放井井有条，突出要记住的事物。比如在显眼的地方贴上颜色鲜艳的标签提示。

（3）避免常用物品遗失：把眼镜架系上线绳挂在脖子上，手机等电子产品别在腰带上或系上线绳挂在手腕上。

（4）家用电器的安全：为电水壶、电炊具、电灯等电器根据患者自身使用情况设置定时关闭以避免危险；将家人的号码设置为快捷键形式方便及时求助。

（三）失认症作业治疗技术

1. 视觉失认训练　通过对常用的、必需的生活物品、颜色及亲人面孔的反复实践辨认，指导患者抓住所要识别的事物的主要特征；鼓励患者在活动中多运用其他感觉如触觉、听觉等进行功能代偿。

2. 听觉失认训练　设计作业活动进行听觉辨识训练。如让患者仔细聆听一种声音后，要求患者从画有各种发声体的图片或词卡中找出与所听到的声音相对应的目标。同时可将目标发声体放在患者的视野内，让患者在视觉的帮助下尽可能准确地辨认出声音。

3. 触觉失认训练　使用不同纹理的物品（砂纸、棉、麻、弹珠、米粒、石子）反复刺激患者皮肤来加强辨认准确度，以建立稳定的感觉输入。建议利用视听觉或者一些辅助工具来帮助识别事物。如，洗澡时可通过观察蒸汽强度并设置测温计以避免意外发生。

4. 体感缺失训练　常用以下方法。

（1）自体失认：利用图形或人体模型帮助患者再学习人体的部位构造及名称关系，再用人体拼板让患者拼凑，反复练习直至记住；引导患者将模型对应到自身，刺激其某一身体部位，让其说出名称，或者治疗师说出某一身体名称，让患者指出自身对应的身体部位。

（2）Gerstmann综合征训练：包括以下几种。

左右失认：引导患者根据左右方不同的参照物来辨别方向，如不同颜色的丝带或者左右放置不同的物品。左右辨别训练可以贯穿到平时训练、日常生活活动训练及作业活动中。

手指失认症：给予患者手指触觉刺激，同时呼出该手的名称，反复在不同的手指上进行。

失算症：利用患者的兴趣爱好，如玩扑克、投骰子等可以有效训练患者的数目知觉。

失写症：目前尚未对失写症改善的有效手段。治疗师应注重训练健侧肢体在这方面的功能。

5. 单侧忽略训练　推荐强制性诱发疗法，并反复提醒患者进食时勿忘吃患侧的事物，勿忘记放置好患侧肢体；把所需物品放在能注意到的空间范围内；使用较宽大的椅子以防摔倒；避免患者接触热水袋等危险物品。

（四）失用症作业治疗技术

1. 运动性失用　在进行相应的活动前，可对肢体进行活动并给予感觉刺激，尽量减少患者不能理解的口令及动作模仿，治疗师可通过其他方式引导患者完成活动训练。

2. 意念性失用　可通过让患者排列多张带有字词的卡片组成完整的短故事来加强患者复杂性排序的能力；在进行作业活动时，将整个活动分解为一系列小动作，让患者分步训练，循序渐进。

3. 意念运动性失用　患者往往容易进行粗大和整体的运动，因此不可将训练动作进行分解，而应使活动完整地呈现。如训练患者翻身时，直接给予口令“翻过去”；活动前和活动过程中向患者提供感觉刺激，以加强正常运动模式和运动计划的输出；在纠正患者错误动作时，建议用动作进行指导；训练应尽可能地在合适的时间、地点和场景中进行，如在早晨起床后在床边进行穿衣训练。

4. 结构性失用 引导患者复制图形（平面图形可用家具陈列小样，立体构图可有常用物品的摆放和有次序的堆积等），由易到难，起初给予较多视觉和言语提示，有进步后再逐渐减少提示的数量，并增加图形或构图的复杂性。适当给予奖励以调动患者的积极性。

（刘晓丹）

第三节 语言治疗康复指南

一、治疗的基本原则

（一）基于循证实践所获得的证据展开康复的原则

循证实践是指康复医师和语言治疗师在临床实践中将研究证据、临床专业知识以及患者的个体价值理念整合起来。执行循证实践可以依据以下几个步骤：

1. 构建临床问题 构建临床问题常用 PICO（population，intervention，comparison，outcome）法，即对象 - 干预 - 比较 - 结果法。应用这种方法构建临床问题时，要在问题中考虑谁是治疗的对象群体？采用何种干预手段或治疗方法？有无其他方法可以对比？预期临床结果如何？

2. 从相关文献资料中查找确立治疗方案的证据 对于治疗师而言，两类证据非常有助于决定采用何种治疗手段。一类是系统性的综述，这类综述奠定了循证实践的指导方针，帮助治疗师建立对现存临床证据的宏观把握。第二类证据则为发表于专业期刊的具体独立研究。

3. 分析及评估 以上途径获得的证据收集到能够回答临床问题的证据后，需对证据予以评估过滤。对于系统性综述，有两个重要因素需要考量，一是相关性，二是可靠性。

4. 作出临床决策 此时治疗师心中已对患者的基本状态有所判断，根据临床经验和专业知识提出了和患者息息相关的临床问题，并查阅了相关科学证据，这时就要从患者的角度出发，将所有的信息予以整合，做出特定于患者的具体决策。治疗师在做决策时特别要考量患者的个体特点和需求，而不是僵化的执行实践指南。

（二）基于 ICF 原则制订康复治疗方案

世界卫生组织于 2001 年 5 月发布了一套国际通用的关于疾病和健康状态的分类系统《国际功能、残疾和健康分类》（International Classification of Functioning，Disability，and Health，ICF）。ICF 分类涵盖健康领域及与健康相关的领域。ICF 将人类功能（human functioning）分为三个层次：身体功能或身体部件的功能（body or body part）、人的整体功能（whole person）以及处于社会环境中的人的功能。

ICF 分类模型为语言障碍患者的康复治疗提供了理论依据。对患者进行干预时应整合个体因素和社会环境因素，促进患者语言功能康复的同时，以最大限度提高患者多个层面的功能为目标，提高患者的活动性，丰富患者参与家庭生活和社区活动的机会，从而充分提高患者的生活质量，为患者实现多层面、系统性的康复。

（三）考虑终生发展与康复的原则

康复除了微观层面上具体的康复治疗技术和理念，还应当从宏观的时间维度上将康复视作长期的、发展的、波动的循序渐进过程。语言功能是大脑的核心功能之一，语言康复依赖的神经基础是大脑的可塑性。神经可塑性是指大脑受到环境、个体经验、长期或短期的行为训练而发生不同层面上的改变。治疗师应秉持终生发展的康复观，通过有针对性的语言治疗和认知训练，以神经可塑性为基点，帮助语言障碍患者实现从神经层面到行为层面的毕生功能性改变。

二、治疗模式

在失语症的治疗模式中，主要有两种基本的治疗模式：基于障碍的治疗模式（impairment based）和基于社会参与的治疗模式（life-participation based）。

前者也是一种直接干预模式，即指治疗师针对言语障碍症状提供一对一的治疗模式，治疗是为了促进特定功能恢复或者功能代偿，或者二者兼而有之。随着ICF模型在康复领域的广泛应用，治疗的核心目标是促进患者个体交流沟通功能的康复，因此治疗师在进行直接治疗时需要结合患者的社会及生活需要，选择特定的治疗方法针对特定的功能障碍展开。

言语治疗以患者及其家属为中心，以促进患者功能康复与重返社区生活为目标，必须考虑影响治疗过程的社会、心理、文化因素：

1. 治疗的社会因素　失语症社会参与度模型（life participation approach to aphasia，LPAA）界定了治疗师为失语症患者提供干预的五条核心价值观：①明确以提高生活参与度为目标；②所有受到失语症影响的个体都应接受治疗服务；③评估个体的进步应包括生活上的提高；④既考虑治疗对象的个体因素也考虑个体所处的环境因素；⑤强调在失语症发生的各个阶段都要提供治疗服务。

2. 治疗的心理因素　失语症患者常因语言障碍导致的沟通困难产生不良情绪，影响康复预后。作为治疗师，对患者情绪反应的把握和处理直接关系到治疗过程的成功与否，也关系到治疗师能否和患者建立信任关系。治疗师在充分了解患者脑损伤机制和个体所处的心理阶段后，应坚持治疗原则，在完成治疗目标的同时，引导个体的积极情绪反应，降低消极情绪对治疗过程的影响。

3. 治疗的文化因素　个体的文化因素是个人价值观因素的重要组成部分，治疗师会接触到具有不同地区差异、城乡差异、民族差异、语言文化差异、宗教差异、性取向和性别文化差异等多层面文化差异的患者。治疗师在进行评估和制订治疗方案时要保持文化差异敏感性，在治疗过程中合理照顾患者的特定文化需求。

需要强调的是，有些失语症患者常常是双语甚至多语背景。在治疗这类患者时，需要考虑几个问题：患者说几种语言？在什么情况下患者会说母语或其他第二外语？患者使用每种语言的时间和对象是什么？比如，在工作、在家里或和朋友分别说哪些语言？患者的预后怎么样？这种预后会怎样影响沟通所需的语言？

三、治疗目标

治疗以促进患者功能康复、促进患者生活参与度为本，因此为患者制订治疗目标时应体现出功能康复的目标，这需要治疗师积极同患者交流他们的需求，共同制订出具有实际意义可操作的功能性目标。

1. 治疗目标所包含的内容 为患者制订的目标分为长期目标和短期目标，表述目标所用的语言要具体化、可操作化、可测量化。在此过程中，需要充分考虑如何利用患者残存功能促进其与照顾者交流，并适应不同活动和环境的需要。目标制订过程中以及完成目标制订后可以用ABCD(audience，behavior，condition，degree)原则进行检验，即所制订的目标是否包括治疗对象(audience)、治疗过程中可观测的行为(behavior)、治疗任务所用的刺激条件(condition)、要求治疗对象所达到的标准(degree)。

2. 制订治疗目标的原则 一个被广泛应用的制订目标的原则是SMART(specific，measurable，action-oriented，realistic，Time-bound)目标制订法(图3-3-1)，即检验所制订的目标对于患者而言是否具体明确，患者的进度是否可衡量，目标任务是否可付诸行动，目标是否切实可行，目标是否有明确的时间标定，这一目标制订方法与ABCD原则也是一致的。

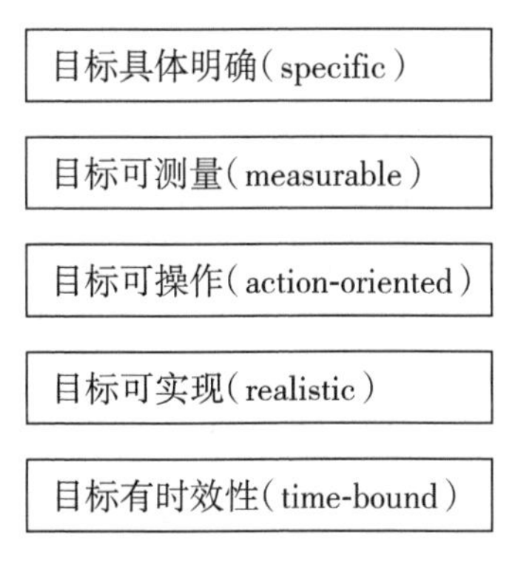

图3-3-1 SMART(specific，measurable，action-oriented，realistic，time-bound)目标制订法

四、具体康复治疗方法

(一)常用的基本治疗方法

1. Schull的失语症刺激疗法 是多种失语症治疗方法的基础，是20世纪60年代以来应用最广泛的失语症治疗方法之一。当患者的语言符号系统受损害，采用强烈的、被控制的和一定强度的听觉刺激作为首要的治疗工具促进和扩大失语症患者语言功能的重组和恢复。

(1)治疗原则：①利用强的听觉刺激；②适当的语言刺激；③多途径的语言刺激；④利用感觉刺激；⑤刺激应引起反应；⑥正确的反应要强化及矫正刺激。

(2)治疗程序：①刺激的条件：标准(从易到难，循序渐进)、方式、强度、材料的选择等；②刺激的提示：在给予患者一个刺激，患者应该有反应，当无反应或部分回答时需进行提示。提示的前提，应根据治疗课题而定。提示的数量和项目，因失语严重程度而有所不同；③评价：在进行具体治疗课题时，治疗师对患者反应作评价，要按照设定的刺激标准和条件做客观记录；④反馈的重要性：正确的反应要强化及矫正刺激。正强化可巩固患者的正确反应，负强化减少错误反应。

(3)治疗课题选择

1)按照语言模式和失语程度选择治疗课题：语言模式：听、说、读、写及计算；失语程度：轻、中度：改善功能和日常生活交流能力；重度：活化残存功能，进行代偿性或实验性治疗。

2)按照失语症类型选择治疗课题(表3-3-1)

表 3-3-1 失语症类型及训练重点

失语症类型	训练重点
Broca 失语	构音训练、口语及文字表达
Wernicke 失语	听理解、复述、会话
经皮质运动性失语	以 Broca 失语课题为基础
经皮质感觉性失语	听理解，以 Wernicke 失语课题为基础
命名性失语	执行口头指令、口语命名、文字称呼
传导性失语	听写、复述
完全性失语	视觉理解、听觉理解、手势、交流板应用

2. 强制诱导型语言疗法（constraint induced language therapy，CILT）是在语言治疗中强制口语交流障碍的患者使用口语交流，并采用高强度训练的一种语言治疗方法。它一般采用小组治疗模式，在治疗过程中治疗师和其他参与人员提供比较好的环境，让患者在一个近似日常生活的情境下进行口语交流。强制诱导型语言治疗的理论基础有三个，它们是神经可塑性（neuroplasticity）、习得性失用（learned non-use）和功能依赖性学习（use-dependent learning）。

强制诱导语言治疗现在常常被用于有一定口语表达能力的失语症患者，这种治疗方法对于慢性期患者的疗效比较明显，目前还没有被用于重度失语症或者口语表达严重障碍的失语症患者以及失语症恢复的急性期研究的报道。

具体方法：CILT 是一种在小组形式下开展的强化形式失语症语言行为治疗，小组包括了 2~3 例患者和一名言语治疗师。按照参与者的失语症特征的相似性，以及严重程度进行分组；在两周内接受 30 小时（3h/d）的治疗。在游戏形式的治疗环境中，参加者必须通过使用口语对某种物品的描述，由另一参与者根据其描述找出相应的图片或者物品，并理解其他患者或治疗师提出的要求。根据每个患者的交流能力，来选择与患者水平相适应的图卡。要求每个患者尽可能多地从其他患者手中获取与自己一致的图卡，治疗师定期向患者提供成功交流的反馈，以及引导、帮助和强化。

3. 旋律疗法（MIT） 音乐疗法运用语言的音乐元素（比如旋律、韵律和重音）来提高语言表达能力。由于 MIT 并非聚焦于表演的因素，所以患者并不需要成为一个音乐家或者好的歌手，或者去表演。MIT 的目标在于将语言中旋律的因素剥离出来，帮助患者提高语言表达能力及流畅性。

（1）适用范围：主要用于优势侧半球损伤后表达困难，而理解相对好的患者。具体包括：①口语表达严重受限，仅能以刻板式的杂乱语说话；②口头模仿能力差；③相对保留语言理解能力；④有合适的记忆广度和情绪稳定的患者。

（2）基本原理和方法：选择合适的语言资料，将语言“谱”成可以吟诵的句子，教患者以歌的形式吟诵。一般的方法是：治疗师用手在桌上拍出“歌”的节律，根据此节律吟诵句子，患者逐渐加入，当患者与治疗师一起吟诵成功后，治疗师逐步撤出。以后将吟诵形式改变为说歌（spoken song）的形式，节律和重音不变，但用变化的音调代替比较恒定的音调，起初也是治疗师和患者一同“说”，待患者能独立后，治疗师逐步撤出。然后用连续接近法，将反应向正常韵律成型，最后让患者以回答问题的方式产生靶句，学会一些句子后再换新句子。

（二）综合性治疗方法

1. 交流效果促进法具体内容如下。

（1）定义：交流效果促进法（promoting aphasics communication effectiveness，PACE）是一种旨在提高沟通技能的治疗方法。失语症患者和临床医生轮流作为信息的发出者或接收者。而沟通信息的图片对听话者是隐藏的（类似于屏障任务），并且说话者使用他或她自己选择的不同方式来传达信息。

（2）目的：使语言障碍患者最大限度的利用其残存功能（语言的或非语言的），以确定最有效的交流方法，使其能有效地与周围人发生有意义的联系，尤其是促进日常生活中所必需的交流能力。

（3）促进实用交流能力训练原则：①重视常用的原则：采用日常交流活动内容作为训练课题，选用接近现实生活的训练材料（如，实物，照片，新闻报道等）。②重视交流的原则：除了口语外，还可利用书面语、手势语、画图等代偿方式传递信息。③调整交流策略的原则：计划应包括促进运用交流策略的训练，使患者学会选择适合不同场合及自身水平的交流方法。④重视交流的原则：设定更接近于实际生活的语境变化，引出患者的自发交流反应。

（4）理论依据：在训练中利用接近实用交流的对话结构、信息在治疗师和患者之间交互传递，使患者尽量调动自己的残存语言功能，以获得较为实用的交流技能。

（5）适应证：各种类型和程度的语言障碍者，应考虑患者对语言训练方法的理解，可应用在小组训练中，还可指导并教会患者家属进行适宜的家庭训练。

（6）训练方法：将一叠图片正面向下扣置于桌上，治疗师与患者交替摸取，不让对方看见自己手中卡片的内容，然后运用各种表达方式（如呼名、手势语、指物、绘画等）将信息传达给对方，接收者通过重复确认、猜测、反复询问等方式进行适当反馈，治疗师可根据患者的能力提供适当的示范。

（7）具体的代偿手段（表 3-3-2）：

表 3-3-2　具体的代偿手段

手势语的训练	头、四肢及手的动作等
图画训练	适合有一定绘画能力的患者，但对重症患者效果可能不佳
交流板或交流册的训练	适合有文字及图片认识能力但口语及书面语表达明显障碍者
电脑及仪器辅助训练	

（8）注意事项：选材应适合患者的水平，对较为严重的语言障碍患者应限制图片的数量，对于需要示范代偿方法者，可进行手语、绘画等代偿手段的训练。在交流策略的训练时，要考虑患者的哪些交流策略可以强化利用，哪些需要调整和训练。在实行各种语言训练的过程中，可与交流策略相结合，进行统一训练。还要注意家属指导及环境调节，做好心理疏导工作。

（9）停止训练的标准：经过一段时间的综合训练，患者的语言功能已经超过应用此方法训练的水平，就应停止 PACE 训练。

（10）PACE 评分法（表 3-3-3）

表 3-3-3 具体代偿手段

首次尝试即将信息传递成功	5分
首次尝试未能令接受者理解，再次传递即获成功	4分
通过多次询问、借助手势、书写等代偿手段将信息传递成功	3分
通过语言治疗师多次询问或借助代偿的方法，可将不完整的信息传递出来	2分
虽多次努力，但信息传递仍完全错误	1分
不能传递信息	0分
评价不能	U

2. 视觉动作疗法（visual action therapy，VAT） 是 Heim-Estabrooks、Fitzpatrick 和 Barresi 于 1982 年提出的。治疗对象起初是完全性失语等重症患者，其理论依据是 20 世纪 70 年代一些学者发现完全性失语治疗后的改善很少，但对这类患者可教会他们在接收和表达上利用视觉符号的非语言系统（nonorthographie system），使行为和语言概念通过刺激与反应得到再整合。

（1）VAT 的适应对象：是表达困难而听理解相对受累较轻，想用快速复杂的手势表达，但肢体又欠灵活的患者。

（2）VAT 的用品：8 种物品可供肢体进行 VAT，如锤子、锯、螺丝刀、油漆刷子、电话及拨号盘、撒盐瓶、打蛋器，安在木板上的门把。8 种可用面部表情表示的物品，如杯子、哨子、吸管、花、刮脸刀、望远镜、棒棒糖、筷子，供面部 VAT 使用。此外，还有绘有上述物品的图卡，还有一套供上下文提示的工具，它是两块木板架在一起，上有未完全钉进的钉子，提示使用锤子。

（3）具体治疗方法：在 VAT 中，所有指示、强化和治疗步骤都是不发音的。治疗逐步地由易到难，第一步要达到 100% 正确才能进入下一步。在每个要评分的步骤内，当患者对每个物体的操作正确时评为 1 分；需自我修正时评为 0.5 分，其他均评为 0 分。在有“训练”字样的步骤不用评分。每次治疗大约需要 0.5 小时。

第一级水平训练：使用物品进行训练。让患者把物品与图配对，目的是要患者理解物体的线条图可以代表物体。

第二级水平的训练：用动作图代替物品进行训练。

第三级水平的训练：用小的物品图卡代替物品进行训练。

3. 辅助性沟通技术（augmentative and alternative communication，AAC）

（1）AAC 的基本作用：①改进人际生活关系；②促进安全健康的医疗照顾；③对现在和未来环境有更多的决定权和独立自主能力；④发展教育环境中的活动；⑤参与家庭生活；⑥参与社会活动；⑦增加就业机会。

（2）AAC 的运用原则：①应用过程应考虑到：人、活动、沟通辅具和情境；②应用和评估需协同合作，制订个性化方案；③应用应该建立在全面评估上：收集沟通障碍患者当前和预期未来沟通需要的信息，评定未能满足的需要；对沟通障碍患者的认知能力、视觉能力、精细动作能力、视动统合能力及交流环境等方面进行评估；④要持续观察且深思熟虑；⑤尽早考虑干预训练。

（3）干预训练原则：①了解失语症患者目前的沟通方式（或者是希望发展或者经康复可

改善的沟通方式），各发展领域的能力及主要沟通内容；②创造良好的沟通情境，制造沟通机会；③在具体沟通情境中示范如何使用辅助沟通系统；④提供适当的刺激；⑤抓住沟通障碍者的注意力，考虑沟通所需的注意力长度；⑥适当运用延宕技巧；⑦注重沟通训练的功能性及实用性；⑧干预训练要循序渐进，并及时反馈；⑨干预训练需要个性化设计。

五、失语症疗效及预后的影响因素

1. 病灶　梗死预后好，病灶小者预后较好，单一病灶及非颞顶叶区的病灶比多发病灶及颞顶叶区病灶预后好，初发者预后优于复发者。

2. 失语症类型　表达障碍型者比理解障碍型者预后好。

3. 并发症　无并发症者预后好，合并认知功能受损者预后差。

4. 训练开始时间越早，预后越好。

5. 发病年龄越年轻，预后越好。

6. 左利手或双利手者比右利手者预后好。

7. 智力　智商高者比智商低者预后好。

8. 对恢复的期望　迫切要求恢复，训练积极者预后好。

9. 社会与家庭环境　家属、同事、朋友对失语症患者康复治疗支持则预后好，医患关系融洽者预后好。

（杨海芳）

第四节　吞咽治疗康复指南

一、概述

吞咽是指食物在口腔经咀嚼形成食团再经咽和食管入胃的过程，是人类赖以生存的最基本的生理活动之一。这一过程主要由口腔、咽和食管三部分组成。

吞咽障碍（deglutition disorders）指由多种原因引起的、发生于不同部位的吞咽时咽下困难。吞咽障碍可影响摄食及营养吸收，还可导致食物误吸入气管引发吸入性肺炎，严重者可危及生命。根据吞咽的生理，可将吞咽障碍分为口腔期吞咽障碍、咽期吞咽障碍和食管期吞咽障碍。

（一）吞咽障碍流行病学

吞咽障碍是脑卒中患者最常见的并发症之一，国外文献报道卒中后吞咽障碍的发生率为30%~78%，国内报道发生率为62.5%。吞咽障碍可导致脱水、营养不良，吸入性肺炎，甚至窒息而死亡，住院时间延长，严重影响了患者的功能恢复，降低患者生存质量。

（二）吞咽障碍病因

1. 口咽部疾病（病毒性、细菌性）、口咽损伤（机械性、化学性）、咽白喉、咽结核、咽肿瘤、咽后壁脓肿等。

2. 食管疾病食管炎（细菌性、真菌性、化学性）、食管良性肿瘤（平滑肌瘤、脂肪瘤、血管瘤等）、食管癌、食管异物、食管肌功能失调（贲门失迟缓症、弥漫性食管痉挛等）、甲状腺极度肿大等。其中食管癌是重要病因。

3. 神经肌肉疾病延髓麻痹、重症肌无力、有机磷杀虫药中毒、多发性肌炎、皮肌炎、环咽肌失迟缓症等。

4. 全身性疾病狂犬病、破伤风、肉毒中毒、缺铁性吞咽困难(Plummer-Vinson综合征)等。

二、吞咽障碍临床表现

吞咽分为口腔准备期、口腔期、咽期、食管期四个阶段。每个时期吞咽障碍的临床表现不一。

1. 口腔准备期与口腔期 嘴唇无力,唇漏出;下颌位置异常、下颌松弛或过度闭合、下颌运动障碍;舌运动障碍;口腔感觉功能异常;面颊部肌肉无力;咀嚼肌无力;软腭运动障碍;食物口腔残留;食物鼻腔反流;口水过多或不足。

2. 咽期 吞咽启动延迟;喉部抬升减弱;反复吞咽;吞咽后咳嗽、清嗓;声音质量改变;进食梗阻感;痰液等分泌物增多;呼吸异常,无法屏气呼吸。

3. 食管期 引起胸痛、胸部堵塞感、延迟反流胃内容物、慢性烧心感及因食物反流误吸入气管所致咳嗽、肺部感染等症状、食管动力障碍。

三、吞咽障碍病理机制

(一)正常吞咽的生理机制

吞咽是一种复杂的反射性动作,是口咽部随意肌群的收缩、食管括约肌的松弛及食管肌节律性蠕动等一系列有序而协调的动作,将食物推送进胃内。正常吞咽反射弧包括5个成分:感受器、传入神经、神经中枢、传出神经、效应器。感受器主要是口咽部黏膜,其主要接受食团的刺激。传入神经主要包括迷走神经分支喉上神经,喉上神经支配区感受器接受的压力刺激可能是诱发吞咽的关键因素,其次还包括三叉神经、面神经和舌咽神经。神经中枢主要包括:皮质及皮质下吞咽中枢和脑干吞咽中枢,皮质吞咽中枢的作用是启动吞咽和控制口咽阶段,通过调节延髓吞咽中枢的阈下兴奋,与皮质下中枢共同调节延髓吞咽中枢的吞咽模式。脑干的延髓吞咽中枢与吞咽活动密切相关,又称吞咽中枢模式发生器(central pattern generator, CPG),主要有2个区域:①背侧区(dorsal swallow group)的孤束核(nucleus solitarius, NTS)及其周围网状结构;②腹外侧区(ventral swallow group, VSG)的疑核(nucleus ambiguous, NA)及其周围网状结构,双侧呈交叉性密切联系,以确保吞咽过程协调,控制和调节吞咽反射。

(二)吞咽障碍发生的机制

1. 神经结构吞咽障碍 支配吞咽的神经包括四个部分:①感觉运动区尾侧和运动前区外侧、岛叶、颞极皮质、额下回前部、岛盖额部构成的高级中枢(皮质吞咽中枢);②孤束核(NTS)及其周围的网状结构构成的背侧区域和疑核及其周围的网状结构构成的腹侧区域组成的低位中枢(延髓中枢模式发生器);③迷走神经背核、三叉神经运动核、疑核、舌下神经核的吞咽脑神经核团;④小脑。这四个方面相互作用、相互配合,共同帮助人体完成吞咽动作。如果有一个地方出现了问题,如受到损伤或发生病变,就会导致吞咽障碍。

2. 吞咽动作 吞咽动作的完成不仅仅需要牙齿、舌头、咽喉的参与,唇、颊、腭也会"加入"到其中。当这些结构出现病变时,将影响患者的吞咽功能。

(1)唇:是由口轮匝肌以及覆盖在其上的黏膜皮肤构成的。唇的作用是在咀嚼和吞咽时,封闭口腔前部,使口腔内的食物不会漏出。并可紧贴牙弓将食物从口腔前庭挤入真口腔内。在摄入液体时，还可缩拢进行啜吸。

（2）颊：构成口腔的两个侧壁，由黏膜、颊肌和皮肤构成。颊肌是口周围肌中最重要的辐射状肌，收缩时牵拉口角向外，并使颊与牙弓紧贴以助咀嚼和吸吮。咀嚼时，配合舌的活动将食物放于上下磨牙之间，利于咀嚼。

（3）舌肌：包括舌内肌和舌外肌。舌内肌是舌本身的肌肉，构成舌的主体。舌内肌收缩时，分别可使舌缩短、变窄或变薄，改变舌的形态。舌外肌起自舌周围各骨，止于舌内，包括颏舌肌、舌骨舌肌、茎突舌骨肌和腭舌肌 4 对。其中颏舌肌是最重要的一对，双侧收缩时使舌伸向前下方，单侧收缩使舌尖偏向对侧。舌在咀嚼时能够搅拌食物，使之与唾液充分混合，并将食物送至磨牙之间，利于牙齿对食物的切割和碾磨，当食物形成糊状的食团时，舌将其向口腔后部推送直至进入咽部，随后舌根继续将食团向下推进至下咽部。

（4）软腭：为腭部六对肌肉表面覆以黏膜形成的，其后部斜向后下方也称为腭帆。其后缘的咽腭弓和舌腭弓以及腭垂（即悬雍垂）构成腭帆的游离缘，与双侧的腭舌弓和舌根共同构成咽峡。在咀嚼时，软腭可随时与舌根之间紧密接触，形成舌腭连接，防止食物提前漏入咽部。当准备吞咽时，软腭上抬，并增厚隆起，与咽后壁接触，封闭鼻咽与口咽之间的通道，防止食物从鼻腔里反流出来。如果软腭无力，则可能出现舌腭连接功能减弱，食物提前漏入咽部，尤其是液体食物，造成提前误吸。软腭不能封闭鼻咽时，表现为鼻反流或鼻穿透，并可出现鼻音。

（5）咽腔：以腭帆游离缘和会厌上缘平面为界，咽腔可分为鼻咽、口咽和喉咽 3 个部分。咽肌构成了咽的后壁和侧壁。包括咽缩肌和咽提肌两组。咽缩肌包括咽上、中、下缩肌三个部分，自上而下依次叠瓦状排列，吞咽时，咽缩肌向咽腔中部收缩，自上而下封闭咽腔，将食团推向食管。咽提肌收缩时，在垂直方向上上提咽壁和喉结构，并使舌根后压，这样就促使会厌向后返折，盖住喉口，而食团则从会厌上面经过，进入食管。

（6）喉或者喉结构：实际上是由一组软骨及肌群组成的器官。即以软骨为支架，借关节、韧带和喉肌连接而成。软骨主要包括甲状软骨、环状软骨、会厌软骨、杓状软骨，还有小角软骨和楔状软骨。

当食团还在口腔内或刚刚进入咽部时，喉结构就已经发生了构象变化，做好吞咽准备。首先是杓状软骨尖端向前弯曲，抵在会厌的根部，然后会厌向后下返折，盖在杓状软骨上面，与此同时，喉结构提升过程中，真假声带依次关闭。随后喉结构上提至舌根下，受到舌根的保护。

四、吞咽障碍的评估方法

吞咽障碍评估方法主要包括临床筛查和诊断性评估。

（一）筛查试验

1. 饮水试验　是最常用的筛查方法之一，该评估方法是由日本洼田俊夫在 1982 年设计后提出，明确清楚，操作简单。

（1）方法：先让受试者喝下 2~3ml 水，如正常，再让受试者像平常一样喝下 30ml 水，然后观察和记录饮水时间、有无呛咳、饮水状况等，该方法主要通过饮水来筛查患者有无吞咽障碍及其程度。

（2）分级：按 5 级分级进行评价记录：

1 级：可一次喝完，无呛咳；

2级：分2次以上喝完，无呛咳；

3级：能1次喝完，但有呛咳；

4级：分2次以上喝完，且有呛咳；

5级：常常呛咳，难以全部喝完。

正常：1级，5s以内；可疑：1级，5s以上或2级；异常：3~5级。

2. 反复唾液吞咽试验　本评估方法是在1996年由日本学者才藤荣一提出的，是一种评定吞咽反射诱发功能的方法。

受试者取坐位或半坐卧位，检查者将示指和中指放在受试者的喉结及舌骨处，嘱咐患者尽量快速反复吞咽，喉结和舌骨随着吞咽运动，越过手指，向前上方移动再复位，通过手指确认这种上下运动下降时即为吞咽的完成。观察受试者在30s内吞咽的次数和喉上抬的幅度，高龄被检者30s内完成3次即正常，口干患者可在舌面沾少量水后让其吞咽，如果喉上下移动小于2cm，则可视为异常。

（二）诊断性评估

1. 电视透视吞咽检查（video fluoroscopic swallowing study，VFSS）　VFSS是评估和诊断吞咽障碍首选和理想的方法，常被认为是评价吞咽障碍的"金标准"，它不仅能评估和诊断吞咽功能障碍的结构性或功能性异常的病因，而且还可以发现吞咽障碍的具体位置、损伤程度和代偿情况，是否存在误吸等并发症，而且是对患者选择有效的康复干预措施和观察治疗效果的客观依据。但其仍存在许多不足之处：① VFSS检查是由放射科医师和康复科医生共同指导患者进行的，则患者必须要转移到放射房进行，被完全暴露于放射线下，则这样对反复评估的患者会造成一定程度的损害；② VFSS检查需要患者以45°~90°的角度站立然后进食与钡混合的食物或者不同稠度的液体；对他们进行侧位和前后位的影像检测，则病情严重仰卧的患者不能对其进行评估，在选择患者方面有所限制；③ VFSS检查不能确定吞咽障碍发生的原因，只能进行定性评定，不能进行定量分析；④ VFSS吞咽造影同样也存在造影剂误吸等危险，同时不能进行食管测压等力学测试，更不具有治疗手段。

2. 电视内镜检查（video endoscopic swallowing study，VESS）　VESS是对吞咽过程中舌、软腭、咽及喉的解剖结构和功能进行评估的一种检查方法，在局麻下电视内镜顺一侧鼻腔至口腔部插入，然后让患者经亚甲蓝染色技术染成蓝色的液体、浓汤及固体等不同性状的食团，观察吞咽启动的时间、速度、吞咽后咽腔是否有残留物，以及观察会厌下气道是否出现染色，对食团的清除能力进行评估，并且评估吸入的程度。该方法可以评估吞咽过程中的运动和感觉功能，了解咽喉结构有无损害，提供可靠的吞咽障碍处理策略。不足之处：①操作复杂，需要在耳鼻喉科医生的指导下完成，限制了该方法在康复科的应用；②该方法只在了解咽喉部解剖结构，不能反映吞咽相关肌肉的协调性，也不能定性和定量的分析吞咽功能；③该方法是一种有创的检查方法。

3. 压力计法　是将压力计导管经鼻放入咽部，在定量评定咽喉和食管对食团推动力的同时，也可定性评估食管上下段平滑肌的功能状态的一种检查方法。吞咽过程时吞咽时间短暂，咽部和食管的压力变化也较快，通过导管上的压力感受器能较准确记录压力变化，得到咽收缩峰值压及时间、食管上括约肌静息压、松弛时间等，然后咽部的测压因其收缩的迅速和协调的精细而对仪器有更高的要求，且检查者需经验丰富，仔细操作。不足之处：此项检查同步测压的难度较大，难以精确，同时需要荧光透视技术的支持，费用昂贵，没有统一的诊断标准，使其在临床吞咽障碍患者的评估中受限。

4. 表面肌电图（surface electromyography，sEMG） sEMG作为一种评估吞咽生理的方法，不但可以定性评估吞咽障碍，而且可以定量评估吞咽过程中相关肌群的肌电活动。Vaiman等认为，在专家评估之前，对怀疑存在吞咽障碍的患者进行一个简单的筛查和早期诊断非常有意义，sEMG就可以实现这一目的。

sEMG评估方法对人体不会造成伤害，短时间能反复检查，能及时了解病情变化，修订治疗方案，且能在床边进行，对疾病早期不适宜搬动的患者尤为适宜。

五、吞咽障碍的康复治疗

吞咽障碍的治疗包括多个方面，以团队合作模式完成，医生、护士、治疗师各司其职，同时应密切配合。

（一）营养管理

营养是吞咽障碍患者需首先解决的问题，若无禁忌证，推荐使用肠内营养。对于肠内营养不能满足需求或有禁忌证的，可选择部分或全肠道外营养。

1. 营养给予方式 应根据患者营养的主客观评估指标及功能状况选择经口进食或经鼻胃管喂食，也可间歇性经口胃管或食管喂食。胃食管反流严重者可经鼻肠管喂食、经皮内镜胃造瘘术给予胃空肠喂养，或全肠道外营养等。

2. 营养给予的量 对于病情平稳的吞咽障碍患者，根据活动和消耗情况推荐25~35kcal/（kg·d）；对于重症、病情不稳的患者，可适当减少热量至标准热量的80%左右。蛋白质的供给按1~2g/（kg·d）标准，水的供给参考标准为30ml/（kg·d），根据情况增减。

营养管理非常重要。推荐成立营养管理小组，并有专业营养师参与；对于吞咽障碍患者营养的管理不仅需要考虑营养的量，而且需要考虑营养的供给方式、食物的性状、膳食的合理调配等内容。

（二）促进吞咽功能恢复

此类方法旨在通过改善生理功能来提高吞咽的安全性和有效性。

口腔训练是恢复吞咽功能的基础训练，通过大脑皮层感觉运动的神经调控机制，改善咀嚼、舌的感觉及功能活动，不容忽视。

1. 口腔感觉训练技术 口腔感觉运动训练是针对口腔期吞咽障碍患者的舌肌运动，口腔浅深感觉、反射异常设计的一系列训练技术，旨在帮助改善口腔器官的感觉及口周、舌运动功能。包括冷刺激训练；嗅觉刺激；味觉刺激；口面部振动刺激；气脉冲感觉刺激；冰酸刺激是指吞咽前在腭舌弓给予冰酸刺激，可以提高口咽对食物的敏感度，减少口腔中过多的唾液分泌，提高对食物的感知和对吞咽的注意力；K点刺激；深层咽肌神经刺激疗法（DPNS）；改良振动棒深感觉训练。

2. 口腔运动训练技术 包括口腔器官运动体操舌压抗阻反馈训练；舌肌的康复训练；舌制动吞咽法（Masako训练法）：此法是一种在舌根部水平改善咽闭合的技术，可增加舌根的力量；延长舌根与咽喉壁的接触时间；促进咽后壁肌群代偿性向前运动；抬头训练（Shaker训练）：抬头训练的目的是提高食管上括约肌的开放时间和宽度，促进吞咽后因食管上括约肌开放不全引起的咽部残留食物的清除，从而改善吞咽功能，尤其能够增加脊髓延髓萎缩症患者的舌。

3. 气道保护方法 旨在增加患者口、咽、舌喉复合体等结构的运动范围，增强运动力度，增强患者的感觉和运动协调性，避免误吸。

（1）门德尔松手法（Mendelsohn 吞咽法）：此法通过被动提升喉，可增加环咽肌开放的时间和宽度，避免误吸，改善整体吞咽的协调性，促进吞咽功能；

（2）声门上吞咽法；

（3）超声门上吞咽法；

（4）用力吞咽法。

4. 低频电刺激疗法　体表的低频电刺激只是作为吞咽障碍治疗的辅助手法，目前暂无循证支持的效果。

（1）神经肌肉电刺激：通过刺激完整的外周运动神经来激活所支配的肌肉，以达到强化无力肌肉，帮助恢复喉上抬运动控制、延缓肌肉萎缩、改善局部血流。临床实验表明，电刺激结合吞咽肌的主动吞咽训练效果更好；

（2）感应电刺激：通过感应轮状电极，刺激吞咽肌群，以达到延缓肌肉萎缩、促进吞咽肌的感觉。

5. 表面肌电生物反馈训练　对于依从性较好的吞咽障碍患者，表面肌电生物反馈训练有较多的循证支持，配合用力吞咽或 Mendelsohn 吞咽法，肌电触发电刺激方法的效果更好。

6. 食管扩张术包括以下技术。

（1）改良的导管球囊扩张术：此技术相当安全可靠，成本低廉，操作简单，患者依从性高，大量临床实践表明疗效肯定。此技术采用机械牵拉的方法，使得环咽肌张力、收缩性和/或弹性正常化，促进食管上括约肌生理性开放，解决环咽肌功能障碍导致的吞咽困难。适应性脑卒中后环咽肌功能障碍，吞咽动作不协调；头颈部放射治疗导致环咽肌纤维化形成的狭窄；头颈癌症术后瘢痕增生导致食管狭窄。①经鼻球囊扩张；②经口球囊扩张；③主动球囊扩张；④被动球囊扩张；⑤助力球囊扩张。

（2）其他扩张术：包括①内镜下直接扩张术；②胃咽橡胶梭子扩张术；③记忆合金食管支架扩张术。

7. 针刺治疗　针刺作为中国传统治疗方法，在吞咽障碍中应用广泛。电针除了常规的中医穴位作用之外，还有低频电刺激作用，国内大量的文献报道有效，基于经验推荐使用，应强调辨证施治。

8. 通气吞咽说话瓣膜主要适应患者清醒且有恢复语言交流的愿望；需要吞咽治疗的患者。如神经系统疾病患者；没有明显气管阻塞的双侧声带麻痹患者；闭合性头颅损伤或创伤，不能耐受全部堵住气管套管开口的患者。

在下列情况下禁用或慎用：意识障碍；不能放气的带气囊的套管；气囊为泡沫气囊套管；严重的气道梗阻；喉切除术或喉气管分离术后；气管套管周围不能通过气流；分泌物较多；严重误吸危险；肺顺应性严重下降。

（三）代偿性方法

旨在用一定的方式代偿口咽功能，改善食团摄入，而并不会改变潜在的吞咽生理的治疗技术。专家们认为下列代偿技术应优先推荐。

1. 食物调整　食物的性状影响吞咽的过程，通过调节食物的性状，可以让部分吞咽患者安全有效地进食。

（1）液体稠度的调整：国际吞咽障碍食物标准化行动委员会将吞咽障碍食物谱框架分为八个连续等级，包括五个饮品等级（0~4）以及五个食物等级（3~7），除此之外还包括过渡性食物。大致分为五类：固体、特稠、稠糊、稀糊、流质。

（2）食物质地的调整：根据吞咽障碍影响吞咽器官的部位来选择适当的食物，依照先易后难的原则。容易吞咽的食物特点是密度均匀、黏性适当、不易松散、通过咽与食管时易变形且很少残留于黏膜上。临床实践中，应首选糊状食物，因为它能较满意地刺激触、压觉和唾液的分泌，使吞咽变得容易。

（3）一口量的调整：即最适于吞咽的每次摄食入口量，推荐的进食一口量以5~20ml为宜。

2. 吞咽姿势的调整　培养良好的进食习惯非常重要，最好定时定量，尽可能坐位下进食。对于不能取坐位的患者，一般至少取躯干30°仰卧位，头部前屈，偏瘫侧肩部用枕垫起，食物不易从口中漏出，有利于食团向舌根的运送，可减少向鼻腔逆流及误咽的危险。采用吞咽姿势调整的方法，最好在吞咽造影检查时，先观察有效的吞咽姿势，然后再选取这种有效姿势进行训练。

（四）外科手术治疗

对于经康复治疗或代偿无效的严重吞咽障碍、反复误吸的患者，可采取外科手术治疗，在外科手术前应充分权衡利弊，尽可能保留相关的功能。

1. 改善误吸，重建气道保护手术　包括：①气管切开术+带气囊套管置入；②声带内移手术；③喉关闭术；④喉气管离断术。

2. 改善吞咽的手术　包括：①环咽肌切断（除）术；②喉悬吊术；③鼻咽关闭术。

3. 其他手术　包括胃/空肠造瘘。涎腺导管结扎术。

（冯　珍）

第五节　辅助器具

随着临床医学、康复医学的发展，人们对功能康复需要的增加，辅助器具的临床应用越来越广，也越来越普及，已成为康复医学的重要组成部分。它与物理治疗（PT）、作业治疗（OT）、语言治疗（ST）构成了康复医学技术的四大基本治疗技术。在严重创伤、神经系统和骨关节病损、糖尿病、老年病等疾病的中早期，合理地选用适配的辅助器具，能够有效预防、矫正或代偿这些病损可能造成的功能障碍、提高患者的独立生活能力，帮助患者回归社会。

一、概述

1. 定义　辅助器具（assistive device，AD）在世界卫生组织《国际功能、残疾和健康分类》（ICF）中的定义是：改善残疾人功能的任何适应性或专门设计的用品、辅助器具、设备或技术。中国国家标准中，对辅助器具的定义是：残疾人士使用的，特别生产的或一般有效的，防止、补偿、减轻、抵消残损、残疾或残障的任何产品、器具、设备或技术系统。

2. 辅助器具的分类　国际标准化组织（ISO）在1992年颁布了国际标准：9999《残疾人辅助器具分类》，将辅助器具分为十大类：①治疗和训练辅助器具；②假肢和矫形器；③生活自理及防护器具；④个人移动辅助器具；⑤家务管理辅助器具；⑥家具及残疾人专用住宅设备；⑦通讯、信息及信号辅助器具；⑧持物的辅助器具；⑨环境改善辅助器具和设备；⑩休闲娱乐辅助器具。

在临床应用中，最常用的辅助器具主要有：假肢、矫形器、轮椅、助行器和生活自助具。

二、假肢

（一）概述

1. 定义 假肢（prosthesis）是用于替代整体或部分缺失或缺陷肢体的体外使用装置。假肢的装配需要由康复团队共同完成，其中，假肢的设计和制作由假肢师负责完成，假肢处方和效果评定由康复医生负责，穿戴和使用训练由物理治疗师和假肢师共同进行。

2. 结构 假肢的基本结构包括接受腔、功能部件、连接件、外装饰套和悬吊装置。上肢假肢的基本结构包括假手、连接件、肘关节、肩关节、接受腔，以及悬吊及控制假肢的牵引带。下肢假肢的基本结构包括假足、连接件、踝关节、膝关节、髋关节、接受腔和悬吊装置。

3. 分类 假肢通常按照截肢部位分为上肢假肢和下肢假肢。

（1）上肢假肢：包含有肩胛胸廓假肢、肩离断假肢、上臂假肢、肘离断假肢、前臂假肢、腕离断假肢、部分手假肢和假手指。

（2）下肢假肢：包含有半骨盆假肢、髋离断假肢、大腿假肢、膝离断假肢、小腿假肢、赛姆假肢（踝部假肢）和部分足假肢。

（二）上肢假肢

1. 肩离断假肢 适用于肩胛带离断、肩离断和上臂极短残肢的患者。采用包肩的全接触式接受腔，通过肩带悬吊于肩胛带上，肩关节链接假肢上臂，上臂通过肘关节与前臂相连，并由腕关节与假手相连。

2. 上臂假肢 适用于上臂截肢的患者。采用包肩的全接触式接受腔，通过背带悬吊于肩胛带上，接受腔通过肘关节与前臂相连，并由前臂筒与假手相连。

3. 肘离断假肢 适用于肘关节离断和上臂长残肢的患者。采用达腋下的全接触式接受腔，借助髁部残肢末端的膨大部分悬吊假肢。通过肘关节与前臂相连，并由前臂筒与假手相连。

4. 前臂假肢 适用于前臂截肢的患者。采用包肘的全接触式接受腔，借助肱骨髁部残肢末端的膨大部分悬吊假肢（图 3-5-1）。由于残肢有很好的杠杆力臂，假肢装配后，容易获得比较满意的功能，前臂单自由度（手的开合）和二自由度（手的开合和前臂旋前旋后）肌电假肢是目前最常装配的前臂假肢。

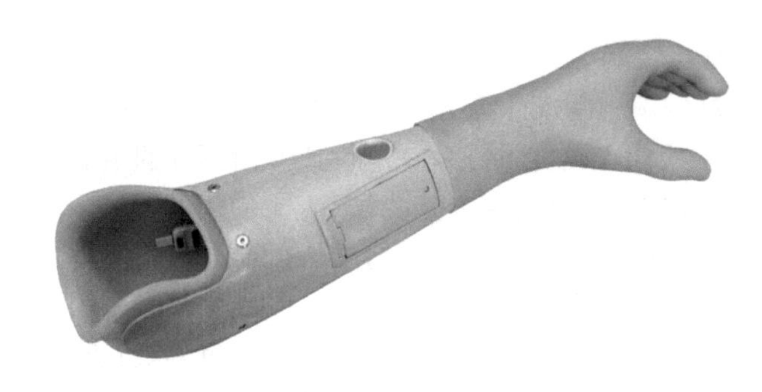

图 3-5-1 前臂假肢

5. 腕离断假肢 适用于腕关节离断的患者。采用达肘下的全接触式接受腔，通过残肢远端的膨大部分来悬吊假肢。

（三）下肢假肢

1. 大腿假肢 适用于膝关节以上、髋关节以下的大腿截肢患者。骨骼式大腿假肢是目前较先进的下肢假肢，一般不需要悬吊装置，依靠负压使接受腔吸附在残肢上。带锁膝关节的大腿假肢稳定可靠，适用于老年人，但行走时膝关节强直，步态不自然；四连杆膝关节、气压膝关节、液压膝关节和智能膝关节等具有更高仿生功能的膝关节，使大腿假肢功能更加良好，行走时步态更加接近自然。

2. 膝离断假肢 适用于膝关节离断、大腿残肢过长、小腿残肢过短、膝关节没有活动能力的患者。多采用四连杆膝关节的骨骼式膝离断假肢，外形较好，有良好的残肢末端承重、悬吊及控制旋转的功能。

3. 小腿假肢 适用于胫骨粗隆以下、踝关节以上的小腿截肢患者。小腿假肢的功能发挥与截肢部位密切相关，一般在小腿中 1/3 处截肢为理想，既有良好的杠杆臂，又有良好的血液循环，能对假肢进行良好的控制。目前较先进的小腿假肢主要为全面承重假肢，不需要额外悬吊装置，重量轻、穿脱方便、外形美观，行走时步态自然（图 3-5-2）。

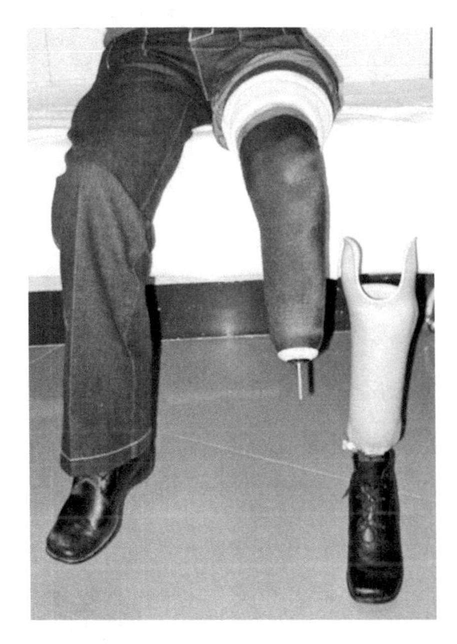

图 3-5-2 小腿假肢

三、矫形器

（一）概述

1. 定义 矫形器（orthosis）是装配于人体外部，通过力的作用，以预防、矫正畸形，补偿功能和辅助治疗骨关节及神经肌肉疾病的器械总称。其中，用于躯干和下肢的也称为支具，用于上肢的也称为夹板。

2. 分类 矫形器通常按照不同的治疗部位分为上肢矫形器、下肢矫形器和脊柱矫形器。

（二）上肢矫形器

1. 肩矫形器 肩外展矫形器适用于肩关节骨折及术后、臂丛神经损伤、腋神经麻痹和急性肩周炎。肩外展矫形器一般应将肩关节保持在外展 70°~90°，前屈 15°~30°，肘关节屈曲 90°。上肢重度肌无力或全臂丛神经麻痹可使用功能性上肢矫形器。

2. 肘关节矫形器 用于肘关节不稳定、上臂和前臂骨折不愈合、关节挛缩、肌力低下的患者。

3. 腕手矫形器 用于治疗腕关节损伤、手腕骨骨折、烧伤后关节挛缩、神经损伤后肌肉无力等。如桡神经损伤后使用腕伸展矫形器；尺神经损伤后使用莫伯格矫形器；脑卒中后使用防止手腕部屈曲挛缩的手腕部抗痉挛矫形器；腕部骨折后使用的腕固定矫形器。（图 3-5-3）

4. 手矫形器 用于手部的损伤、炎症和畸形等。如烧伤后为防止虎口挛缩使用对掌矫形器；手指肌腱损伤后使用手指固定性矫形器。

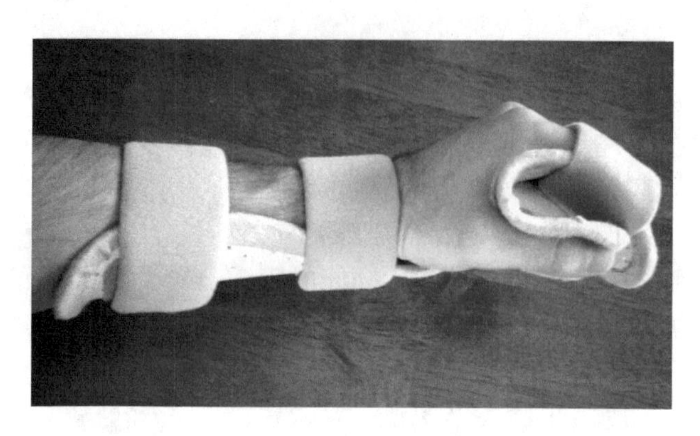

图 3-5-3 腕手矫形器

（三）下肢矫形器

1. 踝足矫形器 一般用于马蹄足、马蹄内翻足、足下垂和胫骨骨折不连接等疾病。常见的有：①用于矫正足下垂的踝足矫形器；②用于矫正踝关节内翻和外翻的踝足矫形器；③用于防止踝关节背屈、跖屈，限制内、外翻的踝足矫形器；④用于胫骨骨折的踝足矫形器；⑤小腿骨折或踝关节损伤后可用免负荷式踝足矫形器（图 3-5-4）。

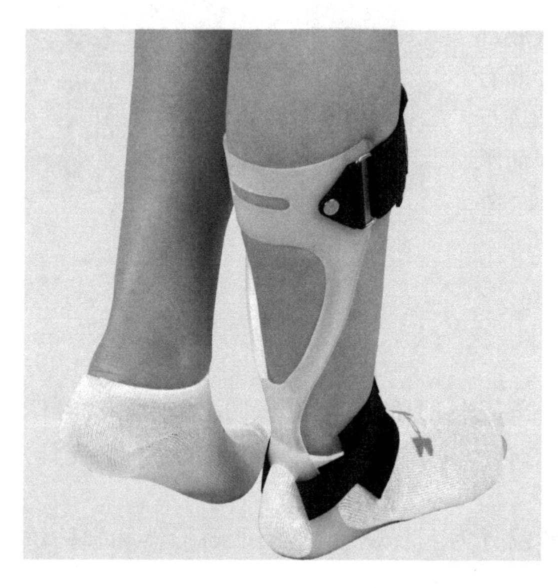

图 3-5-4 踝足矫形器

2. 膝矫形器 适用于膝关节伸展不良、膝过度伸展、关节不稳、肌肉无力、股四头肌麻痹的患者。膝矫形器可分为带锁和不带锁两种。带锁膝矫形器适用于膝关节无支配能力或控制能力弱的患者，不带锁膝矫形器用于膝关节有支配能力或控制能力强的患者。

3. 膝踝足矫形器 适用于膝关节变形、下肢肌肉无力、下肢骨折、关节及韧带损伤的截瘫、脑瘫、小儿麻痹后遗症等。

4. 截瘫行走器 适用于脊髓损伤后的截瘫患者，以帮助截瘫患者站立和行走。

（四）脊柱矫形器

1. 颈椎矫形器 适用于 C1~C5 范围内的轻度压缩性骨折和颈椎术后、颈椎病颈部疼痛及其他需要固定的颈部疾病，如斜颈等。

2. 胸腰椎矫形器 用于辅助治疗胸椎和腰椎的骨折、结核、类风湿脊柱炎等疾病。如胸腰椎术后使用的热塑板材矫形器。

3. 脊柱侧凸矫形器 适用于脊柱侧凸患者的矫正。尤其是对青少年特发性脊柱侧凸有较好的疗效，包括用于颈和上胸段脊柱侧凸的密尔沃基矫形器、用于下胸段和腰段脊柱侧凸的波士顿矫形器和色努矫形器（图 3-5-5）。

4. 腰围 适用于腰肌劳损及轻度椎间盘突出的患者。它可以限制腰椎活动，减轻椎体承重和压迫，减轻疼痛，防止腰肌挛缩。

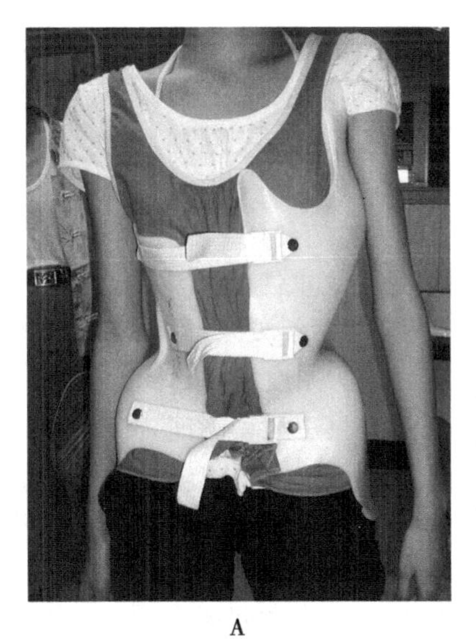
A

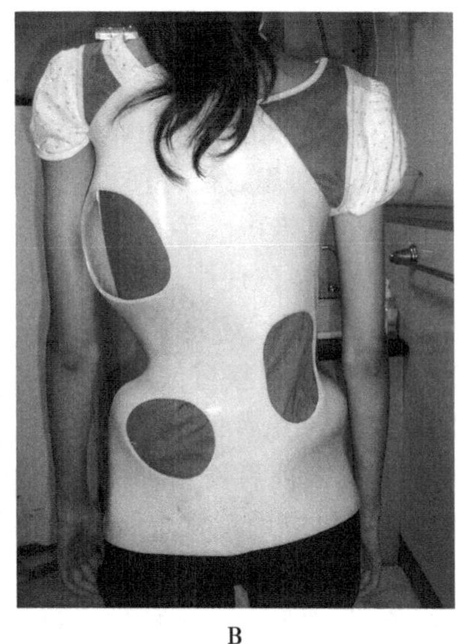
B

图 3-5-5　色努脊柱侧凸矫形器

四、轮椅

轮椅(wheelchair)是下肢残疾患者或者全身虚弱患者移动的主要工具,适用于即使借助其他辅助步行的器具也难以达到步行目的的患者。

1. 轮椅的分类　轮椅可以分为很多种类,如普通轮椅、电动轮椅、截肢患者用轮椅、站立轮椅、竞技轮椅和儿童用轮椅等。

2. 轮椅的结构　轮椅的基本结构包括坐椅、后靠背、轮胎、扶手、后手推、脚踏板、刹车、手扶圈、后支撑等(图 3-5-6)。

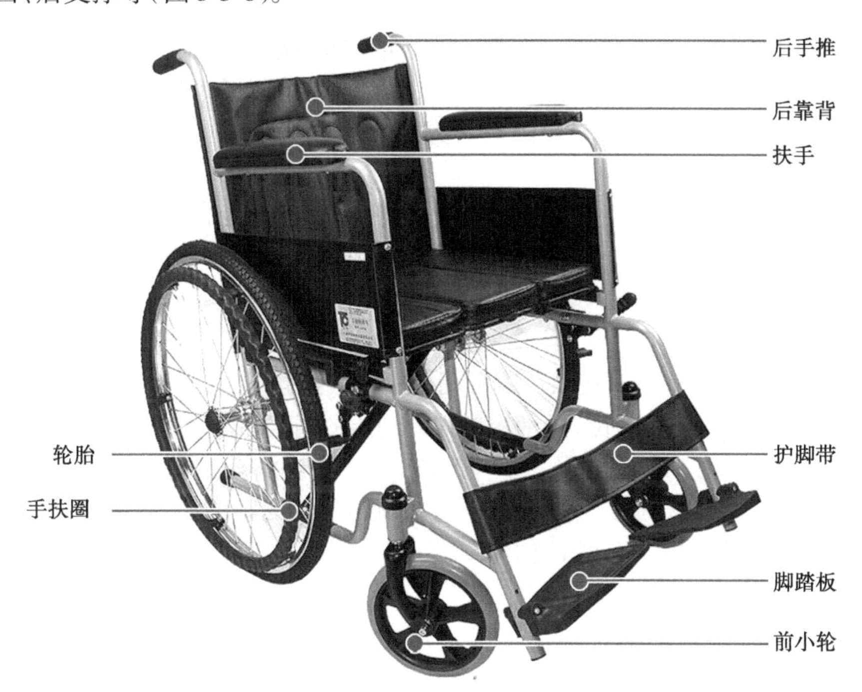

图 3-5-6　轮椅的结构

3. 轮椅的选择　选择轮椅时首先应该考虑患者的残疾情况、功能减退以及残余的活动能力。应该由物理治疗师、作业治疗师、矫形外科医师或康复医师等专业人员提出轮椅处方，根据患者年龄、疾病状况、功能障碍、移动能力、生活方式、居住环境、经济等多方面情况作出轮椅选择方案，对患者需要何种轮椅以及相关必要的轮椅附件做出专业的建议。

轮椅的使用者也应该积极参与轮椅的选择，因为轮椅使用者最了解轮椅使用的环境因素，比如轮椅主要是在室内使用还是在室外使用，是在家里使用还是在工作场所使用，是否需要搬运，是家庭汽车搬运还是公共交通工具搬运，是否需要上下楼梯等。全面考虑上述因素，能够最大限度使轮椅接近使用者的需求，能够最大限度发挥轮椅的作用。

（1）偏瘫患者：如果患者偏瘫一侧的上、下肢失去自主运动功能，可选择座位较低的轮椅或单手驱动的轮椅。前者注重训练健侧下肢肌力，并利用正常下肢的运动滑动轮椅，在小范围内活动；后者可以用正常上肢通过特殊的单手控制机构操纵轮椅。此外，还可根据实际情况在患者偏瘫的一侧配置相适应的手托和腿绷带。

（2）截瘫患者：可选择多功能轮椅。可移动的扶手使患者起居方便；高度可调的靠背及扶手，可根据坐垫的厚度为患者适度调整轮椅靠背和扶手的支撑位置；通过调整靠背的角度可增加坐姿的舒适，增加座位的稳定性，减少坐骨部位的压力；对高位截瘫患者，建议选用高靠背轮椅和防压疮坐垫并配腿绷带、腰固定带，甚至脊柱矫形器或其他固定器械，最好能在轮椅两侧扶手上配置轮椅桌。

（3）帕金森综合征患者：建议选用框架结构稳定的多功能轮椅。注意适当调整靠背和脚托板角度，根据患者特点选择各种支持托、固定带和辅助垫。

（4）双下肢高位截肢患者：双下肢高位截肢患者在安装假肢前，或没有穿戴假肢的情况下，可选用无脚踏板的或脚踏板可拆卸的轮椅。应该注意这种轮椅的轮轴应适当前移，防止轮椅容易后翻的倾向。对穿戴下肢假肢的患者可以选用普通轮椅，加配腿绷带。

（5）脑瘫患者：根据患者年龄、体形，选择尺寸适配的儿童轮椅，有针对性地选择马鞍形坐垫、胸带和各种颈托、头托、脚带，还需要配置可拆卸的轮椅桌。对病情严重的患儿，要在靠背两侧加装软性的躯体支撑块，选用特殊形状的固定脚踏板，必要时采用计算机设计制作的一体化模塑坐靠垫（坐姿保持器），这种完全个性化的轮椅是脑瘫患者及家长在日常生活中的最佳帮手。

（6）普通老年人：除了生病、体弱需要用轮椅代步，当远距离行走、路面积雪、雨后路滑时也需要使用轮椅。为他们选用普通四轮轮椅，在靠背后面可配置一个杂物袋或拐杖存放器，以便日常生活需要。要尽量让老人施展自身的体能，但是同时也要注意保证他们的安全。

（7）下肢骨折患者：选择腿托架角度可调，并带软性衬垫腿托板的轮椅。这种轮椅可根据患者的需要调整患侧腿托的位置，使患肢得到理想的固定体位。

（8）儿童及青少年：对于儿童及青少年来讲，轮椅应该能够适应因为生长而产生的对轮椅尺寸可调的需求，能够根据其生长的情况及时调整轮椅的座位宽度、座位深度、座位高度等基本尺寸。轮椅还应该很好地适应学校以及教室的环境，为了满足儿童沟通交流等需要，有的轮椅设计成可以调整到站立姿势。

五、助行器

1. 定义　助行器（walking aids）是辅助人体支撑体重、保持平衡、站立及行走的工具。

主要有拐杖和步行器两大类。

2. 拐杖　拐杖(crutch)是单臂操作使用的助行器具，可分为：手杖、腋杖、肘拐、前臂支撑拐等。

(1)手杖：手杖为单侧手扶持以助行走的工具，适用于下肢功能轻度障碍或平衡障碍或体力欠佳者。

(2)肘拐：肘拐可减轻患肢负重的40%，具有支撑前臂的固定托架或活动的臂套，使用肘拐的主要着力点是腕关节，当患肢因脊髓损伤、小儿麻痹、截肢、骨折、骨科术后等下肢病变，需要借助拐杖支撑较大体重时、则需要使用肘拐。

(3)腋杖：腋杖可减轻下肢负重的70%，使用腋杖能够提高了身体的平衡性和侧向稳定性、以较大限度地减轻下肢的负荷。需要注意的是，使用腋杖的主要着力点是腕关节，靠近腋下的腋托主要作用是把握方向，否则腋窝部位长期受压，易造成腋窝的挫伤及腋窝的血管和神经受损。

(4)前臂支撑拐：前臂支撑拐有一水平的前臂支撑架，当患肢因关节炎、骨折、挛缩，无法用腕关节承重时，则需要使用可将前臂固定于支撑架前的前臂支撑拐。

3. 步行器　也称助行架(walker)，是一种三边形(前面和左右两侧)的金属框架，一般用铝合金材料制成，自身很轻。有些带有脚轮。步行器可支持体重便于站立或步行，其支撑面积大，故稳定性好。

(1)普通框式助行器：框架结构，具有很高的稳定性能，分为固定式和折叠式。常用来减轻一侧下肢的负荷。如下肢损伤或骨折不允许负重，则双手提起两侧扶手同时向前放于地面代替一足，然后健腿迈上。

(2)差动框式助行器：体积较小，无脚轮，可调节高度，使用时先向前移动一侧，然后再向前移动另一侧，如此来回交替移动前进。适用于立位平衡差，下肢肌力差的患者或老年人。

(3)两轮助行器：用于上肢肌力差，单侧或整个提起助行器有困难者，此时前轮着地，提起步行器后脚向前推即可。

(4)四轮助行器：有四个轮，移动容易，不用手握操纵，而是将前臂平放于垫圈上前进。适用于步行不稳的老年人，但使用时要注意身体与地面保持垂直，否则易滑倒。

(5)台式助行器：带有前臂支撑平台和四个脚轮，其特点是支撑面积大，稳定性能更好。助行架的高度应以身体直立，在肘屈曲近30°的状态下，将前臂放在平台上为宜，双臂与/或上身一起向前推进，使用手闸控制移动速度。适用于全身肌力低下、平衡能力较差、脑血管疾病引起的步行障碍、慢性关节炎患者以及长期卧床的患者进行站立和步行训练。

六、生活自助具

1. 定义　生活自助具(self-help device)是一大类能够补偿患者缺失的功能，代偿功能障碍，帮助他们完成原来无法完成的日常生活活动，从而增加其生活独立性的辅助装置。

2. 分类　生活自助具根据不同的用途大致可分为：①饮食类自助具；②穿着类自助具；③个人卫生自助具；④如厕类自助具；⑤家务活动自助具；⑥书写学习类自助具。

3. 饮食类自助具　适用于手部、腕关节活动受限而不能将餐具抓紧的患者。

(1)可弯式曲柄叉、勺：将普通的叉、勺的手柄折成弯形，带角度的、不同宽窄的、可弯折的形状，安装在粗把的手柄上，固定螺丝可不拧紧，便于叉、勺活动。患者进餐时，曲柄叉、勺可始终保持在水平位，不需要前臂做旋前运动就可将食物送进口中。适用于手关节僵直、变形，前臂和腕手关节活动受限，前臂旋转功能丧失，进食困难的患者。

（2）弹簧筷子：在两根筷子之间装有弹簧片，易于开合的筷子。适用于手指伸展功能受限或握力弱的患者，以及手指伸肌无力不能自行释放筷子的患者。

（3）多用袖套：在环形的帆布带上缝上尼龙搭扣，以便固定在患者手部，再在帆布带的一面缝制一个插口，可放入叉、勺等餐具，防止滑脱。适用于手屈曲痉挛，手指变形，手部残缺或者抓握力丧失的患者。

（4）持杯器：根据杯子的外形，用塑料或者其他材料制成的一个与之吻合的支架，将杯子放入支架，然后将支架扣在手上，即可持杯饮水。持杯器可以是单柄，也可以制成双柄的支架。适用于手指抓握困难的患者。

4. 穿着类自助具

（1）系扣钩和魔术扣：可以替代T恤衫外衣的纽扣，便于手指不灵活的患者穿衣。

（2）拉衣钩和穿衣板：适用于上肢关节活动受限或手臂活动困难，弯腰困难及运动功能障碍的患者，方便患者自行进行穿衣。

（3）穿鞋用具：一般称为鞋拔子，一端手握持，一端为薄扁弧形，利于患者穿鞋。适用于弯腰不方便的患者。

（4）穿袜用具：用一张硬纸壳或两条线带制成，帮助穿着袜子。适用于大腿关节不灵活或者不能举肩的患者。

（5）拉链器：在拉链环上增加一个较大的物品，如金属环、装饰物、花布条等。穿脱有拉链的衣物时，用抓握动作来代替指捏动作。适用于手指功能障碍的患者。

5. 个人卫生自助具。

（1）弯柄牙刷：适用于上肢运动功能障碍、肩肘关节活动受限的患者。

（2）台式指甲钳：适用于手功能障碍的患者。

（3）洗头盆：适用于运动功能障碍、需要长期卧床的患者。

（4）淋浴座椅：带有扶手的浴椅，可方便使用者支撑。适用于站立困难及平衡能力较差的患者。

（5）各类浴室扶手：适用于各种肢体功能障碍的患者。

6. 如厕类自助具　包括以下几种。

（1）坐便椅：铺有软垫，下方有便盆，需如厕时可移开座位上的木板。适用于下肢关节活动受限，无下蹲如厕能力的患者。

（2）马桶增高垫：适用于髋关节、膝关节屈曲障碍以及其他肢体运动功能障碍的患者。

（3）便盆：患者卧床期间使用的盛装排泄物的容器。适用于行动不方便、不宜下床或丧失自理能力的患者。

（4）便池和洗手池扶手：适用于各类运动功能障碍导致行动不便的患者。

7. 家务活动自助具　包括以下几种。

（1）改良砧板：在普通砧板四周钉上小木条，防止切菜时四处散落；另在砧板上固定圆钉，以便切的时候固定物体，能够单手操作。适用于上肢行动不便的患者。

（2）奶酪铲、弯把面包刀和开罐头刀：适用于上肢行动不便的患者。

（3）长柄手夹：适用于弯腰困难及拾取地面物品不便、运动功能障碍、行动困难的患者。

8. 书写学习类自助具 包括以下几种

(1)握笔辅助器：如塑料制成的"C"形对掌握笔器，将笔套在圆球上的握笔球，皮革或金属制成的持笔辅助装置等，可帮助手指无力或手指不能完成精细动作的患者完成书写作业。

(2)翻书器：在木棍的顶端套上橡皮套，利用橡皮的摩擦力来进行翻书动作，适用于手指精细活动困难的患者。

(3)打字辅助器：用以替代用手指点击键盘的工具，用于手的握力丧失，手指活动受限的患者操作电脑键盘的辅具。

(4)鼠标辅具：通过对鼠标进行改装，用于手指活动受限的患者操作鼠标的辅具。

（武继祥　李　磊）

第六节　非侵入性脑部刺激技术康复指南

一、概述

非侵入性脑刺激(non-invasive brain stimulation, NIBS)技术指不依靠外科手术等有创操作，利用磁场或者电场作用于大脑的特定部位，从而起到调节大脑皮层神经元活动的技术。临床上，常见的非侵入性脑刺激技术主要包括经颅磁刺激和经颅直流电刺激两种。它们可以改变大脑皮层神经元的兴奋性，并调节神经系统的可塑性，目前在临床及科研方面均受到广泛的关注。

二、经颅磁刺激

(一)定义与术语

经颅磁刺激(transcranial magnetic stimulation, TMS)是一种利用脉冲磁场作用于中枢神经系统，使之产生感应电流改变皮层神经细胞的动作电位，引起一系列生理生化反应，从而影响脑内代谢和神经电活动的磁刺激技术。该技术由英国科学家 Barker 于 1985 年首先创立，具有无痛、无损伤、操作简便、安全可靠等优点，很快得到了临床应用。在经颅磁刺激的基础上发展起来的重复性经颅磁刺激(repetitive transcranial magnetic stimulation, rTMS)是一种新的神经电生理技术，目前在临床工作中也得到了广泛的应用。

(二)治疗原理及作用

1. 物理特性　根据电磁感应的原理，将带绝缘装置的导电线圈放在大脑的特定部位，当线圈有强烈电流通过时，就会产生局部磁场，局部磁场会以与线圈垂直的方向透过头皮和颅骨，进入大脑皮层一定深度，并在大脑皮层产生感应电场，继而对大脑的生物电活动产生干扰或调节。刺激频率在 1Hz 或以下称低频(慢速)rTMS，5Hz 以上称高频(快速)rTMS。不同频率的 rTMS 对运动皮层的调节作用不同。

磁刺激相对于电刺激有明显的优势。磁刺激线圈不与身体接触，不需要对皮肤进行任何预处理，机体与外界无电联系，因而安全性高。头皮和颅骨电阻率大，而感应电流与组织电阻率成反比，所以 TMS 刺激脑部神经时只有微小电流通过头皮和颅骨，基本无不适感。生物组织磁导率基本均匀，磁场容易无创地透过皮肤和颅骨而达到颅内深层组织，诱发的电场进入组织中并不衰减，更容易实现颅脑深部刺激。

2. 生理作用 目前主要关注以下几个方面的生理作用。

（1）刺激皮层部位可以产生运动诱发电位：这是目前 TMS 研究最为成熟的生理效应，已经有许多重要的临床应用。其中一个比较重要的应用就是进行中枢神经传导速度的测量，另外一个应用就是评价运动皮层兴奋性。

（2）改变大脑局部皮层的兴奋性：调节神经突触的功能。

（3）关闭特定皮层区的活动：实现大脑局部功能的虚拟性毁损。

3. 生化作用 TMS 通过产生感应电流改变神经细胞膜的电位，从而影响脑内代谢和神经电活动，从而产生以下作用。①影响神经递质和受体，如多巴胺、5- 羟色胺、谷氨酸等；②对早期即刻基因表达的影响；③对脑血流、代谢、内分泌的影响。

（三）治疗技术

1. 治疗设备 经颅磁刺激器是由储能电容、电源、固态开关和线圈组成。人体组织对磁场几乎是透明的，脉冲磁场可以几乎无衰减地穿透人体，到达大脑深处刺激中枢神经系统。

（1）磁刺激器：目前刺激器大致上可以分为单脉冲刺激、双脉冲刺激和重复性脉冲刺激三类。

单脉冲刺激：是指每次只能发出一个刺激脉冲，这里的每次是指按下发射按钮或开关一次。这类磁刺激器也就是常说的 TMS，主要应用在神经通路的检测 - 运动诱发电位方面。

双脉冲刺激：是指每次发出指令后能连续发射两个脉冲或者一个脉冲对。双脉冲的特点是脉冲间隔可以调整，最短间隔时间可以到 1ms，适合于皮层兴奋性的研究。

重复性脉冲刺激：发出单次指令后可以连续释放刺激，即 rTMS。最快的速度可以到每秒 100 次，也就是 100Hz。单序列最长的连续刺激时间可以到 10s。它的用途广泛，如神经通路临床评估、癫痫的研究和治疗、康复治疗、精神疾病治疗以及脑功能的研究等。重复性脉冲磁刺激器并不能替代双脉冲磁刺激器。因为即使是最快的 100Hz 的重复性刺激器的最小脉冲间隔也是 10ms，达不到双脉冲的最小可调间隔 1ms。目前，rTMS 的一种新型刺激模式节律串刺激（theta burst stimulation，TBS）开始用于临床。TBS 分为两种刺激模式，连续性刺激（continuous theta burst stimulation，cTBS）和间歇性刺激（intermittent theta burst stimulation，iTBS）。cTBS 刺激大脑皮层可以产生长时程抑制效应（long-term depression，LTD），可以降低刺激侧皮层兴奋性；iTBS 刺激大脑皮层可以产生长时程增强效应（long-term potentiation，LTP），能够提高刺激侧皮层兴奋性。

（2）刺激线圈：线圈也称为磁头或探头，国外统一称 Coil。线圈是释放刺激的最终端设备，同一台机器连接不同规格的线圈能输出完全不同的信号，比如刺激强度、深度和面积等。线圈的规格主要区别在形状和尺寸。主要有两类：单线圈（图 3-6-1）和双线圈（图 3-6-2），它们产生的感应电场也是截然不同的。单线圈的感应电场在其中心位置是零，最大值是在其周围大约等同于平均直径的范围，而双线圈的最大值却是在其中心位置，两边对着每个线圈还各有一个小一些的峰。不同线圈放置方法对运动阈值（motor threshold，MT）、运动诱发电位（motor evoked potential，MEP）的影响也不同，临床上最常用的是 PA 方向（手柄向后垂直中央沟的方式），如图 3-6-3 示为左侧第一骨间背侧肌对应的皮层 M1 区。

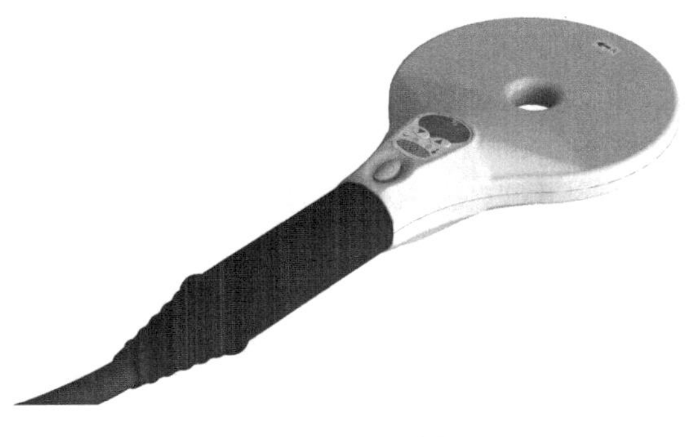

图 3-6-1 单线圈

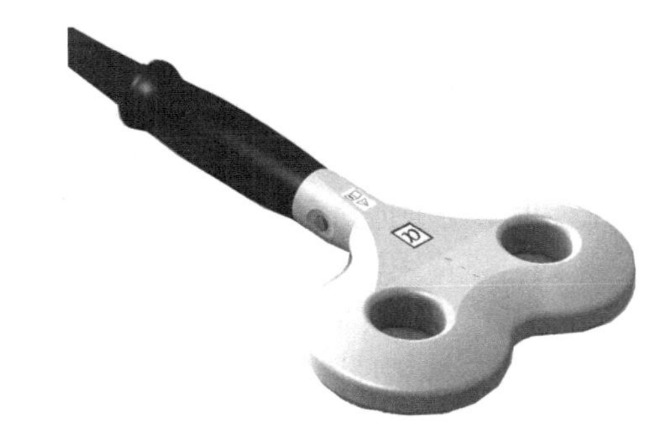

图 3-6-2 双线圈

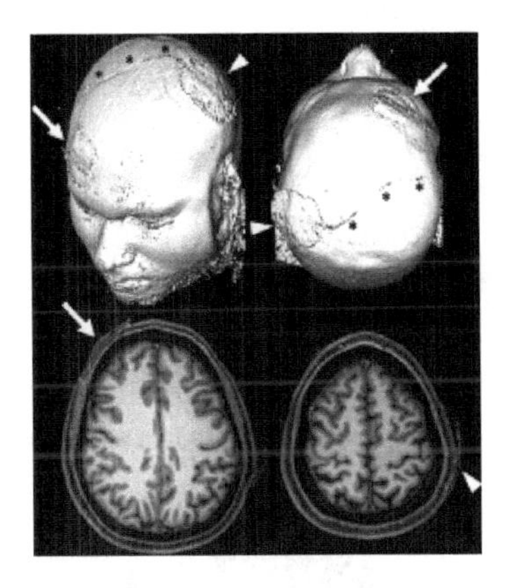

图 3-6-3 左侧初级运动皮层

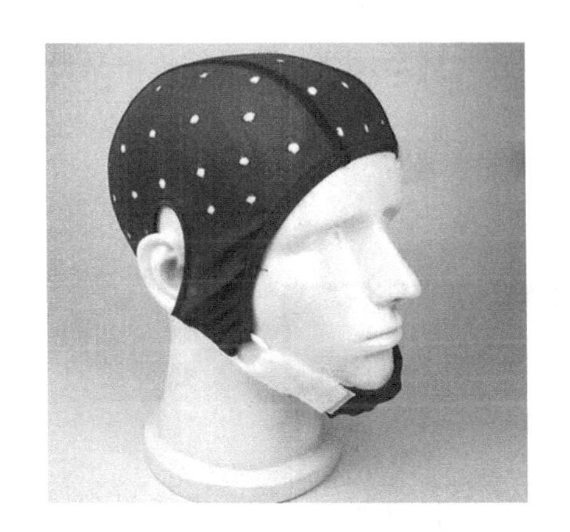

图 3-6-4 10-20 脑电帽

2. 刺激参数及意义 经颅磁刺激的参数主要有三个：刺激频率、刺激强度和刺激位置。

（1）刺激频率的选择取决于机器本身所允许的范围，比如 100Hz 磁刺激器允许选择从 1~100Hz 不同的刺激频率。不同的频率具有不同的作用，理论上高频经颅磁刺激可以增强神经细胞的代谢，低频经颅磁刺激可以抑制神经细胞的代谢。

（2）刺激强度的概念有两个：一是机器所能达到的输出强度，另外一个是施加给患者的刺激强度。机器所能达到的刺激强度是指输出能量设置为 100% 时线圈输出的磁场强度，刺激强度与所选用的线圈密切相关。线圈尺寸（直径）越小，刺激强度越高，如“8”字形线圈刺激强度最大的点为中间的交点部分。患者的治疗强度一般参考 MT 设定，运动阈值是通过施加刺激时记录到的 MEP 来计算。有些设备本身都带有 MEP 的检测功能，方便又实用。

（3）刺激部位的选择是很关键的。例如，对抑郁症的治疗研究包括对许多部位，如左侧前额叶背外侧（dorsolateral prefrontal cortex，DLPFC）、右背侧前额叶等。

（4）治疗参数的选定具有特殊意义，因为在不同疾病的治疗中治疗参数都是不同的，需要根据患者的具体病情制订详细的治疗方案。例如 rTMS 治疗精神障碍的研究多使用 80%~110% 的运动阈值，最大不超过 120%，刺激的频率范围为 0.3~20Hz。治疗方案包括每分钟的刺激次数，每天治疗的时间，每天治疗的次数，治疗天数以及总刺激数等。不同刺激参数的 rTMS 产生不同的神经生理效应，低频刺激模式引起皮层抑制，高频刺激模式则引起兴奋。在临床中主要通过捕捉和利用这种生物效应来达到诊断和治疗的目的。

3. 定位常用方法

（1）解剖部位定位：利用脑电图 10-20 电极分布系统或头颅标识定位，可在刺激时佩戴一个有 EEG 电极位置分布记号的弹性帽子，事先在帽子上画上刺激部位的记号，对照记号刺激，但不是个体化解剖功能学的定位。此法在临床上普遍使用，优点是简便易行，不增加患者的医疗费用（图 3-6-4）。

（2）光学跟踪 MRI 导航定位：这是一种 3D 成像系统（图 3-6-5），根据不同公司的产品来决定是否事先检查 MRI。此法是一种较精确的个体化定位，不足之处是操作麻烦、价格昂贵。

（3）机器人导航定位（图 3-6-6）：该方法与以上方法不同的是可以预先设置刺激点，不同手工操作，由机器人根据程序自动定位、跟踪、监视并调节线圈的最佳位置，大大减少了操作的误差与麻烦。缺点同样是价格昂贵，医疗成本增加。

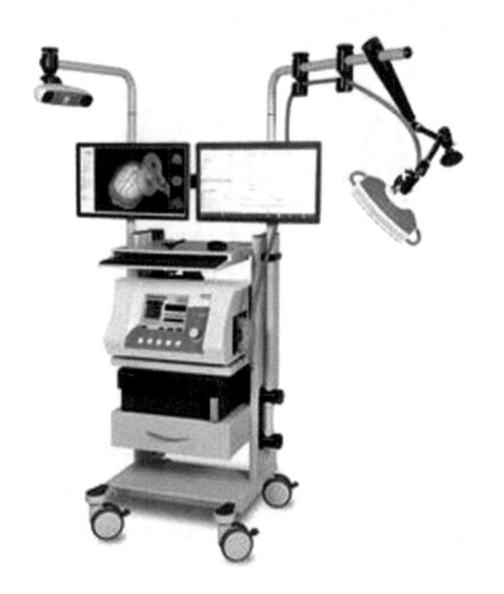

图 3-6-5　TMS3D 导航

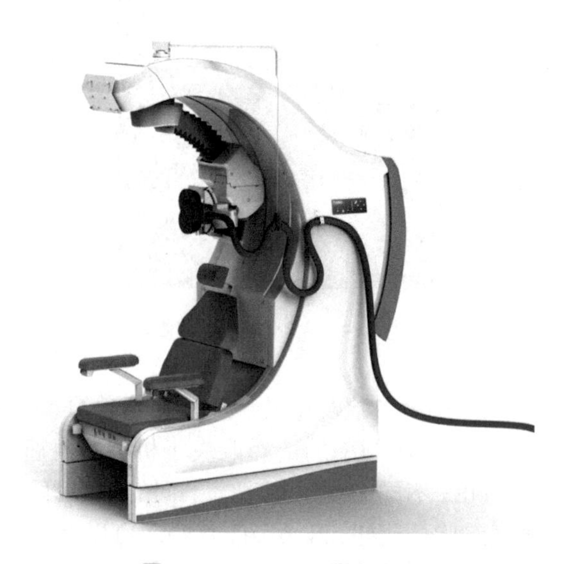

图 3-6-6　TMS 机器人导航

4. 操作方法　在进行 TMS 治疗时不需要全身麻醉，在门诊很容易操作，并且安全性高，不良反应少。操作过程如下：①首先将刺激强度旋钮旋至最小；②把线圈与磁刺激器相连接。要保证在连上线圈之后才能打开治疗仪；③打开磁刺激器，然后在测试或治疗选择项目下，选择其中的磁刺激项目；确定刺激强度；④检查危险物品，接受 rTMS 不能携带以下物品：心脏起搏器、金属物品、金属植入物、耳蜗植入物、听力辅助装置、手表、计算器、信用卡、计算机软盘或磁带等；⑤ rTMS 受试者取坐姿，背对仪器，线圈放在预先确定的头部治疗部位上；⑥在刺激器上选定刺激频率；⑦按下“激发”按钮。如果准备灯亮，那么当激发器触发刺激时，就会产生一次刺激。如果激发器处于重复模式，磁刺激器就会在特定频率重复触发；⑧当线圈使用完毕后，应放到吊架上，不要随便放置，特别是不能放置在任何金属表面，金属可将线圈弹出或损坏；磁刺激器在不使用时应及时关机；开机时不要离开人。2009 年美国波士顿贝伦斯 - 艾伦无创脑刺激中心（Berenson-Allen Center for Noninvasive Brain Stimulation）发布的“TMS 的现状和未来：安全和伦理指南”为 TMS 临床应用提供了规范化安全标准。

（四）临床应用

欧洲的专家团队基于2014年3月以前发表的rTMS治疗各类疾病的临床研究证据而编写《重复经颅磁刺激（rTMS）治疗的循证指南》，力求规范rTMS的临床应用并提供循证治疗指南。

1. 电生理检查项目

（1）运动诱发电位（motor evoked potentials，MEP）：MEP是刺激运动皮层、脊髓神经根或周围神经而在靶肌肉记录到的肌肉运动复合电位，用来检查运动神经通路的完整性。

（2）运动阈值（motor threshold，MT）：MT是指在靶肌肉记录到大于50uV运动诱发电位时的最小头部磁刺激强度，反应中枢运动神经兴奋性。静息运动阈值（rest motor threshold，RMT）在连续10次刺激中至少有5次（或至少连续刺激5次中出现3次）引出运动诱发电位的波幅＞50uV所需的最小刺激强度。动作运动阈值（active motor threshold，AMT）肌肉在10%~20%最大肌肉收缩时产生100~200uV运动诱发电位的磁刺激强度。MT检测主要用于评价皮质脊髓束的兴奋性，脊髓损伤后皮质脊髓束运动阈值将明显增高。一般来说，严重脑卒中患者的运动阈值较正常人高。

（3）中枢运动传导时间（central motor conduction time，CMCT）：在脊髓旁神经根处刺激可以引出靶肌肉动作，产生MEP，与头部刺激时产生MEP的潜伏期之差即CMCT。

一般情况下脑卒中患者MEP潜伏期延长、波幅降低、中枢传导时间延长。对于脊髓损伤的患者，完全性损伤的患者不能引出MEP，否则为不完全性脊髓损伤。MEP还可以用于脊髓手术的术中监测。

2. 适应证

（1）神经系统病症：脑卒中（急性期或亚急性期存在运动功能障碍）、脊髓损伤、帕金森病、癫痫、肌张力异常及抽动障碍及其他，如运动功能障碍、失语症、认知功能障碍、单侧空间忽略、脊髓小脑退行性病变、肌萎缩侧索硬化、多发性硬化等。治疗脑卒中后运动功能障碍，如亚急性期及慢性恢复期，常使用低频rTMS，刺激健侧运动皮层M1区，或使用高频rTMS，刺激损伤同侧皮层M1区；改善神经病理性疼痛，常用高频rTMS，刺激疼痛对侧M1区；帕金森运动症状，常使用高频rTMS，刺激双侧M1区；治疗偏侧忽略，常使用cTBS刺激左侧后顶叶皮层区；治疗癫痫时常使用低频rTMS刺激癫痫病灶。

（2）精神病症：抑郁症及情绪障碍、强制性障碍、精神分裂症、幻听、成瘾等。治疗抑郁症时，如单相抑郁症，使用高频rTMS刺激左侧DLPFC，或使用低频rTMS刺激右侧DLPFC；改善帕金森患者抑郁常使用高频rTMS，刺激左侧DLPFC；治疗精神分裂常使用高频rTMS刺激左侧DLPFC（前额叶背外侧皮层区）；治疗幻听时，常使用低频rTMS刺激左侧颞顶皮层；改善创伤后应激障碍引起的焦虑，常使用高频rTMS刺激右侧DLPFC；治疗戒断综合征如吸烟成瘾，常使用高频rTMS刺激左侧DLPFC。

（3）镇痛及其相关的应用：神经病理性疼痛、非神经病理性疼痛等。如复杂区域疼痛综合征的镇痛，常使用高频rTMS刺激疼痛对侧M1区。

（4）其他：偏头痛、便秘、尿失禁、失眠、耳鸣、孤独症的患者也可以应用rTMS治疗。治疗耳鸣时，常使用单个序列TBS或者低频rTMS刺激耳鸣对侧听觉皮层。

3. 禁忌证

（1）头颅内置有金属异物者禁止使用；

（2）有植入药物泵、内置脉冲发生器、心脏起搏器者、有耳蜗植入物者、有颅内压增高者等禁止使用；建议使用TMS预案中的参数进行体外磁应力测试。

（3）高频强刺激有引发癫痫的风险，对于有癫痫病史、癫痫家族史的患者禁止使用高频强刺激。

（4）特殊人群慎用：①孕妇：刺激头部，对胎儿影响不大，避免刺激孕妇的腰椎部，尽量与刺激磁头保持 0.7m 的距离。②儿童：2 岁前，幼儿皮层兴奋性极高，诱发癫痫的风险随之增高；18 个月以前，囟门还未闭合，线圈贴紧头皮可能造成物理损伤，且在皮层上形成的感应电流的分布情况也有可能发生变化；儿童外耳道较小且窄，注意保护听力，使用耳塞防护。③不能表达自己感觉的人慎用；严重头痛、头部损伤、其他神经损伤的患者慎用；有强烈自杀倾向或行为者慎用。

三、经颅直流电刺激技术

（一）定义

经颅直流电刺激（transcranial direct current stimulation，tDCS）是使用一对电极将恒定的、低强度的直流电（1~2mA）作用于特定脑区，达到调节大脑皮层神经活动的技术，是一种非侵入性神经刺激技术。因其具有无痛、无损伤、操作简便、安全可靠等优点，目前在临床工作中得到了广泛的应用。

（二）生理效应及作用机制

关于 tDCS 的确切机制尚不完全清楚，单一机制无法解释 tDCS 的多种作用，目前普遍认可的机制有：对膜电位及离子通道的影响、对突触可塑性的影响、对皮层兴奋性的影响、对双侧大脑半球间兴奋性的影响、对局部皮层和脑网络联系的调节。

（三）治疗技术

1. 治疗设备　包括经颅直流电刺激仪及其附件（图 3-6-7）。

（1）经颅直流电刺激仪：最简单的 tDCS 仪器主要由一个由电池或电源供电并实行整流的刺激器，能够输出平稳的直流电（国内：0~2mA；国外 0~4mA，可调）。

（2）附件：导线、电极套板、金属极板、海绵垫。

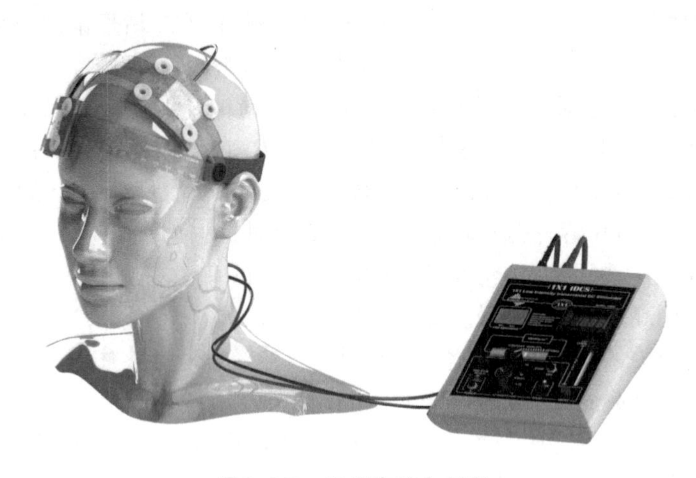

图 3-6-7　经颅直流电刺激

2. 刺激参数　经颅直流电刺激技术使用时调节的参数包括：极性、刺激部位、电流强度和极片的面积。

（1）极性：电流从阳极流向阴极，并形成一个电流环路。阳极易化神经元兴奋，阴极抑制神经元兴奋。通过调节刺激电极与参考电极的极性，进而达到不同的生理效应。

（2）刺激部位：①刺激电极：初级运动皮层区（M1）、左侧前额叶背外侧皮层区（DLPFC）、初级视觉皮层区（V1）、唇舌区、左侧 Broca 区、左侧 Wernick 区、小脑、枕叶、颞顶皮层等；②参考电极：对侧眶上、肩上或颅外其他部位；③电流强度：微弱直流电（1~2mA）。

3. 治疗方法　根据脑电图 10-20 电极分布系统，使用电极帽进行定位。治疗时，一个电极作为主电极放置在目标皮层区域，另一个电极放置在对侧眶上缘或颅外其他区域。电极多使用浸入生理盐水的海绵连接金属衬板，除接触皮肤区域外均适用绝缘材料包裹，一般电极的表面积为 25~35mm^2，电流强度一般选择 1~2mA，电流密度一般为 0.029~0.08mA/cm^2。

4. 注意事项

（1）首次经颅直流电刺激治疗仪器需要由经过专业训练的医务人员进行操作，需调整刺激强度、刺激位置、电极片放置位置等参数。

（2）禁止用于安装心脏起搏器或心导管或电极者、脑血管支架植入术后或脑部有金属物体者。

（3）常见的不良反应有头痛、头晕，但持续时间多较短暂，可自行缓解。

（4）严禁设备进水、雨淋、受潮，使用中远离水池，不能在露天使用。

（5）如果刺激强度过大可致皮肤烧伤，在进行治疗过程中要注意刺激强度。

（四）临床应用

2016 年国际临床神经生理学联合会欧洲分会（International Federation of Clinical Neurophysiology）组织开展了关于经颅直流电刺激（tDCS）治疗应用发展和现状探讨，并制定了《经颅直流电刺激治疗的临床循证指南》。现在临床多参照该循证指南实施 tDCS 应用。

1. 适应证

（1）神经系统疾病：脑卒中、脊髓损伤、帕金森病、癫痫、肌张力异常及抽动障碍及其他，如运动功能障碍、认知功能障碍、吞咽功能障碍、单侧空间忽略、脊髓小脑退行性病变、肌萎缩侧索硬化、多发性硬化、耳鸣、偏头痛等。

（2）精神系统疾病：抑郁症及情绪障碍、强制性障碍、精神分裂症、药物成瘾、戒断综合征。治疗非药物性抑郁时，常将阳极置于左侧 DLPFC，阴极置于右侧眶上缘；治疗药物成瘾时，常将阳极置于右侧 DLPFC，阴极置于左侧 DLPFC。

（3）疼痛：包括中枢神经病理性疼痛、肌肉骨骼性疼痛（包括纤维肌痛、肌筋膜疼痛、足底筋膜炎）、偏头痛、口面部疼痛（包括三叉神经痛、颞下颌障碍以及各种口面部疼痛综合征）、腰痛、腹部或盆腔疼痛（包括肠炎、子宫内膜异位症及各种类型的盆底疼痛综合征）、术后疼痛、各种混合症状的疼痛综合征（包括幻肢痛、多发性硬化、关节痛、药物中毒及病因不明的各种病理性疼痛）。治疗纤维肌痛症，将阳极置于左侧 M1，阴极置于右侧眶上缘；改善创伤或医源性的脊髓损伤所致的二次损伤引起的下肢慢性神经病理性疼痛时，可将阳极置于左侧半球或疼痛对侧的运动皮层 M1 区，阴极在右侧前额区眶上缘。

2. 禁忌证　当出现以下情况，应当与患者充分沟通，根据具体情况慎用或者禁用 tDCS：

（1）使用植入式电子装置（例如心脏起搏器）的患者。

（2）治疗区域有带有金属部件的患者。

（3）发热、电解质紊乱或生命体征不稳定患者。

（4）急性大面积脑梗死或有颅内压增高的患者。

（5）存在严重心脏疾病或其他内科疾病的患者。

(6)进行去颅骨减压等手术未进行颅骨修补的患者。

(7)有出血倾向的患者。

(8)局部皮肤损伤或炎症患者。

(9)刺激区域有痛觉过敏的患者。

(10)孕妇及儿童。

(11)癫痫发作期患者。

(何晓阔)

第七节 机器人康复指南

一、手功能康复机器人

手功能康复机器人(hand rehabilitation robot)是一种帮助手外伤或偏瘫患者逐步恢复手指运动功能的医疗康复机器人。手功能康复机器人可以通过运用运动想象疗法、镜像疗法、以任务导向的功能性训练、协同运动等方法,通过单指、握拳、拿捏、数数、挥手、握手柄、抓取物体、紧握物体、移动物体等功能性动作训练的方式,有效地恢复患者的手部肌力、关节活动范围、深浅感觉、手指的灵活性及协调性。通过功能性训练后,可获得如喝水、抓筷子、握东西等日常生活能力。

第一代手功能康复机器人 HANDEXOS,它能在指间关节安全范围内做运动功能的康复训练。Satoshi Ueki 等人研制了基于虚拟现实技术的手部外骨骼康复机器人,它基于虚拟现实技术以及临床人员可视化操作的基础上,同时配有健侧及患侧的康复数据手套,可通过戴在健肢手指上的数据手套来自主控制驱动患肢手指。又如 Hand of Hope 通过采集患者肌电信号,运用健侧带动患侧共同动作的策略进行康复,实现简单抓握动作。Lauri Connelly 等人研发的气动手套 PneuGlove 通过抓 - 放常用实物进行手指运动训练,也可匹配虚拟现实技术在三维环境中实现抓握动作。

一些科研人员使用手功能康复机器人进行任务导向训练,结果显示这种方式在改善早期患者手功能中有效,且柱状抓握效果优于球状抓握;他们选取软瘫期卒中患者 40 例、痉挛期卒中患者 40 例、恢复期卒中患者 40 例,进行为期 4 周的手功能康复训练,各期都随机分为试验组和对照组,对照组采用常规康复训练;结果显示,运用手功能康复机器人对于提高各期患者手功能均有效,特别对于痉挛期患者效果优于常规治疗。国外的一些研究认为应用机器人辅助治疗对精神科少见的异手综合征(alien hand syndrome, AHS)也有效果,患者在日常生活活动能力及手功能能力方面得到提升。

二、上肢康复机器人

上肢康复机器人(upper limb rehabilitation robots)适用人群主要为脑卒中后患者。脑卒中后上肢康复强调进行功能性任务训练,即任务导向性训练。需重复进行训练以促进功能的改善,并定期、逐渐地提高任务难度,给患者一定挑战。对于中度到重度的上肢瘫痪可以进行上肢机器人训练。上肢机器人训练不但有利于早期患者的恢复,同样对于恢复晚期及后遗症期的卒中患者同样有效,建议上肢康复机器人训练方式在患者病情平稳的情况下适用于康复各个时期。

牵引式上肢康复机器人系统是一种以普通连杆机构或串联机器人机构为主体机构，使机器人末端与患者手臂连接，通过机器人运动带动患者上肢运动来达到康复训练目的的机械系统。代表性产品有瑞士的 Armeo 可用于脑卒中恢复期，研究显示在运动功能及上肢活动范围上均有改善。意大利 TechnoBody 上肢智能康复机器人将动作训练与认知训练元素相结合，通过机器人手臂及桌面平台辅助，实现如“切水果”“够物”“切菜”等日常生活现实实景操作，锻炼患者的肩、肘、腕关节及施力大小的控制达到康复目标。技术层面也可以实现根据患者的评估情况制订个性化训练方案，进行针对性的治疗。同时提高了康复训练的娱乐性及患者参与度。研究显示，机器人能够更有效地改善骨折后的肘关节僵硬。

三、下肢康复机器人

下肢康复机器人（lower limb rehabilitation robots）适应证为截瘫、脑瘫、偏瘫等引起的肢体功能障碍患者。它可以帮助下肢瘫痪的患者完成行走训练，并可以对速度、角度、强度等进行设定，通过运动意图识别、力传感、电刺激及肌电信号反馈等技术实现被动训练、辅助训练、主动训练等多种康复训练模式。最终目标是让其患者回归家庭及社会，实现一定程度的独立行走。脑卒中防治规范中推荐对所有卒中后步态受限患者进行强化、多次重复的移动性任务训练对于脑卒中后早期行走不能或行走能力低下的患者可考虑在减重下进行器械辅助的步行训练（如活动平板训练、机器人设备）。可以考虑将机器人辅助运动训练结合传统康复疗法来改善脑卒中后运动功能和移动性。

（一）坐卧式康复机器人

又称牵引式下肢康复机器人。适用于运动功能完全丧失的患者或脑卒中后康复训练前期。其优点在于训练过程中患者可处于坐立、斜躺或平躺的姿势，无需下肢为身体提供支撑。但是不利于有自主肌肉收缩的患者步行功能的恢复。

最常使用的如电动踏车。类似踩自行车，患者进行下肢重复轨迹的圆周运动。代表产品有美国的 RT300 Leg 和德国的 MOTOmed，其适应证有脑卒中、痉挛、多发性硬化、帕金森病、骨质疏松症等，研究证明 MOTOmed 训练可提高患者步行速度及步行稳定性，提高患者的耐受能力。除踏车外，还有多自由度末端产品，Lambda 是该类型中自由度最多的设备，它实现了髋、膝、踝关节在矢状面内的自由规划轨迹运动。

（二）悬吊减重式步态训练机器人

这种方式只适用于轻度损伤患者，对于下肢运动功能完全丧失的患者，可能会对患肢造成二次损伤。早期减重步行训练（BWSTT）使用悬吊系统和绑带支撑患者的部分体重，治疗师人工手法操作患者在跑步机上的步态运动从而实现步行训练。Gait Trainer GT I 悬吊减重式步态康复机器人，通过兼容神经肌肉电刺激，促进下肢肌肉有序运动，辅助患者步态完成。LokoHelp 除了能够实现基本的步态康复训练，还可以协助患者进行上下坡练习。Lokomat 主要由步态矫形器、跑步机和悬吊减重系统三部分构成，因为设计中考虑到了不同患者下肢的个体差异，可以针对不同的患者肢体长度进行结构调整。研究证实，患者在使用 Lokomat 训练 4~6 周后，步态模式得到改善，单腿支撑时间增长，步行速度、步长、步频都有所改善，特定活动下的平衡性也显著提高；患者肌肉有明显增加的趋势；但是患者治疗前后痉挛状况均无改变。

（三）外骨骼式康复机器人

其结构类似于人体肢体，机械与各个关节主要自由度相对应，可实现单关节的运动，也能够完成多关节协调训练，通过人为设定步态运动轨迹，兼具被动、助动、主动及抗阻等模式，适应脊髓损伤患者及脑卒中患者使用。目前，有多款外骨骼动力驱动的康复机器人应用于偏瘫患者步行训练，主要分为以下几种类型。

1. 固定式外骨骼机器人　如 Flexbot，可提供具有生理步态的训练模式，特别是早期卧床期步态训练模式，通过对髋、膝、踝关节的协调控制，带动患者模拟正常人步行；HAL 单侧外骨骼机器人，研究证实患者在使用 4 周后，独立行走能力提高、平衡能力有所改善、相同时间内步行距离增长。

2. 基于平板训练的外骨骼机器人　将运动平板与外骨骼机械腿相结合的减重步行训练机器人，早期卒中患者使用 4 周后，机器人训练组在健侧肌肉扭矩、功能性步行能力两个指标中相较常规步行组有显著性改善。

3. 单关节机器人　可以对下肢单关节提供助力，协助其行走。

4. 平地行走训练机器人　患者穿戴上外骨骼，整合在背包里的动力装置驱动下肢完成从坐到站、从站到坐和行走等转移动作。研究显示，Ekso health 外骨骼机器人对于亚急性期的脑卒中患者，在经过 4 周训练后，踝关节痉挛情况、运动力指数（Motricity Index）、功能性步行能力、6min 步行距离都有很大提高。

四、踝关节康复机器人

踝关节康复机器人（ankle rehabilitation robots）通过对人体踝关节的不同角度不同方向，做环形主被动运动和直线主动运动，达到改善关节活动范围、提高肌力、缓解肌张力、增加本体感觉输入、提高关节的协调性、灵活性和运动速度，从而提高踝关节的运动能力。这个设备已经取得了显著的成效，至今，还未有其他设备能够为踝关节提供如此复杂多样的运动以及积极主动的关节功能恢复。

用于足踝康复的机器人有 Rutgers Ankle、NUVABAT、Anklebot 等。Rutgers Ankle 目的在于加强和改善脑瘫儿童的踝关节控制，研究中对一名 7 岁脑瘫患儿进行为期 12 周，每周 3 次的踝关节力量和运动控制训练。训练前后对患儿运动功能和生活质量进行评估。结果表明，踝关节运动控制有改善，步态参数、步行速度和耐受力方面得到了显著改善。NUVABAT 则适用于脑卒中或脑外伤患者，可用于坐姿或站姿体位，以适应早期和后期的康复训练。该机器人旨在控制踝关节肌肉，并促使患者的踝关节产生足够的运动范围，促进步态和平衡功能的提高。Anklebot 则适用于脑卒中患者，通过增加踝关节力量，进行脑卒中后定向运动训练的方式，有助于弥补偏瘫步态的缺陷。

（李勇强）

第八节　虚拟现实技术康复指南

一、概述

（一）定义

虚拟现实技术（virtual reality，VR），简称虚拟技术，又称虚拟环境，是利用计算机技术建模生成具有视、听、触、嗅、味等多种逼真感知的三维场景，让受众通过各种交互设备与场景中的实体反馈装置产生互动，使其产生“身临其境”感觉的一种综合集成技术。VR 集成了计算机作图、仿真、人工智能、传感及接口处理技术等最新发展成果。

（二）特征

虚拟现实系统具有沉浸 - 交互 - 构想三个基本特征（即 immersion-interaction-imagination，3I）。①沉浸：指让受众可以排除干扰，沉浸、投入生成虚拟环境中的能力；②交互：指用户与虚拟环境中的对象可更自然互动，顺利操作对象，并得到对象有效反馈；③构想：指系统不仅是人与终端的接口，还可使受众在虚拟环境中启发创造性思维，获得新的知识，提高认知能力。

虚拟现实还具有多感知性（multi-sensory），即除了一般计算机技术所具有的视觉感知之外，VR 还有听觉感知、力觉感知、触觉感知、运动感知，甚至包括味、嗅觉感知等。

（三）发展

VR 概念在 20 世纪七八十年代提出，最早源于美国军方的作战模拟系统。由于其有益特征，逐渐为各界关注并在游戏娱乐等领域得到迅猛发展，成为一项新兴热门技术。

如微软公司研制的 Kinect 体感外设，最初是针对其游戏主机 XBOX 推出，通过三维体感摄影机，识别玩家的姿势动作、手势以及声音，现已可直接与普通个人电脑连接，对人体姿势动作进行较好识别，并导入到虚拟现实环境。基于 Kinect 系统的简单、方便、价格低廉等特性，在医学、教育等众多领域有广泛应用。另外，国内外具备条件机构所引进的航母级康复平台，如 CAREN（卡伦）智能化整合运动分析与训练系统等，本身即以虚拟现实环境融合技术而著称。

VR 技术在神经康复、骨科康复等领域日益受到重视。相较传统康复治疗技术，VR 安全、可控，其软硬件技术的发展还能更好地针对不同受众的病理、生理与心理等特点，个性化、可重复化、规范化地调整训练平台和改进治疗方案。此外还可结合远程监控评估制订运动处方，并能增加趣味性、提高患者主观能动性，以降低治疗师工作强度，增加工作效率。

二、技术与设备

（一）主要技术与设备

虚拟现实系统主要由专业图形处理计算机、应用软件系统、输入设备和演示设备等组成。为实现虚拟现实技术的沉浸感，设备主要包括头盔式显示器、跟踪器、传感手套、屏幕式或房式立体显示系统、三维立体声音生成装置等。

虚拟现实技术的主要分类：①桌面级 VR，即将计算机屏幕用作观察虚拟境界的一个窗口，通过鼠标、追踪球或力矩球等参与位置跟踪与输入。受众没有完全投入，但成本也相对低，因此应用面较广。②沉浸式 VR，利用设备把参与者的视觉、听觉和其他感觉封闭起来，并提供一个新的、虚拟的感觉空间，使得受众在虚拟环境中，能全心投入和沉浸其中。主要包括头盔式显示器系统、投影式虚拟现实系统及结合机器人控制技术的远程系统等。③增强现实性 VR，指除模拟仿真现实世界外，更利用其增强参与者对真实环境的感受，尤其是现实中无法感知或不方便感知的感受。④分布式 VR，指将多位用户通过计算机网络连接，在同一个虚拟空间，共同体验虚拟经历。

（二）与其他技术的整合

VR 本身就是一项集成技术，也从来不是一项独立的康复技术。在此背景下，将最新技术如机器人技术、脑 - 机接口、肌电 - 机接口、无创经颅刺激技术与 VR 整合，无论是科研还是临床应用都具有先进性、合理性。而将传统康复技术的理念与方法如作业治疗、物理治疗、运动疗法等融入虚拟现实，也可对肢体功能康复、认知康复等治疗环节产生积极影响。临床上，也有将八段锦等中医传统功法结合 VR 者。

三、临床康复中的应用

（一）关节功能

1. 应用范围　包括神经康复、骨科创伤康复及乳腺癌根治术后等关节功能活动障碍康复。关节活动障碍可能与中枢神经调控受损有关，也可能与关节局部损伤相关。

2. 应用方法　①神经康复：改善上肢（手）功能方面，包括采用基于 Kinect 系统为上肢训练提供自适应的视觉反馈、增强反馈型 VR、基于 Leap Motion 手势传感器的 VR 视频游戏训练或与虚拟治疗师互动，或单独设计的 VR 训练系统等（例如，尝试在虚拟现实环境中实现传统的用于手功能、协调能力以及大动作调节能力测试的盒子和木块测试法）。VR 疗程一般是 20~60min/ 次，1 次 /d，3~5d/w，共 3~4w；②骨科创伤康复：可根据手术（损伤）类型进行不同的 VR 设计，如通过屈伸腕关节引导虚拟飞机通过虚拟环境中，完成相应项目任务，以改善腕关节活动度；ACL 术后患者在模拟行人交通场景中进行跳台训练；采用下肢虚拟康复跟踪系统检测踝关节在真实世界中的运动，并将其转移到虚拟环境，用于踝关节功能评估和锻炼等；③乳腺癌根治术后肩关节功能活动障碍康复：根据肩关节运动学，设计相应 VR 场景，如划桨游戏训练等，或将术后乳腺癌康复操录制成 3D 视频，让患者模拟，并根据动作难度动力反馈装置呈现不同的阻力。VR 疗程一般 15~30min/ 次，2 次 /d，疗程 3 个月。

（二）平衡及步态功能

1. 应用范围　包括脑卒中、颅脑损伤、多发性硬化、帕金森病或脑性瘫痪等患者，及正常衰老者伴平衡功能障碍或异常步态等。

2. 应用方法　Kinect、Wii 或建立在其他动作捕捉基础上的各类 VR 冒险游戏；主被动模式 VR 设计，以选择不同的模式在虚拟场景中驱动下肢；VR 模拟在步行过程中遇到的岔路口、障碍物及需不断调整步伐才能避免的干扰物等情况；虚拟现实的自适应平衡训练平台；增强型 VR 结合下肢康复机器人等。VR 疗程一般 20~60min/ 次，1 次 /d，2~3d/w，共 6~12w。

值得注意的是，也有人比较了 Kinect 与 Wii VR 设备的滑雪游戏对老年人平衡功能的影响，研究发现 Kinect 的同类游戏更能增加老年人身体稳定极限。

（三）日常生活能力

1. 应用范围　包括脑血管意外、脑性瘫痪、老年痴呆等患者的日常生活能力受限，以及促进其他各类疾患改善生存生活质量，回归家庭、回归社会。

2. 应用方法　VR 厨房、VR 超市等沉浸式或非沉浸式虚拟现实技术，可模拟并改善患者在日常生活场景中的活动表现。VR 疗程一般为 4~12w。

（四）心理及认知功能

1. 应用范围　包括焦虑、抑郁症、自闭症、创伤后应激障碍、中枢神经疾患相关心理及认知功能障碍等。

2. 应用方法　虚拟现实暴露疗法：社交焦虑者可通过 VR 设计虚拟环境在观众面前演讲、和陌生人说话、购买衣服、参加工作面试、被记者采访、和朋友在餐厅里吃饭、相亲等；个性化计算机软件程序治疗，应激障碍者可通过 VR 设计沉浸创伤场景，模拟各类日常生活场景；VR 技术与认知功能训练方法相融合，或取代有效但又较难实现的一些场景或疗法，如在自闭症患儿训练里，可通过 Kinect 与虚拟海豚进行交互，用手势对海豚进行训练等。VR 疗程一般为 4~12w。

（五）言语功能

1. 应用范围 包括患有“口吃”等言语流畅性问题者、特殊儿童听觉和 / 或视觉反馈不足导致言语功能障碍等，也可用于前述神经功能障碍患者言语功能康复的辅助治疗。

2. 应用方法 VR 技术模拟易刺激诱发产生口吃的环境，用于系统脱敏治疗或对患者的进步给予实时反馈奖励。通过计算机辅助的三维互动虚拟发音人像系统也可较好的模拟发声器官，直观地看到内部发音器官运动方式和发声位置，改善呼吸发声方式，以部分替代传统言语训练方式。关于 VR 疗程的循证证据较少，如针对聋儿言语康复，初始疗程每天至少 40min，每周 5 次，共 2 周；其他可参考传统言语功能康复常规疗程。

（六）心肺功能

1. 应用范围 包括各类慢性疾病如慢性阻塞性肺病患者，心肺功能储备不足、有氧能力低下或正常衰老者。

2. 应用方法 Kinect VR 有氧运动类游戏；VR 家务活动、VR 厨房等；也可进行 VR 结合中医传统养生功法。VR 疗程一般为 6~12 周。

（七）疼痛

1. 应用范围 各类心因性疼痛、骨科外科烧伤等术后疼痛患者。

2. 应用方法 通过沉浸式虚拟现实系统转移注意力，减轻患者在术中和术后康复中的疼痛；另外，患者采取合适的 VR 训练，可加快功能恢复进程，也有利于打破疼痛闭环。

（余 波）

第九节 中医治疗康复指南

一、概述

2018 年 10 月 1 日，世界卫生组织（WHO）首次将中医纳入到具有全球影响力的医学纲要，预示着中医在全球范围或将跻身成为主流医学疗法，而不是作为补充替代疗法。整体观念和辨证论治是中医理论体系的精髓，在其理论指导下形成独具特色的中医治疗体系。治疗原则包括：治病求本、扶正祛邪、调整阴阳、调整脏腑功能、调理气血关系、三因治宜等。治疗方法包括中药内服、中医外治和导引、健身。

二、中药内服

中药内服是指通过辨证采用中药饮片或中成药口服，用来预防和治疗疾病的方法。临床上常用的辨证方法有八纲辨证、病性辨证、脏腑辨证、六经辨证、三焦辨证、经络辨证等。八纲辨证是根据四诊取得的材料，进行综合分析，以探求疾病的性质、病变部位、病势的轻重、机体反应的强弱、正邪双方力量的对比等情况，归纳为阴、阳、表、里、寒、热、虚、实八类证候，是辨证论治的纲领。

1. 表证 外邪侵犯肌表，病位浅。用解表剂、清热剂等，代表方药：麻黄汤、桂枝汤、香苏散、银翘散、桑菊饮、正柴胡饮、白虎汤、柴连口服液、荆防颗粒、柴黄颗粒、玉屏风散、板蓝根颗粒等。

2. 里证　病在脏腑，病位深。用和解剂、泻下剂、温里剂等，代表方药：小柴胡汤、大承气汤、小建中汤、理中丸、麻子仁丸、桂附理中丸、附子理中片、香砂养胃颗粒、小柴胡颗粒等。

3. 寒证　感受寒邪，或阳虚阴盛，表现为冷、凉。用温里剂、补益剂等，代表方药：小建中汤、当归四逆汤、阳和汤、肾气丸、右归丸、附子理中丸、桂附理中丸、人参健脾丸、参苓白术散、四君子丸、补中益气丸、小柴胡颗粒等。

4. 热证　感受热邪，或脏腑阳气亢盛，或阴虚阳亢，表现为温、热。用清热剂、补益剂等，代表方药：白虎汤、黄连解毒汤、葛根芩连汤、新癀片、牛黄解毒片、穿心莲片、芩连片、导赤丸、黄连上清丸、香连丸、二至丸等。

5. 虚证　表现为神疲倦怠、面色苍白、四肢冰冷。根据气血、阴阳的不同，采用补气、补血、补阳、补阴等补益药物。补气代表方药：补中益气汤、四君子汤、参苓白术散、玉屏风散、人参健脾丸等。补血代表方药：当归补血汤、四物汤、归脾汤、生化汤、归脾丸、阿胶补血口服液等。气血双补代表方药：八珍汤、十全大补汤、炙甘草汤等。补阴代表方药：六味地黄丸、杞菊地黄丸、知柏地黄丸、左归丸、大补阴丸、石斛夜光丸等。补阳代表方药：肾气丸、右归丸、青娥丸、桂附地黄丸等。阴阳双补代表方药：地黄饮子、龟鹿二仙胶等。

6. 实证　表现为面红目赤、急躁易怒等。用泻下剂、清热剂、治风剂等，代表方药：大承气汤、白虎汤、羚角钩藤汤、镇肝熄风汤、天麻钩藤饮、左金丸、三黄片等。

三、中医外治法

中医外治法是选用药物、手法或配合适当的器械，使用于体表或九窍等处，以治疗临床各科疾病的方法。常用的有针、灸、推拿、熏蒸、拔罐、刮痧、敷、捏脊、熨等。

（一）针灸治疗

世界卫生组织（WHO）推荐了56种针灸治疗的疾病。疾病谱：肌肉骨骼系统和结缔组织疾病谱65种，神经系统疾病谱61种，消化系统疾病谱52种，呼吸系统疾病谱28种，循环系统疾病谱25种，泌尿生殖系统疾病谱51种，妊娠、分娩和产褥期疾病谱13种，损伤、中毒和外因的某些后果18种，精神和行为障碍病疾谱29种，内分泌、营养和代谢性疾病谱9种，皮肤和皮下组织疾病谱29种，肿瘤疾病谱9种，血液及造血器官疾病谱5种，耳和乳突疾病谱7种，眼和附器疾病谱31种，传染病和寄生虫疾病谱29种。具体疾病有肌筋膜炎、肌肉劳损、肌肉萎缩、系统性红斑狼疮、卒中后功能障碍、帕金森病、运动神经元病、周围神经损伤、脊髓空洞症、胃肠功能紊乱、上呼吸道感染、神经源性膀胱、抑郁症、耳鸣、失眠、带状疱疹、自主神经功能紊乱、结膜炎等。

目前常见的针灸流派有：澄江针灸学术流派、郑氏针法针灸学术流派、靳三针疗法学术流派、湖湘针灸推拿学术流派、桂派中医大师黄瑾明壮医针灸流派、管氏特殊针法学术流派、蒙医五疗温针流派等。

1. 头针是治疗脑源性疾病为主的一种疗法　通过针刺头皮的刺激区域（大脑皮层功能在头皮上的相应投射区）达到调节脏腑及气血功能，起到通经活络、醒脑开窍的作用。在与大脑皮层相对应的头部区域刺激时，可激活相应的大脑皮层功能，诱导神经冲动的传递至相应的大脑皮层或神经节段。当针刺治疗时，可以激活相关的大脑皮层区域，促进轴突再生，加速神经功能恢复。

国际通用头针定位标准《头皮针穴名标准化国际方案》。分额区、顶区、颞区、枕区 4 个区，14 条标准线。

额中线：主治癫痫、精神失常、鼻病等。

额旁 1 线：主治冠心病、支气管哮喘、支气管炎、失眠及鼻病等。

额旁 2 线：主治急慢性胃炎、肝胆疾病等。

额旁 3 线：主治功能性子宫出血、阳痿、遗精、子宫脱垂、尿频、尿急等。

顶中线：主治腰腿足病，如瘫痪、麻木、疼痛，及皮层性多尿、脱肛、小儿夜尿、高血压等。

顶旁 1 线：主治腰腿病证，如瘫痪、麻木、疼痛等。

顶旁 2 线：主治肩、臂、手等病证，如瘫痪、麻木、疼痛等。

顶颞前斜线：上 1/5 治疗对侧下肢和躯干瘫痪，中 2/5 治疗对侧上肢瘫痪，下 2/5 治疗中枢性面瘫、运动性失语、流涎、脑动脉粥样硬化等。

顶颞后斜线：上 1/5 治疗对侧下肢和躯干感觉异常，中 2/5 治疗上肢感觉异常，下 2/5 治疗头面部感觉异常。

颞前线：主治偏头痛、运动性失语、周围性面神经麻痹和口腔疾病。

颞后线：主治偏头痛、耳鸣、耳聋、眩晕等。

枕上正中线：主治眼病、足癣等。

枕上旁线：主治皮层性视力障碍、白内障、近视等。

枕下旁线：主治小脑疾病引起的平衡功能障碍、后头痛等。

2. 体针刺激穴位法　通过运用手法刺激人体相应穴位，疏通经络、调节阴阳，激发人体正气，达到预防与治疗疾病的目的。针刺通过干预蛋白和相关因子的表达，调控神经递质，改善血液流变学，增加脑血流量，维持细胞内外离子稳态，促进部分坏死区域边缘神经细胞从低氧低糖的“休克期”恢复，帮助重建脑神经功能，改善脑组织功能缺损导致的一系列症状。

（1）针灸治疗原则：治病求本、调整阴阳、扶正祛邪、标本缓急、三因治宜等。

（2）常用的选穴法有。

上病下取：即上部的病症，取下部的腧穴。如临床上对肝阳上亢而致之头痛、眩晕等，以针泻足部穴位太冲、行间等穴以平熄肝阳。

下病上取：即下部的病症，取上部的腧穴。例如治疗脱肛、子宫脱垂等部位在下的病症，选择百会以提升中阳之气。

中病旁取：即病在中部者，取其两旁的腧穴。临床上腹痛、胃脘胀痛等病，取期门、章门等穴者是。

以痛为腧：即以病痛之局部或压痛点作为腧穴，俗称“阿是穴”或“天应穴”，为临床治疗肢体痛症所常用。

远道取穴：亦称为远隔取穴。即六腑病取用下肢合穴的方法。如大肠病取上巨虚等。后世泛指头面胸腹等病，取用四肢腧穴者，均属于远道取穴的范畴。

局部取穴：又称为近部取穴。指在病处或其邻近部位取穴。如头部疾病即取头部穴位，肢体病痛即取肢体穴位等。

循经取穴：即以经取之法。根据发病部位所属经络，选取腧穴。临床治疗头身脏腑病变时，常取用与其相关经络上的腧穴。

（3）常用的配穴法

远近配穴：指远离病处和近邻病处的腧穴，相互配合的方法。如胃病近取上、中、下脘，远取足三里、公孙等。

前后配穴：多用于五官及内脏疾病。例如眼病取睛明、风池；胃病取中脘、胃俞等，前后互取。

上下配穴：指上肢和下肢腧穴配合应用。如胁痛，上肢取支沟，下肢取阳陵泉；咽喉痛，上肢取合谷，下肢取内庭等。

左右配穴：指左右两侧相对腧穴同时应用。对于脏腑疾病，两侧腧穴同用，以加强疗效。如肝病取肝俞、双侧太冲等。

表里配穴：指十二经脉阴经与阳经的表里关系配穴。例如胃病取足阳明胃经足三里，配足太阴脾经公孙等。

俞募配穴：指发病脏腑的“背俞”穴与胸腹部的“募”穴相配合的方法。例如肺病咳嗽取肺俞与中府等。

原络配穴：能起到通达内外、贯彻上下的作用，可用于内脏和体表等病症。如外感咳嗽取合谷与列缺，胃病呕吐取冲阳与公孙等。

子母配穴：按“虚则补其母，实则泻其子”治疗原则制订的配穴方法。如肺属金，金之母为土，即“腧”穴太渊，金之子为水，即“合”穴尺泽。

中医针灸治疗讲究辨证论治，中医辨证的方法很多，与针灸治疗关系最密切的为八纲辨证、脏腑辨证及经络辨证。

3. 灸法是具有温经散寒、行气通络、扶阳固脱、升阳举陷、拔毒泄热等功效。艾灸温热刺激能使全血黏度、血浆黏度、红细胞比容、血沉、血浆纤维蛋白原、红细胞最大聚集指数等明显降低，血管外周阻力降低，从而改善血液流变状态，有效降低血小板衍生生长因子水平，对血管内皮细胞、血管平滑肌细胞的增殖起到抑制作用。艾灸对机体免疫功能具有双向调节作用，在体液免疫、细胞免疫、细胞因子等方面的调节作用显著。

灸法主要用于治疗肢体痉挛、颈肩腰腿痛、二便障碍、胃肠功能紊乱、久病体弱伴有的一系列症状等。取穴以背部、腹部腧穴为主，根据不同证型配合远端取穴。

（二）推拿治疗

推拿是指术者用手或肢体的其他部分，或借助一定的器具，在受术者体表的特定部位上以规范性的动作进行操作，用以防病治病。其作用原理为疏通经络、行气活血，理筋整复、滑利关节，调整脏腑功能、增强抗病能力。通过肢体推拿手法的干预，可以刺激并兴奋肌梭感受器，冲动经脊髓后角传入感觉运动中枢，反馈调节相应的肌肉和周围血管，纠正异常运动模式，促进肌群间的相互平衡和协调，改善肌肉耐力和活动的精确性，增加步行时的稳定性和对称性，从而促进步态异常患者运动功能的恢复。通过头枕部推拿手法的干预，可以加速颅脑表层及深层的血液循环，解除血管痉挛，改变脑电图的波形，改善大脑皮质的功能，促进脑细胞和神经纤维的恢复。

推拿的治疗原则主要为整体观念、辨证施术，标本同治、缓急兼顾，以动为主、动静结合。基本手法有㨰法、一指禅推法、揉法、摩法、推法、擦法、搓法、抹法、按法、点法、捏法、拿法、捻法、拍法、击法、拨法、抖法、振法及以上方法的组合手法。常用于治疗脑卒中后肢体功能障碍、闭合性软组织损伤、肌肉韧带的慢性劳损、骨质增生性疾病、周围神经疾病、小儿脑瘫、月经不调、痛经、盆腔炎、感冒、头痛、慢性泄泻、便秘、遗尿等。

（三）熏蒸疗法

皮肤是人体最大的器官，除有抵御外邪侵袭的保护作用外，还有分泌、吸收、渗透、排泄等多种功能。熏蒸疗法就是利用皮肤的这一生理特性，通过熏、蒸将药力和热力有机地结合在一起，使药物通过皮肤角质层渗透、表皮层吸收和真皮层运转进入血液循环而发挥药效。在药气的温热刺激作用下，皮肤温度升高、皮肤毛细血管扩张、促进血液及淋巴液循环，增强新陈代谢使周围组织的营养得以改善，体内“邪毒”随汗排出体外。同时又能刺激皮肤的神经末梢感受器，通过神经系统形成新的反射，从而破坏原有的病理反射联系，达到调节免疫、消除疲劳、改善亚健康状态的目的。常用于治疗脑卒中后偏瘫、肩手综合征、颈、肩、腰腿痛、皮肤疮癣、软组织损伤等疾病。

（四）拔罐疗法

是以竹罐、陶罐、玻璃罐或硅胶罐为工具，利用燃气、抽气等方法排除罐内空气，造成负压，使之吸附于腧穴或应拔部位的体表，使局部皮肤充血、瘀血，以达到防治疾病目的的方法。拔罐疗法具有通经活络、行气活血、消肿止痛、祛风散寒等作用。多用于脑卒中后偏瘫、颈肩、腰背腿痛、风寒湿的关节痛、软组织闪挫伤、肌肉挛缩、伤风感冒、头痛、咳嗽、哮喘、胃脘痛、呕吐、腹痛、泄泻、痛经等。

（五）刮痧疗法

指使用边缘光滑圆钝的工具（汤勺、砭石、牛角板等），辅以润滑之用的油剂或药剂，在体表经络腧穴循行部位进行刮拭，使局部皮肤出现潮红、红色粟粒状或暗红色出血点，以达到解表祛邪、活血通络、调畅气血、平衡阴阳作用的一种中医疗法。刮痧通过在体表的刮拭摩擦，促进操作局部的皮肤温度上升，平均升温超过1℃；同时促进局部小血管扩张，增加刮拭区域的血液量及流速。局部微血管破裂致使血液渗出形成痧斑，痧斑在逐渐消退的过程中对机体形成一种良性刺激，进而促进机体的新陈代谢。常用于脑卒中后偏瘫、肌肉酸疼、中暑、头晕、头痛等疾病。

（六）捏脊疗法

本法主要用于背脊“线”状部位，因能在脊背部治疗疳积等，故又称为“捏积疗法”。具有调和阴阳，健脾和胃，疏通经络，行气活血的作用。常用于治疗小儿积滞、疳积、厌食、腹泻、呕吐等。

（七）中医外治法的注意事项

根据患者情况，选择不同的外治方法，增强疗效，避免发生不良后果。在具体应用时，要考虑到病情、体质、部位等条件，有宜有忌。

1. 操作前注意做好患者的思想工作，避免紧张，保持舒适体位，注意保暖及隐私的保护。

2. 操作过程中注意严格消毒，避免感染，尤其是头针的治疗。

3. 操作时注意部位的选择　针刺腧穴除以刺血络、刺筋肉为目的的特殊刺法外，应避开筋骨和血管；凡是重要的脏器部位，不宜深刺；小儿囟门部、孕妇的腰部及下腹部不宜针刺、拔罐、推拿。

4. 操作过程中注意根据患者不同的体质选择不同的操作方式、操作剂量，并注意观察患者表情，防止意外事件的发生。

5. 昏迷患者、心肝肾等严重内科疾病、糖尿病皮肤破损者、感觉异常者，不宜使用中医外治法。

四、导引

（一）概述

导引，又称为“道引”，是一个通用的术语或概念，指为了强身健体、祛病延年而进行的肢体动作和呼吸吐纳相结合的锻炼方法。导引在养生及医疗方面具有重要的作用。在养生保健方面，增加人体最大摄氧量，提高人体的有氧耐力水平，且随着锻炼时间越长，收益越大；长期适度的习练太极拳可以减缓不同人群多方面压力带来的心理负面情绪，提高人体的愉悦性和平静性，明显降低抑郁和焦虑水平，增进人们心理健康。在医疗方面，太极拳对各种慢性疾病治疗及康复有极大的帮助作用，长期坚持适当的太极拳锻炼明显降低原发性高血压患者收缩压与舒张压水平；改善慢性阻塞性肺气肿稳定期患者 FEV_1；降低 2 型糖尿病患者的血糖、血脂、体重及提高其生活质量；减轻骨性关节炎患者的疼痛、改善关节功能及行动能力；改善脑卒中患者的平衡能力、改善肌力；提高乳腺癌患者生存质量；对心力衰竭患者的生活质量、生理功能等方面均有积极作用。不同的导引法都可以拉伸筋脉，活动肢体关节；但每个导引法都有其相对特异性的作用，有的动作适宜调理脾胃，有的动作适宜调节脊柱的形态功能、改善平衡，有的动作适宜调节情绪等。针对不同的疾病和症状可以选择不同的导引法。现对常用的导引术简要介绍如下。

（二）太极拳

是结合传统导引、吐纳的方法，通过练身、气、意三者之间的协调性的一种拳术，它既能舒展筋、骨、肌肉，又能通过呼吸与动作之间的相互配合对内脏神经起到调节作用。当今流传于世较为广泛的太极拳流派有陈式太极拳、杨氏太极拳、吴式太极拳、赵堡太极拳、和式太极拳等。目前大学体育教材中常用的为二十四式太极拳，具体包括起势、左右野马分鬃、白鹤亮翅、左右搂膝拗步、手挥琵琶、左右倒卷肱、左揽雀尾、右揽雀尾、单鞭、云手、高探马、右蹬脚、双峰贯耳、转身左蹬脚、左下势独立、右下势独立、左右穿梭、海底针、闪通臂、转身搬拦捶、如封似闭、十字手、收势二十四个动作。

（三）八段锦

是由不同的单个动作组成的一套完整的功法练习，与中医经络相结合，其运动强度和动作编排符合人体运动和生理规律。一套动作下来展现了力量、柔韧和美的感受。练习的同时要与呼吸相配合，使“调心”“调息”“调身”三者相一致，有机结合在一起，具有行气活血、疏通经络、协调五脏六腑之能。融合中国古代的阴阳五行和经络学说，是中国传统导引术与锻炼保健的功法，具有针对性强、适用面广、健患均宜等特点，具有一定的养生和医疗价值。其动作包括预备式、两手托天理三焦、左右开弓似射雕、调理脾胃须单举、五劳七伤往后瞧、摇头摆尾去心火、两手攀足固肾腰、攒拳怒目增气力、背后七颠百病消、收势等 10 个动作。

（四）易筋经

“易”具有变通、改换、脱换的意思，“筋”指经络、经筋，“经”则带有指南、法典之意。易筋经以人体经络的走向和气血运行来引导整体气息的升降，在身体曲折扭转和手足推收开合过程中，使得人体气血流通，关窍通利，从而达到祛病强身的目的。易筋经使人体血液循环加强，改善人体的内脏功能，推迟衰老。包括十二势：韦驮捧杵、横担降魔杵、掌托天门、摘星换斗、倒曳九牛尾、出爪亮翅、九鬼拔马刀、三盘落地、青龙探爪、卧虎扑食、打躬击鼓、掉尾摇。

（五）五禽戏

通过模仿虎、鹿、熊、猿、鹤五禽的各种动作特点和神态神韵特征，结合中医学的阴阳、五行、藏象、经络、气血、精神之间的内在关系，进而创编的一种导引养生术。具有疏经通络，外强四肢百骸、充盈气血，内滋五脏六腑、固精以壮神、静心顺志以宁神、专心一致以怡神、清心寡欲以守神等作用。在动作上以舒缓为主，柔多刚少，松柔筋骨，内练五脏六腑，以利气血贯通。习练鹿戏，强腰壮肾以有效封藏元气；习练熊戏，健脾利胃以加强受纳运化水谷之气；习练鹤戏，滋润肺脏以不断吸入清气生成宗气；习练虎戏，通调任督壮腰肾；习练猿戏，补脾调胃充四肢。

疾病病机复杂多变，在实际临床中，应根据实际辨证，不可拘泥于单一证候，可数法并用，从而提高其疗效。

（张 芸）

参考文献

[1] 王荣光. 辅助器具适配教程. 沈阳：辽宁人民出版社，2016.

[2] 石学敏，针灸学. 第2版. 北京：中国中医药出版社，2007.

[3] 刘惠林，胡昔权. 康复治疗师临床工作指南：神经疾患康复治疗技术. 北京：人民卫生出版社，2019.

[4] 吕云，王海泉，孙伟. 虚拟现实：理论、技术、开发与应用. 北京：清华大学出版社，2019.

[5] 朱利月，梁崎. 康复治疗师临床工作指南：心肺疾患康复治疗技术. 北京：人民卫生出版社，2019.

[6] 朱毅，米立新. 康复治疗师临床工作指南：肌骨疾患康复治疗技术. 北京：人民卫生出版社，2019.

[7] 严隽陶，推拿学. 第2版. 北京：中国中医药出版社，2009.

[8] 励建安. 康复治疗技术新进展. 北京：人民军医出版社，2015.

[9] 范佳进. 社会福利之残疾人辅助器具服务的技术与管理. 深圳：海天出版社，2014.

[10] 张维杰，吴军. 物理因子治疗技术. 北京：人民卫生出版社，2015.

[11] 邱茂良，孔昭遐，邱仙灵，针灸治法与处方. 上海：上海科学技术出版社，2013.

[12] 邱茂良，张善忱，针灸学. 上海：上海科学技术出版社，1985：202.

[13] 赵正全，武继祥. 康复治疗师临床工作指南矫形器与假肢治疗技术. 北京：人民卫生出版社，2019.

[14] 赵群，娄岩. 医学虚拟现实技术及应用（高等院校"十二五"规划教材）. 北京：人民邮电出版社，2014.

[15] 黄杰，公维军. 康复治疗师临床工作指南：运动治疗技术. 北京：人民卫生出版社，2019.

[16] 燕铁斌. 物理治疗学. 第3版. 北京：人民卫生出版社，2018.

[17] Jason J. The VR Book：Human-Centered Design for Virtual Reality（ACM Books）. San Rafael：Morgan & Claypool Publishers，2015.

[18] Joseph B. Webster，Douglas P. Murphy. Atlas of orthoses and assistive devices . 5th ed. Philadelphia：Mosby Elsevier，2018.

[19] Kevin K C，Milagros J，Sheng-Che Y，et al. Orthotice and Prosthetics in Rehabilitation . 4th ed. St. Louis：Elsevier，2019.

[20] Luetchford S，Declich M，Tavella R，et al. Diagnosis of cervical and thoracic musculoskeletal spinal pain receptive to mechanical movement strategies：a multicenter observational study. J Man Manip Ther，2018，26（5）：292-300.

[21] Sherman，William R. Understanding Virtual Reality：Interface，Application，and Design. 2nd edition. Burlington：Morgan Kaufmann，2018.

[22] Wiederhold，Brenda. Advances in Virtual Reality and Anxiety Disorders. Berlin：Springer，2014.

第四章 神经疾患康复治疗指南

第一节 脑卒中康复指南

一、概述

脑卒中具有高发病率、高致残率的特点，中国每年新发脑卒中患者约 200 万人，其中 70%~80% 的脑卒中患者因为残疾不能独立生活。脑卒中康复是降低致残率最有效的方法，也是脑卒中组织化管理模式中的关键环节。本指南主要参考美国卒中协会 2016 年发布的成人卒中康复指南，结合我国康复工作现状，为脑卒中的诊治及康复治疗提供依据。

二、定义与术语

（一）定义

脑卒中是一种突然起病的脑血液循环障碍性疾病，又称脑血管意外或中风，指有脑血管病的患者，因各种诱发因素引起脑内动脉狭窄、闭塞或破裂，因而造成急性脑循环障碍，临床表现为一过性或永久性脑功能障碍或体征，症状至少 24 小时。

（二）术语

我国对于脑卒中的表述较多，常用的术语包括：①卒中；②脑卒中；③脑血管意外；④中风。世界卫生组织将“卒中”这一术语从 20 世纪 70 年代沿用至今。“卒中”或“脑卒中”是临床实践、临床研究或公共卫生评估的常用术语。

三、流行病学

我国居民第三次死因调查显示，脑血管病已成为第一位的死因，死亡率高于欧美国家 4~5 倍，是日本的 3.5 倍，甚至高于泰国、印度等发展中国家。我国脑血管病的年发病率约为 219/10 万，年死亡率为 116/10 万，每年新发病例至少在 200 万人以上，每年死亡至少 150 万人。

四、病因及病理生理

脑卒中病因可以是单一的，也可以是多种病因联合所致，与全身性血管病变、局部脑血管病变及血液系统病变等有关。

（一）血管壁病变

以高血压性动脉硬化和动脉粥样硬化所致的血管损害最常见，其次为结核、梅毒、结缔组织疾病和钩端螺旋体等多种原因所致的动脉炎，以及先天性血管病（如动脉瘤、血管畸形和先天性狭窄）和各种原因（外伤、颅脑手术、插入导管、穿刺等）所致的血管损伤，药物、毒物、恶性肿瘤等所致的血管病损等。

（二）心脏病和血流动力学改变

高血压、低血压或血压的急骤波动，以及心功能障碍、传导阻滞、风湿性或非风湿性瓣膜病、心肌病及心律失常，特别是心房纤颤。

（三）血液成分和血液流变学改变

包括各种原因所致的高黏血症，如脱水、红细胞增多症、高纤维蛋白原血症和白血病等，以及凝血机制异常，特别是应用抗凝剂、服用避孕药物和弥散性血管内凝血等。

（四）其他病因

包括空气、脂肪、癌细胞和寄生虫等栓子，脑血管受压、外伤、痉挛等。部分脑卒中患者的病因不明。

五、脑卒中分型诊断

可分为缺血性脑卒中、脑出血及蛛网膜下腔出血。

（一）缺血性脑卒中

1. 根据缺血时间分型

（1）短暂性脑缺血发作（transient ischemic attack，TIA）：症状、体征持续时间＜24小时。

（2）可逆性缺血性神经功能损害（reversible ischemic neurological deficit，RIND）：症状、体征持续＞24小时，＜3周。

（3）小卒中（minor stroke）：症状、体征持续＜1周。

（4）大卒中（major stroke）：症状、体征持续＞1周。

2. 根据影像学改变分型　在多数情况下，患者发病数天后其CT检查才能清楚地显示出病灶范围，故对超早期患者进行准确的影像学分型较为困难。

（1）腔隙性梗死（lacunar infarcts，LACI）：梗死灶面积＜1.5cm。

（2）小梗死：梗死灶面积1.5~3cm。

（3）大梗死：梗死灶面积＞3cm。

（4）其他：CT检查未见相应的低密度改变者为阴性。

（二）脑出血

主要是根据出血的部位、血肿大小、破入脑室与否、累及中线结构的程度来进行分型诊断治疗。

1. 壳核出血　可按血肿范围及破入脑室与否分为5型。Ⅰ型：血肿扩展至外囊；Ⅱ型：血肿扩展至内囊前肢；Ⅲa型：血肿扩展至内囊后肢；Ⅲb型：血肿扩展至内囊后肢，破入脑室；Ⅳa型：血肿扩展至内囊前后肢；Ⅳb型：血肿扩展至内囊前后肢，破入脑室；Ⅴ型：血肿扩展至内囊、丘脑。

2. 丘脑出血　可按血肿的范围，有无破入脑室，可分为3型，每型分为两个亚型。Ⅰ型：血肿局限于丘脑；Ⅱ型：血肿扩展至内囊；Ⅲ型：血肿扩展至下丘脑或中脑。未破入脑室为a亚型，破入脑室为b亚型。

3. 脑叶（皮质下）出血　依据血肿大小和脑室受压情况而定，可分为出血量小于30ml，31~50ml及大于50ml。

4. 小脑出血　病变靠近脑干，在出现恶化之前多无明显先兆。

5. 脑干出血。

（三）蛛网膜下腔出血

1. CT分型

（1）出血程度：可分为5型。Ⅰ型：无出血所见；Ⅱ型：蛛网膜下腔一部分存在弥漫性薄层出血（1mm）；Ⅲ型：在蛛网膜下腔有较厚（1mm以上）出血或局限性血肿；Ⅳ型：伴脑实质或脑室内积血。

（2）体积大小：①小型：直径小于2cm，体积小于4.2ml；②中型：直径在2~4cm之间，或体积在4.3~33.5ml之间；③大型：直径大于4cm，体积大于33.5ml。

2. 病因分型

（1）动脉瘤：美国动脉瘤协作研究组提出如下标准：Ⅰ级，无症状：在末次出血后完全恢复。Ⅱ级，轻度：神志清楚，有头痛，无重要神经系统功能障碍。Ⅲ级，中度：①昏睡，有头痛和颈项强直，无大脑半球功能障碍；②清醒，出血后基本恢复，遗有大脑半球功能障碍。Ⅳ级，重度：①神志不清，但无重要神经系统功能障碍；②昏睡或反应迟钝，有大脑半球功能障碍（如偏瘫、失语、精神症状）。Ⅴ级：去大脑强直，对刺激反应消失。

（2）脑动静脉畸形：按动静脉累及的部位分型。表浅型：主要累及软脑膜和皮质；深部型：主要侵犯皮质下白质；髓质型：主要累及髓质动脉和静脉；旁中央型：主要侵犯基底节、脑室、胼胝体、脑干和小脑；多发或广泛型：累及广泛多部位。

六、三级康复管理

（一）三级康复网络构建

各级医疗机构与卫生行政主管部门需共同参与建立完整的脑卒中三级康复网络。脑卒中急性期患者应尽可能首先收入卒中单元或神经内科进行多学科治疗，包括早期康复评价、康复护理和康复治疗。再经过多学科协调的康复医学科或康复中心的治疗，以及进行社区康复，从而接受全面系统的三级康复管理，以期获得最佳的功能水平，减少并发症。

“一级康复”是指患者早期在医院急诊室或神经内科的常规治疗及早期康复治疗；“二级康复”是指患者在康复病房或康复中心进行的康复治疗；“三级康复”是指在社区或家中的继续康复治疗卒中单元（stroke unit）是脑卒中住院患者的组织化医疗管理模式，采取多学科、多专业人员的团队工作方式，强调早期康复治疗。在从医院到家庭的过渡中要考虑个体化的出院计划，这样也有利于顾及到患者和家庭／看护者对康复资源的偏好。应指派病例管理人员或专业工作人员监督患者在治疗活动中的依从性，确定所参与的康复计划是否有效。也可以考虑使用替代性的交流和支持方法进行随访（如电话访问、远程医疗或基于互联网的支持），特别是对于偏远地区的患者。

（二）三级预防

早期开展脑卒中三级预防宣教，获益较大。一级预防（病因性预防或根本性预防）指某个体只存在上述危险因素一种或几种而没有脑血管的先兆或表现时，积极治疗存在的危险因素，对高血压、高脂血症、高黏血症、糖尿病等进行防治，进行良好生活习惯的指导，调整饮食结构、戒烟，预防动脉粥样硬化的发生，降低脑血管病的发病率；二级预防（发病期的预防）指个体已存在危险因素、已出现卒中先兆如若短暂性脑缺血性发作，给予早期诊断早期治疗，防止严重脑血管病发生；三级预防（疾病后期阶段的预防）指已患卒中的患者，此时机体对疾病已失去调节代偿的能力，将出现伤残或死亡的结局，在疾病后期采取有效的治疗措施，可延缓或避免疾病的恶化、致残或死亡，使机体逐步恢复健康。

七、康复评定

（一）主要功能障碍的康复评定

1. 患者一般情况评定　一般包括患者性别、年龄、职业、家庭成员，以及致病因素、发病时间、现病史与既往史、临床诊断、主要脏器功能状态、残疾评级及康复目标等。

2. 躯体功能评定　运动功能评定、感觉功能评定、意识障碍评定、认知功能评定、泌尿功能评定。其中运动功能评定项目有肌张力、反射、协调与平衡评定；异常运动模式的评定包括联合反应、联带运动、特定痉挛姿势的评定、功能性活动障碍的评定、躯干控制能力的评定、步行能力的评定、手功能评定等。

3. 言语吞咽功能的评定　包括听、说、读、写能力的评定，构音障碍的评定，吞咽功能的评定。

4. 心理功能评定　包括抑郁症、焦虑状态、患者个性等。此项评定由心理医生主持。

5. 脑卒中后并发症的评定　一般包括肩 - 手综合征、肩痛、肩关节半脱位、肌肉萎缩、关节挛缩、骨质疏松等项目的评定。

6. 社会功能的评定　一般包括生活能力评定，即转移或移动能力、ADL 能力，以及就业能力评定、独立能力评定、生活质量的评定等。

7. 个人及环境因素评定　基于作业治疗，对患者所处环境进行评定，分析引起作业受限的个人和环境因素，从而可针对性地对个人和环境采取干预措施，促进患者的作业表现。包括患者爱好、职业、所受教育、经济条件、家庭环境等。

（二）整体运动功能的评定

脑卒中整体运动功能常用方法包括 Brunnstrom 评定法、Fugl-Meyer 评定法、上田敏法、Lindmar 法、MAS 法、Rivermead 法。Brunnstrom 评定法是历史悠久且沿用至今的脑卒中运动功能评定方法，是评定的基础；Fugl-Meyer 评定法、上田敏法、Lindmar 法均是由 Brunnstrom 评定法的原则细化而来的方法；MAS 则是根据运动再学习理论制定的；Rivermead 法是以日常生活活动中的运动功能为依据制定的。

（三）躯干控制能力的评定

脑卒中患者躯干控制能力是四肢运动发展的基础，只有在良好的躯干控制能力的基础上，患者才可能获得较好的坐位平衡、站位平衡，以及上、下肢的运动能力。

（四）步行能力的评定

步态是人体在行走时的姿势，是人体通过髋、膝、踝、足趾的一系列连续活动使身体沿着一定方向移动的过程。可利用力学、解剖学及生理学知识对人体行走状态进行客观分析，为康复治疗提供依据。可使用偏瘫步行能力评定或 Holden 步行功能分类。

（五）手功能的评定

手的操作功能包括粗大和精细的运动。针对患者手功能进行评定，可以在标准环境下观察患者用电脑、手写、扣纽扣、系鞋带、用钥匙开门等活动，并观察其钩状抓握、圆柱状抓握、球形抓握和指腹捏、指尖捏、侧捏、三指捏等功能。手功能对人的生活、工作、学习有着重要意义，因此，脑卒中后手功能的评定不可忽视。临床中也可采用一些量表进行评估。脑卒中患者手功能主要采用偏瘫手功能分级、偏瘫手的功能检查及 Carroll 上肢功能测试进行评定。

（六）脑卒中肩部并发症的评定

1. 肩-手综合征　肩手综合征是脑卒中后的常见并发症，绝大多数在发病后1~3个月期间发生，以发生在发病1个月左右为多见，也有些在发病后6个月出现。可分为4期，根据症状进行评定。

2. 肩痛　同样为脑卒中后常见并发症，表现为肩部疼痛、麻木感、烧灼样痛或难以忍受的感觉等，肩关节活动明显受限、症状出现的时间可在发病早期，即迟缓期，也可于发病后几个月。疼痛常严重影响康复预后，同时使患者产生情绪障碍和心理障碍。

3. 肩关节半脱位　肩关节半脱位好发于Brunnstrom Ⅰ~Ⅱ期肌张力弛缓阶段，因此多数出现在脑卒中发病后1个月之内。肩关节半脱位本身并无疼痛，但它极易受损伤进而引起疼痛。肩关节半脱位的评定包括体格检查和X线检查。

八、康复治疗

急性脑卒中患者进行早期的活动可以防止深静脉血栓、皮肤病变、关节挛缩、便秘和肺炎等并发症。早期康复治疗包括关节活动度训练、床上良肢位摆放和体位改变等，早期康复还应当包括鼓励患者重新开始肢体活动和参与社会活动。适当的康复训练能够改善脑卒中患者的功能预后，这是现代康复实践的理念，特别是对损伤程度较轻的患者。

（一）上肢运动功能康复

应强调进行功能性任务训练，即任务导向性训练。需重复进行训练以促进功能的习得，并定期、逐渐地提高任务难度。对于符合条件的患者（患侧腕伸展达到10°，每个手指伸展达到10°，没有感觉和认知功能的缺损），可以开展强制诱导的运动治疗（CIMT）或改良的CIMT，两种方案主要在强制训练持续时间和限制健手使用时间方面有差异，每天6小时，每周训练5天，连续两周。推荐进行运动想象治疗、镜像疗法、动作观察训练、双侧肢体同时训练和虚拟现实训练。

常规训练的同时辅以功能性电刺激（FES）可以更好地改善上肢运动功能。可以进行瘫痪上肢机器人训练。对于发病几个月内仅有极小自主活动能力的患者或伴有肩关节半脱位的患者，也可以考虑应用神经肌肉电刺激（NMES）治疗。中医传统疗法中针灸可以提高瘫痪肢体的运动功能，对于肢体痉挛严重的患者则可以给予按摩治疗缓解肌张力。

痉挛较重的上肢肌力训练可采用渐进式抗阻训练。常规康复治疗结合肌电生物反馈治疗、功能性电刺激（FES）治疗也有帮助。

（二）下肢功能康复

脑卒中后大部分患者有不同程度的下肢功能障碍，卒中后步态受限患者应进行强化、多次重复的移动性任务训练。推荐减重步行训练用于脑卒中3个月后有轻到中度步行障碍的患者，可以作为传统康复治疗的一个辅助方法。若脑卒中早期病情稳定，轻到中度步行障碍的患者在严密监护下可以试用减重步行训练作为传统治疗的一个辅助方法。对于足下垂的脑卒中患者可使用踝足矫形器（AFO），以代偿足下垂、改善移动能力，同时改善瘫痪侧踝膝关节生物力学和步行能量消耗。有条件的机构可以在脑卒中早期阶段应用运动再学习方案来促进脑卒中后运动功能的恢复。

常规康复训练和功能性电刺激（FES）相结合可以更好地改善脑卒中患者步行能力，可以考虑将FES作为AFO的一种替代方法来治疗足下垂。可以将机器人辅助运动训练结合传统康复疗法来改善卒中后运动功能和移动性，也可利用虚拟现实（VR）技术改善步态。

脑卒中早期应重视瘫痪下肢肌肉的肌力训练，针对相应肌肉进行的渐进式抗阻训练、交互性屈伸肌肉肌力强化训练可以改善脑卒中瘫痪肢体的功能。针对相应的肌肉进行FES、肌电生物反馈疗法，结合常规康复治疗，可以提高瘫痪肢体的肌力和功能。

（三）痉挛的康复

痉挛可以导致肌肉短缩、姿势异常疼痛和关节挛缩。由于挛缩会限制受累关节的活动，引起疼痛，所以会妨碍康复并限制患者恢复的潜力。早期治疗是关键，公认的治疗措施包括被动扩大关节活动度，促进关节主动运动，联合应用抗痉挛药物治疗，包括注射肉毒毒素治疗。痉挛的治疗应该是阶梯式的，开始采用保守的疗法，逐渐过渡到侵入式疗法，治疗痉挛首选无创的治疗方法，如抗痉挛良肢位摆放、关节活动、痉挛肌肉的牵拉和伸展、夹板疗法等方法。如果是全身性肌肉痉挛的患者，建议使用口服抗痉挛药物。对局部肌肉痉挛影响功能和护理的患者，建议使用A型肉毒毒素局部注射治疗。对以下肢为主的难治性肌肉痉挛的患者，可试用鞘内注射巴氯芬，或者选择性脊神经后根切断术等。

（四）感觉功能障碍康复

脑卒中后感觉功能障碍主要包括躯体感觉、视觉、听觉，进行相应评估后早期借助各种感觉刺激进行治疗。感觉再训练可用于卒中患者的躯体感觉减退，提高感觉分辨能力。可以将经皮神经电刺激与常规治疗结合或使用间歇式气压治疗促进感觉恢复。

对于卒中后伴有视听觉障碍的患者，推荐代偿性扫视训练提高扫视和阅读能力，常规训练结合棱镜技术有助于患者代偿视野缺损。听力障碍患者应进行专科检查，推荐使用合适的助听器，并利用交流策略及合理降低周围噪声来改善功能。

（五）认知障碍的康复

认知康复训练可提高注意力、记忆力、视觉偏侧忽略和执行功能。可使用一些特殊类型的记忆力训练。例如提高视空间记忆的总体加工，以及为基于语言的记忆构建语义框架，使用音乐治疗以提高言语记忆。运动锻炼可考虑作为改善卒中后认知和记忆的辅助疗法。

一些代偿策略可以改善记忆功能，包括内化策略（例如视觉意象、语义组织、分散练习）和外部记忆辅助技术（例如笔记本、寻呼系统、电脑和其他提示装置）。

（六）情绪障碍的康复

卒中后抑郁可发生于脑卒中后各时期，在发病初期，对患者和家属进行卒中后抑郁的流病学和治疗方面的教育，早期开展基于各种护理模式的持续沟通交流可以减轻卒中后抑郁的发生。

抑郁的早期有效治疗非常重要，因为可能对康复转归产生积极的影响。可考虑联合药物与非药物治疗卒中后抑郁，例如光疗法作为辅助治疗常与选择性5-羟色胺再摄取抑制剂一起使用。音乐疗法对卒中后心境障碍有积极的效果。重复性经颅磁刺激可以缓解抑郁症状。患者教育、咨询服务和社会支持可考虑作为脑卒中后抑郁治疗的组成部分。

（七）语言和交流障碍的康复

脑卒中后最常见的交流障碍是失语症和构音障碍。

1. 失语症　卒中早期对患者听、说、读、写、复述等障碍进行评价，并给予相应的简单指令训练、口颜面肌肉发音模仿训练、复述训练。口语交流严重障碍的患者可以试用文字阅读、书写或交流板进行交流。

2. 构音障碍 关于构音障碍的康复，应进行针对性治疗或者最大化地保存残存功能，可改善患者的语言能力，例如强制性疗法、语音治疗和语义治疗，或使用手势语。强制性疗法通过主动抑制一些语言，迫使患者应用卒中后的语言，并集中进行训练。

（八）吞咽障碍的康复

吞咽障碍的治疗与管理最终目的是使患者能够达到安全、充分、独立摄取足够的营养及水分。有吞咽障碍的患者建议应用口轮匝肌训练、舌运动训练、增强吞咽反射能力的训练、咽喉运动训练、空吞咽训练、冰刺激、神经肌肉电刺激等方法进行吞咽功能训练。也建议采用改变食物性状和采取代偿性进食方法如姿势和手法等改善患者吞咽状况。

（九）尿便障碍的康复

脑卒中后发生膀胱和直肠功能障碍很常见，可能是脑卒中后各种相关损害的综合结果。脑卒中患者在急性期留置尿管便于液体的管理，防止尿潴留，减少皮肤破溃，但是脑卒中后使用尿管超过 48h 将增加尿道感染的危险性。肠道管理的目标是保证适当的液体、容量和纤维素的摄入，帮助患者建立一个规律的如厕时间。应调整作息时间与患者以前的大便习惯相一致，同时使用大便软化剂和适当的缓泻药。

（十）心肺功能障碍的康复

脑卒中卧床患者应尽早离床接受常规的运动功能康复训练，以提高患者的心血管功能。下肢肌群具备足够力量的卒中患者，建议进行增强心血管适应性方面的训练，如活动平板训练、水疗等。重症脑卒中合并呼吸功能下降、肺内感染的患者，建议加强床边的呼吸道管理和呼吸功能康复，以改善呼吸功能、增加肺通气和降低卒中相关性肺炎的发生率和严重程度，改善患者的整体功能。

（十一）日常生活活动的康复

所有卒中患者都应接受适合其个体需求并最终适应出院环境的 ADL 训练和 IADL 训练。ADL 训练可采用功能性任务和特定任务训练来实现，强制性运动治疗有助于改善 ADL。除患者主动训练 ADL 外，建议家属给予脑卒中患者更多的关心和支持，加强康复护理，以提高患者的生活质量。

九、并发症的防治

（一）挛缩

对于可能发生挛缩的患者，采用辅具能够使肌肉持续保持拉长状态来维持关节活动度。对已发生关节挛缩的患者可采用支具扩大关节活动度，可考虑采用连续矫正石膏或静态可调节夹板来缓解轻、中度的肘部和腕部挛缩。手部缺乏主动活动能力的患者可考虑使用搁手/腕夹板，并辅以定期牵伸治疗。

（二）骨质疏松

建议患者脑卒中后减少卧床时间，早期进行康复干预、预防和治疗脑卒中后骨质疏松。可以通过增加体力活动来降低卒中后骨质疏松症的风险和严重程度脑卒中患者定期进行骨密度测定对骨质疏松的预防及治疗有较大帮助。早期床边康复训练 4 周以上的骨质疏松患者在进行负重练习前，应再次评价骨密度，避免骨折风险。

（三）肩关节半脱位

脑卒中后肩关节半脱位的预防重于治疗。通过正确的体位摆放、护理人员恰当的操作、选取合适的康复训练项目，可预防肩关节半脱位的发生。持续肩关节位置保持训练可以改善肩关节半脱位，对已经发生肩关节半脱位的患者可使用支持性装置和肩带防止进一步脱位。推荐可能发生和已发生肩关节半脱位的患者对冈上肌和三角肌进行功能性电刺激。

（四）肩痛

注意脑卒中患者卧床、坐轮椅时的体位摆放以及在训练中的正确辅助方法，避免肩关节过度屈曲、外展以及双手做高举过头的肩关节运动，避免用力牵拉肩关节。脑卒中软瘫期时可用吊带预防肩部损伤和肩痛，软瘫期过后是否该使用吊带预防肩痛仍有争议。神经肌肉电刺激（NMES）和功能性电刺激（FES）有治疗和预防肩痛的作用，早期治疗效果更好，慢性期则无效。

（五）肩手综合征

适度抬高患肢并配合被动活动，结合神经肌肉电刺激治疗肩手综合征。进行镜像治疗以改善感觉障碍。对于手肿胀明显的肩手综合征患者推荐服皮质醇类激素改善症状。外用加压装置有利于减轻肢体末端肿胀。

（六）深静脉血栓

早期运动是预防深静脉血栓（DVT）的有效方法。对于病情允许活动的患者，应鼓励其早期活动，以减少 DVT 等亚急性期并发症。脑出血患者在急性住院期间可使用间歇充气加压装置预防 DVT，对有肺栓塞风险同时有抗凝禁忌的患者，可考虑安置临时或永久性下腔静脉滤器。

（七）压疮

尽量减少或避免皮肤摩擦，提供适当的支撑面，减小皮肤压力。避免皮肤过度潮湿，保持充足的营养以预防皮肤破损。推荐定时翻身，保持良好的皮肤卫生。使用专门的床垫、轮椅坐垫和座椅，直到活动能力恢复。应避免使用圆形气圈垫。

（八）跌倒

患者、家属及看护者均应接受预防跌倒的宣教。教育患者、患者家属及其看护者正确使用步态辅助器具、鞋子、转移工具、轮椅（比如轮椅的操纵方向、转移带的使用、安全带使用、前臂支撑设备、脚踏和刹车等）。

医护人员应掌握正确安全的转移和移动患者的方法，熟悉医院治疗设备及环境的安全隐患，告知患者其跌倒的风险并叮嘱患者预防或减少跌倒的注意事项。推荐出院后进入社区生活的卒中患者参加包含平衡训练的锻炼项目来减少跌倒风险。卒中患者应接受平衡功能、平衡信心和跌倒风险方面的评估。应对卒中患者提供平衡训练计划。卒中患者如需要改善平衡功能，应遵医嘱安装辅助装置或矫形器。

（向　云）

第二节　颅脑外伤康复指南

一、概述

高速公路及机动车辆的普及，超高建筑的增多，以及无法预测的突发事件，使颅脑外伤的发病率明显增多，在各种神经系统疾病中，颅脑外伤（traumatic brain injury，TBI）的发病率及严重程度位居前列。TBI 主要有 3 个关键要素：外界暴力、大脑功能改变和大脑病理改变。复杂的损伤机制和广泛的损伤部位，导致了颅脑损伤后功能的复杂性、多样性，常常出现临床表现与影像学不一致，功能与能力不匹配，不同时期患者的主要障碍可能不同，因此对颅脑损伤患者的功能障碍评价与康复强调全面性和个体化。

1. 定义颅脑外伤（traumatic brain injury，TBI） 是因外力导致大脑功能或者病理的改变而引起的暂时性或永久性神经功能障碍。

2. 颅脑外伤发病率 流行病学颅脑外伤其发病率仅次于四肢损伤，约占全身各部位外伤的 20%。据 2007 年北京神经外科研究所的统计，TBI 年发病率为 55.4/10 万人，随着交通发达，生产建设的发展，发病率将逐年上升。

3. 分型 TBI 按伤后脑组织与外界相通与否可分为开放性和闭合性两类，根据损伤机制与病理改变，将颅脑损伤分为原发性和继发性。前者为外力作用于头部后立即产生的脑组织损害如脑震荡、脑挫裂伤，后者为在原发性损伤的基础上而再次出现的病变如脑缺氧、缺血等。具体可分为：脑震荡；脑挫裂伤；脑干损伤；颅内血肿。

4. 诊断 TBI 颅脑外伤的诊断是在有明确的直接或间接暴力作用于头部的情况下，常具有以下征象。

（1）伤后的意识障碍：包括伤后立即或随后出现的，是诊断的主要依据，是衡量颅脑损伤程度的一个可靠指标。

（2）阳性神经系统体征：如瞳孔变化及其他脑神经损害，语言障碍，视野缺损，运动、感觉及反射异常。

（3）颅内压增高的症状与体征：如血压升高、脉搏和呼吸变慢、头痛、呕吐、视神经水肿。

（4）颅脑 CT 扫描可发现损伤灶和中线结构偏移。

二、康复评定

（一）颅脑外伤严重程度的评定

颅脑外伤后常出现许多功能障碍，如认知、知觉、语言、运动和行为等来判断 TBI 严重程度。格拉斯哥昏迷量表（Glasgow coma scale，GCS）在国际上被普遍用来判断急性损伤期的意识状况。GCS 总分为 15 分。根据 GCS 计分和昏迷时间长短分为：轻度脑损伤：13~15 分，昏迷时间在 20min 以内；中度脑损伤：9~12 分，伤后昏迷时间为 20min~6 小时；重度脑损伤：≤8 分，伤后昏迷时间在 6 小时以上；或在伤后 24 小时内出现意识恶化并昏迷 6 小时以上。

在重度颅脑外伤中，持续性植物状态占 10%，是大脑广泛性缺血性外伤而脑干功能仍保留的结果。持续性植物状态标准：①认知功能丧失，无意识活动，不能执行指令；②保持自主呼吸和血压；③有睡眠 - 觉醒周期；④不能理解和表达语言；⑤能自动睁眼或刺痛睁眼；⑥可有无目的性的眼球跟踪活动；⑦下丘脑及脑功能基本正常。以上 7 个条件持续 1 个月以上。

最小意识状态是植物状态和觉醒之间的状态，指患者有严重的意识障碍，但既不符合昏迷也不符合植物状态的诊断，存在部分意识，如视追踪、听觉、疼痛觉、情感等反应，预后较植物状态好。最小意识状态的诊断标准：①遵从简单的指令；②不管正确性如何，可以用姿势或语言来回答是或否；③可被理解的语言；有目的性的行为，包括偶然出现的与环境刺激有关的动作和情绪反应，而不是自主动作。以上 1 种或多种行为反复或持续存在。

（二）认知功能、人格与情绪障碍评定

认知属于大脑皮质的高级活动范畴，它包括感觉、知觉、注意、记忆理解和智能。参见第二章第五节。

人格是指个性心理特征，其测量可采用明尼苏达多相人格问卷（Minnesota multiphasic personality inventory，MMPI）或艾森克人格问卷（Eysenck personality questionnaire）。

情绪障碍包括抑郁和焦虑等，其评定可采用抑郁量表和焦虑量表。

（三）运动障碍评定

多采用 Brunnstrom 评定法、Fugl-Meyer 评定法、上田敏法、改良 Ashworth 量表评定等。

（四）言语障碍评定

失语症和构音障碍的评定参见第二章第六节。

三、康复治疗

TBI 患者的康复治疗要做到全面的康复，从早期的急诊外科手术、ICU 阶段开始，一直到后期的康复中心和家庭的康复指导，为患者做好从康复机构到社区康复的正确过渡。

（一）早期康复治疗

颅脑外伤后，非手术治疗在治疗中占据着十分重要的地位，并且应采取综合性治疗措施。早期康复处理有助于预防并发症，如痉挛、压疮、异位骨化以及神经源性肠道和膀胱等问题。这些并发症如不积极防治，将给运动功能的恢复造成极大的困难，甚至成为不可逆的状态，严重影响患者以后的生活质量。康复目标：稳定病情，提高患者的觉醒能力，预防并发症，促进功能恢复。

1. 药物和外科手术治疗　目的是减轻脑水肿、治疗脑积水、清除血肿及脑灌注等。一般说来，一旦患者病情（包括基础疾病、原发疾患、合并症等）稳定 48~72 小时后，即使患者仍处于意识尚未恢复的状态，也应考虑加以康复治疗。

2. 支持疗法　给予高蛋白、高热量饮食，避免低蛋白血症，以利提高机体的免疫力，促进创伤的恢复及神经组织修复和功能重建。所提供的热量宜根据功能状态和消化功能情况逐步增加，蛋白质供应量为每天每千克体重 1g 以上，可以静脉输入高营养物质，如复方氨基酸、白蛋白等，同时保持水和电解质平衡。当患者逐渐恢复主动进食功能时，应鼓励和训练患者吞咽和咀嚼。

3. 保持良姿位　让患者处于感觉舒适、对抗痉挛模式、防止挛缩的体位。头的位置不宜过低，以利于颅内静脉回流；偏瘫侧上肢保持肩胛骨向前、肩前伸、肘伸展，下肢保持髋、膝微屈，踝中立位。要定时翻身、变换体位，防止压疮，肿胀和挛缩。可使用气垫床、充气垫圈，防止压疮的发生。

4. 促醒治疗　对意识障碍患者及植物状态患者应积极处理可逆性的影响因素，用药物、手术治疗等降低颅内压、改善脑循环、减少神经元损伤、促进神经功能恢复和苏醒。还应该增加各种刺激输入，以促进患者苏醒、恢复意识。

（1）声音刺激：用适当音量让患者听患病前最喜爱听的曲目、广播节目、录音。患者家属讲述患者喜欢和关心的话题、故事以及读报纸给患者听等，唤起患者的记忆。在每次护理和治疗时大声对患者说明、强化。

（2）视觉刺激：已自发睁眼者可用光线、电视画面等进行视觉刺激。

（3）深、浅感觉刺激：对四肢和躯干进行拍打、按摩，从肢体远端至近端用质地柔软的毛刷或毛巾轻轻地摩擦皮肤，用冰摩擦后颈部皮肤等方法增加痛、温、触觉刺激。还可行四肢关节被动活动及神经肌肉电刺激等增加感觉刺激。

（4）针灸治疗：在一定部位施行针灸、电针，也有较强的深浅感觉刺激作用，有利于促醒患者，同时也能减缓患者的肌肉萎缩。

（5）高压氧治疗：高压氧能升高血氧浓度，在一定程度上可改善脑细胞的代谢状态，具有促醒和促进功能恢复的作用。

5. 呼吸道护理　排痰引流，保持呼吸道通畅每次翻身时用空心掌从患者背部肺底部顺序向上拍打至肺尖部，帮助患者排痰；指导患者做体位排痰引流。

6. 维持肌肉和其他软组织的弹性　防止挛缩或关节畸形进行被动关节活动，对易于缩短的肌群和其他软组织进行伸展练习，每天2次以保持关节、软组织柔韧性。

7. 尽早活动　一旦生命体征平稳、神志清醒，应尽早进行深呼吸、肢体主动运动、床上活动和坐位平衡、站位平衡训练，循序渐进。

（1）起立床（tilt table）：可用起立床对患者进行训练，逐渐递增起立床的角度，使患者逐渐适应，预防体位低血压。

（2）直立练习：在直立练习中注意观察患者的呼吸、心率和血压的变化。应让患者在其能耐受的情况下站立足够长的时间，以牵拉易于缩短的软组织，使身体负重，防止骨质疏松及尿路感染。站立姿势有利于预防各种并发症，可刺激内脏功能，如肠蠕动和膀胱排空；能改善通气；如自主神经功能正常，可降低增高的颅内压；还可以改善患者的心理等。

8. 物理因子治疗　对弛缓性瘫痪患者，可利用低频脉冲电刺激疗法增强肌张力、兴奋支配肌肉的运动或感觉神经，以增强肢体运动功能。

9. 矫形支具的应用　如果运动训练不能使肌肉足够主动拉长则应使用矫形器固定关节于功能位；对肌力较弱者给予助力，使其维持正常运动。

（二）恢复期康复治疗

脑是高级神经中枢，是学习的重要器官。不同程度的脑损伤出现不同程度的认知障碍（cognition dysfunction），以致学习困难。认知障碍是脑外伤后最常见最持久的症状之一。认知障碍康复训练方法有：注意力障碍训练、记忆力障碍训练、失用症训练、思维障碍训练、计算能力障碍训练、失认症训练。康复目标：减少患者的定向障碍和语言错乱，提高记忆、注意、思维、组织和学习能力；最大限度地恢复感觉、运动、认知言语功能和生活自理能力，提高生存质量。

1. 认知障碍的治疗

（1）记忆训练：记忆是一种动态的神经和认知进展，其特征在于三个独立的过程：编码，维护和检索。记忆是对过去感知过、体验过和做过的事情在大脑中留下的痕迹，是过去的经验在人脑的反映，是大脑对信息的接收、储存及提取的过程。改善记忆功能可辅助用尼莫地平（nimodipine）（尼莫通，nimotop）30mg，每日3次；或石杉碱甲（哈伯因）100μg，每日3次。进行记忆训练时，注意进度要慢，训练从简单到复杂，将记忆作业化整为零，然后逐步串接。每次训练的时间要短，开始要求患者记住的信息量要少，信息呈现的时间要长，以后逐步增加信息量。患者成功时应及时强化，给予鼓励，增强信心。

（2）注意训练：选择患者感兴趣的图片，引导患者讲述看到的人物、情景等进行视觉跟踪训练；在计算机辅助下进行数字、文字、图片增加、删减游戏。其中删除作业训练要求治疗师先在电脑屏幕上写汉字或画图形等，然后要求患者用光标"删除"指定的汉字或图形，如患者能顺利完成任务则改变字母排列顺序并调整需删除文字，同时逐渐增加文字及图片数量，反复练习数次，治疗时间为30min，每天2次。

（3）思维训练：包括数字排序、物品分类和解决问题能力。如解决问题能力训练，鼓励患者外出后自行回到病房，设想迷路后怎么办、门锁住了怎么办等；每天食堂人员订餐时，鼓励患者自行订菜，选择自己喜欢的菜肴种类、饭量等。

2. 知觉障碍的治疗

（1）功能训练法：在功能训练中，治疗是一个学习过程，要考虑每个患者的能力局限性，将治疗重点放在纠正患者的功能问题上，而不是放在引起这些问题的病因上，使用方法是代偿和适应。要对存在的问题进行代偿，首先要让患者了解自己存在的缺陷及其含义，然后教会其使用健存的感知觉功能技巧。适应指的是对环境的改进。训练中应注意用简单易懂的指令，并建立常规方法，用同样的顺序和方式做每个活动，并不断重复练习。

（2）转移训练法：是需要一定知觉参与的活动练习，对其他具有相同知觉要求的活动能力有改善作用。使用特定的知觉活动，如样本复制、二维和三维积木、谜语这类活动可以促进 ADL 的改善。

（3）感觉运动法：通过给予特定的感觉刺激并控制随后产生的运动，可以对大脑感觉输入方式产生影响。①单侧忽略：主要出现在左侧。进行一些刺激忽略侧的活动、改善环境，使患者注意偏瘫侧，如将食物、电灯、电话置于患者偏瘫侧，站在患者偏瘫侧与其交谈，进行躯体和视觉越过中线的活动，让患者指导它的存在。②视觉空间丧失：在抽屉内、床头柜上只放少数常用的物品，对其中最多用的用鲜明颜色标出，使用语言性提示和触摸，多次重复进行练习，并练习从多种物品中找出特定的物品；练习对外形相似的物体进行辨认，并示范其用途。③空间关系辨认：适当的分级活动可帮助患者恢复掌握空间关系的能力，先练习从包含 2 项内容的绘画中选择 1 项适当内容，逐渐升级到较为正常的刺激水平。④空间位置：练习将钢笔放入杯中，并描述两种物品的不同位置。

3. 行为障碍的治疗　TBI 患者的行为障碍是多种多样的行为异常的治疗目的是设法消除不正常、不为社会所接受的行为，促进其亲社会行为。治疗方法如下。

（1）创造适合行为治疗的环境：环境安排应能保证增加适当行为出现的概率，尽量降低不适当行为发生的概率。稳定、限制的住所与结构化环境，是改变不良行为的关键。

（2）药物：一些药物对患者的运动控制、运动速度、认知能力和情感都有一定效果。多应用对改善行为和抑制伤后癫痫发作有效而副作用较少的药物，如卡马西平、乙酰唑胺、氯巴占等。

（3）行为治疗：行为障碍可分为正性行为障碍和负行为障碍。正性行为障碍表现为攻击他人，而负性行为障碍常表现为情绪低落、感情淡漠，对一些能完成的事不愿意做。治疗原则：①对所有恰当的行为给予鼓励；②拒绝奖励目前仍在继续的不恰当行为；③在每次不恰当行为发生后的短时间内，杜绝一切奖励性刺激；④在不恰当行为发生后应用预先声明的惩罚；⑤在极严重或顽固的不良行为发生后，给患者以其厌恶的刺激。

（三）后遗症期康复治疗

TBI 患者经过临床处理和正规的早期和恢复期的康复治疗后，各种功能已有不同程度的改善，但部分患者仍遗留不同程度的功能障碍。因此后遗症期康复以社区康复、家庭康复、职业康复、社会康复等为主。康复目标使患者学会应对功能不全的状况，学会用新的方法代偿功能不全，增强患者在各种环境中的独立和适应能力，回归社会。

1. 日常生活活动能力训练　利用家庭或社区环境继续加强日常生活活动能力的训练，强化患者自我照顾的能力，逐步与外界社会直接接触。学习乘坐交通工具、购物等。

2. 职业训练　TBI 患者中大部分是青壮年，其中不少在功能康复后尚需要重返工作岗位以及部分患者需要更换工作。应尽可能对患者进行有关工作技能的训练。

3. 矫形器和辅助器具的应用　有些患者需要应用矫形器改善功能。对运动障碍患者可能需要使用各种助行工具；生活自理困难时，可能需要各种自助辅具等。

四、预后

除病情严重程度外，伤前因素、损伤因素和伤后因素都可能影响到颅脑损伤患者的长期预后。有研究通过用分类和回归树分析方法、基于国际疾病分类编码的简易综合创伤评分方法和氢质子磁共振波谱分析等方法预测患者的长期预后，均发现有一定相关性和应用价值。具体可能与年龄、损伤或残疾严重程度、情绪、并发症及环境因素等有关。

（杨初燕）

第三节　脊髓病康复治疗

一、概述

脊髓病是各种致病因素导致的脊髓病变。因致病因子不同，常采取手术或药物等不同治疗方式。该病常引起患者不同程度的运动、感觉和二便等方面功能障碍，并引起一系列并发症。因而，康复治疗是脊髓病稳定期管理中不可或缺的一部分，有利于恢复患者的生理功能，提高日常生活活动能力，促进社会参与能力的改善，帮助患者早日回归社会或工作岗位。

1. 定义　脊髓病是指非生物源性致病因子所致的脊髓灰质或白质部分或系统病变。病理学上一般无炎性细胞渗出，而有缺血、坏死、神经病变和髓鞘脱失等病理改变。

2. 流行病学　流行病学本病可见于任何年龄，但以青壮年多见，男女发病率无明显差异，也无明显地域性差异。

3. 常见病因　脊髓病患者的病史中常有物理、化学损伤、代谢缺陷、遗传、中毒等因素。外伤、压迫、血管病变或其他不明原因也常常是脊髓病的致病因素。

4. 病理改变及分型　在各种致病因素作用下，脊髓发生缺血、坏死、神经病变和髓鞘脱失等病理改变，进而造成运动、感觉和自主神经等方面的功能障碍。根据本病的致病因素，可分为先天性（如脊髓空洞症）、营养代谢障碍性（如亚急性联合变性）、中毒性、脊髓压迫症、脊髓血管病等类型。

二、临床诊断

脊髓病常表现为肢体瘫痪和感觉缺失，伴或不伴排便、排尿障碍等括约肌功能障碍及其他自主神经功能障碍的症状。根据本病的临床症状，病史中有物理、化学损伤、代谢缺陷、遗传、中毒等因素，或外伤、压迫或血管病变等致病因子，结合影像学、神经电生理检查等可诊断本病，必要时可完善脑脊液检查。

三、临床治疗

急性期患者应卧床休息，给予富含热量和维生素的饮食，配合相应药物治疗以促进神经功能恢复。必要时可予糖皮质激素或血浆置换治疗。

四、康复评定

1. 运动功能采用徒手肌力评定方法，测定C5-T1和L2-S1各脊髓节段的代表性肌肉群肌力。

2. 感觉功能采用ASIA量表评定感觉功能，选择C2-S5各脊髓节段的关键感觉点，分别测定左右两侧的针刺觉和轻触觉。

3. ADL能力评定采用改良Barthel指数评定患者ADL能力。

五、康复治疗

（一）上肢运动功能

对于上肢瘫痪患者，应进行针对上肢和手功能的运动疗法，加强肱二头肌和肱三头肌的力量训练，增强上肢支撑力，并配合手抓握力训练。病变节段较高时，应注意同时训练肩部和肩胛带的肌肉。根据肌力分级制订相应训练方案：1级肌力推荐在器械或治疗师徒手辅助下进行被动运动；2级肌力推荐在器械或治疗师徒手辅助下进行主动助力运动；3级及以上肌力推荐进行主动和抗阻运动。

进行上肢运动疗法同时可配合物理因子干预，有助于改善上肢肌力，防止瘫痪肌肉萎缩。可选用的方法有神经肌肉电刺激、功能性电刺激、调制中频电治疗、干扰电治疗、超短波治疗及肌电生物反馈等。可尝试使用无创性脑部刺激技术，推荐低频重复经颅磁刺激模式。

针灸对改善上肢瘫痪肢体肌力也有一定帮助，可选用温针、电针或普通针刺等方式。

对于需要长期使用轮椅的患者，还应在增强上肢肌力和耐力的同时训练操控轮椅的能力，提高日常生活活动能力，减少依赖程度。

可考虑配合针对提高上肢功能的作业疗法，有助于改善上肢独立运动能力。患者卧床时，利用辅具将上肢托起，使上肢位置高于肩部，预防上肢水肿。根据不同病变节段，设计或使用不同器具维持上肢主要关节活动度，扩大并强化上肢肌力训练，从简单到复杂的功能性活动中掌握各种姿势下的上肢运动控制能力。

（二）下肢运动功能与步行

与上肢的肌力训练一样，也应根据肌力分级制订下肢的肌力训练方案：1级肌力进行被动运动；2级肌力进行主动助力运动；3级及以上肌力进行主动和抗阻运动。

常规下肢运动疗法配合功能性电刺激、神经肌肉电刺激及中频电刺激等物理因子疗法有助于改善瘫痪下肢肌力及功能，其效果优于单一下肢运动疗法。

针灸对改善瘫痪下肢功能有一定帮助，建议在常规物理治疗基础上配合针灸治疗促进下肢功能恢复，可选用普通针刺、温针或电针等方式。

若患者条件许可，应尽早行站立和步行训练。可采用垫上移动、承重活动平板及下肢机器人辅助的步行训练等方法。必要时，可考虑使用膝-踝-足支具完成下肢步行训练，使用双拐进行步行、上下台阶、上下楼梯、上下斜坡及站起训练。

原发病情稳定后，可采用内收肌和跟腱牵伸的方式维持髋关节及踝关节的关节活动度，并行扩大关节活动度和强化肌力的治疗。必要时对瘫痪下肢选择合适的夹板固定，并准确组合使夹板适合患者下肢功能需求。

（三）感觉功能

治疗前可选用ASIA量表评估感觉障碍程度，并通过左右侧及上下侧对比对感觉障碍部位进行大致定位。

治疗应遵循以下原则：①必须先纠正异常肌张力；②施加各种感觉刺激适时适量，防止不当刺激造成的肌张力增高；③感觉功能训练需要反复多次进行；④每次感觉训练应分别在有和无视觉反馈两种条件下进行，排除视觉刺激干扰；⑤多种感觉训练方法相结合，感觉和肢体运动训练相结合，以增加感觉输入，共同促进感觉功能恢复；⑥根据感觉障碍评定结果选择适当康复治疗方法和器具，循序渐进、由易到难、由简单到复杂。

应综合进行触觉、深感觉、实体觉和质地觉等各种感觉训练。还应进行感觉刺激识别及功能性感觉再训练，可配合 Rood 技术进一步增强感觉训练效果。

经皮神经电刺激对提高感觉功能有一定帮助，常规感觉功能训练联合经皮神经电刺激有助于改善感觉功能障碍。

针灸治疗对改善感觉障碍也有一定帮助，可考虑常规物理治疗基础上配合使用针灸治疗。

对于感觉过敏区域或存在不舒服感觉区域，建议使用感觉脱敏训练，可减轻过敏区域的不适感。

（四）排尿功能

脊髓病变后易发生神经源性膀胱，应通过病史、体格检查和辅助检查的采集及专科评估、尿动力学检查和神经电生理评估等方法综合评估膀胱功能。可配合 Qualiveen 量表评估神经源性膀胱严重程度及对患者生活质量的影响。

若发病初期即出现排尿障碍，应尽早经尿道留置尿管导尿，及时排空膀胱，预防泌尿系统并发症。每隔 2~3 小时定期开放尿管，并配合膀胱冲洗。严禁为诱发自主排尿而进行挤压、叩击膀胱等动作。病情稳定后尽早开始间歇导尿排空膀胱，可采用无菌间歇导尿或清洁间歇导尿两种方式，推荐无菌间歇导尿。

应对神经源性膀胱进行准确分类，根据分类结果制订膀胱功能训练的个体化长期康复治疗方案，原则上应保证膀胱压力处于安全范围，提高排尿能力，减少膀胱残余尿量，预防泌尿系统并发症。

对于感觉传入障碍引起的神经源性膀胱，若为感觉减退或延迟，可予膀胱腔内电刺激；若为感觉过敏，可予骶神经或阴部神经调节等神经调控手段、A 型肉毒毒素 300U 膀胱壁注射或行为疗法。

对于运动传出障碍引起的神经源性膀胱，若为逼尿肌过度活跃，应予间歇导尿联合使用抗胆碱能药物；如抗胆碱能药物无效，可予膀胱壁 A 型肉毒毒素 300U 注射并联合膀胱训练。也可考虑骶神经或阴部神经调节等神经调控手段诱发自主排尿功能。若为逼尿肌无力，建议间歇导尿促进膀胱排空，并配合 Crede 手法、Valsalva 动作或扳机点手法等辅助排尿，也可考虑联合膀胱腔内电刺激、骶神经前根刺激、α- 受体拮抗剂或拟胆碱能药物。发生压力性尿失禁时，应增加对盆底肌肉训练或盆底肌肉电刺激。

传统医学有助于改善排尿能力，减少残余尿量，在常规康复治疗基础上配合采用按摩、艾灸、穴位敷贴及针灸等方法可促进膀胱排尿功能恢复。

建议患者出院后对排尿功能制订长期康复治疗和随访计划。随访内容包括病史、体格检查、实验室和影像学检查。根据神经源性膀胱的类型、治疗效果、病情转归等因素决定选择是否进一步行影像尿动力学、膀胱尿道造影或膀胱镜检查，必要时调整随访间隔时间。

（五）排便功能

首先对患者进行排便功能及其影响因素进行详细检查和康复评定，制订个体化康复管理和治疗计划，采用安全、有效的辅助装置或器具，配合手法刺激或栓剂插入等技术促进排便，形成规律性排便习惯，及时处理并注意预防可能出现的神经源性肠道问题。

需要监测以下项目：

1. 排便日期和时间；
2. 直肠刺激到排便完成所用时间；
3. 使用的排便辅助用具及技术；
4. 便量及颜色、性状；
5. 不良反应；
6. 计划外的排便。

无论住院还是出院后康复治疗，应训练患者建立每日规律性排便习惯，合理安排每日排便时间，逐步重建排便反射。建议定期利用手指刺激直肠诱发反射性蠕动波，通过重建直肠肛门反射促进排便。也可配合始于盲肠、顺着结肠走向顺时针的腹部按摩促进直肠蠕动。以上两种方法无效时，可考虑灌肠法促进排便。也可单独或配合 Brindley 型骶神经前根（S1~S4）刺激诱发排便。

应根据患者出院时情况配备合适的肠道管理设备，并额外为高位截瘫患者配备指状肛管刺激器或栓剂插入器。出院前应教会患者正确使用肠道管理设备，避免继发损伤。出院回归社区和居家康复前，应根据患者经济条件、功能障碍程度和护理人员水平等因素对居家布局进行必要改造。建议定期由康复治疗师进行随访，以便及时发现肠道管理问题并提供合理的解决方案。

传统医学对改善排便功能有一定帮助，常规康复治疗基础上可配合按摩、穴位埋线、穴位注射、穴位敷贴及针灸等方法促进排便功能恢复。

（六）呼吸功能

需要对患者进行全面评估，包括病史、体征、膈肌活动度、呼吸类型和咳嗽力量，并完善血液生化、胸部 X 线及 CT 检查及肺功能检查。

处于发病早期的危重患者，需密切监测生命体征和血氧饱和度，C4 节段及以上病变时建议尽早行气管切开改善通气功能。应定期吸痰或配合翻身、拍背以促进排痰。当患者可自主吞咽口水，自主咳嗽、咳痰，并且监测动脉血气在正常范围内，完善喉镜检查，气道无明显狭窄时可考虑拔除气管切开套管。

病情稳定后应继续坚持定期吸痰，充分气道湿化。若患者可自主活动，嘱其规律翻身及变换体位促进排痰；若患者活动障碍，由康复治疗团队成员辅助其定时翻身及体位排痰。可配合胸部节律性叩击及人工辅助咳嗽等物理治疗手段协助排痰。积极训练患者呼吸功能，从腹式呼吸开始，逐步过渡到膈肌抗阻训练；同时应进行胸锁乳突肌及斜方肌抗阻训练以补偿胸式呼吸。若患者条件允许，可联合吹气球法、缩唇呼吸法或深呼吸法等增强呼吸功能。对于胸壁活动欠佳，可予手法牵引或关节松动训练。

常规呼吸功能训练配合物理因子治疗更有助于改善呼吸功能，推荐使用功能性电刺激和中频电刺激等电疗法。

（七）日常生活活动能力

需要进行日常生活活动能力的综合评估，常用改良 Barthel 指数、功能独立性测量量表等。

应对患者进行床上活动转移、轮椅活动及转移、坐起、站立、进食与饮水、仪表修饰及更衣等方面的日常生活活动能力训练。

对于病情稳定的患者，还应进行职业康复治疗，减少其日常生活依赖程度，增强社会参与能力，有助于早日重返工作岗位和社会。

应在患者康复治疗期间定期评估其日常生活活动能力，根据评估结果制订后续康复治疗计划，并判断是否需要继续住院接受阶段性专业康复治疗和护理。

（八）心理功能

发病初期应同时启动心理康复干预，并贯穿整个康复治疗过程。若患者条件许可，可于出院后定期返院复诊，并可就相关心理及情绪问题进行专业咨询。

应使用各种心理评估量表对患者的心理状态及情绪进行综合评估，并根据评估结果制订心理康复干预计划，选择恰当心理干预手段。建议采用支持性心理疗法、生物反馈和认知行为治疗等方法改善心理、精神行为异常。在康复治疗过程中，心理治疗师还可配合日常文体活动锻炼及必要的心理疏导来引导患者积极配合治疗并克服治疗过程中的困难，提高疗效。

六、康复护理

早期应将患者摆放于仰卧位或侧卧位，瘫痪肢体保持功能位，足底放足托或穿硬底鞋以防止足下垂。

嘱患者于发病后 1~2d 开始进食，优先考虑经口进食，必要时辅以静脉肠外营养。饮食应合理搭配及少量多餐，尽量选择富有营养、易消化、含纤维素较多的食物，避免摄入产气食物。加强健康宣教，建议患者多饮水，每日摄水量保证在 1 500ml 以上。若患者同时使用糖皮质激素治疗原发疾病，应多食高钾、低钠食物，注意增加含钙食物的摄入及补充维生素 D。

七、预防与预后

（一）预防

减少物理、化学及中毒因子的接触，有助于预防因上述原因导致的脊髓病。注意营养均衡，保持每日适量的维生素摄入，并及时治疗胃肠道等疾病，改善胃肠吸收功能，有助于预防营养代谢障碍因素引起的脊髓病。

（二）预后

该病多起病隐匿，进展缓慢，常规治疗难于改善功能障碍。预后取决于脊髓伤害的程度、病变范围及并发症情况。MRI 提示脊髓内广泛信号改变、病变范围累及脊髓节段多，合并泌尿系统感染、压疮、肺部感染等常提示预后不良。如不配合康复治疗，预后常较差。

（许建文）

第四节 外周神经损伤康复指南

一、概述

周围神经的基本组成单位为神经纤维，大量神经纤维构成神经束，若干神经束组成神经干。周围神经包含 12 对脑神经、31 对脊神经和自主神经，多由运动神经元、感觉神经元、自主神经元构成的混合性神经。周围神经的病理表现主要分为：① Waller 变性；②轴突变性或轴突病；③原发性神经元变性或神经元病；④节段性脱髓鞘。周围神经损伤按累及的神经分布形式可分为单神经病、多发性单神经病、多发性神经病等；按病变的部位可分为神经根病、神经丛病和神经干病；按损伤类型可分为：神经失用、轴突断裂、神经断裂。周围神经损伤病因众多，主要包括营养缺乏和代谢性、中毒性、感染性、免疫相关性、缺血性、副肿瘤性、机械外伤性等类型。下面主要介绍几种周围神经损伤的康复治疗。

二、外伤性周围神经病

（一）定义

外伤性周围神经损伤是由切割、牵拉、挤压等外伤导致的周围神经损伤，任何机械性损伤引起轴突中断都会在神经横断面引起 Waller 样变性。临床上以臂丛神经损伤、正中神经损伤、尺神经损伤、桡神经损伤为多见。

（二）流行病学

臂丛神经损伤多在 15~25 岁的男性中更常见，这些损伤通常与机动车辆碰撞有关。从损伤原因分析，创伤高达 70% 的机动车事故和 22%~49% 的接触性运动；肿瘤：0.4%；副肿瘤：0.5%~10%；放射诱发：1%~14%；产科：0.5%~2.6%。正中神经：一般人群患病率 3%~5%，多为腕部锐器割伤、腕管综合征和旋前圆肌综合征的卡压导致。尺神经损伤：常见于前臂切割伤及肱骨内上髁骨折。桡神经损伤最常见于肱骨骨折、腋下受压等。

（三）临床诊断

1. 临床表现（图 4-4-2）

（1）臂丛神经（图 4-4-1）损伤：表现为上肢呈松弛性瘫痪，肩下垂，视损伤部位可具体表现为：①臂丛上干损伤：表现为肩关节不能外展、上举，肘关节不能屈曲。腕关节和手的功能正常；肩外侧、上臂及前臂外侧皮肤感觉障碍。②臂丛下干损伤：表现为手指不能屈曲和伸直，拇指不能对掌、对指，手不能合拢和分开；手及前臂内侧皮肤感觉障碍。③全臂丛根性损伤：表现为上肢瘫痪，无任何运动功能；上臂内侧外皮肤感觉障碍。

（2）正中神经损伤：①肘部旋前圆肌、旋前方肌、指浅屈肌、拇长屈肌及掌长肌瘫痪，可能合并灼性神经痛。②腕部：拇对掌肌、拇短展肌、拇短屈肌瘫痪，掌侧拇、示、中指及环指桡半侧，背侧示指、中指远节均有感觉障碍。

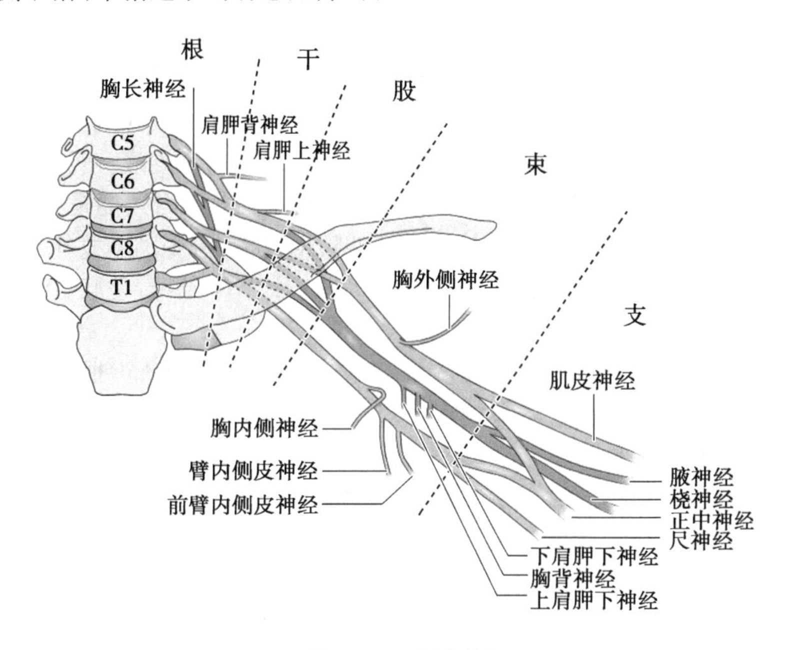

图 4-4-1　臂丛神经

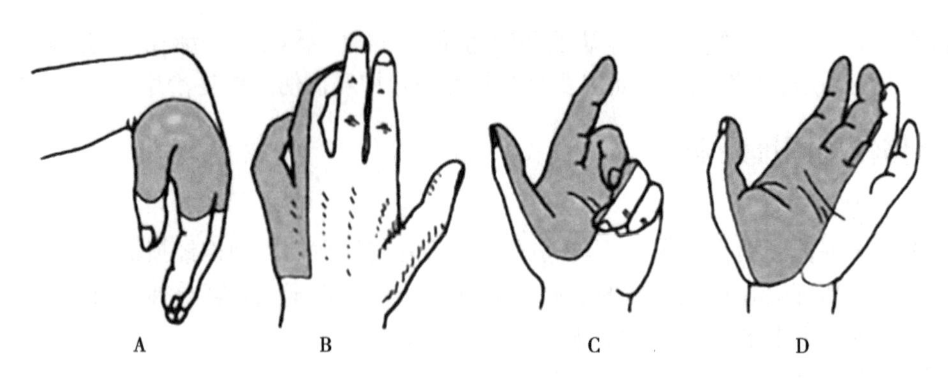

图 4-4-2 外周神经损伤表现

A. 桡神经损伤；B. 尺神经损伤；C. 正中神经损伤；D. 正中神经与尺神经合并损伤

（3）尺神经损伤：前臂尺侧腕屈肌、指深屈肌尺侧半瘫痪，手掌尺侧、小指全部及环指尺侧半感觉障碍，不完全损伤可出现灼性神经痛。

（4）桡神经损伤：肱三头肌、肱桡肌、旋后肌和腕指伸肌无力，可见“腕下垂”畸形，手背桡侧、上臂下半桡侧的后部及前臂背侧感觉障碍。

2. 辅助检查

（1）电生理检查主要作用：①可判断周围神经是否存在神经源性损害；②判断神经源性损害的部位（脊髓前角细胞、神经根、神经丛、神经干、末梢）；③判断神经的再生情况；④辨别病变时活动期还是慢性期。

（2）其他实验室检查包括：全血细胞分析、血沉、C 反应蛋白、血生化检查、空腹血糖、甲状腺功能、维生素 B_{12} 水平、血清蛋白电泳及免疫固定电泳等。

（四）康复治疗

当外伤性周围神经损伤时首先考虑手术治疗，神经缝合、神经移植、神经松解术等。周围神经损伤的康复治疗在于保护靶器官、延缓肌萎缩和终板变性、促进神经再生、改善再生神经功能，降低患侧肢体功能障碍程度。

1. 缓解疼痛　疼痛是周围神经损伤最突出的症状之一，周围神经性疼痛是分布在受损组织的感觉神经末梢对伤害性刺激所产生的神经冲动所致。刺激 Aδ 有髓小纤维引发尖锐而定位清晰的急性疼痛；刺激 C 无髓纤维引发延迟性、弥散的烧灼痛。目前普遍认为针对周围神经损伤后神经痛，应用药物治疗、物理治疗、心理治疗相结合可能是更好的方法。

（1）药物治疗：①一线药物：三环类抗抑郁药如阿米替林、去甲阿米替林、丙米嗪以及抗癫痫药中的普瑞巴林和加巴喷丁。②二线药物：利多卡因贴片、5- 羟色胺、度洛西汀和文法拉。③三线药物：卡马西平、拉莫三嗪、曲马多、羟考酮等。

（2）物理因子治疗：① TENS：有研究认为 TENS 能够缓解神经痛，根据门控理论，电刺激通过覆盖疼痛部位的异常感觉以缓解疼痛。电极放置于疼痛部位或神经走行方向，低频针刺样刺激频率在 5Hz 及以下，高频刺激为 50Hz 或 100Hz 以上，刺激时间 20~30min；② rTMS：1~2 周内持续 5~10 次的高频 rTMS（5~20Hz），放置在疼痛对侧的皮层 M1 区，被认为能明显改善神经性疼痛；③低能量激光治疗（LLLT）：激光治疗可以通过光化学反应消除神经损伤后产生的炎症、镇痛并能促进神经修复。常用波长在 642.8~904nm 之间，但有研究认为 600~700nm 波长的红光效果最好；④经颅直流电刺激（transcranial direct current stimulation，tDCS）：tDCS 被报道能够改善周围神经痛，但目前并无充分证据。

2. 运动再学习　周围神经损伤后，相应神经支配的肌肉肌力降低或消失，应及时开始做关节被动活动，避免关节挛缩，如果没有疼痛，关节活动范围应在最大有效活动范围内。在休息时，应辅以适当的支具，以保留其最大的功能。使用支具时要检查被支撑关节的活动情况，避免使用支具不当而产生再次损伤。当肌力开始恢复时，需加强肌力训练，肌力恢复至 3 级以上时，去掉支具，肌力训练的同时予以作业治疗，促进肢体功能恢复。同时在早期予以损伤神经支配的肌肉低频电刺激，频率 30~50Hz，脉宽 200~500μs，可以维持肌肉质量，促进肌肉力量恢复。

3. 感觉功能再训练　周围神经损伤后，神经支配区域存在感觉障碍问题，需要进行感觉功能训练。

（1）温度觉训练：在两个小瓶内分别装入冷水和温水（45℃），用患指分别触摸两个小瓶，睁眼看，闭眼用心体会冷热之间的差异，如此反复进行多次。

（2）刺激的定位：因为在感觉恢复过程中，先恢复钝觉，后恢复敏锐觉，所以，在进行刺激的定位能力训练时，起初应采用靠深压觉来传递的钝性刺激。随着功能的改善，逐渐将刺激变成依靠轻压觉传递的越来越精细的刺激。

（3）刺激的识别：让患者用手抓取不同形状、大小与质地的物件，要求其仔细体会抓取动作所带来的感觉。可以指导患者将手插入沙或冰中进行训练。

（4）质地觉：起初让患者触摸质地差别较大，品种、数量较少的一组刺激物。随着功能改善，逐渐缩小质地的差别，扩大刺激物的品种和数量。

（5）实体觉：让患者通过触摸，识别物体及物体的形状与质地。可以选择日常生活中经常使用的物件，如水龙头开关、纽扣、钥匙、钱币、螺丝（母）、衣夹、别针等物。功能性感觉能力的训练随着感觉功能的恢复，可以让患者双手操螺栓、钱币、钥匙及其他生活用品，鼓励患者完成扣纽扣和系鞋带等日常生活活动，甚至试着让患者使用工作中常用的工具，但应避免意外损伤的发生。

（五）预后

外伤性周围神经损伤的预后极大程度上取决于神经损伤的程度，神经损伤的程度越严重其预后越差。具有手术指征的应在早期及时予以手术治疗，进行缝合、移植或者解除压迫。术后康复介入的越早，恢复效果越好。

三、面神经炎

（一）概述

1. 定义　面神经管内急性非化脓性炎症，引起周围神经面神经麻痹，或称贝尔（Bell）麻痹。

2. 流行病学　任何年龄均可发病，20~40 岁最为多见，男性多于女性，绝大多数为单侧发病。部分患者因受风吹或着凉后发病，或与局部营养神经的血管受冷刺激而发生痉挛相关，导致面神经分布区域缺血、水肿、受压而发病。部分患者与病毒感染有关，如疱疹病毒等。

（二）临床诊断

1. 临床表现　通常呈急性起病，一侧面部表情肌突然瘫痪，于几小时或数天内达到顶峰。在起病前几天可有同侧耳后、耳内、乳突区的轻度疼痛。多数患者往往于清晨洗脸、漱口时突然发现一侧面颊动作不灵、嘴巴歪斜。患侧面部表情肌完全瘫痪者，额纹消失，眼裂扩大，鼻唇沟平坦，口角下垂，露齿时口角歪向健侧。患侧面部不能做皱额、蹙眉、闭目、鼓气和噘嘴等动作。闭目时，因眼球转向上方露出角膜下缘的巩膜，称为贝尔（Bell）现象。鼓颊和吹口哨时，患侧口唇不能闭合而漏气。进食时，食物残渣滞留于病侧的牙颊间隙内，并常有该侧口角流涎。泪点随下睑外翻，泪液不能按正常引流而外溢。患侧的角膜反射减弱或消失，若三叉神经未受影响则面部感觉检查完全正常。

2. 辅助检查 肌电图提示面神经动作电位复合电位下降；面神经支配肌提示神经源性损害，表现为插入电位延长，静息期出现纤颤、正锐波等异常自发电位，募集相减少，严重者轻收缩无法记录到运动单位。

（三）康复评定

1. 面部残疾指数（FDI） 是一个自我评价的工具，从躯体功能和社会生活功能进行评定，反映疾病对患者生活影响的程度。

2. 面部评分系统（FGS） 主要评价患者面部运动功能。

（1）额的检查：首先观察额部皮肤皱纹是否相同、变浅或消失，眉目外侧是否对称、下垂。其次在检查抬眉运动。

（2）眼的检查：首先观察眼裂的大小，两侧是否对称、变小或变大，上眼睑是否下垂，下眼睑是否外翻，眼睑是否抽搐、肿胀，眼结膜是否有充血，是否有流泪、干涩、酸、胀症状；其次在进行闭眼运动检查。

（3）鼻的检查：首先观察鼻唇沟是否变浅、消失或加深。其次检查耸鼻运动，观察压鼻肌是否有皱纹，两侧上唇运动幅度是否相同。

面颊部的检查：观察面颊部是否对称、平坦、增厚或抽搐。面部是否感觉发紧、僵硬、麻木或萎缩。

（4）口的检查：首先观察口角是否对称、下垂、上提或抽搐；口唇是否肿胀，人中是否偏斜。其次检查示齿运动、努嘴运动、鼓腮运动。

（四）康复治疗

康复治疗原则：面神经炎早期治疗主要以用药为主，改善局部血液循环、消除面神经的炎症和水肿为主，若有疱疹病毒感染，则抗病毒治疗。后期治疗主要是表情肌功能训练为主，以促进肌纤维收缩和改善血液循环，有效控制面肌痉挛和防止面肌萎缩，促进面部运动功能的恢复。

1. 药物治疗 ①任何严重程度的面神经炎应 72 小时内给予皮质类固醇药物，如醋酸泼尼松（强的松）或地塞米松口服；②神经营养代谢药物：维生素 B_1、维生素 B_{12}、甲钴胺等。

2. 物理治疗 ①急性期避免使用电刺激，恢复期予以局部肌肉电刺激治疗，有助面部肌肉主动收缩的改善。②其他如可在茎突孔附近给予超短波无热量治疗，时间 10min，每日 1 次，以改善神经的缺血及水肿；急性期过后可用红外线、艾灸、中药熏蒸等方法局部照射，加快局部血液循环，促进水肿的消除，减轻疼痛。

3. 运动疗法 在恢复期建议以运动功能锻炼为主，神经炎主要累及枕额肌额腹、眼轮匝肌、提上唇肌、颧肌、提口角肌、口轮匝肌和下唇方肌等面部表情肌。进行这些主要肌肉的功能训练，可促进整个面部表情肌运动功能恢复正常。

（1）抬眉训练：尽力将患侧眉毛向上抬起；主要依靠枕额肌额腹完成。

（2）闭眼训练：让患者用力使眼裂闭合；主要依靠眼轮匝肌的运动完成。

（3）耸鼻训练：向上牵拉鼻部皮肤；主要依靠提上唇肌及压鼻肌的运动完成。

（4）示齿训练：嘱患者做龇牙状，口角向侧方移动；主要依靠颧大肌、颧小肌、提口角肌及笑肌的运动完成。

（5）努嘴训练：用力收缩口唇并向前努嘴，主要依靠口轮匝肌运动来完成。

（6）鼓腮训练：嘱患者双唇尽力紧闭，使双侧颊部充气呈膨胀状。主要依靠口轮匝肌及颊肌运动来完成。

这些动作可以自己面对镜子完成，视觉反馈后予动作纠正，肌肉无力时可用手指辅助练习；肌力达Ⅲ级时主动练习，如吹气球、吹蜡烛、对镜表情肌训练等；肌力Ⅳ级时用手指施加阻力练习。

4. 其他处理 ①对面部活动严重障碍的患者，伴有闭眼不全时，应实施眼部保护，使用眼罩覆盖或滴眼液等，指南推荐等级为强烈推荐，较低的证据级别；②对于没有改善或者恢复缓慢的患者，建议进一步的影像学检查，排除肿瘤及其他因素。

（五）预后

面神经炎的预后取决于病情的严重程度和是否得到及时的处理。大多数患者在病后2~3个月内恢复，神经部分变性患者需要3~6个月的恢复时间，2个月后仍为完全变性反应的患者，恢复时间可能需要6个月以上，或者遗留后遗症。

四、急性炎性脱髓鞘性多发神经根神经病

（一）概述

1. 定义 急性炎性脱髓鞘性多发神经根神经病（acute inflammatory demyelinating polyneuropathies，AIDP）是一种免疫介导性周围神经病：Guillain，Barre 和 Strohl 率先描述了这组疾病的主要临床特点，即瘫痪、反射消失、感觉异常伴轻度感觉丧失、脑脊液细胞蛋白分离，因此又被称为吉兰-巴雷综合征（Guillain-Barre syndrome，GBS）。

2. 流行病学 GBS 可在任何年龄段发病，发病无季节特征，男性高于女性（1.5∶1）。GBS 目前是西方国家急性迟缓性瘫痪的首要病因。平均发病率稳定在 1.8/10 万，我国目前尚无相关流行病学资料，但发病年龄以儿童和青壮年多见。约 70% 患者病前有前驱感染。目前发现的感染原因包括空肠弯曲菌、巨细胞病毒、EB 病毒、肺炎支原体、水痘-带状疱疹病毒、乙型肝炎病毒和人类免疫缺陷病毒等。其中空肠弯曲菌感染占第一位，巨细胞病毒占第二位。在抗 GQ1b 抗体综合征中主要致病微生物为空肠弯曲菌和流感嗜血杆菌。

（二）临床表现

1. 运动功能 GBS 多以肌肉无力起病，可伴或不伴感觉异常。通常先对称性累及双下肢，在数小时到数天内向近端进展，可随即向上肢、面部和咽喉肌发展，在重症患者甚至可影响到呼吸肌。

2. 感觉功能 感觉障碍不是 GBS 的突出表现，通常影响肢体远端的震动觉。肩胛间或下背部疼痛也常见，有时会放射至腿部。大约一半的患者会出现感觉异常，被描述为烧灼样或针刺感。

3. 自主神经 交感神经、副交感神经功能的增强或减弱，临床表现为直立性低血压、尿潴留、胃肠收缩乏力、Horner 综合征、高血压、窦性心动过速、无汗或多汗、肢体末端血管收缩等。

4. 脑神经 45%~75% 的病例可见脑神经受累。双侧面瘫多见，眼外肌和后组脑神经

受累较少，一些病例可见面部肌纤维抽搐，个别病例可出现伴有视乳头水肿的假性脑瘤，是因慢性颅内压增高所致。随着发病年龄的增长，患者呼吸肌麻痹需辅助通气的概率增加，在住院患者中占12%~30%。

（三）康复评定

1. 全身功能状态评估 包括心肺功能状况、是否需要使用呼吸机、有无并发症等。可应用残疾评定6分功能量表进行评定。

0级健康。

1级有轻微症状和体征。

2级不需要辅助可步行5m。

3级需辅助步行5m。

4级轮椅或卧床生活，需束缚保护。

5级白天或夜间需呼吸机辅助呼吸。

6级死亡。

2. 运动功能评定 包括肌力评定、关节活动度测定、患肢周径的测量、运动功能恢复等级评定。患肢周径的测量：可以比较受累及的肢体肌肉萎缩程度；运动功能恢复等级评定：将神经损伤后的运动功能恢复情况分为六级。

0级肌肉无收缩。

1级近端肌肉可见收缩。

2级近、远端肌肉可见收缩。

3级所有重要肌肉功能抗阻力收缩。

4级能进行所有运动，包括独立性的或协同性的运动。

5级完全正常。

3. 感觉功能评定 包括浅感觉（触觉、痛觉、温觉）、深感觉（位置觉、振动觉）和复合感觉（两点分辨觉及实体觉），可用感觉功能恢复等级评定表评估。

0级感觉功能无恢复。

1级支配区皮肤深感觉恢复。

2级支配区浅感觉和触觉部分恢复。

3级皮肤痛觉和触觉恢复且感觉过敏消失。

4级两点分辨觉部分恢复。

5级完全恢复。

4. 反射检查 GBS患者常有反射减弱或消失，在患者充分配合的情况下，分析对比反射检查，常检查的有肱二头肌反射、肱三头肌反射、桡骨膜反射、膝反射、踝反射等。

5. 电生理检查 大部分的患者有电生理检查异常，主要表现为多灶性节段性脱髓鞘和继发轴索变性。神经传导检查表现为F波或H反射潜伏时延迟或消失，多灶性运动和感觉神经传导减慢或多灶性传导阻滞。因其病例生理主要以髓鞘脱失为主，早期针极肌电图检测可没有失神经电位出现，而且运动单位形状正常，仅在无力的肌肉可见运动单位募集相减少；但当出现继发性轴索变形时，可出现纤颤电位、正锐波，当出现神经芽生现象时可出现多相电位，运动单位时程延长、波幅增高等表现。

（四）临床治疗

GBS的主要危险为呼吸肌麻痹，如有呼吸肌麻痹应尽早发现、尽早治疗，对症处理，预防并发症，防止病情恶化。

1. 一般治疗　病情发展迅速的重症患者应及时严密支持治疗、防治呼吸衰竭和自主神经紊乱。当患者出现气短、肺活量降低至1L以下或动脉氧分压低于70mmHg时可行辅助呼吸。对于存在心律不齐和血压不稳的患者，持续心电监护和血压监测，对于严重瘫痪的患者注意预防血栓。

2. 特殊治疗　针对性治疗的目的是减轻自身抗体的危害，目前主要手段为血浆置换和静脉注射免疫球蛋白。血浆置换可以清除特异性的周围神经髓鞘抗体和血液中其他可溶性蛋白，能够改善症状、缩短疗程和减少并发症。

（五）康复治疗

GBS患者近期康复目标主要为止痛、消肿、减少并发症，预防患者肌肉萎缩和关节挛缩；远期康复目标为通过训练促进神经再生，恢复肌力，增加关节活动度，减轻感觉功能障碍，或借助支具使患者恢复生活能力和社会活动能力。

1. 物理治疗

（1）呼吸功能训练：有呼吸肌麻痹的患者应在进行辅助呼吸的同时配合呼吸功能训练。主要进行辅助或主动腹式呼吸，缩唇呼吸以及躯体屈曲时呼气、伸展时吸气训练。胸部扩张练习和呼吸肌群柔韧性训练。

（2）关节活动度训练：GBS患者可出现双下肢或四肢的肌力减弱或完全消失，运动功能下降，此时患者常出现受累的关节疼痛、肌肉萎缩，关节挛缩。预防肌肉挛缩主要做拮抗肌被动运动，以保持正常的活动范围。受累肢体各关节、早期应做全关节活动范围各轴向的被动运动，以保持受累关节的正常活动范围。

（3）肌力训练：根据受累肌肉的功能相继做被动运动、助力运动、主动运动、抗阻运动。肌力0~1级予以被动运动；2~3级助力运动、主动运动；肌力达3级以上可予以抗阻运动。

（4）物理因子治疗：失神经支配后，应尽早采用电刺激疗法，预防或延缓肌肉萎缩，根据肌肉的运动情况予以不同参数电刺激治疗。应用超短波、微波、短波和激光等治疗，有利于改善局部血液循环、促进水肿吸收、消除炎症，促进神经生长。

2. 作业治疗

（1）作业疗法：根据功能障碍的部位、程度、肌力及耐力的检测结果，采用适宜的作业治疗，以增强灵活性和耐力。

（2）感觉训练：随着患者感觉功能的恢复，应增加感觉刺激，增强感觉输入。感觉脱敏者，可反复刺激过敏区，克服患者过敏现象。感觉训练的原则是先进行触觉训练，再进行振动觉训练。由大物体到小物体，由简单物体到复杂物体，由粗糙质地到细滑质地，由单一物体到混合物体。

（3）日常生活能力训练：在患病早期就应开始日常生活能力训练，如翻身、坐起、进食、穿衣、如厕、使用轮椅等，以便高患者生活自理能力。

（六）预后

约有10%~20%的患者有呼吸肌麻痹，但早期有效治疗和支持治疗可降低重症患者的死亡率。完全恢复的患者，肌力和关节活动度、触觉及本体感觉可恢复至与健康人无差别，日常生活不受影响。

（何晓阔）

第五节 脑性瘫痪康复指南

一、概述

脑性瘫痪(cerebral palsy,CP)简称脑瘫,是导致儿童肢体残疾最常见的原因之一,致残率高、病因复杂、危险因素众多,绝大部分脑瘫往往同时存在其他伴发疾病,包括智力发育障碍、癫痫、言语语言障碍、吞咽障碍等,严重影响患儿生活质量,给社会、家庭造成巨大的精神和经济负担,是人类尚未攻破的医学难题之一。随着脑瘫康复诊疗技术水平不断提高,越来越多的脑瘫得到不同程度康复干预,实现功能恢复、生活质量改善,更好地重返社会。

脑瘫是一组持续存在的中枢性运动和姿势发育障碍、活动受限综合征,这种综合征是由于发育中的胎儿或婴幼儿脑部非进行性损伤所致。脑瘫全球患病率约为2‰,我国脑瘫患病率约为2.46‰。据估计,我国<14岁脑瘫儿童约有500万。成年脑瘫是儿童的3倍。绝大部分脑瘫确切发病机制尚未明了,可能由于发育不成熟的大脑(产前、产时或产后)先天性发育缺陷(畸形、宫内感染)或获得性(早产、低出生体重、窒息、缺氧缺血性脑病、核黄疸、外伤、感染)等非进行性脑损伤所致。

二、临床诊断与治疗

脑瘫诊断应当具备以下四项必备条件:①中枢性运动障碍持续存在婴幼儿脑发育早期(不成熟期)发生;②运动和姿势发育异常;③反射发育异常;④肌张力及肌力异常。脑瘫临床分型可分为六型:痉挛型四肢瘫、痉挛型双瘫、痉挛型偏瘫、不随意运动型、共济失调型、混合型。

脑瘫治疗以康复治疗为主,必要时结合24小时肌张力管理、医疗干预、手术治疗等。不同生长发育期脑瘫的运动功能、障碍程度及环境状况各不相同,因此不同时期的康复治疗策略也有所不同:婴儿期以建立并发展其感知觉、语言、智力、社会及行为功能为主;幼儿期以发展运动功能、重视心理、社会功能发育为主;学龄前期强调主动运动训练,为入学作准备;学龄期以适应学校环境,学会独立,培养自我解决问题及需求的能力;青春期以提高日常生活活动能力,开展职业前培训为主;成人期除了必要的功能训练与生活自理能力训练外,还需要培养健康的生活方式,开展积极的身体活动,预防慢性疾病发生发展。

三、康复评定

脑瘫康复评定可以全面了解脑瘫生理、心理、社会功能,综合分析个人、环境因素对其病情的影响,明确严重程度,为制订规范化和个体化康复计划提供依据。

(一)运动功能评定

持续性运动障碍及姿势异常是脑瘫的核心表现。运动功能评定前,需评定肌张力与肌力。通常采用改良Ashworth痉挛量表评定肌张力,采用徒手肌力检查可评定肌肉力量。

1. 粗大运动功能评定 粗大运动功能分级系统(gross motor function classification system,GMFCS)能客观地反映脑瘫粗大运动功能发育情况,分为5个级别,Ⅰ级为最高,Ⅴ级为最低。粗大运动功能评定量表(gross motor function measure,GMFM)评估脑瘫运动功能,分为88项和66项,从卧位与翻身、坐位、爬和膝立位、立位、行走与跑跳五个功能区评估脑瘫粗大运动技能。分数越高提示粗大运动功能越好。此外还可以采用全身运动质量评估(general movements assessment, GMs)、Alberta 婴幼儿运动量表(Alberta infant Motor Scale, AIMS)、Peabody 运动发育量表 2((Peabody developmental motor scale-2, PDMS-2)、丹佛发育筛查测验等进行脑瘫粗大运动功能评定,其中 AIMS 是一个通过观察来评估 0~18 个月龄或从出生到独立行走这段时期婴儿运动发育的工具,注重运动质量评估。

2. 精细运动功能评定 脑瘫儿童手功能分级系统(manual ability classification system for children with cerebral palsy, MACS)适用于 4~18 岁脑瘫,针对日常生活操作物品能力进行分级。PDMS-2 精细运动功能分测验、Melbourne 单侧上肢评定量表、偏瘫儿童手功能评定、AHA 量表(development of the assisting hand assessment, AHA)等也可以进行脑瘫精细运动功能评定。

3. 步态分析 痉挛型脑瘫患儿步行常表现出特殊的病理步态(剪刀步态等),对患儿下肢运动功能、姿势等产生不利影响。步态分析在脑瘫患儿的临床诊疗、康复锻炼中起着重要的作用。在临床中可分析异常步态、辅助评价治疗效果、协助选择合适的辅助器具以及还可作为临床的教学和研究工具。其可分为定性法和定量法两种。在临床应用中,步态的视频资料是临床步态分析重要的组成部分。步态分析已越来越广泛地应用于临床诊断、疗效评定、机制研究等。

(二)言语语言功能评定

1. 言语功能评定 脑瘫言语功能评定主要包括构音障碍、嗓音、语言流畅性、失用评定。构音障碍评定主要采用中国康复研究中心运动性障碍检测法和改良 Frenchay 构音障碍检测法。中国康复研究中心运动性构音障碍包括构音器官检查和构音检查,不仅可以评估脑瘫是否存在运动性构音障碍及程度,还可以指导治疗计划。改良 Frenchay 构音障碍检测法以构音器官功能性评定为主,判断构音障碍严重程度。

2. 语言功能评定 脑瘫语言发育迟缓的评定主要采用儿童语言发育迟缓评定(sign-significant relation, S-S 法)、Peabody 图片词汇测验(Peabody picture vocabulary test, PPVT)、Illinois 心理语言能力测验等。S-S 法适用于 1 岁半 ~6 岁半、因各种原因而导致语言发育水平处于婴幼儿阶段的儿童,检查内容包括符号形式与指示内容关系、基础性过程、交流态度三方面。PPVT 适用年龄为 3 岁 3 月龄 ~9 岁 3 月龄儿童的词汇理解能力检查。

(三)生活自理能力评定

生活自理能力评定主要包括自理、功能性活动、家务及认知与交流等方面的评定。儿童功能独立性评定量表(wee-functional independence measure, Wee-FIM)评估儿童功能障碍程度以及看护者对儿童给予辅助的种类与数量,分数越高提示功能独立性越强,但 Wee-FIM 需获得授权后方能使用。儿童能力评定量表(pediatric evaluation of disability inventory, PEDI)是针对儿童功能障碍开发的量表,用于评定自理能力、移动、社会功能活动程度以及功能变化与年龄间的关系。

(四)其他功能评定

根据临床表现与需求,脑瘫可以进行听力、视觉、认知、心理行为等评定。根据不同发育阶段的关键年龄所应具备的标准,参考和应用各类量表以及相关设备进行评定。

四、脑瘫儿童期康复治疗

(一)治疗目标

通过综合康复干预手段,使脑瘫在运动、认知、言语语言、社会适应等方面得到最大程度改善，充分发挥残存功能，促进脑瘫身心健康发展，提高生活质量，确保积极融入社会。

（二）治疗原则

早期发现异常、早期干预，综合性康复，与日常生活相结合，遵循循证医学，早期开展教育康复，康复训练与游戏相结合，集中式康复与社区康复相结合。

（三）康复治疗

越来越多的干预手段可用于脑瘫的康复治疗，包括物理治疗（运动疗法、物理因子疗法）、作业治疗、言语治疗、传统医学康复疗法等。目前我国脑瘫康复治疗以脑瘫综合康复、全面康复为主。近年来，国际脑瘫康复领域发表多篇综述评论脑瘫干预疗法循证依据。2013 年发表的一篇脑瘫干预方法系统综述，根据循证依据等级和推荐强度，采用“绿黄红灯”将脑瘫干预方法划分为有效、未明确和无效，现有的 64 种脑瘫干预方法，24% 有明确、积极的疗效（绿灯），70% 未明确疗效（黄灯），6% 无效（红灯），但这一结论仅表明现有治疗方法研究的循证级别，多种干预方法尚需通过大样本、多中心临床研究验证其治疗效果。

国内常用的脑瘫经典康复治疗技术，如神经易化技术、物理因子治疗、姿势控制、手功能训练、口肌训练、引导式教育、多感官刺激、文娱体育、心理疗法、游戏疗法、音乐疗法，可参考《中国脑性瘫痪康复指南（2015）》，本指南将不再赘述。本指南主要针对国际认可、具有高循证依据的几项康复治疗方法，以及常见的脑瘫联合康复治疗予以介绍。

1. 脑瘫康复治疗方法

（1）任务导向性训练：任务导向性训练（task-oriented training，TOT）基于运动控制理论，应用主动的任务性训练以改善运动功能。强调制订“功能性任务”，要求患儿通过主动的尝试来解决功能性任务内的问题并适应环境的改变。患儿获得的是解决目标任务的方法，而不是单一的肌肉激动模式。任务导向性训练个体化治疗越具针对性，效果越显著。高循证依据研究证实，任务导向训练结合强制性诱导运动疗法或双手训练，可以有效改善脑瘫的手功能，提高生活自理能力。

（2）强制性诱导运动疗法：强制性诱导疗法（constraint-induced movement therapy，CIMT）用于治疗脑瘫所致不对称性上肢功能障碍，可提高偏瘫型脑瘫上肢功能，已有大量高循证依据研究证实其疗效。强制性诱导运动疗法限制健侧肢体，同时强化使用患侧肢体，提高患侧上肢自发使用，防止出现患侧忽略。强制性诱导运动疗法是一种处方性、整合性、系统性治疗方案，包括 3 个主要部分：①重复性任务 - 导向训练；②坚持增强行为策略；③限制健侧，强迫使用患侧。健侧限制通常采用悬吊带、无指手套等方法。

（3）情景聚焦疗法：情景聚焦疗法（context-focused therapy）通过改变任务或环境的限制，鼓励脑瘫患者在自然环境下训练，允许使用代偿的运动策略，以促进功能表现。情景聚焦疗法无被动牵伸，无特定的肌力训练，选择脑瘫患者感兴趣或愿意尝试但实施有困难的活动，鼓励其主动解决问题，尽可能快地完成任务，从不断地尝试与失败中找到最佳方式。

（4）身体素质训练（fitness training）：以增加下肢肌肉力量、改善心血管功能为主的运动训练（下肢肌肉力量训练、有氧训练、无氧训练、混合训练）对脑瘫患者有积极的疗效，改善粗大运动功能，提高身体素质。但是否可以提高脑瘫患者的日常活动能力与参与度、提高生活质量与自我满意度还有待进一步证实。

（5）家庭康复：作为医疗机构康复的延伸，可选择强化目标 - 导向运动训练（goals-activity-motor enrichment，GAME）建立运动丰富的游戏环境，利用虚拟现实游戏，开展以家庭康复为基础的早期、强化、丰富而具体的目标导向干预，提高患者对康复治疗的接受性与主观能动性。但虚拟现实游戏的长期疗效尚有待证实。

2. 常见脑瘫联合康复治疗

（1）肉毒毒素注射治疗：肉毒毒素注射的主要目的是通过降低脑瘫痉挛肌肉的过度活动，创造一个时间窗，以提高运动和活动表现能力，适用于局部痉挛或肌张力障碍且妨碍其运动发育、影响护理卫生、生活质量等脑瘫患者，推荐使用BTX-A。注射前应根据脑瘫临床症状及异常姿势找出相关痉挛靶肌群，确定注射部位，明确相关危险因素、总剂量等。BTX-A最大作用时长为16~22周，重复注射应至少间隔3个月，参考注射适宜年龄为不小于2周岁。脑瘫患者经肉毒毒素注射后，需结合针对性的功能康复，可提高患者的运动功能、改善临床症状、延缓手术时机。肉毒毒素联合其他康复治疗的具体方案取决于治疗目标、存在的主要症状、损伤的严重程度，以及是否需要应用康复技术获得新技能，或采用补偿性技术改变任务或环境需求以成功达到治疗目的。

（2）矫形外科手术与康复：脑瘫手术治疗目的是缓解肌肉痉挛、平衡肌力、矫正畸形、调整肢体负重力线、改善功能，矫正局部畸形和挛缩，减少疼痛，为康复治疗创造有利条件，如矫形手术（肌腱延长、肌腱转移、旋转截骨术等）。脑瘫手术治疗通常是保守治疗无效时选择的干预方法，且6岁之前一般不进行治疗挛缩畸形的矫治手术。临床医生应根据脑瘫临床症状，严格掌握手术适应证，采用个性化手术方式，才能获得理想的治疗效果。必须强调，脑瘫手术治疗不能替代康复，故术前、术后都要进行综合康复治疗，以维持手术效果、进一步改善功能，包括系列疗法运动训练、日常生活训练、辅助器具使用等。良好的体位摆放以及合适的支持表面，可减少脑瘫术后压力性溃疡或压疮风险。

（3）系列石膏与康复：系列石膏治疗主要应用于脑瘫肢体畸形发生发展早期或矫形术后早期，将肢体固定在功能位，避免肌肉与骨关节畸形的发生，或降低痉挛，改善不同肢体部位被动关节活动度，改善踝关节背屈，提高行走能力，保持矫形术后正常功能位，有助于提高康复疗效，具有潜在的临床意义。

（4）康复辅助器具：根据功能活动所需，通常采用日常生活辅助器具、治疗性辅助器、矫形器等辅助器具提高脑瘫患者运动功能、改善日常生活自理能力、预防继发畸形等。近年来，随着人工智能的快速发展，辅助器具领域相继出现高端智能康复机器人，联合虚拟现实技术与人机交互界面，增加康复训练的趣味性，提高患者依从性，有助于提高康复疗效，节省人力成本。由于康复机器人价格昂贵，对部分地区及家庭而言，并非首选的康复手段。无论是常规康复辅助器具或高端智能康复机器人，对改善脑瘫患者功能独立性以及其他相关功能的证据水平均较低。

（5）髋关节管理：脑瘫需要重视髋关节管理。15%~20%的脑瘫患者存在髋关节脱位的风险，要求临床医师定期监测脑瘫患者髋关节发育，并在合适的时间给予有效的干预，包括定期的临床检查和骨盆X线片拍摄，早期姿势体位控制，对高风险脑瘫患者实施预防性手术。GMFCS等级越高，下肢运动功能越差，越易发生髋关节脱位。髋关节监测包括临床体格、影像学、下肢长度和围度、关节活动度、疼痛、肌力、运动功能评定。在影像学检查中，＜6月龄新生儿采用超声检查最有价值（常用Graf法）；＞6月龄婴幼儿采用骨盆X线片检查明确是否发生髋关节脱位，确定脱位程度以及髋臼、股骨头发育情况，通常测量髋臼指数、股骨头偏移百分比、Shenton线等参数。GMFCS I级的脑瘫通常无需骨盆X线片复查，Ⅱ级需要在2岁、6岁进行骨盆X线片复查，III~V级需每年1次骨盆X线片复查。脑瘫患者早期姿势体位控制或行预防性手术可预防髋脱位；若已发生髋脱位，0~6月龄时采用 Pavilk 吊带治疗；6~18 月龄采用手法复位结合髋人字石膏治疗；> 18 月龄采用切开复位及 Salter 骨盆截骨术，术后需要进行石膏或下肢矫形器固定，帮助下肢维持外展状态，牵伸痉挛肌肉。髋关节术前、术后需进行康复治疗，以恢复髋关节及下肢的正常活动，同时持续开展其他功能障碍康复治疗。髋关节术后家庭康复应指导家长为患者提供正确的外展位睡姿、抱姿，佩戴正确的髋关节矫形器。

（6）脑瘫共患癫痫康复治疗：脑瘫患者癫痫发作有可能进一步加重脑损伤，危害患者认知和运动发育，直接影响康复疗效及预后。不同类型的脑瘫，癫痫的发病率不同，以痉挛型脑瘫癫痫发病率最高。脑瘫共患癫痫康复治疗原则：尽早全面控制癫痫临床发作及高度失律或睡眠癫痫等严重痫性放电，以防患者进一步发生癫痫性脑损伤。癫痫频繁发作期间应暂时回避有可能加重癫痫发作的康复治疗。对继续存在突发意识丧失、强直阵挛或失张力等全面性痫性发作患者，需转诊癫痫中心就诊，尽早控制其发作，减少躯体意外伤害。脑瘫共患癫痫康复治疗需注意：①遵循循序渐进原则，考虑患者病情和体质承受能力；②一旦出现癫痫复发或发作加重，应立即暂停所有康复治疗，以控制癫痫发作为主；③持续存在发作间期癫痫样放电的脑瘫，需定期进行脑电图随访及发育、认知功能评估。

五、脑瘫成年期康复治疗

虽然成年脑瘫患者已经具备一定程度的主动运动能力、能有目的控制自身的行动姿势，但成年脑瘫患者同样面临着儿童期存在的一系列问题，如运动功能障碍、肌张力异常、步态异常、睡眠障碍等，还面临着与正常成年人一样的慢性疾病风险。因此，成年期康复治疗不仅仅针对脑瘫疾病本身的症状，还需要培养健康生活方式，增强体质，预防慢性疾病等。目前已有研究将全身振动训练、抗阻训练、功能性步态训练、生活自理能力训练等康复治疗用于成年脑瘫患者，以期有效提高成年脑瘫患者的生活自理能力、骨质强度、肌肉力量，改善步态功能，提高生活质量等，但证据等级均较低。积极的身体活动可改善成年脑瘫患者各项身体功能，预防慢性疾病的发生，同时提高患者的社会参与度，培养积极、健康的生活方式。目前尚无有关老年脑瘫患者康复的相关研究报道。

六、预防

一级预防是脑瘫预防的重点，通过正确的措施预防各种导致脑瘫的原因，预防脑瘫的发生，如避免孕期、围生期、出生后不良因素发生。倡导科学的孕期保健、均衡饮食、定期产检、科学分娩、新生儿监护以及科学普及知识，提高脑瘫一级预防能力与水平。二级预防是对已造成伤害的脑瘫患者，采取各种措施如早期发现异常、早期干预，防止残疾或最大限度地降低残疾。三级预防是对已发生残疾的脑瘫患者，通过各种措施预防残障的发生，尽可能地保存现有的功能，通过各种康复治疗的方法和途径，预防畸形、挛缩的发生。

七、预后

近年来，脑瘫自然病程已得到显著改善。若没有合并其他并发症，通过正确的医疗护理与康复治疗，除了极度严重的脑瘫外，绝大部分脑瘫患者的寿命与健康人一致。目前，影响脑瘫预后的主要因素包括脑瘫类型、严重程度、诊断时间、康复干预时间、康复手段等。

（杜 青）

参考文献

[1] 中华医学会神经病学分会，中华医学会神经病学分会神经康复学组，中华医学会神经病学分会脑血管病学组．中国脑卒中早期康复治疗指南．中华神经科杂志，2017，50(6)：405.

[2] 方向华，王淳秀，梅利平，等．脑卒中流行病学研究进展．中华流行病学杂志，2011，32(9)：847-853.

[3] 孙西周．颅脑损伤现代诊断学．上海：上海交通大学出版社，2010.

[4] 张通．中国脑卒中康复治疗指南(2011 完全版)．中国医学前沿杂志(电子版)，2012，4(6)：55-76.

[5] 李建民，李树峰．脑外伤新概念．北京：人民卫生出版社，2013.

[6] 陈艳妮，常崇旺．实用小儿脑性瘫痪手术康复手册．西安：世界图书出版西安有限公司，2014.

[7] 徐林．脑性瘫痪现代外科治疗与康复．北京：人民卫生出版社，2018.

[8] 黄晓琳，燕铁斌．康复医学．北京：人民卫生出版社，2018.

[9] 谢泼德(澳)．婴幼儿期脑性瘫痪目标性活动优化早期生长和发育．北京：北京大学医学出版社，2016.

[10] 鲍尔(英)．脑瘫儿童家庭康复与管理．上海：上海科学技术出版社，2016.

[11] Awad B I, Carmody M A, Zhang X, et al. Transcranial magnetic stimulation after spinal cord injury. World neurosurgery, 2015, 83(2): 232-235.

[12] Bortone I, Leonardis D, Solazzi M. Serious Game and Wearable Haptic Devices for Neuro Motor Rehabilitation of Children with Cerebral Palsy. Converging Clinical and Engineering Research on Neurorehabilitation II. Springer International Publishing, 2017.

[13] Chetty S, Kamerman P, Ouma J, et al. Clinical practice guidelines for management of neuropathic pain: expert panel recommendations for South Africa: guidelines. South African Family Practice, 2013, 55(2): 143-156.

[14] Correction to: Guidelines for Adult Stroke Rehabilitation and Recovery: A Guideline for Healthcare Professionals From the American Heart Association/American Stroke Association. Stroke, 2017, 48(12): e369.

[15] Daniel L, Gerald G. Translational research in traumatic brain injury. Boca Raton: CRC Press, 2016.

[16] de Almeida J R, Guyatt G H, Sud S, et al. Management of Bell palsy: clinical practice guideline. Cmaj, 2014, 186(12): 917-922.

[17] Eliasson AC, Gordon AM. Constraint-Induced Movement Therapy for Children and Youth with Hemiplegic/Unilateral Cerebral Palsy//Miller F, Bachrach S, Lennon N, O'Neil M(eds). Cerebral Palsy. Cham : Springer, 2019.

[18] Gittler M, Davis AM. Guidelines for Adult Stroke Rehabilitation and Recovery. JAMA, 2018, 319(8): 820-821.

[19] Marcelie R, Daniela B, Kawano Nat á lia, et al. Photobiomodulation Therapy(PBMT)in Peripheral Nerve Regeneration: A Systematic Review. Bioengineering, 2018, 5(2): 44.

[20] Menon N, Gupta A, Khanna M, et al. Prevalence of depression, fatigue, and sleep disturbances in patients with myelopathy: Their relation with functional and neurological recovery. J Spinal Cord Med, 2016, 39(6): 620-626.

[21] Miller F. Hypotonic and Special Hip Problems in Cerebral Palsy//Miller F, Bachrach S, Lennon N, O'Neil M (eds). Cerebral Palsy. Cham: Springer, 2018.

[22] Teasell R, Foley N, Salter K, et al. Evidence-Based Review of Stroke Rehabilitation: Executive Summary, 12th Edition. Topics in Stroke Rehabilitation, 2003, 10(1): 29-58.

[23] Winstein C J, Stein J, Arena R, et al. Guidelines for Adult Stroke Rehabilitation and Recovery. Stroke, a journal of cerebral circulation, 2016, 47(6): e98.

第五章 肌骨康复治疗指南

第一节 骨折康复指南

一、概述

（一）定义

骨折是指骨或骨小梁的完整性受到破坏，或骨的连续性发生部分或完全中断。骨折后常伴有不同程度的软组织损伤，所以在骨折愈合的不同阶段对所有症状积极康复，减少患者的功能障碍，提高生活质量，重返社会。

（二）流行病学

骨折是临床常见的创伤，根据社会不断变化，影响骨折危险因素也不同。我国的一些相关研究显示酒后驾车发生交通事故的危险性是非酒后驾车的3.59倍，交通事故占45.0%；老年人摔倒或滑倒占29.5%；建筑物上跌落占7.1%。

（三）骨折的病因及愈合过程

导致骨折发生和发展的原因，可分外因和内因。外因是作用于人体的外来致伤暴力，其中有直接或间接暴力、肌肉拉力、积累性劳损力，健康骨骼受各种不同外来暴力的作用而断裂时，称为外伤性骨折，最为常见；内因是人体内部影响骨折发生发展的因素，其中有骨骼疾病、生理因素。

（四）骨折的愈合过程

可分4期：①血肿机化期：骨折局部形成血肿，出现创伤性反应，伤后6~8小时血肿内开始有肉芽组织新生，血肿被替代，并进一步演化为纤维结缔组织；②原始骨痂形成期：骨折端成骨细胞开始增生，通过膜内化骨和软骨内化骨的过程，分别形成内骨痂、外骨痂和环状骨痂，约4~8周完成；③成熟骨板期：骨折端的骨痂内，新生的骨小梁逐渐增加，排列趋向规则，骨折端无菌性坏死部分经过血管和成骨细胞、破骨细胞的侵入，进行坏死骨的清除和形成新骨的代替过程，原始骨痂逐渐被改造成成熟的板状骨，约8~12周完成；④骨痂塑型期：骨组织结构根据人体运动，按照力学原理重新改造，最终达到正常骨骼和结构，骨折线完全消失，成人约2~4年，儿童则在2年以内。骨折的愈合程度是功能恢复的关键，在愈合过程中，应除去不利因素，且对愈合不同阶段的症状积极康复，加强骨折愈合。

（五）骨折的分类

骨折分类的角度不同，其名称及种类各异。根据骨折的损伤程度及形态不同，分为完全性骨折和不完全性骨折；根据骨折处是否与外界相通，分为闭合性骨折和开放性骨折；根据骨折致伤原因，分为外伤性骨折、应力性骨折、病理性骨折；根据骨折整复后的稳定程度，分为稳定性骨折和不稳定骨折；根据骨折后就诊时间，分为新鲜骨折和陈旧骨折。

二、临床表现与诊断

（一）骨折的特征

1. 畸形 骨折端移位后，受伤部位的形状发生改变，如缩短、成角、旋转等畸形。

2. 活动异常 骨折后在肢体非关节部位不正常假关节的活动。

3. 骨摩擦音或骨摩擦感 骨折有移位者，骨折端互相摩擦产生骨摩擦音或骨摩擦感。有以上3项体征中任一种，即可初步诊断为骨折。①疼痛及压痛；②局部肿胀和瘀斑；③畸形和功能障碍。此3项可以在新鲜骨折时出现，也可以在软组织损伤及炎症时出现。

（二）辅助检查

骨折的辅助检查有X线、CT、MRI检查，根据受伤情况选择适合的辅助检查。X线检查是骨折不可缺少的重要检查手段，在治疗前骨折的诊断；治疗中指导整复；复查时的愈合情况。X线检查时需包含邻近一个关节在内。CT、MRI检查可以确切的了解骨折情况、脏器损伤情况等。

（三）临床诊断

一般骨折的诊断并无困难，尤其四肢骨干骨折，易于诊断。在骨折的诊断中，通过询问病史、体格检查，以及合适的辅助检查，综合分析资料，即可正确诊断。

（四）并发症

骨折并发症是由于骨折本身，在骨折愈合过程中，或是在对其处理过程中所出现的全身和/或局部的异常现象。受暴力打击后，除发生骨折外，还可能有各种全身或局部的并发症。并发症分为早期并发症和晚期并发症，早期并发症有休克、感染、内脏损伤、重要血管损伤、脊髓损伤、周围神经损伤、脂肪栓塞；晚期并发症有坠积性肺炎、压疮、尿路感染及结石、损伤性骨化、关节僵硬、创伤性关节炎、缺血性骨坏死、缺血性肌挛缩、迟发性畸形、下肢深静脉血栓形成，坠积性肺炎、压疮、尿路感染及结石常见于长期卧床患者。并发症应以预防为主，已经出现则应及时诊断和妥善治疗。

三、临床治疗

整复、固定和功能锻炼是治疗骨折的三个步骤，三者是互相配合的过程，也是骨折康复应遵循的三大原则。①复位是将移位的骨折端恢复正常或接近正常的解剖关系，重建骨的支架作用。复位分为解剖复位和功能复位。复位方法包括手法复位和切开复位。②固定是维持已经整复的位置，使其在良好的对位情况下达到牢固的愈合，防止移位。固定分为外固定和内固定，常用的外固定方法有夹板、石膏绷带及外固定支架等；内固定主要用于切开复位后，采用金属内固定物，有骨圆针、接骨板、螺丝钉、髓内针等。③功能锻炼是骨折后康复治疗的主要手段，可促进骨折愈合，防止或减少后遗症、并发症，鼓励患者及早进行。详见康复治疗。

四、康复评定

骨折后康复评定判断有无运动功能障碍及程度、是否存在感觉障碍，指导制订康复计划，完善康复治疗，达到更好的效果。

（一）骨折愈合的评定

1. 评定内容 包括骨折对位、对线情况，骨痂形成情况，是否有延迟愈合或不愈合，有无假关节、畸形愈合，有无感染、血管神经损伤、骨化性肌炎等。

2. 评定标准

（1）愈合时间：骨折的愈合时间因患者年龄、体质不同而异，并与骨折部位密切相关，各部位骨折常规愈合时间见表5-1-1。

表5-1-1 成人常见骨折临床愈合时间表

骨折名称	时间/周	骨折名称	时间/周
锁骨骨折	4~6	股骨颈骨折	12~24
肱骨外科颈骨折	4~6	股骨转子间骨折	7~10
肱骨干骨折	4~8	股骨干骨折	8~12
肱骨髁上骨折	3~6	髌骨骨折	4~6
尺、桡骨干骨折	6~8	胫腓骨骨折	7~10
桡骨远端骨折	3~6	踝部骨折	4~6
掌、指骨骨折	3~4		

（2）临床愈合标准：骨折断端局部无压痛；局部无纵向叩击痛；骨折断端无异常活动；X线片显示骨折线模糊，有连续性骨痂通过骨折线；功能测试：在解除外固定的情况下，上肢向前平伸持重1kg保持1min，下肢能连续徒手步行3min，并不少于30步；连续观察2周，骨折处不变形，观察的第1天为临床愈合日期。在评定时，注意安全，避免再次受伤。

（3）骨性愈合标准：达到临床愈合标准的所有条件；X线显示骨痂通过骨折线，骨折线消失或接近消失，皮质骨界限消失。

（二）肌力

骨折后，由于肢体运动减少，常发生肌肉萎缩，肌力下降。肌力检查是判定肌肉功能状态的重要指标，常用徒手肌力测试（MMT）法。

（三）关节活动度

骨折后，由于关节内外粘连、关节挛缩，导致关节活动度受限。

（四）肢体长度及周径测量

骨折可造成肢体长度和周径的变化，肢体长度测量时，上肢全长度由肩峰到中指尖端的距离；大腿长度从髂前上棘至膝关节内侧间隙的距离；小腿长度是从膝关节内侧间隙至内踝的距离。肢体周径测量时，选两侧肢体相对应的部位进行测量。大腿周径取髌骨上方10cm处，小腿周径取髌骨下方10cm处，并与健侧对比。

（五）步态分析

下肢骨折后，容易影响到下肢的步行功能，可通过步态分析，了解有无异常步态及其性质和程度。

（六）ADL能力评定

对骨折后留有肢体功能障碍、影响日常生活者，应对其日常生活活动能力做出全面评定。对上肢骨折患者重点评定个人生活自理能力如穿衣、进食、个人卫生和上厕所等。

五、康复治疗

骨折的愈合过程就是骨再生的过程，骨折的治疗不可避免的需要制动，但长时间制动会造成肢体的肿胀、肌肉萎缩、肌力和耐力下降、组织粘连、关节囊挛缩、骨质疏松、关节僵硬等局部并发症的发生，也可造成患者的心血管、消化、泌尿等系统的功能下降甚至受损，给患者本人和家庭造成了很大的伤害，而早期、科学的康复治疗可以预防或减少上述并发症的发生，解决骨折固定与运动之间的矛盾，促使骨折尽快痊愈。

（一）骨折固定期 / 早期康复

愈合期康复是指骨折后第一阶段的康复治疗。由骨折的复位、固定等处理后，到骨折的临床愈合，一般需一至数月的时间。这一期的康复治疗目的主要是消除肿胀、缓解疼痛，预防并发症的发生和促进骨折愈合。目前，骨折的临床治疗存在着忽视愈合期康复的弊端，骨折临床愈合后再进行康复既错过了康复的最佳时期，又加大了康复的治疗难度，既增加了患者的痛苦，又造成额外的经济损失，因此骨折后的早期康复意义重大。

1. 主动运动

（1）上肢骨折：如全身情况许可，不应卧床；下肢骨折必须卧床休息，但应尽量缩短卧床时间；健肢和躯干应尽可能维持其正常活动；必须卧床者，卧床期间应加强护理，实施床上保健操，以改善全身状况，防止压疮、呼吸系统和泌尿系统疾患等并发症。

（2）骨折固定部位：在复位稳定 1~2 天后，若局部疼痛减轻，被固定区域肌肉可以开始有节奏、缓慢的等长收缩练习，可从轻度收缩开始，逐渐增加用力程度，每次收缩持续数秒钟，每组 10 次，每天进行数次。肌肉等长收缩训练既可以防止失用性肌萎缩的发生，又可促进骨折端的紧密接触，克服分离趋势，并借助外固定物的三点杠杆作用所产生的反作用力，维持骨折复位后的位置，防止侧方及成角移位。

（3）未固定部位：包括骨折近端与远端未被固定的关节，需进行各方向、全关节活动围的主动运动和抗阻运动，必要时可给予助力，一天数次，防止关节挛缩和肌肉萎缩。上肢应注意肩关节外展、外旋，掌指关节屈曲和拇指外展的训练，下肢应注意踝关节背屈运动，老年患者更应注意防止肩关节粘连和僵硬的发生。

（4）关节内骨折：固定 2~3 周后，应每天取下外固定物，受累关节主动活动 6~10 次 /d，逐步增加助力运动，每天 1~2 次，运动后再给予固定。如有可靠的内固定，术后 2~3 天，可进行持续被动运动治疗。关节内骨折的功能预后明显差于关节外骨折，常会遗留严重的关节功能障碍，早期的关节运动可以促进关节软骨的修复、减轻关节内外的粘连、并利用相应关节面的研磨作用帮助损伤关节的重新塑形。

2. 物理因子治疗　可改善肢体血液循环、消炎、消肿、减轻疼痛、减少粘连、防止肌肉萎缩及促进骨折愈合，如蜡疗、红外线、紫外线、音频电、超声波等；超短波疗法或低频磁疗可促进骨再生，加速骨折愈合。

3. 推拿治疗　采用轻柔的滚法、揉法等在未固定的近端和远端进行向心性的推拿，消除局部肢体的肿胀。

（二）骨折愈合期康复

恢复期康复是指骨折后第二阶段的康复治疗。这一期的康复治疗目的主要是消除残存肿胀，软化和牵伸挛缩的纤维组织，增加关节活动范围和肌力，恢复肌肉的协调性和灵活性。骨折临床愈合后，往往存在不同程度的关节僵硬与肌萎缩，遗留不同程度的功能障碍，需及时进行康复治疗，以促使肢体运动功能及日常生活活动能力得到尽早的恢复。

1. 恢复关节活动度 运动疗法是恢复关节活动度的基本治疗方法，以主动运动为主，辅以助力运动、被动运动和物理治疗等。

（1）主动运动：对受累关节进行各运动轴方向的主动运动，尽量牵伸挛缩、粘连的组织，不引起明显疼痛为度，循序渐进，逐步增加运动幅度，每一动作重复数次。主动运动可充分借助社区康复器材，如肩关节康复器、滚桶、大转轮等。

（2）助力运动：刚去除外固定的患者可先采用主动助力运动，随着关节活动范围的增加而减少助力。

（3）被动运动：对组织挛缩或粘连严重、主动运动和助力运动困难者，可采用被动运动，牵拉挛缩关节，动作宜平稳、柔和，不引起明显疼痛为宜。对改善肌力不明显，只能有效改善关节挛缩。

（4）关节功能牵引：对于较牢固的关节挛缩粘连，应行关节功能牵引治疗，特别是加热牵引，效果较佳。固定关节近端，在其远端施加适当力量进行牵引。牵引重量以引起患者可耐受的酸楚感而又不产生肌肉痉挛为宜。

（5）间歇性固定：对于中重度关节挛缩者，在运动与牵引的间歇期，配合使用夹板、石膏托或矫形器固定患肢，可减少纤维组织的回缩，维持治疗效果。随着关节活动范围增大，夹板等应做相应的调整或更换。

（6）关节松解术：经上述方法治疗后，仍有关节挛缩粘连并明显妨碍日常生活工作时，应行关节松解术，术后早期进行康复训练。麻醉下手法关节松动术因造成骨折的风险较大，现较少使用。

2. 恢复肌力 逐步增强肌肉的工作量，引起肌肉的适度疲劳。

（1）骨折时：如不伴有周围神经损伤或特别严重的肌肉损伤，伤区肌力常在3级肌力以上，则肌力练习以抗阻练习为主，按渐进抗阻的原则进行等长、等张或等速练习。

（2）肌力不足2级时：可采用按摩、水疗、低频脉冲电刺激、被动运动、助力运动等；肌力2~3级时，以主动运动为主，辅以助力运动、摆动运动及水中运动等。

（3）有关节损伤时：以等长收缩练习为主。肌力练习应在无痛的范围内进行。肌力也可充分借助社区内的健身器材，如臂力训练器、双人坐拉训练器等，既可锻炼肌肉，又可以增强心肺功能。

3. 恢复平衡及协调功能 下肢骨折后如果肌力及平衡协调能力恢复不佳，常会引起踝关节扭伤或跌倒引发再次骨折，因此在康复治疗中应逐渐增加动作的复杂性、精确性和速度。

4. 物理因子治疗 运动疗法治疗同时配合热疗等理疗方法，可增强治疗效果。

5. 作业疗法 应用作业疗法增进肢体的功能活动，提高日常生活活动能力和工作能力，使患者早日回归家庭和社会。

6. 推拿治疗 外固定去除后可用较重的拨法、擦法、揉法、拿捏法，配合屈伸法、旋转摇晃法，缓解肌肉痉挛、松解粘连、活血消肿、祛瘀止痛、改善关节的活动范围。

（三）迟缓愈合的处理原则

骨折治疗后，超出该类骨折正常临床愈合时间较长，骨折端尚未连接，且患处仍有疼痛、压痛、纵轴叩击痛、异常活动现象，X线上显示骨折端骨痂较少，骨折线仍存在，骨折断端无硬化现象，骨痂仍有继续生长的能力，找出原因，使骨折愈合。因固定不恰当引起者，调整固定范围，更换固定方式或延长固定时间。因感染引起者，保持伤口的引流通畅和良好的制动，有效抗菌药物的应用。过度牵引引起者，立即减轻重量，使骨折断端回缩。对于骨折断端牵开的距离较大，骨折愈合十分困难者，考虑植骨手术治疗。

六、康复护理

加强对骨折患者术后护理和并发症的预防，做好心理护理，可使多数患者术后恢复良好，也是保证手术成功，确保骨折患者护理顺利康复的关键。使患者早日康复，达到生活上自理是进行相应的护理干预至关重要，主要措施如下：

（一）心理支持与自我调适指导

关心体贴安慰患者，消除患者心理紧张和不安因素。

（二）饮食与营养指导

高蛋白、高钙，高维生素，富含纤维素，以促进营养，促进骨折愈合。

（三）伤口与血运观察

注意被固定肢体的血液、淋巴循环，皮肤有无破溃及红、肿、热、痛等感染征。

（四）功能锻炼

尽早鼓励患者对患肢近端与远端未被固定的关节进行功能锻炼，一天数次。根据患者的能力逐渐从被动运动、助力运动、主动运动到抗阻力运动。

（五）术后护理

石膏或骨牵引固定，抬高患肢使其高于心脏便于血液和淋巴液回流以减轻肿胀。术后第二天活动除患肢以外的部位，防止肌肉萎缩和深静脉血栓形成。多饮水、食用水果蔬菜防便秘和尿道感染。

（六）不同部位的骨折康复护理

1. 肘关节附近的骨折　手术内固定后，应尽早在外支具、吊带的保护下进行肩关节的主动活动，幅度逐渐加大，术后2~3周可以每日定时去除外固定进行活动。

2. 腕关节附近的骨折　抬高患肢加强由远端向近端的向心性手法按摩。手局部的疼痛、肿胀如果是局部血液循环障碍所致，可以进行冷热对比治疗，即将手浸入42℃热水中4min，然后浸入20℃的冷水中1min交替以改善血管的舒缩功能，相当于对血管进行按摩。

3. 膝关节附近的骨折　手术内固定后，应尽早开始接受持续性被动活动，CPM治疗活动的范围和速度逐渐由小变大，由慢变快，骨折线穿越关节面的患者应注意减少关节的磨损。髌骨横行骨折做张力钢丝固定的患者可以早期进行膝关节屈曲活动。

4. 脊柱融合、固定术后患者　注意做轴向翻身，卧床期间34周内可做床上保健操，常见的有卧位活动、支撑站立活动、站立位活动等。

5. 股骨及胫腓骨骨折　对患者进行健康指导，防止发生意外骨折。

6. 骨盆骨折　预防压疮的形成和尿路感染。

七、预防与预后

（一）预防

1. 注意交通安全　近年来，伴随着交通事故的增多，由交通肇事所引发的骨折也逐年增多，因此，注意交通安全就成为预防骨折发生的要素之一。

2. 注意运动安全　对于儿童和运动员来说，注意运动安全可在很大程度上避免骨折的发生；对于老年人来说，发生骨折的风险以及骨折发生后的严重程度都要远远高于年轻人，因此老年人在日常生活中也应积极预防骨折的发生，雨雪天气尽量不要外出，走路注意防滑防摔。

3. 科学饮食 老年人骨质疏松比较明显，因此，老年人应注意科学饮食，积极防治骨质疏松。

4. 适量运动 适量合理的运动可以改善身体的平衡能力。

（二）预后

对于骨折患者而言，若临床处理及时正确，并早期进行合理的康复治疗，则大多数骨折是可以痊愈的。老年患者的骨折恢复较慢，容易出现各种并发症，甚至危及生命。严重的脊柱骨折伴有神经损伤则可能造成患者的终身瘫痪。

（常有军 苑杰华）

第二节 运动损伤康复指南

一、概述

（一）定义

运动损伤是指在运动过程中所发生的各种损伤。

（二）流行病学

不同运动项目流行病学特点各不相同，如球类项目的运动损伤特点是运动强度大、速度快、具有较强的对抗性和频繁的身体接触，最常见创伤是踝关节韧带损伤或骨折、膝关节韧带和半月板损伤、手指挫伤及腕部舟状骨骨折、髌骨软骨病；非球类项目如跑、跳、投掷和竞走等的运动损伤，常见创伤有大腿后部屈肌拉伤、足踝腱鞘炎、跟腱纤维撕裂、断裂或跟腱腱围炎、髂前上棘断裂、踝关节与膝关节扭伤、蹰趾籽骨骨折等。

（三）运动损伤分类

运动损伤分类方法很多，现介绍如下几种：

1. 按伤后皮肤或黏膜完整与否分类

（1）开放性损伤：即伤处皮肤或黏膜的完整性遭到破坏，有伤口与外界相通。如擦伤、刺伤、切伤及撕裂伤等。

（2）闭合性损伤：即伤处皮肤或黏膜无破损，没有伤口与外界相通，如挫伤、肌肉拉伤及关节韧带损伤等。

2. 按伤后病程的阶段性分类

（1）急性损伤：指一瞬间遭到直接暴力或间接暴力造成的损伤，如肌肉拉伤、关节韧带扭伤等。

（2）慢性损伤：指局部过度负荷，多次微细损伤积累而成的损伤，或由于急性损伤处理不当转化来的陈旧性损伤，如肩袖损伤，髌骨软骨软化症等。

3. 按受伤的组织结构分类 损伤何组织即为何损伤，如肌肉与肌腱损伤，皮肤损伤，关节、骨损伤，滑囊损伤，神经损伤等。

二、临床表现及检查

（一）病史

一份可靠的运动损伤病史应当包括完整的外伤和治疗过程。通常情况下，评估部分最具临床价值。即便诊断是明确的，病史也还能提供许多功能的异常，从而对病情的发展、治疗和预后提供指导。通过病史，检查者还能判断出患者的类型、已接受的治疗和受伤情况。另外检查者要记录现病（伤）史、既往史、已行治疗和结果。既往史应包括主要疾病史、手术史、事故和药物过敏史。有时还要了解患者的家庭史。病史还应记录包括睡眠情况、精神压力、工作负荷和娱乐爱好等在内的生活方式。

运动损伤的原因复杂多样，受伤的机制、程度也千差万别，而且每个运动员的自身素质和情况也不尽相同，因而诊断的难度较大。这就要求仔细、认真、全面地询问受伤史和受伤机制，系统全面地进行体格检查。

根据损伤发生的时间分为急性损伤和慢性损伤。症状出现缓慢，病程迁延较长，受伤者往往无法确定受伤的时间和地点。按受伤后皮肤或黏膜完整性分开放性损伤和闭合性损伤。按受伤的组织结构分为软组织损伤、骨与关节损伤、末端病、神经损伤和内脏器官损伤。按受伤轻重分为轻度、中度和重度损伤。按运动技术与训练的关系分为运动技术伤和非运动技术伤。

（二）症状及体征

1. 软组织损伤　皮肤擦伤属于开放性的软组织损伤，是由于皮肤受到外力摩擦所致，主要表现为表皮脱落、皮肤被擦破出血或有组织液渗出等。

2. 肌肉拉伤　常见于大腿后肌群、内收肌群、小腿三头肌和腰背肌等，伤后主要表现为患处疼痛、局部肿胀、压痛、肌肉紧张、痉挛，主动或被动活动相邻关节时，疼痛加剧，肌肉严重拉伤时患者常感觉到或听到断裂声，即感剧烈疼痛，肌腹部凹陷畸形，局部明显肿胀，并出现皮下淤血，运动功能障碍。

分主动拉伤和被动拉伤两种。前者是由于肌肉做主动的猛烈收缩时，其力量超过了肌肉本身所能承担的能力；后者主要是肌肉用力牵伸时超过了肌肉本身特有的伸展程度，从而引起拉伤。

3. 肌肉挫伤　肌肉挫伤是足球、橄榄球等运动中最常见的损伤。伤后引起疼痛与暂时性功能丧失，需要较长时间康复治疗。

4. 关节韧带扭伤　常见部位为踝、膝、掌指关节和肘关节等部位。伤后常有局部疼痛肿胀，若伤及关节滑膜或韧带断裂及合并关节内其他组织时，出现整个关节肿胀或血肿，局部有明显的压痛，关节运动功能障碍；轻者关节活动受限，不能着力；韧带完全断裂或撕脱时，关节有不稳定或松动感，关节功能明显障碍。

5. 骨组织损伤　应力性骨折亦称疲劳性骨折，缺少急性创伤所致骨折常有的表现为局部剧烈疼痛、肢体畸形、反常活动、骨擦音或骨擦感及明显的功能障碍，骨折线常呈斜形或螺旋形的线性骨折，一般在伤后 2 周左右才出现 X 线骨折征象。骨折后的症状一般都比较严重，主要表现为疼痛、肿胀、皮下淤血、功能丧失、出现畸形和假关节、有压痛和震痛感等。

（三）超声、影像学检查

包括 X 线检查、超声波检查、CT 检查、磁共振成像检查等。

三、康复评定

康复评定是指在临床检查的基础上，对运动伤病患者的功能情况及其运动能力进行客观、定性或定量的评估，并对结果作出合理解释的过程。康复评定强调整体功能状态、日常生活活动状态和社会参与能力的评定，旨在对患者的功能障碍进行具体的剖析，找出关键环节，进行针对性的康复治疗。对于手术后患者，应注意观察自觉症状、皮肤切口的颜色、局部皮肤温度，注意有无感染、渗血、肢体肿胀程度、感觉与运动功能障碍，进行肢体周径、关节活动度、韧带松弛度检查和评估以及步态和心理评定等。

（一）疼痛

疼痛评定对于运动创伤的康复极为重要。目前对疼痛的测量有视觉模拟评分法、数字疼痛评分法、口述分级评分法等多种评定方法。

（二）关节活动度和肢体柔韧性

对于运动创伤康复前后治疗效果的比较和指导实际训练比赛都具有重要意义。可用量角器测定创伤区域各关节各方向的活动度来评定各关节活动度；伸膝站立前弯腰时手指尖与足趾的距离可用来评价躯干的柔韧性；跟臀试验可衡量下肢的柔韧性。

（三）肌肉功能测试

由于肌力恢复对运动成绩和防止再次损伤有密切关系，需要对肌力进行较精密的测试。常用的测试方式有徒手肌力评定、等长肌力检查、等张肌力检查、等速肌力检查（包括等速向心肌力测试、等速离心肌力测试和多角度等长肌力测试）。

（四）有氧能力测定

是指机体将氧气通过有氧代谢途径进行代谢的能力。常用的评价指标有最大摄氧量和无氧阈。

（五）恢复正规训练评定

这是防止运动创伤再发的重要环节。在运动员恢复的最后阶段，康复治疗师应对运动员专项运动进行详细的分析，因为不同运动员专项运动水平不同，所要求的身体功能及整体功能水平也不相同，所以在此阶段应遵守循序渐进的原则，逐步分析运动专项动作，然后制订与之相关的灵活性及协调性等专项训练，最后与教练员和队医讨论，在运动场地进行专项运动测试帮助运动员重返赛场。

四、康复治疗

（一）康复原则

当运动损伤发生后，康复治疗应注意尽量减少损伤造成的损害，降低炎症及疼痛的影响，促进损伤愈合，同时维持和促进功能提升，维持或改善关节活动度，预防肌肉萎缩，增强肌力，维持或改善全身性耐力和肌耐力，促进或辅助患者以正常姿势完成行走、上下楼梯、蹲起、跑步等基本运动，避免代偿运动模式，促进功能恢复，最终实现安全重返运动生活。运动治疗是运动损伤康复的重要手段，制订和实施运动治疗计划时，应遵循以下原则：①安全原则；②无痛原则；③超负荷原则；④针对性原则；⑤个体化原则；⑥可逆性原则。

（二）运动治疗

运动治疗在运动损伤中的作用毋庸置疑，有强证据表明运动治疗对于缓解肌骨系统疼痛和改善功能有良好作用。由于运动损伤导致的各种功能障碍，需要进行针对性的运动治疗，比如改善活动度的训练、增强肌力的训练、平衡能力的训练、手法治疗等。

1. 关节活动度训练　指利用各种方法以维持和恢复因组织粘连或肌肉痉挛等多种因素引起的各种关节功能障碍的运动疗法技术。

2. 肌力训练　根据运动形式可分为等长肌力训练、等张肌力训练，等速肌力训练。

3. 平衡与本体感觉训练　运动中的神经肌肉控制能力是预防损伤的重要素质，在运动损伤的治疗过程中，也应加强相关训练，通过平衡与本体感觉训练，提高运动过程中的稳定性，减少再次损伤的发生。

4. 关节松动技术　临床常用的关节松动技术包括关节松动技术和动态关节松动技术，中医传统整骨手法、美式整脊、日式整脊和欧洲、阿拉伯国家等其他流派的整骨手法也属于关节松动Ⅴ级手法的范畴。运动损伤后经过严格的康复评估，可视具体情况采用关节松动技术帮助缓解疼痛。运动损伤术后可采用关节松动技术预防或改善关节活动受限。

5. 软组织松解手法　软组织松解手法包括中医推拿、西式按摩、意大利肌筋膜手法等。运动损伤后经过严格的康复评估，可视具体情况采用软组织松解手法帮助缓解疼痛，改善运动损伤症状。

6. 神经松动术　神经松动术作为一种非侵入式评估和治疗神经系统疾病的物理治疗手段，最早可追溯到公元前2800年，当时有一名医生通过直腿抬高试验评估一位在埃及金字塔建造过程中受伤的下腰痛患者。神经松动技术的倡导者宣称神经松动技术可以改善神经血液循环、降低神经张力、减少神经粘连、恢复神经正常生理功能。运动损伤后经过严格的康复评估，可视具体情况采用神经松动技术帮助缓解疼痛，促进运动损伤恢复。

7. 水中运动治疗　利用水的特性使患者在水中进行运动训练，以治疗运动功能障碍的疗法称为水中运动治疗。水中是极佳的训练治疗环境，可用于损伤康复的各个阶段。对于运动损伤早期，水的浮力可减少损伤部位所承受的负荷，尽早开始活动，而到了后期，水也可提供阻力增加肌肉力量、改善运动模式。而水的温度刺激、机械刺激等还能缓解康复训练时的身体不适和疼痛，促进血液和淋巴的流动，使结缔组织更易于伸展，减少多种疼痛和不适。

8. 其他运动治疗方法。

（三）物理因子治疗

1. 电疗　运动损伤物理治疗中，较常使用中频电疗和低频电疗，常用于调节肌肉张力，改善肌肉功能和性能，改善局部血液循环，促进渗出物吸收和消肿、镇痛等。电疗是临床康复中常用的物理治疗手段，目前部分电疗的作用机制尚不明确，且已知关于电疗的证据等级较低。

2. 冷疗　是运动损伤中常用的治疗技术，有时也使用冷冻治疗，二者的定义分别为：冷疗是应用比人体温度低的物理因子（冷水、冰等）刺激皮肤或黏膜以治疗疾病的一种物理治疗。冷冻治疗是应用制冷物质和冷冻器械产生的0℃以下低温，作用于人体局部组织，以达到治疗疾病的目的。

3. 超声波治疗　运动损伤康复中，超声波（频率＞20Hz）常用于改善局部组织营养，镇痛及软化瘢痕。就目前的证据而言，超声波的作用有一定争议，但临床康复中仍有普遍使用。

4. 冲击波　运动损伤中常用的冲击波为气压弹道式（放射式）冲击波，由气压弹道产生的冲击波以放射状扩散的方式传送至治疗部位，导致微血管新生，从而促进组织再生以及修复。在高质量的文献中，冲击波的治疗效果存在争议，但目前在运动损伤后的康复中使用较普遍。

5. 其他理疗方法　红外线、蜡疗、磁疗等。

（四）中医治疗

1. 推拿　推拿可以用于治疗急性腰扭伤、骶髂关节紊乱、骨骼肌劳损、肌肉痉挛、半月板和韧带损伤等各种运动损伤。

2. 针灸　针灸对运动性软组织损害的应用是腰部扭伤、肩肘损伤、踝关节扭伤、手腕扭伤以及膝关节韧带损伤等各种运动损伤。针灸主要作用：①镇痛效果；②抑制炎症反应；③提高成纤维细胞生长因子的效力；④促进血液循环；⑤促进肌肿修复。

3. 中草药治疗　中药外敷、中药浴或中药熏蒸。

（五）运动辅具

矫形器是运动损伤后常用的康复辅具，通过评估给予伤者合适的矫形器可以保护受伤的部位，促进康复进程并在伤者重返运动后预防再次损伤。如膝关节矫形器、踝关节矫形器、足部矫形器、肩关节矫形器、肘关节矫形器、腕/手部矫形器、其他矫形器。

（六）手术治疗

符合手术指征的各种运动损伤。

（七）药物治疗

急性外伤如有皮肤破损，需先清洁创面再进行消毒，预防感染。常用药物有消炎镇痛类药物局部痛点封闭、基质补充药物、透明质酸、其他药物。

（八）心理治疗

通过运动损伤后心理社会变化与康复相结合，提出康复相关的心理变化阶段：对伤害反应阶段、对康复反应阶段以及对重返赛场反应阶段。

五、康复预防与宣教

（一）运动损伤风险评估

运动损伤的风险通常可分为内部因素和外部因素。内部因素指的是个体的躯体或心理特性，而外部因素则是个体的运动环境及训练相关因素。通过问诊、问卷调查、体格检查、实验室检查或特定设备工具等进行评估，全方面了解运动员的风险因素，是运动损伤预防中的重要内容。常见的内部因素：

1. 损伤史　相关研究表明，先前受过损伤的个体在运动中再次发生损伤的可能性远高于未受过伤的个体。全面地了解个体的损伤史，有利于更好地进行下一步评估。

2. 身体结构　可通过肌骨超声对组织结构进行评估检查，发现潜在的组织损伤。通过体格检查评估关节稳定性、特定结构完整性。

3. 肌力不足/不平衡　肌力不足是运动损伤的一个重要因素，无论是对于急性损伤还是过度使用损伤来说。而双侧肌力不对称、拮抗肌间肌力不平衡也会增加运动损伤的风险。可通过等速肌力评估设备进行精确的评估。

4. 姿势体态　个体的姿势、下肢力线、足弓形态等均需要进行评估，有明显异常的需要进行矫正。

5. 动作模式　目前常用功能性动作筛查进行动作模式评估，找出个体在完成基础动作时的质量，从而发现潜在的功能障碍或双侧不对称的情况，及时纠正。主要包括七个动作：

深蹲、跨栏步、直线弓步蹲、肩部灵活性、主动直腿上抬、躯干稳定俯卧撑、旋转稳定性。

6. 体能　目前常用基础体能筛查进行评估，主要包括动作控制、爆发力控制、姿态控制、冲击力控制四个部分。

7. 疲劳程度　可通过观察运动员外在表现如情绪变化、语言变化、眼神、出汗情况等初步评估，也可通过生理指标实验室检查的方式评估。如心率、血压、心电图、视觉闪光临界频率阈值、生化检查等。

8. 心理因素　包括了对运动损伤预防的认识、不良的情绪等。

常见的外部因素包括了环境因素、运动装备、不合理的训练如带伤训练、训练负荷过大、错误训练动作、运动项目的特殊要求等，也需要进行相应的评估。

此外，还有一些不可改变的因素如年龄性别等，以及一些不可预测的突发因素可导致运动损伤。总而言之，运动损伤风险评估需采用多因素、全方面评估的方式，虽然无法百分百预测或避免损伤，但仍是运动损伤预防中不可或缺的重要内容。

（二）运动损伤的预防

1. 热身　是指运动前进行的一系列准备活动。一般包括逐渐增加运动强度的主动运动，关节活动度准备和软组织牵伸，最后是模拟具体的活动。为降低运动损伤的发生率，运动前需在专业人员指导下进行针对性的关节活动、软组织牵伸和低强度活动，充分热身。

2. 冷身　是指高强度运动之后进行的一系列连续性低强度运动。剧烈运动后需在专业人员指导下进行充分的冷身运动，帮助身体更好、更快地恢复至安静状态。

3. 贴扎　为促进运动损伤更快恢复，保护受伤部位，防止再次损伤，建议视情况进行正确的贴扎保护。

4. 防护装备　个人运动防护装备包括服装、头盔、眼镜和其他用于保护运动员身体在运动中受伤的装备总称。防护装备在保障参加运动的运动员的安全方面起着不可或缺的作用。

（三）康复宣教

1. 对待疼痛的正确认识　疼痛是一种不愉快的感觉体验，通常表示机体可能或已经发生损伤。急性期疼痛会随着时间消失，但如果持续时间超过预期恢复时间（通常为3个月），则称为慢性期疼痛。应如何正确认识不同疼痛和处理方法及自我管理。

2. 急性损伤的处理的正确认识　自1978年以来，RICE原则即休息（rest）、冷敷（ice）、加压包扎（compression）、抬高患肢（elevation），因其简单易记，在肌肉骨骼系统损伤中被广泛推广并应用，但在过去的三十多年中，支持该原则的证据却很少。在多种处理原则均无高质量证据背景下，针对不同部位，不同程度的急性损伤，需要根据患者的具体情况进行评估，然后再进行疼痛管理及治疗，而不是所有的急性损伤都一视同仁。

六、预后

运动损伤的预后主要与损伤程度密切相关，同时与受伤后的正确处理也有关系，一般只要正确评估损伤情况，受伤后能够得到正确的处理，预后都很好。常见的各种扭伤、撞伤或锐器损伤等，经过规范正确的康复治疗，都可达到满意的结果。但很严重的损伤，如肩关节、膝关节、踝关节损伤，如果未得到正规和及时的康复治疗，后期可能会遗留功能障碍，影响正常的生活、运动。

（王　俊）

第三节 外伤性脊髓损伤康复指南

一、概述

1. 定义 外伤性脊髓损伤是由外伤导致的脊髓结构、功能的损害，造成损伤平面以下运动、感觉、括约肌和其他自主神经功能的障碍。

2. 流行病学 我国发病率为68/100万左右，发病人群以青壮年为主，40岁以下占绝大多数，男性比例高于女性，工人和农民的比例更高。主要原因包括高处坠落、交通事故、重物砸伤、跌倒以及与运动、娱乐活动相关的损伤等。

3. 常见病因及病理生理 外伤是本病的主要原因，造成脊髓完全性或不完全性损伤。不完全性损伤后3小时灰质中出血较少，白质无改变。至6~10小时，出血灶扩大不多，神经组织水肿24~48小时以后逐渐消退。完全性损伤后3小时灰质中多灶性出血，白质尚正常；6小时灰质中出血增多，白质水肿；12小时后白质中出现出血灶，神经轴突开始退变，灰质中神经细胞退变坏死；24小时灰质中心出现坏死，白质中多处轴突退变。

二、临床特征及分型

主要临床特征是脊髓休克、运动和感觉障碍、体温控制障碍及痉挛、排便和排尿功能障碍等。不完全性损伤具有特殊的表现。

1. 中央束综合征 脊髓中央先损害，再向周围扩散。上肢神经受累重于下肢，患者有可能可以步行，但上肢部分或完全麻痹。

2. 半切综合征 脊髓只损伤半侧，造成同侧肢体本体感觉和运动丧失，对侧痛温觉丧失。

3. 前束综合征 脊髓前部损伤，造成损伤平面以下运动和痛温觉丧失，而本体感觉存在。

4. 后束综合征 脊髓后部损伤，造成损伤平面以下本体感觉丧失，而运动和痛温觉存在。

5. 脊髓圆锥综合征 主要为脊髓骶段圆锥损伤，可引起膀胱、直肠和下肢反射消失。

6. 马尾综合征 椎管内腰骶神经根损伤，可引起膀胱、直肠及下肢的反射消失，神经功能的恢复有可能需要2年左右的时间。

7. 脊髓振荡 暂时性和可逆性的脊髓或马尾神经生理功能丧失，脊髓并没有机械性压迫，也没有解剖上的损害。脊髓功能丧失是由于短时间压力波所致，当脊髓水肿消退后，脊髓功能可缓慢恢复。

三、临床诊断与治疗

1. 临床诊断 根据明确的外伤史，外伤后造成脊髓休克、运动和感觉障碍、体温控制障碍及痉挛、排便和排尿障碍等症状，并经影像学检查明确脊髓内病变，排除其他原因导致的脊髓病变，可诊断本病。

2. 临床治疗 及时进行手术治疗，解除脊髓压迫，必要时可配合糖皮质激素、营养神经及改善循环等药物促进神经功能恢复。对于卧床患者，还需加强营养支持。

四、康复评定

1. 损伤程度评定根据ASIA的残损分级。

（1）A级：完全性损伤，S4、S5无感觉和运动功能。

（2）B级：不完全性损伤，损伤平面以下，包括S4、S5，有感觉功能但无运动功能。

（3）C级：不完全性损伤，损伤平面以下存在运动功能，平面以下一半以上关键肌肌力<3级。

（4）D级：不完全性损伤，损伤平面以下存在运动功能，平面以下至少一半关键肌的肌力≥3级。

（5）E级：正常，感觉和运动功能都正常。

2. 运动功能评定　使用ASIA运动评分法，对C5-T1和L2-S1节段的10组肌肉进行徒手肌力法测定，并将所得肌力赋予相应分值，满分为100分，左右两侧都进行评定。

3. 感觉功能评定　使用ASIA感觉评分，对C2~S5共28个节段的关键感觉点进行针刺和轻触觉的评定，并赋予相应分值，每种感觉一侧最高分为56分，两种感觉得分之和最高为224分，左右两侧都进行评定。

4. 膀胱功能评定　使用生活质量指数或Qualiveen量表评估膀胱功能及对患者生活质量的影响。对稳定期患者，应进行病史、症状、体格检查和辅助检查的采集和专科评估，以及尿动力学检查和神经电生理评估等综合评估膀胱功能。

5. 日常生活活动能力评定　对截瘫患者，使用改良Barthel指数进行日常生活活动能力评定。对四肢瘫患者，使用四肢瘫功能指数评定日常生活活动能力。

6. 心理评定　使用事件影响量表筛查应激障碍；使用汉密尔顿焦虑/抑郁量表筛查焦虑、抑郁状态。

五、康复治疗

（一）上肢运动功能

对于符合条件的患者，应进行针对肢体功能的运动疗法，包括上肢和手功能的训练。对于完全性损伤患者，重点训练肩部和肩胛带的肌肉。对于不完全损伤患者，尤其训练上肢支撑力、肱三头肌、肱二头肌力量和手抓握力训练。对于C4~C7段损伤还可尝试运动想象训练，有助于增强上肢肌力及手抓握功能，并提高运动效率。上肢运动疗法配合电刺激及功能性电刺激可更好改善上肢肌力和手抓握功能，提高患者日常生活活动能力和生存质量。进行上肢物理治疗的同时，配合针对提高上肢功能的作业疗法，有助于改善上肢肌力和独立运动能力。

（二）下肢运动功能

应关注下肢肌肉的力量训练，常规下肢运动疗法配合电刺激对改善瘫痪下肢肌力有一定帮助。站立和步行可防止下肢关节挛缩，若条件许可建议尽早进行站立和步行训练。训练患者从坐位过渡到站位时，可选择合适的髋部和膝部放置角度及活动速度；也可使用下肢可穿戴式机器人伸肌装置辅助坐位过渡到站位的训练。对于不完全性损伤，优先垫上移动训练，联合应用功能性电刺激或承重活动平板训练可更好改善步行能力。对于早期行走能力欠佳的患者可在下肢机器人辅助下进行减重步行训练，有助于下肢运动功能恢复。对于急性期患者，可进行减重活动平板训练；而对于稳定期患者，减重活动平板训练联合功能性电刺激的效果更好。适当使用下肢矫形器对于站立及行走功能恢复极为重要。必要时可使用膝-踝-足矫形器或等中心步态矫形器，使患者在辅助下完成各种支撑及下肢运动功能训练，并提高步行效率。也可联合使用经颅直流电刺激及下肢机器人辅助的步态矫形器提高下肢功能训练效果。水疗对改善步行能力有一定帮助。常规物理治疗配合使用针灸对提高患者下肢肌力和改善步行能力也有一定帮助。

（三）感觉功能

进行肢体被动运动训练或同时配合功能性电刺激，以增加感觉输入。对于下肢感觉障碍，也可使用高频重复经颅磁刺激干预。常规物理治疗基础上配合针灸对改善感觉障碍有一定帮助。

（四）膀胱功能

急性期应在保证生命体征稳定的前提下，及时有效排空膀胱。使用经尿道留置尿管或间歇导尿两种方法排空膀胱。前者作为伤后 48 小时急救措施，病情稳定后应尽早开始间歇无菌导尿。严禁为诱发自主排尿而进行的挤压、叩击膀胱等动作。对于稳定期患者，如为完全性损伤导致逼尿肌无力，优先间歇导尿促进膀胱排空。除合并膀胱输尿管反流、膀胱出口梗阻、盆腔器官脱垂、症状性泌尿系感染、腹部疝气等情况外，可配合手法辅助排尿，包括 Crede 手法、Valsalva 动作和扳机点手法。如为逼尿肌过度活跃，在间歇导尿基础上需配合抗胆碱能药物；若抗胆碱能药物无效，可配合膀胱壁 A 型肉毒毒素 300U 注射。如患者手功能不健全，需备合格看护辅助。可使用骶神经前根刺激获得电极控制下的主动排尿，降低残余尿量，重建排尿功能。

不完全性损伤后下尿路功能障碍分为三类：膀胱感觉受损、膀胱运动受损、躯体运动受损。膀胱感觉受损分为感觉减退（或延迟）和感觉过度敏感，对于膀胱感觉减退或延迟，可采用膀胱腔内电刺激；对于膀胱感觉过度敏感，采用骶神经刺激或阴部神经刺激、A 型肉毒毒素 300U 膀胱壁注射或行为疗法。膀胱运动受限分为上运动神经元病变导致的逼尿肌过度活跃和下运动神经元病变导致的逼尿肌无力，对于逼尿肌过度活跃，可采用抗胆碱能药物、A 型肉毒毒素膀胱壁注射并配合膀胱训练，还可使用骶神经或阴部神经刺激，若患者逼尿肌不能启动收缩，可采用触发反射性排尿、间歇导尿配合抗胆碱药物，以及膀胱腔内电刺激、骶神经或阴部神经刺激等方法；对于逼尿肌无力，单独应用 α- 受体拮抗剂或联合拟胆碱能药物、间歇导尿及膀胱腔内电刺激、骶神经刺激等方法。躯体运动受损分为上运动神经元病变导致的膀胱排空异常和下运动神经元病变导致的压力性尿失禁，对于膀胱排空异常，可间歇导尿；对于压力性尿失禁，可予盆底肌肉训练或盆底肌肉电刺激。

常规康复治疗基础上配合针灸改善尿潴留，提高膀胱排尿功能。

（五）肠道功能

可定期利用手指刺激诱发出的反射性直肠蠕动波促进排便。该方法无效时，可使用灌肠法促进排便，也可单独或配合 Brindley 型骶神经前根（S1~S4）刺激诱发排便。配合针灸治疗，有助于增加患者胃肠蠕动，改善排便功能。进行家庭和社区肠道管理时，综合评估费用问题、残存功能、肠道护理人员和设备、房间布局等因素。根据患者状况以及出院时情况配备合适的肠道管理设备，对于高位截瘫患者，还应配备指状肛管刺激器或栓剂插入器。使用肠道管理设备时应保持正确姿势，以便保护患者，避免压疮和摔伤。为平衡功能差或肢体痉挛患者配备安全带，防止跌倒。为患者配合社会和心理支持有助于处理神经源性肠道相关的残疾、心理和功能障碍，减轻胃肠道症状，提高生活质量。

（六）呼吸功能

对于急性期患者，应密切监测生命体征和血氧饱和度，血氧饱和度维持在 95% 以上。对于 C4 节段以上损伤，尽早行气管切开。对于 C5 节段以上完全性损伤行择期气管插管，并加强床边监测肺活量和最大吸气负压，以便评估合适脱机时间。对于稳定期患者，充分气道湿化及吸痰。如患者可活动，应规律翻身及变换体位以促进痰液咳出。如患者无法活动，可采用体位排痰技术，每个体位维持 5~10min。还可通过胸部不同部位节律性叩击、吸气期双手震动胸壁和胸部软组织等技术达到人工辅助排痰。患者咳嗽时用一个向内、向上的动作对腹部加压以帮助痰液咳出。通过机器辅助咳嗽装置产生吸气正性压力和呼气负性压力差值可辅助咳嗽，以促进排痰。应进行呼吸肌训练，先从缓慢的、放松的腹式呼吸开始，逐步过渡到膈肌抗阻训练，完成膈肌吸气动作；同时训练胸锁乳突肌及斜方肌补偿胸式呼吸，以代替腹肌功能，完成有效呼气。配合吹气球法、缩唇呼吸法、深呼吸锻炼肺功能，也可采用被动手法牵引关节运动法改善胸壁运动幅度。使用腹部功能性电刺激、膈神经电刺激或高频硬膜外电刺激对改善呼吸功能也有一定帮助。出院患者坚持运动锻炼有助于改善呼吸功能。每周至少 5 天、每天至少 30min 的柔和有氧运动或每周至少 3 天、每次至少 20min 的剧烈有氧运动；每周至少 2 天的肩部伸展运动及每周至少 2 天的肩部旋转运动。

（七）心血管功能

常见障碍为心动过缓、基础血压低及直立性低血压等，康复干预以预防为主。气管切开、吸痰操作、排便及嗳气等因素容易诱发心动过缓，对存在危险因素的患者予吸氧预防心动过缓。患者基础血压常容易降低，予头低卧位辅助以升高基础血压。避免长期卧床及突然体位改变、用力排便或排尿及膀胱排空过快等诱发因素，以预防直立性低血压。

（八）日常生活活动能力

指导患者进行床上活动转移、轮椅活动、站立、进食与饮水、仪表修饰、更衣及交际等方面的日常生活活动能力训练。对于稳定期患者，进行职业康复治疗有助于患者重返工作岗位和社会。在医院或社区内接受职业康复治疗，能提高重返工作岗位的可能性并减小依赖程度，增强社会参与能力。

（九）心理功能

急性期即启动心理康复治疗，并贯穿整个康复治疗过程。出院后对患者及家属进行长期心理咨询，并定期复诊。应根据筛查评估结果制订整体康复方案，并根据患者病情选择恰当心理康复治疗手段。采用支持性心理疗法、生物反馈和认知行为治疗等方法可改善心理、精神行为异常。

六、康复护理

处于损伤早期的患者应取仰卧位或侧卧位，定期翻身和变换体位。无明显腹胀时，患者尽可能于伤后 1~2 天开始进食。饮食应合理搭配及少量多餐，避免摄入产气食物。对于肥胖患者，嘱其低热量或极低热量饮食，脂肪摄入减少 30%，碳水化合物摄入减少 50%，蛋白质摄入减少 15%，并配合高膳食纤维摄入。对患者进行必要的心理疏导，包括疼痛、抑郁及焦虑等情绪的干预，引导患者积极配合治疗并克服治疗过程中的困难，促进患者尽快回归日常生活及正常工作。

加强对患者的健康宣教。对于膀胱功能障碍患者，需定期随访、复查尿常规、泌尿系超声、残余尿量、肾功能和尿动力学等。病情稳定者按以下时间间隔随访：至少每个月复查一次尿常规，每 3 个月进行一次尿培养，每 3~6 个月复查一次肾功能，每半年复查一次泌尿系 B 型超声等影像学检查，每半年查一次残余尿量，病情稳定者每年复查一次影像尿动力学，病情进展时可缩短检查间隔。帮助患者提高对骨折等风险的认知，避免跌倒及其他创伤，坚持康复治疗，合理饮食和建立健康生活方式。

七、预防与预后

1. 预防　外伤是本病的主要致病因素，因此，尽量避免日常生活或生产中的各种潜在危险因素有助于预防本病的发生。

2. 预后　取决于脊髓损伤的节段、程度、患者年龄及有无合并症。损伤节段较高、程度严重、年龄偏大及合并泌尿系统感染、肺部感染、深静脉血栓及压疮等往往预后不良。早期康复介入治疗有助于改善患者预后。

（许建文）

第四节　关节置换术康复指南

一、概述

（一）定义

关节置换是采用人工关节假体替代和置换病损或受伤的关节，是重建关节功能的重要手段，其中包括髋、膝、肘、肩关节等。目的在于缓解关节疼痛，矫正关节畸形，改善关节功能，提高患者的生活质量。

（二）流行病学

目前，全世界每年接受全髋关节置换术的患者已经超过 50 万。有研究显示，在同时期总体人口增长 11% 的情况下，美国成年人的膝关节置换量十年间增长了 134%。我国自 20 世纪 80 年代开始关节置换的实践和探索，临床上髋、膝关节置换最为常见，据估计每年接受关节置换患者的数量已在 20 万左右。

（三）病因及病理生理

1. 类风湿关节炎　早期出现小关节滑膜炎所致的关节肿痛，继而软骨破坏、关节间隙变窄，晚期出现关节僵直、畸形和功能障碍。

2. 骨性关节炎　常见于中老年人，尤以肥胖多见。由于年龄增大，关节软骨出现积累性损伤、软骨黏多糖下降及纤维成分增加，从而导致软骨韧性下降，引发关节疼痛和畸形。

3. 严重骨折　关节骨折后造成关节正常结构的严重损害，导致关节的疼痛和严重畸形。

4. 骨与关节肿瘤　骨与关节肿瘤，尤其是恶性肿瘤，必需部分截骨或关节者。

（四）临床表现

1. 症状和体征

（1）疼痛：接受关节置换术的患者术前因长期患有关节疾患，如退行性骨关节病、类风湿性关节炎。

（2）关节活动受限和畸形：关节的活动能力降低，还可出现各种畸形。

（3）运动功能减退：关节病变疼痛及活动限制可引起肌肉活动减少，造成失用性肌肉萎缩和肌力减退；疼痛还可通过神经性抑制作用，影响肌力和关节稳定性，从而增加活动时的能量消耗；关节和周围组织的进行性退变，关节及关节软骨的破坏。

（4）行走功能异常：由于关节挛缩的影响，形成异常步态，导致关节负荷异常；关节活动范围的受限、关节周围肌肉力量的不平衡、关节不稳定以及局部疼痛等，均会不同程度地影响步态和步行能力。

（5）日常生活活动能力降低：关节严重的疼痛和畸形会造成患者活动时症状加重而减少活动，使日常生活活动能力下降，使患者丧失劳动能力。

2. 辅助检查　主要采用影像学检查，其中 X 线检查简便易行，必要时结合 CT、MRI 检查，有基础疾病的做相应的检查。

（五）临床治疗

治疗方法分为药物治疗、手术治疗和康复治疗，手术治疗对于关节病变明显，已出现严重功能障碍者，严重影响生活或工作的行关节置换术，重建骨架。

二、康复评定

（一）术前评定

术前的评估包括全身整体状况以及单项的康复评估。

1. 患者一般情况　包括原发疾病、全身健康状况、精神状态、实验室检查及影像学检查等。

2. 上、下肢肌力　可采用徒手肌力评测法，了解上、下肢肌肉的肌力，特别是关节置换术的关节周围的肌肉评估，对制订康复训练计划尤为重要。

3. 关节活动度　测各关节的主动与被动活动范围，尤其需手术关节的关节活动度，确定有无关节挛缩畸形。

4. 步态观察　确定步态类型及是否使用助行器。

5. 肢体长度测定　判断双下肢术前长度是否等长。

6. 影像学检查　做 X 线或 MRI 检查，可了解手术关节有无畸形、增生等影像学的改变，作为手术参考重要依据。

7. 手术详细情况评价　包括手术选择假体的类型。

（二）术后评定

在术后 1~2 天，术后 1 周、2 周以及术后 1 个月、3 个月和半年进行评测。评定内容包括：

1. 伤口情况　局部皮肤有无红、肿、热、痛等感染征；有无渗出及伤口愈合情况等。

2. 置换关节情况　浮髌试验判断关节内有无积液及程度；关节周围组织的围径和肢体围度可作为判断软组织肿胀和肌肉萎缩的客观指标。有无疼痛及疼痛的程度、手术关节的主被动活动范围，有无障碍及造成障碍的原因，最后判断关节的稳定性。影像学检查了解置换的假体情况等。

3. 上、下肢肌力评定　同术前评定，同时评定肌肉力量是否影响手术关节的稳定性。

4. 肢体长度测定　判断双下肢术后长度是否等长。

5. 步态分析　主要包括步幅、步频、步宽和步速和步态周期等，仔细观察患者步行时站立相和摆动相的步态，并了解步态异常的病因，如疼痛、肌力降低及感觉下降等。

6. 活动及转移能力评定　评定患者术后不同阶段床上活动及转移能力，包括床边及坐椅的能力，站立、行走、上下楼梯及走斜坡等活动能力。

（三）关节评分系统

可全面评定关节的功能状况、稳定性、活动程度等。目前被广泛应用的是人工全髋关节置换术 Harris 评分表和纽约特种外科医院（Hospital for Special Surgery，HSS）人工全膝关节置换术后评分表。

1. 人工髋关节评价标准　可采用 Harris 髋关节功能评分标准。评估内容包括疼痛、功能、有无畸形、关节活动范围等。见表 5-4-1。

表 5-4-1　人工髋关节 Harris 评分标准

项目			表现	评分标准	得分
Ⅰ疼痛			无	44	
			轻微，不影响功能	40	
			轻度，偶服止痛药	30	
			中度，常服止痛药	20	
			重度，活动受限	10	
			不能活动	0	
Ⅱ功能	步态	跛行	无	11	
			轻度	8	
			中度	5	
			重度	0	
			不能行走	0	
		行走时辅助	不用	11	
			长距离用一个手杖	7	
			全部时间用一个手杖	5	
			拐杖	4	
			2个手杖	2	
			2个拐杖	0	
			不能行走	0	
		行走距离	不受限	11	
			1km 以上	8	
			500m 左右	5	
			室内活动	2	
			卧床或坐椅	0	

续表

项目			表现	评分标准	得分
Ⅱ功能	功能活动	上楼梯	正常	4	
			正常，需扶楼梯	2	
			勉强上楼	1	
			不能上楼	0	
		穿袜子，系鞋带	容易	4	
			困难	2	
			不能	0	
		坐椅子	任何角度坐椅子，大于 1h	5	
			高椅子坐半个小时以上	3	
			坐椅子不能超过半个小时	0	
			上公共交通	1	
			不能上公共交通	0	
Ⅲ畸形	具备以下四项		固定内收畸形< 10°	4	
			固定内旋畸形< 10°		
			肢体短缩< 3.2cm		
			固定屈曲畸形< 30°		
Ⅳ活动度	（屈＋展＋收＋内旋＋外旋）		210°~300°	5	
			160°~209°	4	
			100°~159°	3	
			60°~99°	2	
			30°~59°	1	
			0~29°	0	
总分					

2. 人工膝关节评价标准　采用 HSS 评分系统进行综合评估，包括疼痛、功能、关节活动度、肌力、有无关节畸形、稳定性等。它将临床疗效分为 4 个等级，即：优（> 85 分）、良（70~85 分）、中（60~69 分）、差（< 59 分），该量表强调在膝关节手术前必须进行严格的评分（表 5-4-2）。

表 5-4-2 膝关节 HSS 评分

一、疼痛（30 分）

任何时候均无疼痛	30				
行走时无疼痛	15		休息时无疼痛	15	
行走时轻微疼痛	10		休息时轻微疼痛	10	
行走时中等疼痛	5		休息时中等疼痛	5	
行走时严重疼痛	0		休息时严重疼痛	0	

二、功能（22 分）

行走，站立无限制	22				
行走 2 500~5 000m 和站立半小时以上	10		能上楼梯	5	
行走 500~2 500m 和站立可达半小时	8		屋内行走，需要支具	2	
行走少于 500m	4		屋内行走，无需支具	5	
不能行走	0		能上楼梯，但需支具	2	

三、活动度（18 分）

每活动 8°得 1 分	最高 18 分	

四、肌力（10 分）

优：完全能对抗阻力	10		中：能带动关节活动	4	
良：部分对抗阻力	8		差：不能带动关节活动	0	

五、屈曲畸形（10 分）

无畸形	10		
小于 5°	8		
5° ~ 10°	5		
大于 10°	0		

六、稳定性（10 分）

正常	10		
轻度不稳 0 ~ 5°	8		
中度不稳 5° ~ 15°	5		
严重不稳大于 15°	0		

七、减分项目

单手杖	-1		伸直滞缺 5°	-2		每 5°外翻	-1	
单拐杖	-2		伸直滞缺 10°	-3		每 5°内翻	-1	
双拐杖	-3		伸直滞缺 15°	-5				

注：美国纽约特种外科医院（HSS）的 Insall 等于 1976 年提出的评分系统对患者进行评分调查。评分满分为 100 分，疼痛 30 分、功能 22 分、活动范围 18 分、肌力 10 分、屈曲畸形 10 分、关节稳定性 10 分。扣分项目内容涉及是否需要助步器，内外翻畸形及伸直不全等，优大于 85 分，良 70~84 分，中 60~69 分，差小于 59 分，HSS 评分已成为膝关节置换术效果评价的“金标准”，此评分表主要用于膝关节置换术疗效的评价

三、康复治疗

（一）术前康复治疗

1. 术前康复教育让患者了解手术方式，并发症，术后日常注意事项，术后复诊及掌握关节保护技术等。

2. 教患者学会深呼吸及咳嗽，预防患者卧床引起肺部感染。

3. 增加患肢和其他肢体的肌力训练，如包括患髋外展肌、股四头肌、腘绳肌的等长和抗阻训练；患侧踝关节和足趾的主动活动。

4. 手术前先要教患者学会使用拐杖或助行器进行不负重触地式步行，为术后早期步行做准备。肥胖者应注意术前控制体重，减少术后假体的负担，延长假体寿命。

5. 指导患者如何使用必要的辅助器具，如：助行器、手杖等。

6. 教会患者日常活动自理，如：在卧位下排便，床上转移活动，学会借助助行器的行走，学会在辅助器具帮助下穿裤、袜、鞋等。

（二）髋关节术后康复

1. 肌力训练　髋关节置换术后患者的关节活动虽然很好，但多数患者存在不同程度的肌力下降，从而影响日后的正常行走。为增加患肢的肌力，术后可进行患侧股四头肌、腘绳肌、臀部肌肉的等长收缩练习，术后第 5 天开始主动助力运动，第 3 周开始髋屈、伸、外展肌渐进抗阻练习。从抗自身重力开始，阻力的设置要考虑患肢的承受能力，以不引起患侧髋部疼痛为宜。术后第 2~3 周可采用固定自行车练习，术后第 6~8 周可开始直腿抬高训练。

2. 关节活动范围训练　保持关节活动范围是实现功能的必要条件。在术后早期引流管拔除后，可嘱患者采用坐位，使髋关节被动渐进性屈曲 10°~90°，也可进行持续被动运动。一周后，可让患者采用侧卧位，进行外展、后伸 10° 练习；采用坐位和站位，进行髋屈伸练习；也可采用站位让骨盆摇摆进行髋内收、外展练习。初次髋部手术的患者，如髋臼位置良好，可考虑髋关节内外旋练习。训练时应注意避免发生关节脱位等并发症。

3. 行走练习　为避免深静脉血栓、压疮等并发症的发生，可嘱患者及早开始行走练习。术后何时开始下地行走，受手术操作、固定方式、假体类型、髋关节周围软组织情况、患者体力等因素的影响。在进行行走练习时，可让患侧肢体进行渐进性负重练习，术后 1~2 周禁止患侧下肢负重，术后第 3 周可部分触地式负重，术后 3 个月缓慢过渡到完全负重。同时进行重心转移训练、立位平衡训练。锻炼早期，可借助步行架和平衡杠，以后可使用拐杖和手杖进行练习。

4. ADL 训练　包括卧坐转移、坐站转移、如厕转移、乘车转移等。

5. 保护髋关节　为防止髋关节脱位，应避免低坐起立、两腿交叉、跷二郎腿等不良姿势，并应注意不侧身弯腰或过度向前屈曲，术后 3 个月之内应避免髋关节屈曲 90°，术后 6 个月之内应避免术侧髋关节屈曲、内收、内旋，使患侧髋关节处于轻度外展或中立位。术后应避免跑、跳等剧烈活动。

6. 具体康复方法

（1）术后第 1 周：康复治疗的目的是改善患侧髋关节的活动范围，防止肌肉萎缩。具体方法如下：

体位：髋关节轻度外展 20°~30°，双腿之间夹枕头。

术后第 2 天：外侧入路切口患者，应将床头抬高 30°~45°，半坐位 5~15min，最长不超过 20min；后侧入路切口患者，不宜过早坐起。可按摩髌骨、髌周、膝关节后侧及小腿后侧，同时进行患侧踝关节主动屈伸或抗阻活动。

术后第 3~5 天：可进行股四头肌静力性收缩。术后第 3 天，可借助吊带、健肢带动患肢或膝下垫枕等方式进行被动屈髋练习，外侧路入口患者被动屈髋 15°~30°，后侧路入口患者被动屈髋 10°。术后第 5 天，可进行抬臀动作练习，练习时应在膝下垫枕使髋屈曲 10°~20°，康复治疗师可用双手托住患者双侧髋关节，防止练习过程中出现髋关节旋转。另外，为增加膝关节的活动范围和肌力，防止膝关节周围软组织粘连，还可进行患膝下垂摆动练习。

ADL 训练：主要在床上向侧方移动练习。早期一般不允许翻身，必要时可向健侧翻身。

（2）术后第2周：康复治疗的目的是加强患侧下肢不负重时的主动运动，改善关节活动范围，进一步提高肌力。具体方法如下：

主动屈髋训练：外侧入路切口患者，主动屈髋45°~60°，后侧入路切口患者，屈髋30°。

股四头肌肌力训练：可进行助力下直腿抬高30°，持续10秒，重复20~30次；亦可进行小腿床边摆动练习或10RM渐进抗阻法训练。

患髋外展、内收、后伸肌群的等长收缩。

直立床训练：每次训练30~60min，1天可重复多次。

床边体位转移训练：包括半坐-卧位转移练习和坐-站位转换练习。

健腿支撑站立平衡：患肢为不负重触地。

步行训练：可先用平行杠或四脚助行器进行步行训练，逐渐过渡到扶双拐行走或健腿支撑三点式步行。

（3）术后第3周：康复治疗的目的是提高日常生活活动能力，逐渐恢复患腿负重，加强步态训练。具体方法如下：

站立位髋关节前屈、后伸、外展、内收肌群的等长收缩练习。

四点支撑半桥运动：每次可保持10秒，每天训练10~20次。

进一步加强患侧股四头肌渐进抗阻练习。

改善及提高日常生活自理能力，利用辅助支具。

加强步行训练

（4）术后第4周~3个月：康复治疗的目的是进一步提高日常生活活动能力和步行能力。具体方法如下：

提高步行能力：注意患髋3个月内完全负重。

下肢肌力及ADL训练。

（三）膝关节术后康复

1. 运动强度控制　运动强度从小强度开始，随着患者病情的恢复，逐渐过渡到中小强度，其判定标准以患者主观感觉为主，在锻炼中可以通过主观运动强度法和心率作为运动强度的指标，其方法简便、易行。对于术后患者，主要以其主观感觉很轻松为主，主观感往往可以作为心率的一个补充或替代来使用。

2. 运动时间、频率控制　原则上术后当天就可以开始进行功能锻炼，并将功能锻炼分为3个阶段进行。第1阶段为术后早期，时间从术后当日开始到术后第3天，为小运动强度的锻炼，每次不超过30min或感到轻度疲劳为宜，每日3~4次。第2阶段为术后中期，时间从术后第3天开始到术后第2周，为被动练习辅以主动练习，膝关节持续被动活动一般为每次1~2小时，每日2次；膝关节主动练习每次不超过30min，每日3~4次。第3阶段从术后第3周开始，宜进行中小运动强度的锻炼，每次10~20min，每日2次，以后逐渐增加至每次20~30min，每日3~4次。直至膝关节功能基本恢复，可以进行正常行走。

3. 运动种类　不同阶段身体状况的不同，采用不同种类的运动方式。第1阶段小强度锻炼可进行患肢未做手术的小关节的功能锻炼及局部肌肉锻炼。第2阶段辅以患肢髋关节与膝关节不负重主动与被动屈伸练习。第3阶段辅以助行器，患肢不负重、部分负重及充分负重练习。术后半年基本恢复后，可开始加强下肢肌力耐力训练和上下楼梯训练。

4. 具体康复方法

（1）第1阶段

股四头肌静力性收缩练习：患者平卧位，下肢伸直，患肢股四头肌静力性收缩1次，每次保持10秒后放松。每组10次，每日10~15组。

直腿抬高训练：患者平卧位或坐位，足尖朝上绷紧腿部肌肉，缓慢直腿抬高，高度为足跟距床面20cm为宜，若达不到要求可尽量保持悬空，10秒左右再放下，每日3~4次。

踝关节屈伸练习：踝关节以匀速各做跖屈和背屈一次为1组，每分钟8~10组，1次做3~5min，每天锻炼3~4次。

（2）第2阶段

患肢髋关节和膝关节的被动屈伸训练：患者上身平躺于床上，患肢固定于关节功能恢复器（CPM）上，将CPM于伸直位调节至患者感觉无痛的最小角度，于屈曲位调节时，一开始要求小于40°的无痛范围，一般角度为30°，以2min为1个周期，持续运动1~2小时，每日2次，以每天增加10°的速度缓慢递增，1周内尽量达到90°，以后继续练习，最大角度可达到100°~120°。

患肢相关关节的主动屈伸练习：可卧床进行踝关节屈伸练习，以踝关节做跖屈和背屈运动1个来回为1次，每分钟10~20次每5min为1组，每日2组；可卧床进行膝部和髋部屈伸练习，患者仰卧位，缓慢弯曲患侧膝部，使脚跟向臀部滑动，再慢慢恢复原位为1次，连续做5~10次为1组，每日2组，一般不要求运动的幅度，以患者无痛范围为主，脚跟不能抬离床面。还可以进行坐位练习，嘱患者坐于床上，进行膝部和髋部屈伸练习，要求同上所述。

（3）第3阶段

助步器站立练习：开始时可在石膏托板作用下，在平行杠内练习站立，此时重心在健侧，患侧不负重触地，练习2~3天后，继续每天训练，重心逐渐向患侧过渡，直至3周后解除石膏托板，能够直立于平行杠内。

助步器步态训练：当患肢能负重站立时，可开始进行步态训练。训练时助步器先行，患腿跟上，再迈健腿，向前走30~50m左右，每天训练2~3次。

双腋拐三点步行训练：助步器步态训练1周后，可进行双腋拐三点步行训练。训练时双腋拐与患肢同步，与健侧交替行走。开始每次10~20min，每日2次，以后逐渐增至每次20~30min，每日3~4次。

平地步行训练：第5周以后，患者完全弃拐，在平行杠内做缓慢步行。一开始走5~10min为1组，每日2组，以后每天延长5min，延长至30min后开始保持。

斜坡步行：当每次可以顺利平地步行30min时，可开始进行缓慢上坡下坡练习。斜坡以5°为宜，每分钟10~12步左右，1次练习10~15min，每天训练2~3次。训练时应遵循“健腿先上，患腿先下”的原则。

上下楼训练：开始时上楼梯级数不宜太多，上10~20级为宜，以后每天增加10级，可以上50~60级左右时保持该水平，每天训练2~4次。

四、康复护理

1. 加强营养　人工关节置换的患者多系老年人，体质较差，而手术创伤大，因此应加强营养给予高蛋白，高维生素易消化饮食，必要时可输血以提高机体抵抗力。

2. 置换关节的观察　观察伤口有无红、肿、热、痛等感染征。

3. 引流管的观察　检查各管道是否有压迫、扭曲或反转或堵塞，保持引流的持续通畅及负压状态。

4. 正确的体位摆放　髋关节置换患者保持患肢外展30°中立位。髋关节不能外旋内收体位，如坐矮沙发，盘腿等均应避免，以防脱位。翻身及抬动患者时，应将髋关节连同患肢整体抬起。

5. 预防各种并发症 加强基础护理，预防压疮、尿路感染及坠积性肺炎的发生。

6. 功能训练及健康指导 术前给予康复指导，积极进行术后的ADL指导，如：髋关节置换后的穿袜训练、如厕训练等。出院指导和随访注意事项等。

五、预防

1. 一级预防 预防导致关节的各种损伤或疾病，积极运动锻炼，减少或预防骨折及关节炎疾病发生，从而预防关节置换导致的残疾。

2. 二级预防 指关节损伤发生后，进行关节置换术，根据每个康复阶段，积极综合的进行治疗，防止并发症及功能障碍。

3. 三级预防 指关节置换术后，积极进行功能训练，改善或提高患者躯体和心理功能，促使患者重返家庭和社会。

（常有军 苑杰华）

第五节 特发性脊柱侧凸康复指南

一、概述

（一）定义

特发性脊柱侧凸是指应用Cobb法测量站立位全脊柱冠状面X线片上脊柱的侧方弯曲，Cobb角大于10°，伴有轴向旋转，且病因不明。

功能性脊柱侧凸是指无脊柱结构改变的脊柱侧凸。结构性脊柱侧凸是指脊柱椎体发生结构性改变的脊柱侧凸。

（二）流行病学与病因

特发性脊柱侧凸占脊柱侧凸发病总数的80%。国外患病率为2%~3%，我国患病率为1.02%~5.14%，女性较男性更容易发生侧凸进展。目前特发性脊柱侧凸病因不明确，存在多种假说，如遗传因素学说、激素学说等，但尚无任一假说可以明确解释特发性脊柱侧凸病因。

（三）分型

根据发病年龄，该病可分为婴儿型（0~3岁）、少年型（3~10岁）、青少年型（10~18岁）和成人型（＞18岁），临床以青少年特发性脊柱侧凸最为常见。根据侧弯部位，可分为腰弯、胸腰弯、胸腰双弯、胸弯、颈胸弯五型。

（四）临床诊断标准

特发性脊柱侧凸的诊断是在有明确的脊柱侧凸畸形的情况外，具有以下特征：①应用Cobb法测量站立位全脊柱冠状面X线片上脊柱的侧方弯曲，且Cobb角大于10°，并伴有轴向旋转。②脊柱侧凸的病因不明。

（五）临床治疗

特发性脊柱侧凸临床治疗方案包含保守治疗及手术治疗。保守治疗主要是根据患者脊柱侧凸严重程度、骨骼发育成熟度与未来侧凸进展等因素决定，需要根据病情适时调整，主要包括随访观察、脊柱侧凸特定运动疗法以及支具治疗。

二、康复评定

（一）临床评定

特发性脊柱侧凸临床评定包括详细询问患者相关病史、检查脊柱侧凸相关体征、查阅及完善相关辅助检查。病史询问则包含背部相关症状及体征、是否存在运动感觉障碍、生长发育史、月经史（仅女性）、家族史、既往疾病史等。

体格检查除了常规的一般体格检查外，还应包括脊柱侧凸专科体格检查。可采用 Adam 向前弯腰试验判断椎体旋转情况；采用 TRACE（trunk aesthetic clinical evaluation）评价患者躯干外观，包含肩部、肩胛骨、半胸部、腰部 4 个部位的评分。另外还需脊柱矢状面曲度检查及神经系统检查。

辅助检查主要包括 X 线片、肺功能检查、发育成熟度测定等。常规的 X 线片建议站立位的脊柱全长正侧位摄片，以确定侧凸部位、类型、严重程度、椎体旋转情况等，其中 Cobb 角是诊断脊柱侧凸的“金标准”。骨骼发育成熟度测定最常用 Risser 征来判断。

（二）生活质量评定

脊柱侧凸研究学会患者问卷表（scoliosis research society outcomes instrument，SRS-22）、健康调查简表（the MOS item short from health survey，SF-36）、QLPSD 量表（quality of life profile for spine deformities，QLPSD）、支具问卷调查（brace questionnaire，SrQ）等常用于特发性脊柱侧凸患者生活质量评定。

（三）其他评定

根据循证医学证据与临床需求，特发性脊柱侧凸患者还可以进行平衡功能、心理及功能等评定。

三、康复治疗

（一）治疗目标与原则

康复治疗目标是阻止或减小青少年期侧凸进展、阻止或治疗呼吸障碍、阻止或治疗疼痛综合征、通过姿势矫正提高外观美学，避免手术治疗。

不同严重程度特发性脊柱侧凸康复治疗原则不同：① Cobb 角＜ 20°，Risser ＜ 5 患者，每 6~12 个月复查 1 次，并予以相应的康复治疗；② Cobb 角＜ 20°，Risser=5 患者，不需要进一步检查和治疗；③ Cobb 角＞ 20°，Risser ＜ 5 患者，每 4~6 个月复查 1 次，并予以相应的康复治疗。若每 6 个月进展＞ 5°以上且 Cobb 角＞ 25°，应行支具治疗。

（二）治疗方法

1. 脊柱侧凸特定运动疗法（physiotherapeutic scoliosis-specific exercises，PSSE） 是一种结合三维主动矫正、日常生活活动训练、稳定矫正姿势、神经运动控制、本体感觉训练、平衡训练以及患者教育的保守治疗方法。2018 年国际脊柱侧凸矫形和康复治疗协会（international scientific society on scoliosis orthopedic and rehabilitation treatment，SOSORT）发表 IS 康复治疗指南并推荐，认为 PSSE 是治疗 IS 的第一步，可有效防止或限制畸形进展。

PSSE 包括 SEAS 疗法、Schroth 疗法、DoboMed 疗法、Side shift 疗法、Lyon 疗法、FITS 疗法等。各种疗法的核心观念稍有不同：SEAS 疗法的理论基础与核心理念是自我矫正；Schroth 疗法则以镜面反馈、呼吸功能矫正、姿势认知相结合；DoboMed 疗法在自我矫正的同时，强调对胸椎矢状面后凸的闭链训练；Side shift 疗法借助向弯曲凹侧移动躯干的动作来达到积极的自我矫正；Lyon 疗法通常结合 Lyon 支具共同应用，在充分认识自身姿势异常的基础上开展支具疗法与特定运动疗法；FITS 疗法是基于多种运动疗法理论建立起来的一种诊断与治疗特发性脊柱侧凸的方法。

（1）治疗原则：基于特定主动矫正模式、运动训练、稳定性训练、健康教育，包括神经运动控制、本体感觉训练和平衡训练等，结合日常生活开展家庭康复。

（2）治疗方案：需由接受过相应特定运动疗法培训的康复医师、康复治疗师与患者、家长共同设计，根据侧凸位置、严重程度、治疗阶段制订个性化 PSSE 方案。PSSE 不仅可作为单一的保守治疗，还可以作为支具治疗的辅助治疗、术前和术后康复治疗。

PSSE 治疗方案不同，其治疗形式也有所不同。常见的 PSSE 治疗方式为门诊治疗、住院强化训练、家庭康复、门诊 - 家庭结合康复等形式。其治疗频率取决于所使用的治疗技术、患者配合程度与能力水平，通常治疗频率为每周 2~7 次不等。若患者愿意全力配合，长期门诊 PSSE 通常为 2~4 次 / 周。

生长发育高峰期，采用 PSSE 治疗特发性脊柱侧凸患者建议至少每 6 个月随访一次。若患者病情变化或对治疗依从性下降，需增加随访次数。

（3）家庭康复：个性化家庭康复方案包括康复体操、不同体位脊柱纵向牵伸、呼吸训练，不良姿势纠正、脊柱核心稳定性、心肺功能提高。

2. 手法治疗　常采用关节松动、软组织松动技术等手法结合运动疗法治疗特发性脊柱侧凸患者。手法治疗对侧凸引起的肌肉、韧带、筋膜等软组织异常和疼痛等症状有一定的疗效，也有利于姿势矫正，但手法治疗作为单一疗法进行治疗的机制和疗效尚不明确。

3. 支具治疗

（1）支具类型：根据脊柱的解剖平面分类，可分为颈胸腰骶支具和胸腰骶支具。颈胸腰骶支具主要用于控制和矫正上部胸椎侧凸畸形，胸腰骶支具主要用于控制和矫正下部胸椎侧凸畸形（T7 以下）。根据支具制作材料分类，可分为硬支具和软支具。根据支具佩戴时间不同可分为：①夜间支具：需要每天佩戴 8~12 小时，主要在夜间佩戴；②部分时间佩戴支具：需要每天佩戴 12~20 小时，主要在学校外及夜间使用；③全天佩戴支具：需要佩戴 20~24 小时。

（2）支具使用方案：Cobb 角＞（20° ± 5°）、处于生长发育期（Risser0~3）、有畸形进展风险特发性脊柱侧凸患者需要进行支具治疗，以预防并控制特发性脊柱侧凸进展，促进其稳定在一个可接受范围内，避免手术治疗。根据患者的畸形、特点、实践方案、可选择的支具类型为患者设立最佳的支具治疗方案。目前尚不能决定一种支具设计是否优于另一种支具。支具治疗通常要求患者每天在特定的时间段佩戴支具，根据支具治疗效果逐渐减少佩戴时间，直至骨骼发育成熟。长时间支具佩戴可影响患者肌肉、呼吸等功能，建议脱下硬支具后继续进行脊柱侧凸特定运动疗法，改善支具引起的并发症。

（3）支具治疗依从性与随访时间：依从性是影响患者支具疗效的重要因素之一。支具佩戴时间与治疗成功率呈正相关，支具佩戴总时间越长，侧凸进展越少，尤其是治疗前 Risser 征 0 或 1 级的患者。生长发育高峰期患者需每 4 个月左右随访一次，随后逐渐改为每 6 个月随访。对依从性较低的患者，需增加随访次数以更好地执行支具管理。

4. 其他康复治疗　其他康复治疗方法，如牵引疗法、核心肌力训练疗法、有氧运动训练等，尚无高循证依据证实其疗效。电刺激无法有效阻止侧凸进展，不建议用于特发性脊柱侧凸患者。

四、康复护理

家庭康复要注意安全，避免训练时运动损伤。家长协助督促患者认真执行家庭康复训练。支具治疗期间要预防皮肤压疮、背痛、肢体肿胀麻木等不适症状，加强正向宣教与护理，让患者树立积极的心态，认真进行有效的家庭康复。

五、预防与预后

（一）预防

特发性脊柱侧凸病因不明，可生长发育期加速进展。一级预防重点在于积极宣传脊柱健康的重要性，加强全社会对青少年脊柱健康的重视。二级预防需加强对青少年脊柱畸形的监测，实现早发现、早诊断、早干预侧凸畸形，通过积极的康复治疗，阻止侧凸持续进展。三级预防要做到为不同严重程度患者的提供最佳个性化的治疗方案，提高患者生活质量。

（二）预后

特发性脊柱侧凸角度越大、骨骼发育越不成熟，则进展风险越大，若不及时干预，会严重影响疾病的预后。早期介入康复治疗可有效阻止侧凸进展，对促进儿童青少年脊柱健康具有重要的意义。

（杜　青）

第六节　类风湿关节炎康复指南

一、概述

（一）定义及术语

类风湿关节炎（rheumatoid arthritis，RA）是一种以侵蚀性关节炎为主要临床表现的自身免疫性疾病，好发年龄在 20~50 岁。RA 的发病机制目前尚不明确，基本病理表现为滑膜炎、血管翳形成，并逐渐出现关节软骨和骨破坏，最终导致关节畸形和功能丧失，可并发肺部疾病、心血管疾病、恶性肿瘤及抑郁症等。此外，患者尚可有发热及疲乏等全身表现。血清中可出现类风湿因子（RF）及抗环瓜氨酸多肽（CCP）抗体等多种自身抗体。

（二）流行病学

流行病学调查显示，RA 的全球发病率 0.5%~1%，其发病具有一定的种族差异，美洲原住民高于白种人，白种人高于亚洲黄种人。中国大陆地区发病率为 0.42%，总患病人群约 500 万，男女患病比率约为 1∶4。我国 RA 患者在病程 1~5 年、5~10 年、10~15 年及≥ 15 年的致残率分别为 18.6%、43.5%、48.1% 及 61.3%。随着病程的延长，残疾及功能受限发生率升高。RA 不仅造成患者身体功能、生活质量和社会参与度下降，也给患者家庭和社会带来巨大的经济负担。

（三）病因及病理生理

类风湿关节炎的发病原因尚不明确，一般认为与遗传、环境、感染等因素密切相关。遗传因素，类风湿关节炎患者 1 级亲属中患病的风险较普通人群高 1.5 倍。与类风湿关节炎发病相关的易感基因包括 HLA-DR、PADI4 和 PTPN22 等。感染因素，某些病毒和细菌感染可能作为始动因子，启动携带易感基因的个体发生免疫反应，进而导致类风湿关节炎的发病。与类风湿关节炎发病相关的病原体包括 EB 病毒、细小病毒 B19、流感病毒及结核分枝杆菌等。性激素，类风湿关节炎发病率男女之比为 1∶2~4，提示性激素可能参与发病。另外，女性类风湿关节炎患者在怀孕期内病情可减轻，分娩后 1~3 个月易复发，提示孕激素水平下降或雌 - 孕激素失调可能与类风湿关节炎的发病有关。其他因素，吸烟、寒冷、外伤及精神刺激等因素可能与类风湿关节炎的发生有关。

基本病理改变为滑膜关节炎，类风湿结节和类风湿血管炎。类风湿关节炎的滑膜改变可分为炎症期、血管翳形成期和纤维化期。血管翳形成是类风湿关节炎滑膜的重要病理特征，在类风湿关节炎软骨和骨破坏过程中发挥重要作用。关节外表现的主要病理基础为血管炎。类风湿结节是其特征性表现，结节中心为类纤维素样坏死组织，周围有“栅状”排列的组织细胞，成纤维细胞及巨噬细胞等。

（四）疾病分类

常根据起病的缓急程度或发病时受累部位分类。根据起病缓急程度可分为隐匿性、亚急性和突发性起病三大类；根据发病时受累关节数可分为多关节、少关节、单关节及关节外表现起病。

（五）临床诊断

RA 的早期诊断对治疗和预后影响重大，临床医师需结合患者的临床表现、实验室和影像学检查做出诊断。

（六）临床表现

1. 症状和体征　RA 的主要临床表现为对称性、持续性关节肿胀和疼痛，常伴有晨僵。受累关节以近端指间关节，掌指关节，腕、肘和足趾关节最为多见；同时，颈椎、颞颌关节、胸锁和肩锁关节也可受累。中、晚期的患者可出现手指的“天鹅颈”及“纽扣花”样畸形，关节强直和掌指关节半脱位，表现掌指关节向尺侧偏斜。除关节症状外，还可出现皮下结节，称为类风湿结节；心、肺和神经系统等受累。

2. 实验室检查　RA 患者可有轻至中度贫血，红细胞沉降率（ESR）增快、C 反应蛋白（CRP）和血清 IgG、IgM、IgA 升高，多数患者血清中可出现 RF、抗 CCP 抗体、抗修饰型瓜氨酸化波形蛋白（MCV）抗体、抗 P68 抗体、抗瓜氨酸化纤维蛋白原（ACF）抗体、抗角蛋白抗体（AKA）或抗核周因子（APF）等多种自身抗体。这些实验室检查对 RA 的诊断和预后评估有重要意义。

3. 影像学检查

（1）X 线检查：双手、腕关节以及其他受累关节的 X 线片对本病的诊断有重要意义。早期 X 线表现为关节周围软组织肿胀及关节附近骨质疏松；随病情进展可出现关节面破坏、关节间隙狭窄、关节融合或脱位。根据关节破坏程度可将 X 线改变分为 4 期（表 5-6-1）。

（2）磁共振成像（MRI）：MRI 在显示关节病变方面优于 X 线，近年已越来越多地应用到 RA 的诊断中。MRI 可以显示关节炎性反应初期出现的滑膜增厚、骨髓水肿和轻度关节面侵蚀，有益于 RA 的早期诊断。

（3）CT：CT 检查可清晰显示 RA 关节周围软组织肿胀及其密度改变，以及骨端关节面小的侵蚀性破坏和骨质破坏。对需要分辨关节间隙、椎间盘、椎管及椎间孔的 RA 患者可选用 CT 检查。

（4）超声检查：高频超声能清晰显示关节腔、关节滑膜、滑囊、关节腔积液、关节软骨厚度及形态等，彩色多普勒血流显像（CDFI）和彩色多普勒能量图（CDE）能直观地检测关节组织内血流的分布，反映滑膜增生的情况，并具有很高的敏感性。超声检查还可以动态判断关节积液量的多少和距体表的距离，用以指导关节穿刺及治疗。

表 5-6-1　RA X 线分期

Ⅰ期(早期)	1*. X 线检查无骨质破坏性改变 2. 可见骨质疏松
Ⅱ期(中期)	1*. X 线显示骨质疏松,可有轻度的软骨破坏,伴或不伴有轻度的软骨下骨质破坏 2*. 可有关节活动受限,但无关节畸形 3. 关节邻近肌肉萎缩 4. 有关节外软组织病变,如结节或腱鞘炎
Ⅲ期(严重期)	1*. X 线显示有骨质疏松伴软骨或骨质破坏 2*. 关节畸形,如半脱位。尺侧偏斜或过伸。无纤维性或骨性强直 3. 广泛的肌萎缩 4. 有关节外软组织病变,如结节或腱鞘炎
Ⅳ期(终末期)	1*. 纤维性或骨性强直 2. Ⅲ期标准内各条

注:* 为各期标准的必备条件

(七)诊断要点

1. 诊断标准　RA 的诊断主要依靠临床表现、实验室检查及影像学检查。典型病例按 1987 年美国风湿病学会(ACR)的分类标准诊断并不困难(表 5-6-2),但对于不典型及早期 RA 易出现误诊或漏诊。对这些患者,除 RF 和抗 CCP 抗体等检查外,还可考虑 MRI 及超声检查,以利于早期诊断。对可疑 RA 的患者要定期复查和随访。

表 5-6-2　1987 年美国风湿病学会的 RA 分类标准

条件	定义
晨僵	关节及其周围僵硬感至少持续 1h
> 3 个以上关节区的关节炎	医生观察到下列 14 个关节区(两次的近端指间关节、掌指关节、腕、肘、膝、踝及跖趾关节)中至少 3 个有软组织肿胀或积液(不是单纯骨隆起)
手关节炎	腕、掌指或近端指间关节区中,至少有一个关节区肿胀
对称性关节炎	左右两次关节同时受累(两侧近端指间关节、掌指关节及跖趾关节受累时,不一定绝对对称)
类风湿结节	医生观察到在骨突部位、伸肌表面或关节周围有皮下结节
RF 阳性	任何检测方法证明血清中 RF 含量升高(该方法在健康人群中的阳性率 < 5%)
影像学改变	在手和腕的后前位相上有典型的 RA 影像学改变:必须包括骨质侵蚀或受累关节及邻近部位有明确的骨质脱钙

注:以上 7 条满足 4 条或 4 条以上,并排除其他关节炎可诊断 RA,条件 1~4 必须持续至少 6 周(引自 Arthritis Rheumatism,1988,31:315-324)

2. 病情的判断　判断类风湿关节炎活动性的项目包括疲劳的严重性、晨僵持续的时间、关节疼痛和肿胀的程度、关节压痛和肿胀的数目、关节功能受限制程度,以及急性炎症指标(如血沉、C 反应蛋白和血小板)等。

3. 缓解标准　判断 RA 的缓解标准有多种。治疗中列出了 ACR 提出的 RA 临床缓解的标准，但有活动性血管炎、心包炎、胸膜炎、肌炎和近期因 RA 所致的体重下降或发热，则不能认为临床缓解。

RA 临床缓解标准符合以下 6 项中 5 项或 5 项以上并至少连续 2 个月者考虑为临床缓解：

（1）晨僵时间低于 15min。

（2）无疲劳感。

（3）无关节疼痛。

（4）无关节压痛或活动时无关节痛。

（5）无关节或腱鞘肿胀。

（6）ESR（魏氏法）女性＜ 30mm/1h，男性＜ 20mm/1h。

二、康复评定

（一）炎症活动性评定

1. Lansbury 全身指数法　本法为炎症活动性评价的常用方中。其方法主要是按表中项目的相应相加，以计算全身指数。项目包括晨僵（持续时间），疲劳感（出现时间），疼痛程度（按阿司匹林需要量计算，先给以每日服药 6~12 片规定量，以后调节剂量以达到缓解疼痛所需要的片数来计算），肌力低下程度（主要测定手握力，其方法可用水银血压计，将袖带卷折充气，使汞柱保持于 30mmHg（4.0kPa）处，让患者用力握充气之袖带，握 2~3 次，取其平均值，注意在测量时患者前臂要悬空无支托），血细胞沉降率（1 小时值）。

2. 临床指标　①晨僵持续 1 小时以上；② 6 个关节以上有压痛或活动时有疼痛；③ 3 个以上关节有肿胀；④发热 1 周以上，体温高于 37.5℃；⑤握力：男＜ 188mmHg（25.0kPa），女＜ 142mmHg（19.0kPa）。

3. 检验室指标　①血细胞沉降率＞ 27mm/1h；②类风湿因子测定：1∶40 以上（免疫乳胶法）。上述临床指标中有 3 项及检验室检查有 1 项为阳性可确定活动期。

（二）肌肉关节运动功能评定

1. 肌围度、肌容量测定　可通过测量肢体周径的变化观察肌肉萎缩、肿胀程度。

2. 肌力测定　目前肌力评定按照是否使用器械可分为：徒手肌力评定（manual muscle testing，MMT）与器械肌力评定，按照肌肉收缩类型可分为等长肌力评定、等张肌力评定与等速肌力评定。

3. 关节活动度测定　ROM 测定、功能障碍信号（signals of functional impairment，SOFI），总分越高，病损程度越重。

（三）日常生活活动能力评定及步态分析

1. ADL 评定　应用改良 Barthel 指数进行 ADL 评定。

2. 步行时间及步态评定　主要评定方法是 20m 步行时间测定，能够综合评估疼痛及炎症对关节功能及步行能力的影响。步态异常患者可进一步行三维步态系统评定。

（四）残疾评定

HAQ 残疾指数（standford health assessment questionnaire disability index）、整体功能评定（steinbrocker function index）。

（五）其他评定

心肺功能和心理障碍的评定，汉密尔顿抑郁量表（HAMD）、简易精神状态检查量表（MMSE），参与评定等。RA 导致关节结构异常、功能障碍及活动受限，可影响患者工作、社会交往及休闲娱乐，降低患者的生活质量。因此根据患者的情况对其进行社会参与能力评定十分必要，如职业评定、生存质量评定等。SF-36简明健康调查量表是目前使用最为广泛的评定方法，从8个维度对患者的生理功能、生理职能、躯体疼痛、总体健康、活力、社会功能、情感职能及精神健康进行评定，具有较好的信度及效度。

（六）预后不良因素评估

此项评估在RA治疗中具有重要意义，能为临床医师调整治疗方案和选择相应药物提供参考。多项预测模型显示，关节疼痛、肿胀数量，以及升高的ESR、CRP、RF和ACPA等实验室指标均为关节损害进展的预测因素。

三、康复治疗

RA治疗的目的在于控制病情，减少致残率，改善关节功能和预后。应强调早期治疗、规范治疗、联合用药，定期监测与随访和个体化治疗的原则。

强调患者教育及整体和规范治疗的理念。适当的休息、理疗、体疗、外用药、正确的关节活动和肌肉锻炼等对于缓解症状、改善关节功能具有重要作用。

（一）健康教育

简单介绍RA，了解常见并发症与处理以及影响RA恶化的因素和防范措施；介绍功能锻炼的重要性，坚持功能锻炼；介绍药物的知识，了解药物的作用、副作用，坚持服药；介绍积极参加社会工作的重要性，积极参加社会工作。饮食教育选择易消化、清淡的食物；要多吃新鲜蔬菜、水果和谷类，不能暴饮暴食；适量补充微量元素、维生素和钙质；食品数量不宜过多（禁食有短期抗风湿疗效）；保持体重在正常范围内。

（二）情绪管理，心理疏导

针对患者存在的抑郁焦虑进行心理辅导、康复知识教育，促使其心理状况改善有助于减轻疼痛，必要时须给予抗焦虑抗抑郁类药物治疗。

（三）物理因子治疗

1. 温热疗法　包括湿热袋、蜡疗、热水浴、湿热敷等，但在炎症的急性期不可使用，温度45℃为宜，治疗时间15~20min。深部透热：慢性期的患者可给予短波、超短波、微波等治疗，以增加组织的伸展性，但必须排除这些治疗的禁忌。

2. 水疗法　常用矿泉浴、盐水浴、硫化氢浴等。急性期及发热者不宜做全身水疗。

3. 低中频电疗　如TENS、干扰电疗法、调制中频正弦电疗等。

4. 冷疗法　冰袋冷敷、冷疗机。使用于急性炎症期，有疼痛，促进血液循环，减少渗出、消肿、改善关节功能等作用，治疗时应注意避免引起冻伤。

（四）运动治疗

RA患者急性期不易活动，因为活动容易损伤关节滑膜而使关节炎症进一步加重，故此时期不应做过多的肢体关节活动。急性期炎症控制后，即应开始积极进行关节功能锻炼和体育锻炼。可根据关节活动程度，逐渐增加肢体关节活动量，功能锻炼应避免过度疲劳，从而保护关节的功能，防止关节进一步挛缩、强直和肌肉萎缩。锻炼遵守的原则：量力而行，循序渐进，持之以恒。

1. 全身调整训练　保持胸廓的运动，增加腹肌力量，目的是维持呼吸运动。

2. 关节活动范围训练　应在关节的整个活动范围轻柔、反复、主动或被动地缓慢进行关节活动范围训练，每日1~2次。

3. 肌力增强训练 进行主动辅助训练和渐进抗阻力训练，也可做以治疗师的手作为抵抗的徒手抵抗训练。在病变关节的中等活动范围内做等长收缩、肌肉固定位练习、抗阻力主动运动。每组肌肉保持持续收缩6秒，每天练习2次。练习不应引起剧烈疼痛，练习后疼痛不应持续2小时。在关节全范围活动前，应给予小量准备活动。可配合卧位、坐位、立位体操。

（五）作业治疗及日常生活能力训练

1. 作业治疗能够提升日常生活能力、工作能力以及娱乐能力。主要包括日常生活功能训练、家庭环境改造、职业培训、能量节约技术应用等。对日常生活自理能力较差的患者，鼓励其尽量完成日常生活活动训练。作业疗法的效果与作业治疗师的能力有很大关系，应详细了解患者的病情、嗜好、兴趣、职业、家庭状况等之后，根据康复治疗目的决定作业项目。如：增大关节活动范围、增强肌力、预防畸形及矫正畸形为目的的训练。

2. ADL指导有进食、取物、梳洗、穿脱衣服、进出浴池、上下楼梯等训练，还可选择编织、叠纸、画画等练习。为了达到生活自理，有时需要设计制作一些生活辅助用具，如长柄牙刷、粗柄的梳子、食具等；有时还要改造厕所、浴池、床等。

（六）康复支具、辅具的应用

1. 夹板、拐杖、助行器及轮椅的应用 能减轻关节畸形的发展，缓解疼痛，消肿，防止由于关节不稳定而进一步受损。通常夹板用于腕、掌指关节及指间关节。固定夹板常用于急性期或手术后，应定期卸下做关节活动。为了帮助下床活动，可用拐杖或助行器与轮椅以减轻下肢负荷，如装有把柄以减少对手、腕、肘、肩的负重。

2. 畸形的预防和矫正 类风湿关节炎患者畸形而致残者较为多见。急性期除注意姿势、加强病变关节的护理、加强关节活动范围练习、加强伸肌肌力练习外，还可以采用一些预防畸形发生的装具，如预防天鹅交型的装具、预防尺侧偏位的装具等。

（七）中医疗法

中医疗法可改善病损关节的血液循环，降低炎症反应，改善症状，提升功能。应用传统中医疗法能防止关节周围肌肉、肌腱、韧带等软组织发生萎缩，松解粘连，防止关节挛缩、僵硬，改善关节活动度。

1. 针灸 针灸作为一种常用的中医传统治疗方法，能在一定程度上改善RA患者疼痛症状与关节活动和功能，但缺乏确切治疗机制及长效性依据。

2. 太极 太极及相关传统中国保健操能缓解关节疼痛、僵硬，改善关节功能，提高RA患者的活动水平与生活质量。

3. 精神调理 注意保暖，避免受寒；注意生活规律性，保证睡眠时间，以使机体得到充足的休养，防止精神刺激和精神过度紧张。

4. 饮食治疗 只能作为缓解患者症状的一种辅助措施，正确调整饮食，也是预防症状再发的手段。

（八）药物治疗

当前国内外应用的药物，包括植物药均不能完全控制关节破坏，而只能缓解疼痛、减轻或延缓炎症的发展。治疗类风湿关节炎的常用药物分为四大类，即非甾体类抗炎药（NSAIDs）、改善病情的抗风湿药（DMARDs）、糖皮质激素和植物药。

（九）外科治疗

类风湿关节炎患者经过内科积极正规的药物治疗，病情仍不能控制时，为防止关节的破坏、纠正畸形或改善生活质量，可考虑手术治疗。但手术并不能根治类风湿关节炎，故术后仍需内科药物治疗。常用的手术主要有滑膜切除术、关节形成术、软组织松解或修复手术、关节融合术。

（十）其他治疗

生物制剂，如抗肿瘤坏死因子 -α（TNF-α），国外已开始用于类风湿关节炎的治疗。至今有两种抗 TNF-α 制剂（infliximab 和 etanercept）。infliximab 是 TNF-α 的单克隆抗体，etanercept 是一种重组的可溶性 TNF-α 受体融合蛋白。国内尚没有抗 TNF-α 治疗类风湿关节炎的临床报道。

四、预后

RA 患者的预后与病程长短、病情程度及治疗有关。对具有多关节受累、关节外表现重、血清中有高滴度自身抗体和 HLA-DR1/DR4 阳性，以及早期出现骨破坏的患者应经规范内科治疗和康复治疗可以临床缓解。

（闫金玉）

参考文献

[1] 邓倩，孙博. 临床康复学. 第 2 版. 北京：人民卫生出版社，2014.

[2] 励建安，黄晓琳. 康复医学. 北京：人民卫生出版社，2016.

[3] 李建军，杨明亮，杨德刚，等. “创伤性脊柱脊髓损伤评估、治疗与康复”专家共识. 中国康复理论与实践，2017，23（3）：274-287.

[4] 陈灏珠，钟南山，陆再英. 内科学. 北京：人民卫生出版社，2017.

[5] 中华医学会风湿病学分会. 类风湿关节炎诊断及治疗指南. 中华风湿病学杂志，2010，14（4）：265-270.

[6] Alves VLDS, Avanzi O. Respiratory muscle strength in idiopathic scoliosis after training program. Acta Ortop Bras, 2016, 24(6): 296-299.

[7] Ceballos L L, Tejedor C C, Mingo G T, et al. Effects of corrective, therapeutic exercise techniques on adolescent idiopathic scoliosis. A systematic review. Arch Argent Pediatr, 2018, 116(4): e582-e589.

[8] Fehlings MG, Tetreault LA, Aarabi B, et al. A clinical practice guideline for the management of patients with acute spinal cord injury: recommendations on the type and timing of rehabilitation. Global Spine J, 2017, 7(3 suppl): 231S-238S.

[9] Mekki M, Delgado AD, Fry A, et al. Robotic Rehabilitation and Spinal Cord Injury: a Narrative Review. Neurotherapeutics, 2018, 15(3): 604-617.

[10] Nas K, Yazmalar L, Şah V, et al. Rehabilitation of spinal cord injuries. World journal of orthopedics, 2015, 6(1): 8-16.

[11] Negrini S, Donzelli S, Aulisa AG, et al. 2016 SOSORT guidelines: orthopaedic and rehabilitation treatment of idiopathic scoliosis during growth. Scoliosis Spinal Disord, 2018, 13: 3.

[12] Rapidi CA, Tederko P, Moslavac S, et al. Professional Practice Committee of the UEMS-PRM Section. Evidence-based position paper on physical and rehabilitation medicine(PRM)professional practice for persons with spinal cord injury. The European PRM position(UEMS PRM Section). Eur J Phys Rehabil Med, 2018, 54(5): 797-807.

[13] Roberts TT, Leonard GR, Cepela DJ. Classifications In Brief: American Spinal Injury Association(ASIA) Impairment Scale. Clin Orthop Relat Res, 2017, 475(5): 1499-1504.

[14] Rosendahl K, Strouse PJ. Sports injury of the pediatric musculoskeletal system. Radiol Med, 2016, 121(5): 431-441.

第六章 内脏病康复治疗指南

第一节 心血管疾病康复指南

一、概述

心血管疾病的康复是指在充分的药物治疗和必要的血管重建的基础上综合采用主动积极的身体、心理、行为和社会活动的训练与再训练，帮助患者缓解症状，改善心血管功能，在生理、心理、社会、职业和娱乐等方面达到理想状态，减少焦虑，增加回归正常生活的适应能力，提高生活质量。同时强调积极干预心血管疾病的危险因素，降低心血管病发病率，阻止或延缓疾病的发展过程，减轻残疾和减少再次发作的危险。

（一）定义

心血管系统疾病包括心脏和血管疾病，是严重威胁现代社会人类健康，引起死亡的主要疾病。本章主要讨论心脏康复，尤其是冠状动脉粥样硬化性心脏病（冠心病）的康复。近年来将冠心病分为急性冠脉综合征和慢性冠脉综合征两大类，前者包括不稳定型心绞痛、非ST段抬高的心肌梗死和ST段抬高的心肌梗死；后者包括稳定型心绞痛、冠脉正常的心绞痛（X综合征）、无症状心肌缺血和缺血性心力衰竭。

心脏康复从最初的急性心肌梗死早期活动开始，到现在心脏康复的对象已经扩展到无合并症的心肌梗死恢复期患者、急性期存在合并症的患者、各种程度的心绞痛患者、冠状动脉搭桥术后及冠状动脉成形术后的患者、风湿性心脏病、高血压性心脏病、心肌病（包括心脏瓣膜手术后、充血性心力衰竭手术矫正或症状有改善者）、以及其他原因引起的心力衰竭、安置心脏起搏器者和心脏转复除颤器者、心脏移植后和心肺移植术后；而且适用于老年患者和儿童患者，甚至患有心血管疾病的妊娠妇女。

（二）流行病学

中国心血管病（cardiovascular disease，CVD）患病率及死亡率仍处于上升阶段。推算CVD现患人数约2.9亿，其中脑卒中1 300万、冠心病1 100万、肺源性心脏病500万、心力衰竭450万、风湿性心脏病250万、先天性心脏病200万以及高血压2.7亿。CVD死亡占居民疾病死亡构成40%以上，居首位，高于肿瘤及其他疾病。2004年至今，心脑血管病住院费用年均增速远高于国内生产总值增速。我国心血管疾病负担日渐加重，已成为重大的公共卫生问题，防治心血管病刻不容缓。

（三）病理生理

血脂增高和血管壁损伤致冠状动脉壁脂质沉积形成粥样硬化斑块，在斑块破裂的基础上可以形成血栓，而导致血管狭窄乃至闭塞。粥样斑块脱落和血栓形成都可以造成血管闭塞和心肌梗死。病理生理的核心是心肌耗氧和供氧失平衡。

（四）危险因素

心血管病的病因尚不完全清楚，大量的研究表明本病是多因素作用所致，这些因素称为危险因素。研究证实，高血压、血脂异常（主要是胆固醇增高）、糖尿病、肥胖、吸烟、缺乏体力活动和不健康的饮食习惯，是心血管病主要的且可以改变的危险因素。除此之外还有遗传、性别、年龄等危险因素。

1. 高血压　高血压是最常见的慢性非传染性疾病，是全球疾病负担比例最大的疾病，也是导致心血管病发生和死亡的重要危险因素。流行病学研究显示，收缩压从115mmHg开始与心血管风险呈连续正相关。临床研究显示，如果血压保持在理想水平（＜120/80mmHg），可以预防我国成年人44.1%的心血管病发病。高血压常和其他心血管病危险因素（如糖尿病、吸烟、肥胖、老年等）合并存在，进一步增高患者心血管病发病风险。

2. 血脂异常　泛指包括血浆中胆固醇和/或甘油三酯水平升高（俗称高脂血症）及高密度脂蛋白胆固醇（HDL-C）降低在内的各种血脂成分的异常。我国多项前瞻性队列研究已证实，血清总胆固醇、血清低密度脂蛋白胆固醇增高或血清高密度脂蛋白胆固醇降低均可增加CVD发病危险；还有研究证实非高密度脂蛋白、极低密度脂蛋白胆固醇及甘油三酯增高对CVD风险也有预测作用。一项研究显示，2016—2030年开展降脂治疗可以避免970万急性心肌梗死、780万脑卒中、340万心血管病死亡的发生。

3. 糖尿病　是心、脑血管疾患的独立危险因素。一项持续7年的前瞻性全国性队列研究显示，糖尿病患者的全因死亡率显著高于无糖尿病者，糖尿病增加了缺血性心脏病和脑卒中风险，也增加了慢性肝病、感染、肝癌、胰腺癌、女性乳腺癌和生殖系统癌症死亡风险。CVD死亡风险增加尤为突出，且农村高于城市。对糖尿病控制与并发症试验和英国前瞻性糖尿病研究人群的长期随访结果显示，早期强化血糖控制与长期随访中糖尿病微血管病变、心肌梗死及死亡的发生风险下降相关。

4. 肥胖　超重与肥胖，包括以腹部脂肪堆积为特征的中心性肥胖，是高血压、糖尿病、心血管病及其他代谢性疾病的潜在危险因素。《中国居民营养与慢性病状况报告（2015年）》显示，2012年≥18岁居民的超重率和肥胖率分别为30.1%和11.9%。

5. 吸烟　国内外研究均表明，吸烟增加冠心病、脑卒中等心血管病发病和死亡风险，呈剂量-反应关系，被动吸烟也可增加心血管病风险。吸烟是中国急性心肌梗死患者首要可纠正的心血管危险因素。戒烟可使冠心病、脑卒中发病风险及男性全因死亡风险降低，不吸烟或戒烟可在成年人中减少3.6%的心血管病发病，戒烟时间越长获益越多。

6. 缺乏体力活动　是导致心血管病、2型糖尿病和某些肿瘤的主要危险因素。1991—2011年我国9省市调查显示，18~60岁居民身体活动量呈明显下降趋势，其中职业相关身体活动下降最为明显，同时体育锻炼水平也处于较低水平。适宜的有氧运动可降低安静时的血压，改善心肺功能，同时改善焦虑情绪。

7. 不健康饮食　我国9.3万人队列随访发现，保持5个膳食习惯（蔬菜水果≥500g/d、鱼≥200g/w、豆制品≥125g/d、红肉＜75g/d、茶≥50g/月）中任意2个及以上，可预防成年人5.1%的心血管病发病。

（五）风险评估

国内外血脂异常防治和高血压指南多推荐根据个体的动脉粥样硬化性心血管病（atherosclerotic cardiovascular diseases，ASCVD）总体风险的分层来决定治疗的起始和目标水平。心血管病总体风险的评估是指根据心血管病多种危险因素的水平高低和组合来判断或预测一个人或一群人未来（5年、10年或余生）发生心血管病急性事件（急性心肌梗死、冠心病猝死和其他冠心病死亡以及急性卒中）的概率。总体风险评估还是检出高危个体的重要手段，有利于对心血管病进行早期预防和早期干预。总体风险评估也有助于防治人员对患者进行健康教育和患者进行自我健康管理，有助于提高患者的预防意识和依从性。

对于高危个体，应强化不良生活方式干预，如戒烟、控制体重、增加身体活动等，在临床医生指导下进行药物治疗，必要时进行心脏超声、颈动脉超声等详细的影像学检查，进一步评估心血管病风险。对于中危个体，应积极改变不良生活方式，如有必要可以在临床医生指导下进行相关治疗。对于低危个体，需提供健康生活方式指导以保持低危水平。

二、康复评定

心脏康复的康复评定是在心脏病临床诊断的基础上进行的进一步功能评估，是开展心脏康复的基础，贯穿整个心脏康复的始终，也是评估运动治疗风险、制订运动处方、评价康复效果以及判断疾病预后的主要依据。

（一）一般功能评定　包括以下几个方面

1. 一般检查　测量心率、血压、身高、体重、体重指数（BMI）、腰围、血糖、血脂、脑钠肽、肝功能等生化检查。

2. 体力活动的主观感觉分级　如纽约心脏协会（NYHA）心脏功能分级、主观劳累程度分级。

3. 静态心脏功能评定　如心电图、超声心动图，必要时选择冠状动脉 CT、心脏核磁、心脏核素扫描等。

4. 静态肺功能评定　包含通气功能与通气储备评定。

5. 日常生活活动能力评定。

6. 精神心理评定　如 PHQ-9 抑郁检测量表、广泛性焦虑障碍量表（GAD-7）、汉密尔顿抑郁 / 焦虑量表、症状自评量表 SCL-90、艾森克人格问卷、匹兹堡睡眠质量指数等。

7. 药物及饮食评定。

8. 个体化的其他相关评定　如吸烟、饮酒、睡眠等。

（二）有氧运动能力评定

常用客观评定工具：心肺运动试验（cardiopulmonary exercise test，CPET，是心肺功能评定的“金标准”）。包括：6min 步行试验（6-minute walk-test，6MWT）、2min 踏步试验（2-minute step test，2MST）、200m 快速步行试验（200-meter fast walking test，200MFWT）、递增负荷往返步行试验（incremental shuttle walk test，ISWT）、2min 步行试验（2-minute walk-test，2MWT）、100m 步行试验、400m 步行试验等。

（三）肌力与肌耐力评定

包括最大力量评定（1RM）、握力计测试、30 秒椅子站立试验（30-second chair stand test，30sCST）、30 秒手臂弯曲试验（30-second arm curl test，30sACT）、原地坐下站立试验（sitting-rising test，SRT）、俯卧撑、1min 仰卧起坐试验、爬楼梯试验。

（四）柔韧性评定

包括座椅前伸试验、坐位前伸试验、改良转体试验、抓背试验。

（五）协调性评定

包括指鼻试验、指 - 指试验、交替指鼻和对指试验、轮替试验、握拳试验、跟 - 膝 - 胫试验、拍膝试验、拍地试验。

（六）平衡能力评定

1. 观察法　观察受试者坐、站和行走过程中的平衡状态。

2. 量表法　Berg 平衡量表、Tinnetti 量表、“站起 - 走”计时测试。

3. 平衡测试仪　平衡评定的“金标准”，包括本体感觉评估与测试系统（PROKIN）、balance performance monitor（BMP）、Balance Master、Equitest。

4. 徒手评定　起身行走试验（timed up and go test，TUGT）、2.4m 起身行走试验（2.4mTUGT）、功能性前伸试验（functional reach test，FRT）、单腿站立试验。

三、康复治疗

心血管疾病患者面临着心血管功能障碍、呼吸功能障碍、全身运动耐力减退、代谢功能障碍、心理障碍等问题。康复治疗分为 3 期，即院内康复期、院外早期康复或门诊康复期以及院外长期康复期，为心血管疾病患者矫正危险因素，阻止或逆转潜在发展的动脉粥样硬化过程，辅助患者增强体力，提高生活质量，促使其在生理、心理、职业等方面都达到理想状态。

（一）第Ⅰ期：院内康复期

为住院心血管疾病患者提供康复和预防服务。在患者入院后脱离急性危险期之后即开始实施，其目的是帮助患者恢复体力及日常生活能力，使其出院时达到生活基本自理。

1. 康复原则　打破绝对卧床传统观念，适当活动，减少或消除绝对卧床休息带来的不利影响。

2. 康复目标　能够进行一般家庭活动而不出现心血管症状，低水平运动试验阴性，正常节奏连续步行达 200m、上下 1~2 层楼无症状或体征，运动能力达到 2~3METs，能够适应家庭生活，理解冠心病的危险因素及注意事项。

3. 康复方案　根据患者的自我感觉，病情无加重、生命体征稳定、无并发症即可进行，尽量进行可以耐受的日常生活。

（1）早期病情评估：了解患者目前症状及药物治疗情况，明确冠心病的危险因素，制订干预计划。①患者目前症状及药物治疗情况，包括目前疾病、目前症状、既往史、目前用药情况和治疗效果。②冠心病的危险因素，包括吸烟、血脂异常、超重或肥胖、嗜酒、压力及心理相关问题和缺乏体力活动情况。

（2）患者教育：院内康复期的患者容易接受教育，分析发病诱因，避免再次发病，生命体征稳定即可进行生存教育，提醒戒烟。生存教育：帮助患者在家处理心脏突发问题。步骤：①请患者回顾心脏病发作时的症状和征兆。②关注胸痛或不适特征，告诉患者如何识别胸痛等不适症状是否与心脏病相关。③告诉患者如果采取有效治疗与康复，可使心脏事件再发可能性减小，但一旦发生应积极处理，步骤：停止正在从事的任何事情，马上坐下或躺下；如果症状 1~2min 后没有缓解，立即舌下含服硝酸甘油 1 片（0.5mg）；若 3~5min 后症状不缓解或加重，再舌下含服 1 片，必要时 5min 后再含服 1 片；如果经上述处理症状仍不缓解或不备有硝酸甘油应马上呼叫急救电话，就近就医。

（3）运动康复及日常生活指导：以循序渐进增加活动量为原则，进行可以耐受的日常生活活动。

1）床上活动：一般在床上做四肢各关节的主、被动活动。从远端肢体的小关节活动开始，活动时呼吸自然平稳，若没有任何症状，逐渐增加活动量；自己进食，垂腿于床边，吃饭、洗脸、刷牙、穿衣等日常生活活动可早期进行。

2)呼吸训练：主要指腹式呼吸。训练要点包括吸气时腹部鼓起，膈肌收缩下降，呼气时腹部凹陷，腹部收缩，吸气和呼气之间应均匀、连贯、缓慢，不可憋气。

3)坐位训练：是重要的康复起始点，开始坐时可有依托。如被子、枕头放在背后，将床头抬高。在依托坐位适应之后，患者可逐步过渡到无依托坐位。

4)步行训练：步行训练从床边站立开始，克服直立性低血压，在站立无问题后开始床边步行，病房内行走，再到走廊里。要注意避免上肢高于心脏水平的活动，因此类活动的心脏负荷增加很大，常是诱发意外的原因。

5)大便：患者大便务必保持通畅。在床边放置简易的坐便器，让患者坐位大便，其心脏负荷和能量消耗均小于卧床大便(3.6METs)，也比较容易排便。禁忌蹲位大便或在大便时过分用力。如果出现便秘，应该使用通便剂。

6)上下楼：可以缓慢上下楼，一般每上一级台阶或者每下一级台阶可以休息，保证无其他症状和体征。

7)娱乐：可以进行有轻微体力活动的娱乐，可以室内外散步，医疗体操(如降压舒心操、太极拳等)。可以自己洗澡，但要避免过热、过冷的环境和洗澡水。可以做一些家务劳动及外出购物，但要循序渐进，逐步提高。活动强度为40%~50%HRmax。

8)康复方案调整与监护：如果患者在训练过程中没有不良反应，运动或活动时心率增加＜10次/min，次日训练可以进入下一阶段。运动中心率增加在20次/min左右，则需要继续同一级别的运动。心率增加超过20次/min，或出现任何不良反应，则应该退回到前一阶段运动，甚至暂时停止运动训练。

9)出院前评估及治疗策略：患者达到康复目标后可以安排出院。一般患者主张3~5天出院，但要确保患者可连续步行200m无症状和无心电图异常。

(4)出院计划：给予出院后的日常生活及运动康复的指导，评估出院前功能状态，并告知患者复诊时间，重点推荐患者参加院外早期心脏康复计划(Ⅱ期康复)。出院后每周需要门诊随访一次。

4. 禁忌证　不稳定性心绞痛，血流动力学不稳定，血压异常、严重心律失常或心力衰竭，严重并发症，体温超过38℃，急性心肌炎，未控制糖尿病、血栓形成等。

(二)第Ⅱ期：院外早期康复或门诊康复期

由于心血管疾病患者Ⅰ期康复时间有限，Ⅱ期康复为核心阶段，既是Ⅰ期康复的延续，也是院外(Ⅲ期)康复的基础，起着承上启下的枢纽作用。Ⅱ期康复一般是在出院后1~6个月介入，经皮冠状动脉介入治疗(PCI)和冠状动脉旁路移植术(CABG)于术后常规2~5周进行，包括急性冠脉综合征恢复期、稳定期心绞痛、行PCI和行CABG术后6个月内的患者等。出现以下情况应酌情延缓介入的时间：不稳定心绞痛发作期，心功能Ⅳ级，未控制的严重心律失常以及未控制的高血压(静息收缩压＞160mmHg或静息舒张压＞100mmHg)。

1. 康复原则　通过五大核心处方综合模型干预危险因素，包括药物处方、运动处方、营养处方、心理处方(睡眠管理)和戒烟限酒，为患者制订个体化的处方并实施，确保康复训练的安全、有效。

2. 康复目标　在Ⅰ期康复的基础上，进一步提高患者的心肺耐力，改善其心肌缺血和心功能状况，提高日常生活能力和生活质量，为早日回归家庭、回归社会做准备。

3. 康复方案

(1)运动处方：运动训练是Ⅱ期心脏康复的重要内容，分为低危、中危、高危三个等级

（表 6-1-1）。一个完整的运动方案应包括有氧运动、肌力与肌耐力训练、柔韧性训练及平衡功能训练四个部分，每个部分互相关联，并能达到提高心肺功能或骨骼肌功能、减轻体重、控制血糖、降低血脂等目的，以使患者提高生活质量、重返工作岗位。具体内容包括：运动方式、运动强度、运动时间、运动频率和注意事项。

（2）运动禁忌证：不稳定心绞痛、安静时收缩压＞ 200mmHg 或舒张压＞ 110mmHg 的患者、直立后血压下降＞ 20mmHg 并伴有症状者、重度主动脉瓣狭窄、急性全身疾病或发热、未控制的严重房型或室性心律失常、未控制的明显窦性心动过速（＞ 120 次 /min）、未控制的心力衰竭、Ⅲ度房室传导阻滞且未植入起搏器、活动性心包炎或心肌炎、血栓性静脉炎、近期血栓栓塞、安静时 ST 段压低或抬高（＞ 2mm）、严重的可限制运动能力的运动系统异常以及其他代谢异常，如急性甲状腺炎、低血钾、高血钾或血容量不足。

表 6-1-1　心脏康复患者运动训练的危险分层

项目	低危	中危	高危
运动或恢复期症状及心电图改变	运动或恢复期无心绞痛症状或心电图缺血性改变	中度运动 5.0~6.9METs 或恢复期出现心绞痛症状或心肌缺血改变	低水平运动＜ 5.0METs 或恢复期出现心绞痛症状或心肌缺血改变
心律失常	无休息或运动引起的复杂心律失常	休息或运动时未出现复杂心律失常	有休息或运动时出现心律失常
再血管化后并发症	AMI 溶栓血管再通或 CABG 后血管再通且无并发症	AMI、PCI 或 CABG 术后无合并心源性休克或心力衰竭	AMI、PCI 或 CABG 术后合并心源性休克或心力衰竭
心理障碍（心理科负责）	无心理障碍（抑郁、焦虑等）	无严重心理障碍（抑郁、焦虑等）	严重心理障碍
左心室射血分数	≥ 50%	40%~49%	＜ 40%
峰值摄氧量 /[ml/（min・kg）]	≥ 20	15~19	＜ 15
峰值摄氧量百分预计值	≥ 80%	65%~79%	＜ 65%
TnI	正常	正常	升高

注：AMI，急性心肌梗死；PCI，经皮冠状动脉介入治疗；CABG，冠状动脉旁路移植术；AT，无氧阈值；METs，代谢当量；TnI，血清心肌坏死标记物；低危，指每一项都存在时为低危；高危，指存在任何一项为高危；在没有心肺运动试验，未测定具体耗氧量时，可用半定量推算的运动代谢当量进行分层，即低危＞ 7.0METs、中危 5~7METs、高危＜ 5.0METs

（3）有氧运动处方：包括以下要素。

运动方式：行走、慢跑、骑自行车、游泳、健身操以及器械上完成的踏车、快走、划船等。

运动强度：心肺运动试验（CPET）测得的无氧阈（AT）、峰值摄氧量（VO_2peak）以及代谢当量是目前公认的制订有氧运动强度的最精确的方法，其他还包括主观劳累程度分级法、心率储备法。

运动时间：建议初始从 20min 开始，逐步增加至 40~60min。

运动频率：3~7 次 / 周。

注意事项：只在感觉良好时运动，如出现发热、生理周期避免运动。根据患者病情，进行适当的准备运动和放松运动。运动应循序渐进，逐渐增量，降低运动风险。运动中或运动后如出现肢体不适、无力、头晕、气短等，应立即停止运动，考虑重新调整运动处方，降低心血管风险。

（4）抗阻运动处方：处方应包括以下内容。

运动方式：根据是否借助器械可分为三大类：①半蹲、仰卧抬腿、桥式运动、引体向上等徒手抗阻训练；②弹力带、弹力管、哑铃等简易器械抗阻训练；③等速肌力测试仪、高拉机、腿部推蹬机等器械抗阻训练。

运动强度：推荐初始上肢的抗阻训练强度为 30%~40% 1RM，下肢 50%~60% 1RM。结合主观劳累程度评分法，训练强度为 Borg 评分 11~14 分之间。随着患者的抗阻运动能力的提高，应循序渐进的提高阻力负荷，当患者能够轻松完成 12~15 次动作，可上调 5% 的负荷重量。推荐在增加阻力或重量负荷之前先增加训练的重复次数，同时仍需多关注患者的主观感受。最终训练强度上肢不超过 60% 1RM，下肢不超过 80% 1RM。

训练组数：每次训练 8~10 个肌群，每个肌群 2~3 组，每组重复 8~10 次动作，组间间隔 1~2min。

运动频率：建议每周抗阻训练 3 次 / 周，隔天一次为宜。

注意事项：训练前必须有 5~10min 的运动热身，最大运动强度不超过 50%~60% 1RM，切记运动过程中用力时呼气、放松时吸气，不要憋气，避免 Valsalva 动作。

（5）柔韧性训练处方：包括以下几个方面。

运动方式：推荐静态拉伸，避免弹振式拉伸。

运动强度：局部有牵拉感而无明显疼痛。

运动时间：每次拉伸持续 10~30 秒，每个动作重复 2~3 次，左右交替进行。每次拉伸 8~10 个部位，训练总时间 10~15min。

运动频率：每周 3~5 次，鼓励患者每天一次。

注意事项：柔韧性训练时，应避免穿着宽松或弹性较好的衣服，运动前应先排除不稳定关节、急恶性病变等禁忌部位，然后充分做好准备工作，推荐低水平的有氧运动。运动过程中切忌屏气，应根据患者感受适当增加训练强度，切忌做过分拉伸的动作。

（6）平衡训练处方

平衡能力可通过功能性前伸、单脚站立及器械评定等方法进行评定以及训练，训练原则为：双足至单足、睁眼至闭眼、静态到动态、强度由易到难，运动处方为 5~10min/ 次、2~5 组 / 天、2~3 天 / 周。不管是老年人还是中、青年人都需要提高平衡功能，建立平衡功能储备，对减缓老年期平衡功能减退有帮助。在进行平衡训练前，充分做好准备活动，推荐低水平的有氧运动或小幅度的静态拉伸运动，训练过程中要时刻防范跌倒，若患者出现头晕、无力、气促等不适症状，应立即停止训练。

4. 其他治疗方案

（1）药物处方：循证用药，控制心血管危险因素。心脏康复医师不仅需要为患者制订药物处方，熟练掌握心血管危险因素控制目标、心血管保护药物的选择和治疗靶目标，同时需要个体化调整药物剂量，注意药物不良反应，并教育、监督、鼓励患者坚持用药，及时发现患者的心理、生理和经济问题，适当调整治疗方案，提高用药的依从性。心血管保护药物包括：抗血小板聚集药、β- 受体拮抗剂、他汀类药物、血管紧张素系统抑制剂、血管紧张素受体 - 脑啡肽酶抑制剂等。具体用法此处不过多赘述。

（2）营养处方：心脏康复团队专业人员应掌握营养素与心血管疾病健康的关系、营养评估和处方制订方案。所有患者应接受饮食习惯评估，评估工具可采用饮食日记、食物频率问卷、脂肪餐问卷以及饮食习惯调查问卷等，评估患者对心血管保护性饮食的依从性，评估患者对营养知识的了解程度，纠正错误的营养认知。对于患者的营养处方，应结合患者的文化、饮食爱好以及心血管保护性饮食的原则制订。

（3）心理处方：心血管医生应有意识评估患者的精神心理状态，了解患者由于对疾病缺乏认识，而对疾病产生过分的担忧，了解患者的生活环境、经济状况和社会支持对患者病情的影响；若通过心理筛查自评量表，推荐采用 PHQ-9、GAD-7 评估患者的抑郁焦虑情绪，自律神经测定仪可以作为补充工具。对于评估结果提示为重度焦虑抑郁（PHQ-9 或 GAD-7 ≥ 15 分）的患者，请心脏康复团队精神科医生会诊。对于评估结果为轻度焦虑抑郁的患者（PHQ-9 或 GAD-7 评分 5~9 分），尤其伴有躯体化症状的患者，心脏康复专业人员可先给予对症治疗，包括正确的疾病认知教育、运动治疗、抗抑郁药物对症治疗。

（4）戒烟处方：面对吸烟患者，心脏康复团队成员需要明确清晰的态度，坚持建议患者戒烟，实施个体化戒烟药物处方同时提供强有效的心理干预和心理支持，必要时使用戒烟药物辅助戒烟（一线戒烟药物：盐酸伐尼克兰、盐酸安非他酮、尼古丁替代治疗），以减轻神经内分泌紊乱对心血管系统的损害和提高戒烟成功率。同时建议患者避免暴露在工作、家庭和公共场所等烟草烟雾环境中。

（5）健康教育：健康教育应该贯穿整个心脏康复的始终，可通过开展不同的健康教育讲座，鼓励和支持患者设立短期和长期目标。一方面提高患者的健康知识和战胜疾病的信心，另一方面指导患者学会自我管理。开展健康教育前，应提前了解个体的文化程度、健康素养以及对健康知识的需求。

（6）促进职业回归：促进患者重返工作岗位，包括评估和运动处方两部分。评估除了常规的运动风险评估，还包括患者的职业特点评估。通过运动负荷试验结果获得患者的体能信息，结合各种活动的能量消耗水平和患者的工作特点，判断患者是否可以重返工作岗位。运动处方除了选择合适的运动强度外，运动形式的选择建议尽量接近工作中需要用到的肌群，设定的运动方式尽可能模拟工作中的运动模式，包括有氧运动、抗阻运动等。同时，注意监测训练过程中的不良反应，并及时对症处理。

（7）心血管康复其他方法：中国传统康复方法如太极拳、八段锦、养生气功、针灸等，有利于心血管病康复。此外，体外反搏作为缺血性心血管病患者辅助运动康复的一种方法，研究显示有助于改善心肌缺血和下肢缺血症状。

（三）第Ⅲ期：院外长期康复期

也称社区或家庭康复期。此期的关键是维持已形成的健康生活方式和运动习惯。低危患者的运动康复无需医学监护，中、高危患者的运动康复中仍需医学监护。对患者的评估十分重要，低危和部分中危可进一步院外康复，高危及部分中危应转上级医院继续康复。此外，纠正危险因素和心理社会支持仍需继续。

1. 康复原则　个体化、循序渐进、持之以恒、兴趣性、全面性。

2. 康复目标　巩固Ⅱ期康复成果，控制危险因素，改善或提高体力活动能力和心血管功能，恢复发病前的生活和工作。

3. 康复方案　运动训练可以降低心血管疾病的易患因素，使外周组织产生适应性改变，也可对心脏本身产生直接作用，主要有心脏侧支循环形成、冠状动脉供血量提高和心肌内在收缩力的提高。包括有氧训练、循环抗阻训练、柔韧性训练、医疗体操、作业疗法、放松性训练、行为治疗、心理治疗等。运动训练中有氧运动是核心，但应注意运动相关的三个危险因素：年龄、病情和运动强度。每周总运动量700~2 000卡可达到训练效应；＜700卡/周只能维持身体活动水平，不能提高运动能力；＞2 000卡/周则不增加训练效应。合适的运动量以运动时稍出汗，轻度呼吸加快但不影响对话，早晨起床时感舒适，无持续的疲劳感和不适感。

4. 禁忌证　病情不稳定者；未控制的心力衰竭或急性心功能衰竭；血液动力学不稳定的严重心律失常；不稳定型心绞痛、近期心梗后的非稳定期；严重的未控制的高血压（安静血压＞200/110mmHg）等。

（叶祥明）

第二节　慢性阻塞性肺疾病康复指南

一、概述

慢性阻塞性肺疾病（chronic obstructive pulmonary disease，COPD）已成为全球重要的公共卫生问题，药物疗法是COPD的基本治疗措施，而综合肺康复在COPD非药物治疗中发挥重要的作用，通过肺康复治疗，可以改善患者活动能力、提高生活质量，强调在个体化治疗方案中加入综合性肺康复内容，通过减轻症状，优化功能状态、增加患者的活动量和参与程度，减少医疗费用。综合性肺康复包括运动训练、教育、营养支持和心理及行为干预等，鼓励家庭活动或锻炼，鼓励患者长期坚持。

1. 定义　慢性阻塞性肺疾病（简称慢阻肺）是一种常见的、可以预防和治疗的疾病，其特征是持续存在的呼吸系统症状和气流受限，通常与显著暴露于有害颗粒或气体引起的气道和/或肺泡异常有关。

2. 流行病学　慢阻肺由于其高患病率、致残率及死亡率而成为全球公共卫生的重大挑战。2015年全球有1.75亿慢阻肺成年患者，有320万人死于慢阻肺。预计到2020年，慢阻肺将成为全球死亡率排名第三、疾病负担排名第五的世界性疾病。我国肺部健康（CPH）大型横断面研究显示，2015年我国20岁及以上人群慢阻肺总患病率为8.6%，40岁及以上人群患病率达到13.7%，全国约有9 900万患者。2013年我国慢阻肺致死亡人数约91万，单病种中排名第3位，占我国全部死亡人数的11%，我国慢阻肺死亡人数约占全球慢阻肺死亡总人数的三分之一。

3. 病因

（1）个体因素：某些遗传因素可增加COPD发病的危险性。已知的遗传因素为α1-抗胰蛋白酶缺乏。重度α1-抗胰蛋白酶缺乏与非吸烟者的肺气肿形成有关。在我国α1-抗胰蛋白酶缺乏引起的肺气肿迄今尚未见正式报道。支气管哮喘和气道高反应性是COPD的危险因素，气道高反应性可能与机体某些基因和环境因素有关。

（2）环境因素：主要的环境因素包括：吸烟、职业性粉尘和化学物质、空气污染、感染、社会经济地位等（图6-2-1）。

长期大量吸烟
长期接触粉尘、烟雾、
有害颗粒或有害气体
遗传倾向：
家里有COPD的患者
秋冬寒冷季节

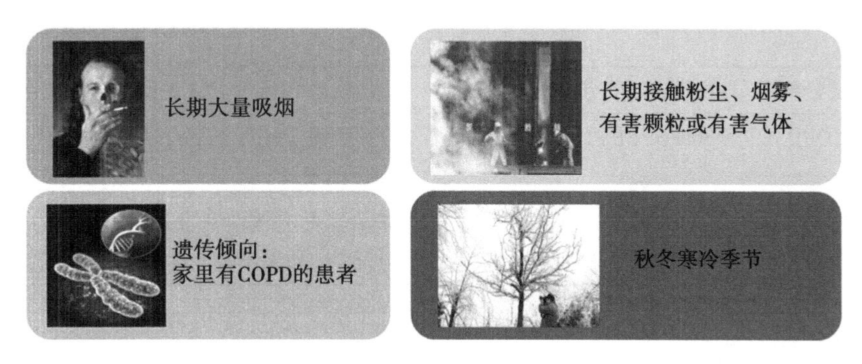

图 6-2-1　与 COPD 病史相关的因素

二、诊断、分级和分期

（一）临床表现及实验室检查

1. 病史　患者多有长期、较大量吸烟或长期在有害气体环境工作史。

2. 症状、体征　慢性咳嗽、咳痰，劳力性气急、呼吸困难。部分患者可有喘息、胸闷、体重下降、食欲减退、外周肌肉萎缩和功能障碍、精神抑郁、焦虑等。体格检查：早期体征不明显。病情加重时，视诊呈桶状胸、呼吸浅快，触诊语颤减弱，重症可见胸腹矛盾运动；呼吸困难加重时常采取前倾坐位；低氧血症者可出现黏膜及皮肤发绀，伴右心衰竭者可见下肢水肿、肝脏增大。叩诊过清音、心浊音界缩小、肺肝界下降，听诊呼吸音减低、呼气延长、双肺散在干啰音、肺底可有湿啰音、心音遥远。

（二）实验室检查

1. 肺功能检查　是判断气流受限的客观指标，其重复性好，对 COPD 的诊断、严重程度评价、疾病进展、预后及治疗反应等均有重要意义。

2. 胸部 X 线检查　X 线检查对确定肺部并发症及与其他疾病（如肺间质纤维化、肺结核等）鉴别有重要意义。

3. 胸部 CT 检查　一般不作为常规检查，但在鉴别诊断时 CT 检查有益。

4. 血气检查　当 FEV1/FVC% < 40% 预计值时或具有呼吸衰竭或右心衰竭的 COPD 患者均应做血气检查。

5. 其他实验室检查　PaO_2 < 55mmHg 时，血红蛋白及红细胞可增高，红细胞比容 > 55% 可诊断为红细胞增多症。并发感染时痰涂片可见大量中性粒细胞，痰培养可检出各种病原菌，常见者为肺炎链球菌、流感嗜血杆菌、卡他摩拉菌、肺炎克雷伯杆菌等。

（三）严重程度分级

COPD 严重程度评估需根据患者的症状、肺功能异常、是否存在合并症（呼吸衰竭、心力衰竭）等确定，其中反映气流受限程度的 FEV1 下降有重要参考意义。根据 FEV1% 的下降程度进行气流受限的严重程度分级，分级标准见表 6-2-1。

表 6-2-1　COPD 的严重程度分级

严重程度分级	FEV1 占预计值百分比	症状及体征
Ⅰ级（轻度 COPD）	FEV1 ≥ 80% 预计值	通常可伴有或不伴有咳嗽、咳痰
Ⅱ级（中度 COPD）	50% ≤ FEV1 < 80% 预计值	伴有症状进展和气短，运动后气短更为明显

续表

严重程度分级	FEV1 占预计值百分比	症状及体征
Ⅲ级（重度 COPD）	30% ≤ FEV1 < 50% 预计值	气短加剧，并且反复出现急性加重，影响患者的生活质量
Ⅳ级（极重度 COPD）	FEV1 < 30% 预计值	或者合并有慢性呼吸衰竭。患者的生活质量明显下降，如果出现急性加重则可能有生命危险

（四）疾病的分期

COPD 病程可分为急性加重期与稳定期。COPD 急性加重期是指患者出现超越日常状况的持续恶化，并需改变基础 COPD 的常规用药者。稳定期则指患者咳嗽、咳痰、气短等症状稳定或症状轻微。

（五）诊断

COPD 的诊断根据临床表现、危险因素接触史、体征及实验室检查等资料综合分析确定。考虑 COPD 的主要症状为慢性咳嗽、咳痰和 / 或呼吸困难及危险因素接触史；存在不完全可逆性气流受限是诊断 COPD 的必备条件。肺功能测定指标是诊断 COPD 的“金标准”。用支气管舒张剂后 FEV1/FVC% < 70%，可确定为不完全可逆性气流受限。COPD 早期轻度气流受限时可有或无临床症状。胸部 X 线检查有助于确定肺过度充气的程度及与其他肺部疾病鉴别。

三、肺康复评价

1. 临床评价

（1）病史：详细了解患者 COPD 的病史和其他既往病史，了解患者既往治疗情况和目前用药情况，特别是合并糖尿病的患者要特别加以注意用药情况，是否使用胰岛素，用哪一种胰岛素、用法及用量都要详细了解，因为在此类患者运动可能导致低血糖，1 型糖尿病患者运动有导致酮症的危险。

（2）全身体格检查：全面的体格检查便于医生发现患者不适于进行运动疗法的情况，例如严重的关节炎，心力衰竭等，同时对心肺功能有初步的印象评价。针对慢性阻塞性肺病患者检查肺部时要注意其运动学的特征，包括肺气肿的程度，横膈的活动度，呼吸方式；肺部啰音的分布，性质，强弱；以及心脏大小，心音和杂音的性质，响度；肝脏大小，有无肝颈静脉反流征；下肢有无水肿等与心肺功能相关的体征。

（3）影像学评价：在肺康复中主要起到以下作用：①支持 COPD 的诊断，了解肺气肿的程度。②排除不适宜进行肺康复的情况，如气胸，严重感染，严重的活动性肺结核，大量胸腔积液，心包积液，肺淤血，心肌病等。除正侧位胸片外胸部 CT 可以从横断面观察肺，气管，纵隔情况，较之胸部 X 线片更为全面和细致。

2. 肺功能评价　建议采用气流受限的程度评估肺功能，即以第 1 秒用力呼气容积（FEV1）占预计值百分比为分级标准。2017 版 GOLD 指南更新了肺功能检查在慢阻肺管理中重要作用，慢阻肺的诊断标准为吸入支气管扩张剂后 FEV1/FVC < 0.70，并根据其 FEV1% 的下降程度进行气流受限的严重程度分级。

3. 血液气体分析　主要评价指标是氧饱和度。如运动前氧饱和度持续低于 90% 者，不宜进行运动训练，运动后氧饱和度低于90%，应减少运动量或在吸氧状态下进行运动。

4. 运动心肺功能评价　通过运动心肺功能的评价，医生可以掌握患者对不同运动量的耐受性，生理反应和代谢指数，包括心率、血压，代谢当量，无氧阈，呼吸困难指数，为制订合理的运动处方提供依据。不能进行运动心肺功能评价的患者可进行6min步行试验。

5. 生活质量评价　采用慢阻肺评估测试（CAT）评估患者的症状、活动能力、心理、睡眠和社会影响等方面。健康相关生活质量（HRQOL）常采用健康调查简表（SF-36）、慢性呼吸疾病问卷（CRQ）、圣乔治呼吸问卷（SGRQ）、慢阻肺评估测试（CAT）等进行评估。其中，CRQ、SGRQ及SF-36三种量表过于复杂，而CAT简短、综合，更适于临床慢阻肺患者的症状、活动能力、心理、睡眠和社会影响等方面进行评估。

6. 呼吸困难的评价　采用《改良英国医学研究学会呼吸困难量表》（mMRC）评估呼吸困难。呼吸困难是慢阻肺的主要症状之一，是患者的自我感觉，没有客观的测量方法。目前用于评价呼吸困难的临床方法主要依靠日常活动诱发气促的评价，包括改良英国医学研究学会呼吸困难量表（mMRC），氧值图解（OCD），基础呼吸困难指数（BDI）等。其中mMRC是一种广泛使用的衡量与体力活动有关的呼吸困难和严重程度的工具，它是在20世纪50年代发展起来的，用于判断患者呼吸困难的程度，是临床和研究中使用最多的工具。

7. 日常生活活动能力评价　采用伦敦胸科日常生活活动能力量表（LCADL）和曼彻斯特呼吸日常生活能力问卷（MRADL）评估日常生活活动能力。日常生活活动能力的评价方法有多种，如Barthel指数，主要针对肢体功能障碍的患者；《日常生活能力・呼吸困难感觉评价表》可用于评价慢阻肺患者的生活能力，但条目较多，费时较长；诺丁汉扩展ADL量表多用于神经内科疾病的患者，如脑卒中、多发性硬化等。LCADL和MRADL是专为慢阻肺患者设计的ADL量表，可用于评价肺康复的疗效，设计简单、易于回答，其中MRADL更适用于老年慢阻肺患者。

8. 呼吸肌功能评价　采用呼吸肌肌力、呼吸肌耐力评估呼吸肌功能。呼吸肌功能衰竭与慢阻肺患者呼吸衰竭的发生密切相关，所以呼吸肌功能的评估对指导慢阻肺患者康复治疗具有重要意义。评定呼吸肌功能的客观方法包括呼吸肌肌力和呼吸肌耐力测定。呼吸肌肌力通常采用Black和Hyatt的方法测定最大口腔阻断压。呼吸肌耐力的测定有多种方法，如最大持续通气量（MSVC）测定，即持续15min的最大通气量；吸气阻力负荷装置，即一种简易可靠的吸气阈值负荷装置，可用于呼吸锻炼和研究；以及Nickerson等设计的阈值负荷装置测定法，前两种方法操作复杂，后一种易引起患者疲劳，常难以接受。Morrison等和Martyn等在Nickerson方法的基础上改进了测试装置，改为2min阈值负荷装置，该方法操作简便，重复性好，且受试者易于接受。

9. 心理评价　采用贝克焦虑量表（BAI）、贝克抑郁量表（BDI）进行焦虑、抑郁的临床诊断及严重程度评估。证据表明，慢阻肺患者的焦虑症患病率有所上升。焦虑的严重程度已经被证明与慢阻肺的严重程度相关，并且焦虑可以发生在慢阻肺严重程度的所有阶段。临床上有很多操作简便且灵敏有效的工具用于评估焦虑、抑郁症状，其中BAI、BDI：用于焦虑、抑郁的临床诊断及严重程度评估。BAI、BDI是应用最为广泛的焦虑、抑郁症状自评量表之一。BAI能准确地反映主观的焦虑程度，常用于心理、精神科门诊或住院患者。BDI应用于各种疾病人群和普通人群的抑郁症状评估。两个量表总体和各个条目都有较好的效度。

10. 睡眠质量评价　采用匹兹堡睡眠质量指数量表（PSQI）评估睡眠质量。睡眠质量的评估有助于监测其疾病情况，对康复治疗有重要意义。用于评估睡眠质量的量表有：PSQI；

适用于睡眠障碍、精神障碍患者，同时也适用于一般人群睡眠质量评估，是目前应用比较广泛的睡眠质量评估量表。

11. 吸烟状况评价　采用尼古丁依赖检测量表（FTND）评估吸烟状况。在吸烟人群中，慢阻肺发病率、死亡率明显高于非吸烟人群，且吸烟的慢阻肺患者容易出现呼吸系统症状和肺功能异常的情况。因此对慢阻肺患者进行吸烟状况评估至关重要。FTND是目前国际上使用最为广泛的尼古丁依赖严重程度量表，已被证明具有良好的信度和效度，用于普通人群中的吸烟者和多种精神障碍患者中吸烟者的尼古丁依赖程度评估。2012年中华医学会呼吸病学分会提出采用FTND、吸烟强度指数（HSI）评估烟草依赖程度，HSI评估内容仅为两项且被包含于FTND，因此使用FTND评估慢阻肺患者的吸烟状况较为全面可靠。

12. 营养状况评价　采用主观整体评估（SGA）评估营养状况。与营养良好的人相比，慢阻肺患者和营养不良的人容易出现肺功能损伤、膈肌质量下降、运动能力下降并且死亡率较高。目前总共可能有超过50种营养筛查与评估的工具，其中，NRS 2002仅用于筛查，MNA主要用于老年患者（≥65岁）营养状况评估，而SGA是美国肠外肠内营养学会（ASPEN）推荐的临床营养状况评估工具，其评估结果是发现营养不良，并对营养不良进行分类。Günay等对163例慢阻肺患者采用SGA进行营养评估，并指出SGA是一种用于慢阻肺患者营养评估的简单实用工具。

13. 社会及行为评价　①社会方面，包括：社会活动减少，家庭角色改变，独立性降低（表6-2-2）；②行为方面，包括：ADL受损（表6-2-3），吸烟，运动容量减低，不服从医疗。

（1）社会方面

表6-2-2　社会功能缺陷筛选量表（SDSS）

姓名：　　　　性别：　　　　年龄：　　　　住院号：　　　　诊断：

1. 职业和工作	无缺陷	有些缺陷	严重缺陷	不适合
2. 婚姻职能	0	1	2	9
3. 父母职能	0	1	2	9
4. 社会性退缩	0	1	2	9
5. 家庭外的社会活动	0	1	2	9
6. 家庭内活动过少	0	1	2	9
7. 家庭职能	0	1	2	9
8. 个人生活自理	0	1	2	9
9. 对外界的兴趣和关心	0	1	2	9
10. 责任心和计划性	0	1	2	9

总分：

社会功能缺陷筛选量表（SDSS）评定标准、注意事项及结果分析

【项目和评定标准】此SDSS表含10个项目，采用3级评分法：（0分）无异常，或仅有不引起抱怨的极轻微缺陷；（1分）确有功能缺陷；（2分）为严重的功能缺陷。各项目包括的内容和具体评分标准如下：

1. 职业和工作　指工作和职业活动的能力、质量和效率，遵守纪律和规章制度，完成

生产任务，在工作中与他人合作等。1：水平明显下降，出现问题，或需减轻工作；2：无法工作，或在工作中发生严重问题，可能或已经被处分。

2. 婚姻职能　仅评已婚者。指夫妻间相互交流，共同处理家务，对对方负责，相互间的爱、支持和鼓励对方。1：有争吵，不交流，不支持，逃避责任；2：经常争吵，完全不理对方，或夫妻关系濒于破裂。

3. 父母职能　仅评有子女者，指对子女的生活照顾，情感交流，共同活动，以及关心子女的健康和成长。1：对子女不关心或缺乏兴趣；2：根本不负责任，或不得不由别人替他照顾孩子。

4. 社会性退缩　指主动回避和他人交往。1：确有回避他人的情况，经说服仍可克服；2：严重退缩，说服无效。

5. 家庭外的社会活动　指和其他家庭及社会的接触和活动，以及参加集体活动的情况。1：不参加某些应该且可能参加的社会活动；2：不参加任何社会活动。

6. 家庭内活动过少　指在家庭中不干事也不与人说话的情况。1：多数日子至少每天有2小时什么也不干；2：几乎整天什么都不干。

7. 家庭职能　指日常家庭中应起的作用，如分担家务，参加家庭娱乐，讨论家庭事务等。1：不履行家庭义务，较少参加家庭活动；2：几乎不参加家庭活动，不理家人。

8. 个人生活自理　指保持个人身体、衣饰、住处的整洁，大小便习惯，进食等。1：生活自理差；2：生活不能自理，影响自己和他人。

9. 对外界的兴趣和关心　了解和关心单位、周围、当地和全国的重要消息和新闻。1：不大关心；2：完全不问不闻。

10. 责任心和计划性　关心本人及家庭成员的进步，努力完成任务，发展新的兴趣或计划。1：对进步和未来不关心；2：完全不关心进步和未来，没有主动性，对未来不考虑。

【评定注意事项】SDSS主要用在社区中生活的精神病患者，特别适合于慢性患者。评定的依据重点基于对知情人的询问。评定员以受过评定训练的专业人员担任。一次询问平均需时5~8min。有些受检者若干项目可能不适用，如未婚者的第2和第3项评定，可记（9），不计入总分。原规定评定时范围为最近一月。一次评定需5~10min。

【结果分析】SDSS的统计指标为总分和单项分。我国十二地区精神疾病流行学调查规定总分≥2分，为有社会功能缺陷。我国残疾人抽样调查，也以上述分界值为精神残疾的标准。

（2）行为方面

表6-2-3　ADL评定量表

姓名：　　　　性别：　　　　年龄：　　　　住院号：　　　　诊断：

项目	评分标准				
1. 大便	0=失禁或昏迷 5=偶尔失禁（每周＜1次） 10=能控制				
2. 小便	0=失禁或昏迷或需要人导尿 5=偶尔失禁（每24h＜1次，每周＞1次） 10=能控制				

续表

项目	评分标准				
3. 修饰	0= 需帮助 5= 独立洗脸、梳头、刷牙、剃须				
4. 如厕	0= 依赖别人 5= 需部分帮助 10= 自理				
5. 吃饭	0= 依赖别人 5= 需部分帮助(夹饭、盛饭、切面包) 10= 全面自理				
6. 转移(床←→椅)	0= 完全依赖别人，不能坐 5= 需大量帮助(2 人)，能坐 10= 需少量帮助(1 人)或指导 15= 自理				
7. 活动(主要指步行，即在病房及其周围，不包括走远路)	0= 不能动 5= 在轮椅上独立行动 10= 需 1 人帮助步行(体力或语言指导) 15= 独立步行(可用辅助器)				
8. 穿衣	0= 依赖 5= 需一半帮助 10= 自理(系开纽扣、关、开拉锁和穿鞋)				
9. 上楼梯(上下一段楼梯，用手杖也算独立)	0= 不能 5= 需帮助(体力或语言指导) 10= 自理				
10. 洗澡	0= 依赖 5= 自理				
总结					
评定者					

该量表包括 10 项检查内容，并有 0 分、5 分、10 分、和 15 分 4 种不同的积分标准，总分为 0~100 分，0 分表示 ADL 完全依赖，100 分表示 ADL 正常，40 分以下者有 ADL 功能重度损害，41~60 分者有 ADL 功能中度损害，61 分以上者有 ADL 功能轻度损害；对每例患者在其生命体征稳定后 2 天或进入课题研究时即进行第一次评定，在病程 6 个月时进行第二次评定

四、药物治疗

（一）稳定期

1. 支气管扩张剂　是现有控制症状的主要措施，可依据患者病情严重程度，用药后患者的反应等因素选用。联合应用不同药理机制的支气管扩张剂可增加支气管扩张效果。

2. 糖皮质激素　对高风险患者，有研究显示长期吸入糖皮质激素与长效 β 肾上腺素受体激动剂的联合制剂可增加运动耐量、减少急性加重频率，提高生活质量。目前常用剂型

有沙美特罗加氟替卡松、福莫特罗加布地奈德。

3. 祛痰药 对疲劳不易咳出者可应用，常用药物有盐酸氨溴索 30mg，每日 3 次；N-乙酰半胱氨酸 0.6g，每日 2 次；或羧甲司坦 0.5g，每日 3 次。后两种药物可以降低部分患者急性加重的风险。

4. 其他药物 磷酸二酯酶-4 抑制剂罗氟司特用于具有 COPD 频繁急性加重病史的患者，可以降低急性加重风险。

5. 长期家庭氧疗（long time oxygen treatment，LTOT） 对慢阻肺并发慢性呼吸衰竭者可提高生活质量和生存率，对血流动力学、运动能力和精神状态均会产生有益的影响。LTOT 的使用指征为：$SPO_2 < 55mmHg$ 或 $SaO_2 < 88\%$，有或没有高碳酸血症；PaO_2 55~60mmHg，或 $SaO_2 < 89\%$，并有肺动脉高压、右心衰竭或红细胞增多症（红细胞比容 > 0.55）。一般用鼻导管吸氧，氧流量为 1.0~2.0L/min，吸氧时间 > 15h/d，目的是使患者在海平面、静息状态下，达到 PaO_2=60mmHg 和/或使 SaO_2 升至 90% 以上。

（二）急性加重期

1. 原因 确定急性加重的原因（最多见的原因是细菌或病毒感染）及病情的严重程度，根据病情严重程度决定门诊或住院治疗。

2. 支气管扩张剂 药物同稳定期，有严重喘息症状者可给予较大剂量雾化吸入治疗，如应用沙丁胺醇 500μg，或沙丁胺醇 1000μg 加异丙托溴铵 250~500μg，通过小型雾化器给患者吸入治疗以缓解症状。

3. 低流量吸氧 发生低氧血症者可用鼻导管吸氧，或通过文丘里（Venturi）面罩吸氧。鼻导管给氧时，吸入的氧浓度为 28%~30%，应避免吸入氧浓度过高引起二氧化碳潴留。

4. 抗生素 当患者呼吸困难加重，咳嗽伴痰量增加、有脓性痰时，应依据患者所在地常见病原菌及其药物敏感情况积极选用抗生素治疗。

5. 糖皮质激素 对需要住院治疗的急性加重期患者可考虑泼尼松龙 30~40mg/d，也可静脉给予甲泼尼龙 40~80mg，每日 1 次。连续 5~7 天。

6. 机械通气 对于并发较严重呼吸衰竭的患者可使用机械通气治疗。

7. 其他治疗措施 合理补充液体和电解质以保持身体水电解质平衡。注意补充营养，根据患者胃肠功能状况调节饮食，保证热量和蛋白质，维生素等营养的摄入，必要时可以选用肠外营养治疗。积极排痰治疗，最有效的措施是保持机体有足够体液，使痰液变稀薄。其他措施如刺激咳嗽、叩击胸部、体位引流等方法。积极处理伴随疾病（如冠心病、糖尿病等）及并发症（如自发性气胸、休克、弥散性血管内凝血、上消化道出血、肾功能不全等）。

五、康复治疗

（一）肺康复

肺康复是针对 COPD 患者及其家庭（或照顾者）的一项与多学科相关的锻炼和教育项目。虽然呼吸康复不能明显提高患者的肺功能，但多项研究表明，肺康复不仅能缓解 COPD 患者呼吸困难症状，提高患者运动耐力和健康相关生活质量（HRQL），减少急性加重率和住院天数，还能在没有心理干预的条件下改善患者心理障碍及社会适应能力，具有良好的社会和经济收益。

长期以来，肺康复常用来作为中、重度稳定期 COPD 患者的二级保健，目前认为肺康复不但适用于轻度，也适用于极重度的 COPD 患者，甚至感染控制后的急性加重期和机械通气的 COPD 患者。有研究发现，不同呼吸困难严重程度的 COPD 患者均能从康复中受益。观察显示，感染控制后的急性加重期 COPD，康复有利于患者的早日出院。

（二）运动训练

运动训练是肺康复的核心内容。在 COPD 的自然病程中，骨骼肌消耗且功能失调（SMD）与心肺功能下降是患者活动能力和运动耐力逐渐下降的主要原因，严重影响患者的 HRQL。最近研究表明，重症 COPD 患者运动能力的下降比第一秒用力呼吸容积（FEV1）更明显。运动训练能提高肌肉细胞的有氧和无氧代谢，增加训练肌肉的毛细血管密度、改善心肺系统协调工作的能力、显著提高 COPD 患者的最大摄氧量 VO_2max 从而改善呼吸困难，提高运动耐力和 HRQL。

1. 运动方式　肺康复按锻炼部位可分为以下 3 种。

（1）下肢肌肉锻炼：是运动锻炼的主要组成部分，包括步行、跑步、爬楼梯、平板运动、功率自行车等。

（2）上肢肌肉训练：有助于增强辅助呼吸肌的力量和耐力，近年来也逐渐得到重视，包括上肢功率计法、举重物、扔球等（图 6-2-2）。

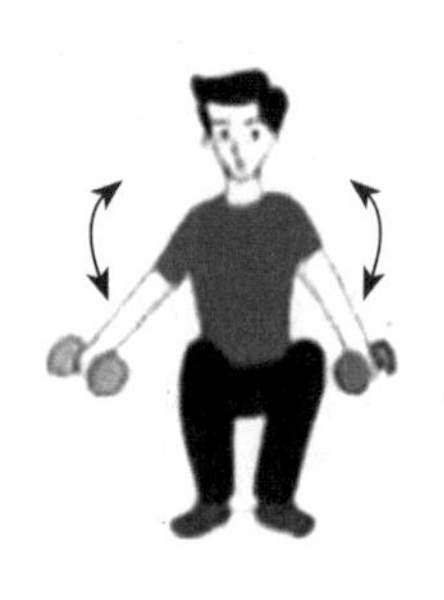
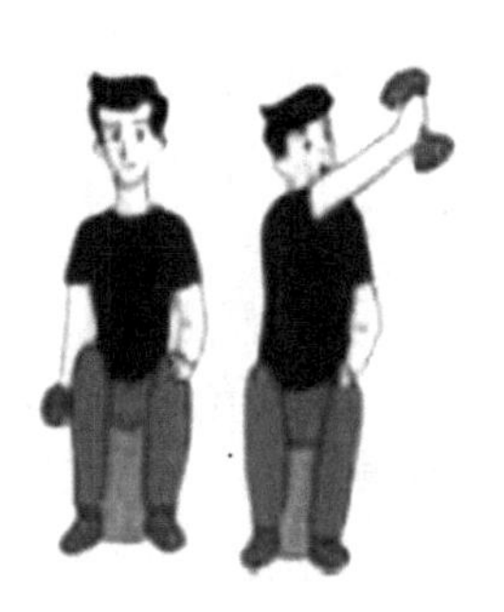
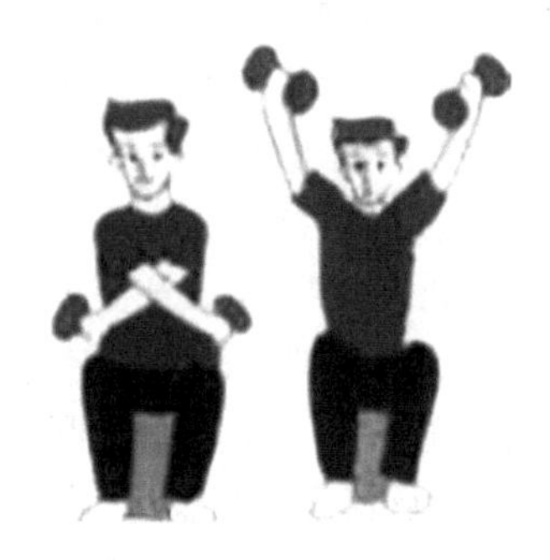

图 6-2-2　上肢训练的方法

坐直后，深吸一口气，慢慢把一定重量的举物（哑铃或矿泉水瓶）向上方举起，呼气；再深吸一口气，慢慢将举物放下，呼气。举物可以有以下多种方式，抬起物品后保持 5 秒，每组 10 次，每天重复 3 组。

（3）全身锻炼：如种花、扫地等的家务，各种传统的体育锻炼、游泳和康复操等，其中气功、内养功、太极拳、太极剑是我国所特有的运动方式，不仅能调整患者呼吸比，还能缓解紧张、焦虑情绪，不失为全身锻炼的有效方法。但运动强度和效果均缺少量化标准，可比性差。另外，按患者主观努力与否，还可分为主动运动和被动运动。对于呼吸衰竭的患者，简单的握手和活动脚趾也是主动的康复活动，尽管没有明显的运动，但可锻炼相关的神经肌肉功能。被动运动方法主要包括推拿、按摩、针灸及神经肌肉电刺激等。神经肌肉电刺激的特点是用低电压刺激外周肌肉收缩来锻炼相关肌肉的功能，已被用于感染控制后的急性加重期或长期卧床患者。对于感染控制后的急性加重期 COPD，及早地鼓励其进行握手、活动上下肢体等主动运动和给予推拿、按摩、针灸及神经肌肉电刺激等被动活动有利于患者的早日康复。

2. 运动训练时间　肺康复的效果是与运动训练时间成正比的，因此推荐 COPD 患者进行长期的运动康复训练。但关于运动训练应至少持续多长时间方能起效的观点不一。有学者提出肺运动康复应每周 3~5 次，至少持续 2~3 个月。也有观点认为轻中度 COPD 患者能从短期的肺康复中受益，但重度 COPD 患者需至少 6 个月的肺康复才能收到同样的效果。

大多数 COPD 患者为了达到改善 HRQL 和运动耐量，需要进行至少 8 周的肺康复，且每周 3 次每次 1 小时。因此 COPD 患者应该将运动康复作为生活的一部分，积极地参与种花、扫地等力所能及的家务，或积极地进行各项运动。

3. 运动强度 是影响运动康复效果的重要因素，且两者存在正相关的剂量 - 效应关系。虽然低强度（低于 30% 最大运动量）或高强度（高于 60% 最大运动量）的，训练都能增加患者的运动耐力，但高强度运动后训练肌肉中的氧化酶增加，运动能力明显提高，生理学的反应（如血乳酸浓度、最高氧消耗量等）也明显改善，因此获益更多。但高强度运动锻炼不适合于病情重、依从性较差的患者。因此运动强度原则上应遵循个体化的原则，对于重度以上的患者应该渐进性地增加运动强度。

目前，心肺运动试验是量化和评价运动强度的标准方法，包括功率自行车和平板运动试验，其中功率自行车较为常用。采用症状限制最大运动试验可获得患者的最大运动量、最大摄氧量和最大心率等指标。常取 50%~80% 的最大运动量或最大摄氧量为下肢运动强度，高强度运动指大于 60% 的最大运动量或最大摄氧量。但由于心肺运动试验需要一定的设备条件，限制了其在家庭和社区康复锻炼中的应用。而目标心率（THR）和呼吸困难程度较为简单易得，可作为大多数 COPD 患者运动强度的量化指标。

（三）呼吸生理治疗

1. 保持呼吸道清洁、通畅 提高胸廓顺应性包括体位引流、胸部叩击和震颤排痰等气道廓清技术和理疗等，其目的在于充分引流呼吸道分泌物，使气道通畅，下降气流阻力，减少支气管和肺的感染。

（1）体位引流：通过体位摆放，利用重力作用，使受累肺段内的分泌物向主支气管垂直引流，配合咳嗽将分泌物排出。

（2）胸部叩击、震颤：有助于黏稠浓痰脱离支气管壁。其方法为治疗者手指并拢，掌心呈空杯状，运用腕力在引流部位胸壁上轮流叩击拍打，然后手按住胸壁加压，嘱患者做深呼吸，在深呼气时做加压振动，以松动支气管内分泌物，使之脱落并移至较大支气管而易排出。

（3）理疗：如超短波、超声雾化、干扰电流治疗等有助于消炎、排痰、保护黏液毯和纤毛功能（图 6-2-3）。

（4）提高胸廓顺应性：活动胸廓，牵张呼吸辅助肌，纠正头前倾和驼背姿势等。

本方法为呼叫 - 咳嗽 - 压迫呼吸法，作用：保持呼吸道畅通，排出肺内痰液。本方法需要结合缩唇呼吸或腹式呼吸（图 6-2-4、6-2-5）进行；锻炼时：每天重复 2~4 次；感觉有痰就吐出来。

2. 呼吸模式 患者先行放松，腹式呼吸吸气时用鼻，呼气时缩唇，呼吸深长、缓慢，可以配合上肢和躯干的开合、升降进行，吸和呼的比例为 1：2~1：5，这是简单而行之有效的方法，适用于所有 COPD 患者，建议在康复介入早期即开始。

3. 呼吸肌训练 呼吸肌属骨骼肌，主要为膈肌（吸气肌），肌耐力训练可采用腹式呼吸（图 6-2-4）、缩唇呼吸（图 6-2-5）或全身呼吸体操；肌力训练为负荷训练，遵循超负荷、特异性和可逆性原则，需要特殊仪器，一般每天 15~30min，每周 5~7 天，持续 2~6 个月。方法有 CO_2 过度通气法、阻力呼吸法等。对药物治疗后仍有膈肌力量减弱的患者进行呼吸肌训练是肺康复程序的一个重要补充，可以减少主观和劳力性呼吸困难，最优化的方案需要在规范治疗仪器、大样本、多中心研究后方能确立。

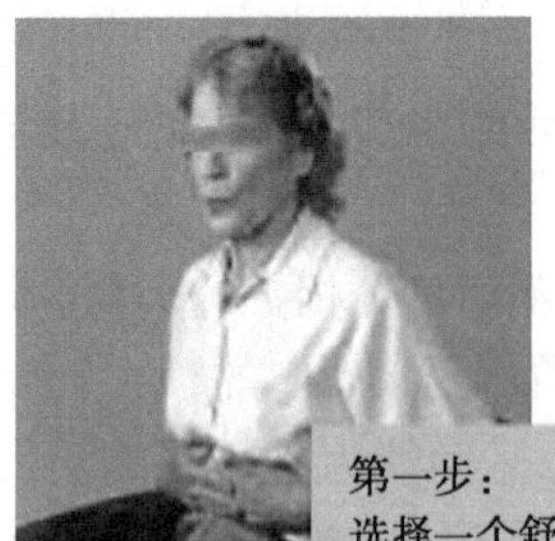

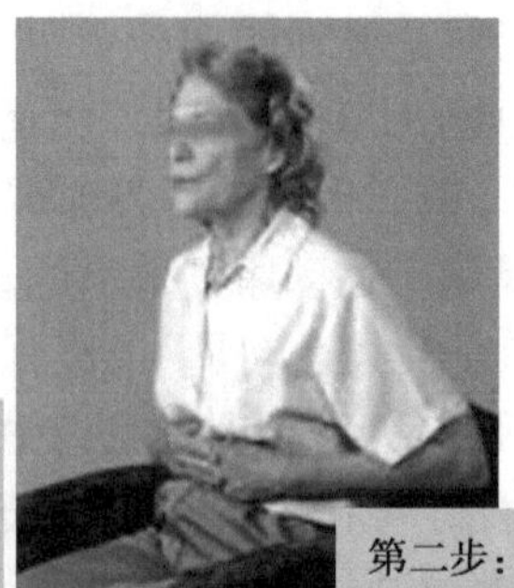

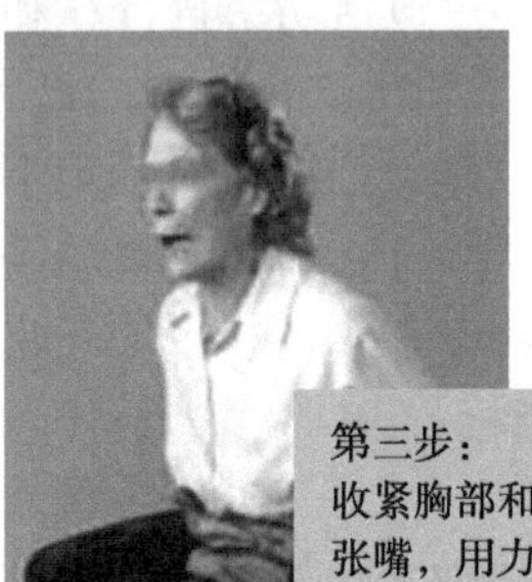

第二步：
自然呼吸一次

第三步：
收紧胸部和腹部的肌肉，
张嘴，用力往外吐气并
发声“嗨”字。有人认
为进行时压迫胸下部效
果好。再重复一次

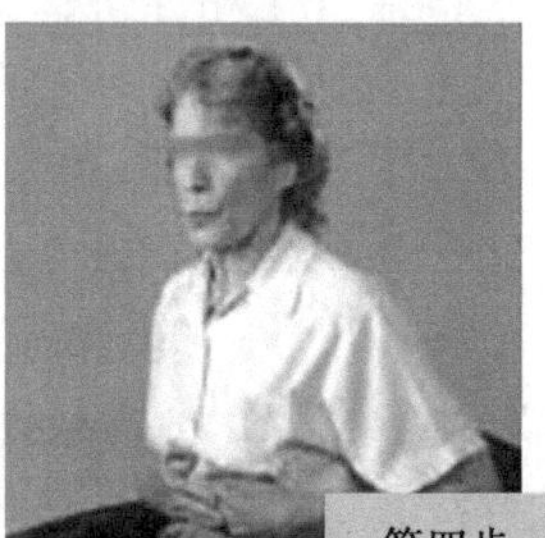

图 6-2-3　排痰法

A. 吸氧：腹部微升起，
心数1，2

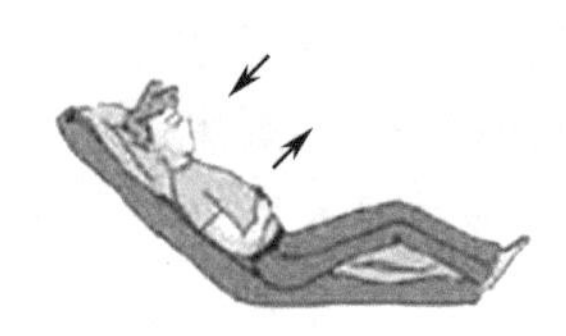

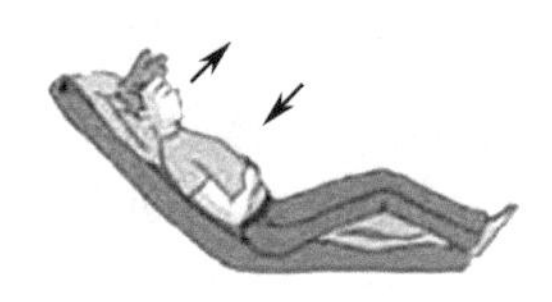

图 6-2-4　腹式呼吸图

鼻吸
A. 放松颈、肩、背的肌肉，
用鼻子缓慢吸气，心里默念：
1，2

口呼
B. 双唇合起至剩下一条隙缝，如吹
口哨，通过双唇缓细地吐气，心里
默念：1，2，3，4

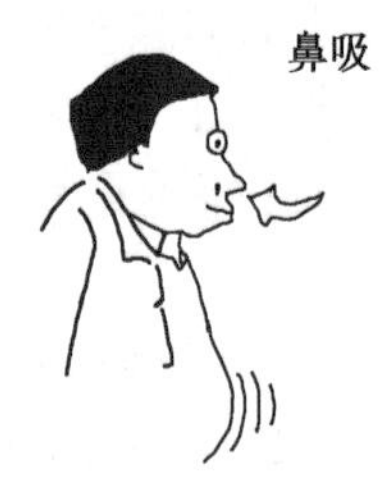

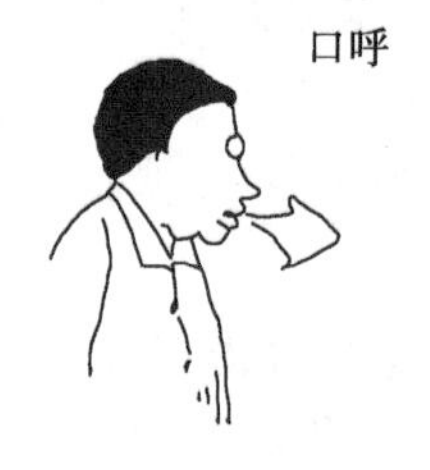

图 6-2-5　缩唇呼吸

提高呼吸频率，并且舒缓气短、呼吸困难等症状；练习前，先选择一个舒适姿势，将手放在腹部，尽量使患者放松紧张的身体和心情。

改善气管狭窄，减轻呼吸短促；练习前，注意放松肩膀；动作缓慢，将空气尽量呼出。

（四）营养疗法

由于 COPD 在静息状态下处于高代谢状态，且长期营养摄入不足和营养成分吸收不完全等原因，COPD 患者多存在不同程度的营养不良。长期的营养不良可引起 COPD 患者骨骼肌和呼吸肌功能障碍，营养不良患者的吸气肌肌力比营养正常的低 30%，营养不良患者改善营养状态后，吸气肌功能可部分恢复，呼吸困难可部分改善。营养不良也增加 COPD 患者感染的机会，是患者健康状况、疾病预后的决定因素之一。因此，进行营养补充，以改善患者的无脂肪质量指数 / 无脂肪质量、脂肪质量 / 脂肪质量指数、上臂肌围和运动能力，以提升患者的生活质量。Bolton 等的指南建议应向体重指数在体重不足或肥胖范围内的患者提供特定的饮食支持。根据患者的性别、年龄、身高、体重、体力劳动状况等制订具体的营养处方单（表 6-2-4）。对于 COPD 患者的饮食，可以少食多餐，摄取足够的能量，适量增加鱼类、蛋白质和水果，具体的等热量食物交换份（详见图 6-2-6）。

表 6-2-4 营养处方单

姓名：________ 性别：________ 年龄：________ 身高：________m

体重：________kg BMI= 体重（kg）/ 身高（m）^{2}=________

◎消瘦 BMI < 18.5 ◎正常 18.5 ≤ BMI < 24

◎超重 24 ≤ BMI < 28 ◎肥胖 BMI ≥ 28

理想体重 = 实际身高（cm）-105=________kg

确定体力劳动类型：________

体型	卧床	轻体力	中体力	重体力
肥胖 / 超重	15	20~25	30	35
正常	15~20	25~30	35	40
消瘦	20~25	35	40	45~50

不同人群每日每千克体重所需热量数 [kcal/（kg · d）]

每日所需总热量 = 理想体重（kg）× 每日每千克体重所需热量 =________kcal

每日所需食物总交换份数 = 每日所需总热量 /90（kcal）=________份

1. 碳水化合物总份数（55%）：________份

   谷薯类：________ 蔬菜类：________ 水果类：________

2. 蛋白质总份数（20%）：________份

   豆乳类：________ 瘦肉 / 鱼 / 蛋类：________

3. 脂肪总份数（25%）：________份

   油脂类：________ 瘦肉 / 鱼 / 蛋类：________

平均分配至一日三餐：

	总份数	碳水化合物			蛋白质		脂肪
		谷薯	蔬菜	水果	豆乳	瘦肉 / 鱼 / 蛋	油脂
早餐							
上午加餐							
午餐							
下午加餐							
晚餐							
睡前加餐							

食物项目	实重量/g	食物项目	实重量/g	食物项目	实重量/g
葡萄	220	桃（久保）	180	鲜枣	90
柚子	160	哈密瓜	220	柑桔	160
鸭梨	250	猕猴桃	200	菠萝	160
樱桃	220	京白梨	250	荔枝	120
甜橙	170	苹果	160	甜瓜（带皮）	360
柿子	190	草莓	280	红果	90
杏	180	李子	220	芒果	140
香蕉	100	西瓜	275		

【水果类】

食物项目	实重量/g	食物项目	实重量/g	食物项目	实重量/g
猪肉（瘦）	30	猪蹄(脱骨)	30	兔肉	100
羊肉（瘦）	45	火腿肠	35	鸭	70
牛肉（瘦）	60	午餐肉	35	酱鸡	30
猪肉松	25	红烧鸡肉	65	鸡	80
猪肾	25	红烧牛肉	60	鸭掌	60
猪肝	70	猪排(带骨)	25	板鸭	20
猪舌	50	驴肉	110	鹅	60

【禽肉类】

葵花子（炒）	15	开心果（带皮）	15	植物油	10
南瓜子（炒）	16	炒松子	14	黄油	10
花生仁（炒）	15	黑芝麻	15	猪油	10
西瓜子（炒）	16	核桃	13	奶油	45
花生（鲜）	15	腰果	16		

【油脂类】

白砂糖	10	醋	110ml	酱油	45
芝麻酱	7	黄酱	40	团粉	14
蜂蜜	14ml	甜面酱	30		

【调味品类】

食物项目	实重量/g	食物项目	实重量/g	食物项目	实重量/g
青鱼	70	鲤鱼	80	胖头鱼	130
带鱼	65	墨鱼	140	河螃蟹	65
对虾	100	干贝	25	海螃蟹	110
田螺	135	鲫鱼	150	白鲢鱼	80
草鱼	80	甲鱼	85	鱿鱼（干）	25
黄鱼	110	蚶（鲜）	200	海参（干）	25
鱼松	25				

【鱼虾类】

食物项目	实重量/g	食物项目	实重量/g	食物项目	实重量/g
青豆	20	红小豆	27	豆腐干	50
绿豆	27	豆浆	225ml	豆腐脑	250
粉丝（条）	90	蚕豆(去皮)	25	豆腐（南）	150
黄豆	23	炸蚕豆	23	腐竹（干）	20
豌豆	27	炒豌豆	24		

【豆类】

食物项目	实重量/g	食物项目	实重量/g	食物项目	实重量/g
鸡蛋	50	鹌鹑蛋	50	鸡蛋黄	25
鸭蛋	55	松花蛋	55		
鹅蛋	50	鸡蛋白	190		

【蛋类】

食物项目	实重量/g	食物项目	实重量/g	食物项目	实重量/g
牛奶	160ml	奶粉（牛）	17	炼乳	30
羊奶	150ml				

【奶制品类】

食物项目	实重量/g	食物项目	实重量/g	食物项目	实重量/g
米	25	米饭	75	炸鱿鱼	18
小米	25	油条	25	巧克力	20
面粉	25	窝头	50	山药	140
挂面	23	栗子	40	芋头	110
切面	33	藕	110	桃酥	18
烙饼	40	蛋糕	30	凉薯	220
玉米面	25	红薯	70	鲜玉米	50
玉米渣	25	白薯	30	甜饼干	20
莜麦面	23	土豆	120	红薯片	60
荞麦片	25	莲子	150	炸薯片	16
燕麦片	23	苏打饼干	20	炸虾片	18
燕麦面	25	椒盐饼干	20		
馒头	40	炸土豆片	18		

【谷薯类】

食物项目	实重量/g	食物项目	实重量/g	食物项目	实重量/g
黄豆芽	100	毛豆(鲜)	70	苦瓜	500
绿豆芽	310	菜豆(鲜)	340	葱头	230
圆白菜	450	豇豆(鲜)	300	冬笋	220
莴苣笋	820	豌豆(鲜)	110	茄子	390
空心菜	300	小白菜	430	菠菜	330
蒜苔	200	大白菜	560	丝瓜	360
西红柿	530	雪里红	350	芹菜	470
白萝卜	360	茴香菜	430	油菜	410
水萝卜	330	柿子椒	430	茭白	360
红萝卜	300	鲜蘑菇	390	黄瓜	690
胡萝卜	240	西葫芦	750	生菜	640
菜花	360	南瓜	350	冬瓜	820

【蔬菜类】

图 6-2-6 等热量食物交换份(1 份 =90Kcal)

(五)心理和行为干预

COPD 症状长期反复,明显加重患者的心理负担,给患者精神上造成极大伤害,多数患者因出现焦虑、抑郁等障碍而不配合肺康复及其他相关治疗。在临床工作中,应常规地评价患者的心理障碍状况,对于轻度患者可通过交流、诱导、启发、激励等心理支持帮助患者树立信心,变被动为主动。Bolton 等的指南中建议向慢阻肺患者提供心理康复,以改善患者的心理健康状况。住院患者进行集体的康复运动,有利于患者克服患者的心理障碍,主动配合康复治疗。王昱等的研究表明稳定期 COPD 患者较正常人伴有明显的焦虑和抑郁。这可能是由于患者疾病慢性迁延,导致劳动力丧失,社会活动受限,家庭依从性增加等所致。心理干预以改善患者的焦虑症状,由此改善患者生活质量,但目前心理和行为干预循证医学等级为 C 级,没有证据支持单独进行短期心理干预有效,长期干预可能有效。

(六)戒烟指导

高强度的行为干预、药物治疗(尼古丁替代疗法、安非他酮、伐尼克兰)均能提升患者的持续戒烟率和时点戒烟率,两者联合效果更佳。Bolton 等的指南中建议接受肺康复治疗的患者应进行吸烟状况评估,并向吸烟者提供戒烟咨询和戒烟建议。2015 GOLD 指出戒烟是最具有成本效益的措施,它将显著降低慢阻肺患者疾病发展和恶化的风险。

(七)教育和自我管理

COPD 患者的肺康复是一项长期的工作,对患者进行教育和自我管理,以改善患者的健康相关生活质量,减少呼吸系统疾病相关入院人数。2017 GOLD 中指出自我管理干预模式可改善慢阻肺患者的健康状况、降低住院率和急诊入院次数。Ries 等的指南中建议教育是肺康复的一个组成部分,包括自我管理以及预防和防止疾病恶化的信息。

患者的教育和自我管理可以通过小册子、呼吸康复俱乐部、COPD之家等加强，要考虑患者文化程度对疾病认知的影响，也要考虑患者的家庭和社会支持情况，教育的对象除患者外，还应该包括家属和照顾者。

（八）提高肺康复效果的方法

1. 增加运动量 目前增加运动量、提高锻炼效果的方法主要有吸氧、无创正压辅助通气、吸入支气管扩张剂和间歇训练等。

2. 吸氧 COPD患者运动时吸氧可有效纠正运动性低氧血症，减少缺氧性呼吸做功，使COPD患者能达到更高的训练强度，显著增加运动耐力。对于COPD患者，吸入氧浓度的轻微增高就可以提高运动耐量，当吸入氧浓度达到50%及以上时这种效果更明显，对于非低氧血症患者亦有效。最新研究发现，吸入高氦氧混合气体也能减轻COPD患者的呼吸困难，增加运动锻炼时的强度和持续时间，从而提高肺康复的效果。

3. 无创性正压通气 COPD患者存在不同程度的气流受限，这与肺动态过度充气有关。运动条件下，COPD患者需要更大的潮气量以满足运动过程中的通气需要，因而呼吸做功增加，呼吸肌容易出现疲劳。运动过程中的无创性正压辅助通气，可减少患者的呼吸做功、增加分钟通气量，有效缓解呼吸肌疲劳，从而减轻运动时的气短症状，延长运动时间，增加运动耐量。有研究发现在稳定期重度COPD患者中，短期应用经鼻无创性正压辅助通气可以提高患者的运动强度。无创性正压通气模式可选择压力支持通气（PSV）和成比例辅助通气（PAV），并联合呼气末正压（PEEP），吸气相压力支持可改善通气，呼气相压力支持有利于改善换气功能，提高血氧分压。一项为期29天的无创性正压通气下进行肺康复的前瞻性对照研究显示，患者的FEV_1、血气、健康相关生活质量等指标明显改善。

4. 吸入支气管扩张剂 能改善COPD患者的气流受阻，而满足运动过程中增加的通气需要。但由于COPD患者多存在下肢等肌肉的疲劳，而后者会影响运动的强度和时间，使患者不能充分地从支气管扩张剂中受益，但肌肉疲劳可通过运动锻炼得到改善。因此，运用支气管扩张剂和运动锻炼有协同作用。已有证据表明，即使对于重度COPD患者，在使用支气管扩张剂的条件下，肺康复更为有效。此外，运动康复前使用支气管扩张剂有利于增强患者的信心，帮助达到所预定的运动量。

5. 注重COPD急性加重的肺康复 急性加重是COPD患者肺功能及生活质量下降，甚至死亡的重要原因。在不进行肺康复的条件下，虽然进行了最佳的药物治疗，COPD急性加重（AECOPD）患者的肺功能和生活质量在住院期间仍可进一步恶化，且需要相当长时间才能恢复或不完全恢复到基础水平。

（1）开始时机：虽然AECOPD患者早期肺康复的可行性和效果已得到认可，但在急性加重期何时进行早期肺康复，而使患者最大程度地从肺康复中受益，尚没有论证。急性加重的感染控制后，就可以开始运动康复，有利于缩短住院时间，对于气管插管、机械通气的患者于感染控制后进行肺康复，有利于脱机和脱机后的咳嗽、咳痰。

（2）运动量和运动方法：运动量应从小强度开始，循序渐进，直至最大化。对于因呼吸困难而不能完成预定训练计划的，可行间歇运动，所谓间歇运动，即运动与休息相交替，可减轻呼吸困难和运动时肌肉中乳酸的聚集，从而增加运动量提高运动强度。初期的运动方法主要包括推拿、按摩、肌电刺激等被动运动和握手、翻身、变换坐卧位、扶床站立、步行、无创通气和/或吸氧下主动活动等。

六、肺康复展望

肺康复计划虽然被很多国家或专业医疗机构所重视，但在我国现实中普及率是非常低下的，因此肺康复的知识既需要灌输到处于最前线的医生中去，也需要普及到人民群众中去。综合性的肺康复治疗不但可以改善 COPD 患者的呼吸困难症状，而且可以提高运动耐量及健康生活相关质量（HRQL）。在对 COPD 患者行肺康复治疗时，应遵循早期、联合不同方法及个体化原则，因人而异地建立有计划的、切实可行的康复方案。长期以来，由于许多 COPD 患者治疗观念相对滞后，对药物治疗依赖性强，忽视或者不能理解主动进行积极肺功能康复的重要性，导致 COPD 患者没有进行低成本、高疗效的肺康复治疗。因此，各医疗卫生机构，尤其是基层卫生医务人员应该积极鼓励 COPD 患者进行综合性肺康复治疗。

（石秀娥）

第三节　慢性肾脏病康复指南

一、概述

慢性肾脏病（chronic kidney disease，CKD）是各种原因引起肾脏结构和功能损害，已成为全球性重大公共健康问题，部分持续进展可发展为终末期肾病（end stage renal disease，ERSD），透析是该阶段主要治疗手段。CKD 患者心理问题、躯体功能下降及全身各大系统功能异常，给社会和家庭都带来沉重的经济负担。因此需要临床工作者制订个体化肾脏康复综合治疗方案来提高患者的生活质量。

1. 定义　CKD 是各种原因引起的肾脏结构或功能异常 ≥ 3 个月或肾小球滤过率（eGFR）不明下降[$< 60ml/(min \cdot 1.73m^2)$] ≥ 3 个月。根据评估的肾小球滤过率水平，将 CKD 分为 5 期（CKD1~5）。终末期肾病（end stage renal disease，ESRD）的诊断为 eGFR $< 15ml/(min \cdot 1.73m^2)$。

2. 流行病学　据流行病学资料估计，CKD 患者死亡率是健康人的 15~30 倍。近年来 CKD 的患病率逐年上升，世界各地 CKD 的患病率在 7%~15% 之间，根据流行病学调查数据显示，2011 年我国成人 CKD 患病率为 10.8%，儿童 CKD 患病率数据尚不完整。随着糖尿病、肥胖和高血压的患病率增加，未来 CKD 患者的发病率还将进一步增加。

3. 临床表现　CKD 临床表现包括原发病表现、肾功能下降的表现和躯体心理功能异常的表现。

（1）原发病表现：原发病不同，其临床表现也不尽相同。常见原发病为慢性肾炎、糖尿病肾病、高血压病肾损害、遗传性肾病、慢性肾小管间质性肾炎和狼疮性肾炎等。

（2）肾功能下降表现：CKD 1~3 期可无明显症状，但随着病情进展，肾小球硬化、肾小管萎缩和肾间质纤维化等逐渐加重，进入 CKD 3b 期后，可出现夜尿增多、高血压、贫血、钙磷代谢异常，甚至不同程度的营养不良，进入 ESRD 后全身各系统症状愈加明显，如腹胀、恶心呕吐、可合并有代谢性酸中毒、高钾低钙高磷血症、甚至出现不同程度骨病。

（3）躯体功能下降和心理障碍表现：由于活动量减少、肌肉结构和功能异常、贫血、心功能下降等各种原因导致患者出现躯体功能下降，主要表现为肌肉关节酸痛、乏力、气短、易疲劳等症状，与此同时，可出现不同程度焦虑、抑郁、认知功能障碍和生活质量下降。

4. 辅助检查 慢性肾脏病主要的检查包括：尿液检查、血液检查、肾功能检查、影像学检查。

（1）尿液检查：可以了解有无蛋白尿、红细胞尿、白细胞尿、管型尿及肾小管功能损伤情况，对CKD诊治有重要意义，尤其是CKD早期的识别和筛查。

（2）血液检查：可明确有无贫血、水电解质酸碱平衡紊乱、血脂异常及机体免疫功能紊乱等情况，进一步了解病因及全身机体功能状况。

（3）肾功能检查：①血清肌酐检测。②估算的肾小球滤过率（eGFR）：计算公式包括MDRD公式、Cockcroft-Gault公式和CKD-EPI公式。临床常用的是简化MDRD公式，可明确CKD分期，有助于指导治疗。

（4）影像学检查：包括超声、CT、MRI、肾血管造影和放射性核素检查等，可了解肾脏形态学及全身各脏器功能状况。

二、康复治疗

CKD康复治疗的目的是减轻CKD透析和非透析患者身体和心理负担，调整状态，以延长生命并改善生活质量，促进回归社会；康复治疗手段主要包括健康宣教、饮食疗法、药物治疗、运动疗法、精神心理调整等在内的长期的综合性治疗。

（一）健康宣教

包括非透析患者的健康教育和日常生活指导、维持性血液透析患者的教育和日常生活指导以及腹膜透析患者的教育和日常生活指导。

1. 非透析患者的健康教育和日常生活指导 CKD进展或加重的因素有高血压、感染、心律失常心力衰竭、大手术和创伤、高蛋白或高盐摄入、肾毒性药物使用、尿路不全梗阻、糖尿病的血糖异常、血脂异常、高尿酸、吸烟、高龄等。通过合理的饮食、规范的药物和适当的运动治疗，能明显延缓CKD进展。不良的饮食习惯、不规则的使用药物和长期低活动量等均是影响患者疾病进展和生活质量以及预后的重要因素。所以，对非透析CKD患者进行健康教育和日常生活指导，主要也是重点针对以上这些促进进展和加重的因素进行防治。

（1）血压管理：高血压与CKD进展关系最为密切，饮食限制钠的摄入量是自我控制血压的基础，CKD患者摄入过多的食盐，钠从肾脏排泄障碍会导致细胞外液增加，容易引起高血压，临床表现为水肿、严重者诱发肺水肿。因此，对CKD患者进行健康教育和日常生活指导时，建议控制食盐的摄入量，每天不超过6g。CKD 1~3期不伴高血压和体液过多时，食盐摄入量依据尿钠的排泄量，CKD 4~5期伴有水肿和体液过多时，必须严格限制食盐摄入量。自我管理血压首先要正确测量血压，血压受测量时间、饮食、饮酒、吸烟、运动、洗浴等因素影响，可根据工作量、疲劳等状况而变动。因此，当血压有波动时，1小时后重新测量。测量室取坐位，同一时段，缚臂式血压计放置于心脏等高的位置测量上臂的血压，目前有手指和腕式血压计两种，以上臂血压计测量为好。自我血压管理还需重视的几种高血压即晨起高血压、假性高血压和白大衣高血压，正确的测血压非常关键，清晨血压测量：起床后1小时内，排尿后休息1~2min，并在每天饭前同一时间测量。服用降压药患者，应在用药前测量。夜间在就寝前休息1~2min测量。为了准确掌握血压变化，可连续测量或行24小时动态血压测量。家庭自测血压超过135/85mmHg需要治疗，降压目标为125/75mmHg以下。只有把握家庭血压变化情况，才能准确地做好血压的管理和治疗。必须引起注意的是，不能短期快速降压，急速降压有导致肾功能恶化的危险。有心脑血管意外病史的患者，过度降压有恶化心血管疾病的倾向，最好经过2~3个月观察，缓慢降压。

（2）改变不良生活习惯：不良生活习惯和代谢综合征与CKD发生发展密切相关。因过量饮食和运动不足导致内脏脂肪蓄积，结果出现高血压、糖尿病、脂代谢异常和腹型肥胖等，表现代谢综合征的患者容易引起蛋白尿和肾功能下降。肥胖与胰岛素抵抗相关，肥胖也会引起蛋白尿导致肥胖相关性肾病的发生，所以对于肥胖患者，建议控制饮食摄入量，同时加强运动，将体重控制到标准体重范围，体重指数（BMI）＜25。对于糖尿病患者，要通过指导饮食方法及服用降糖药来控制血糖，治疗糖尿病的基础是控制饮食和适量运动。血糖的控制目标为：维持空腹血糖在4.4~6.1mmol/L，餐后2小时血糖控制在4.4~7.8mmol/L，糖化血红蛋白（HbA_{1c}）低于5.8mmol/L。吸烟不仅与肺癌密切相关，也是心脑血管意外、糖尿病的危险因素，是CKD进展的独立危险因素，因此，对于CKD患者，应强调戒烟。大量饮酒也是CKD进展的危险因素，故CKD患者应限制饮酒量或戒酒。无心血管疾病的高血压患者，鼓励坚持进行每天30min以上的中等强度的有氧运动。

2. 维持性血液透析患者的教育和日常生活指导

（1）血压管理：透析患者血压测量条件不会导致血压值的差异。体液增加会明显导致体重增加。透析前血压增高，透析后因水分超滤后体液减少导致血压下降。有研究表明，机体肾上腺素活性随着透析前体液量的增加而轻度下降或正常，透析后因水的超滤，肾血流量下降而升高。另外，来自自主神经的交感神经兴奋也会引起血压升高。对于透析患者，血压测量必须要考虑场所（门诊、床边）、时间（透析开始、透析过程中、透析结束）、体位（坐位、卧位）、饮食前后等因素影响。稳定的维持性血液透析患者血压控制的目标值为透前＜140/90mmHg。透析中低血压的发生主要原因是透析超滤后循环血流量的降低，透析中低血压会引起内脏缺血诱发心脑血管意外、肠道痉挛和下肢抽筋等风险，为避免透析中低血压发生，必要时应降低超滤量，每次超滤量不超过干体重的5%。当营养不良的患者，血浆白蛋白降低，血浆胶体渗透压下降导致在超滤过程中水分从组织间隙向血管内移动减少而出现低血压。

（2）干体重控制：干体重指透析后患者体内过多液体全部或绝大部分被清除时的体重。理想状态是没有水钠潴留，血压正常，心胸比小于50%。对于高龄老年、有末梢血管病变、脑供血不足的患者，干体重应稍设高些，而对于心力衰竭患者，则应设稍低些。由于营养状态等的变化会影响体重，故我国血液净化标准操作规范建议每2周评估一次干体重。研究显示，透析间期体重增加不到干体重的2%和超过干体重的6%时预后不良，为了达到透析间期体重的增加量要求第1天增加干体重的3%，第2天增加5%以内，要指导患者严格限制水分的摄入量。

（3）感染的控制：透析患者免疫力低下，容易导致各种感染。感染途径包括血液感染、接触感染和呼吸道感染。通过血液感染的有HBV感染、HCV感染和HIV感染，透析时要分区管理，医护人员要有防护措施。

（4）血管通路的自我管理：维持性血液透析患者血管通路是患者的“生命线”，主要包括自体动静脉内瘘、人造血管移植物内瘘和带涤纶套皮下隧道导管。内瘘最常见并发症是感染、狭窄和阻塞，所以，要指导患者对内瘘的维护，避免各种感染发生，避免透析后压迫太紧太久，平时不能压迫内瘘血管处，每天坚持自我触摸内瘘血管杂音，发现问题及时与医生联系。带涤纶套皮下隧道导管的主要并发症也是感染和阻塞，感染与不注意自身卫生和护理操作不当有关，导管阻塞主要是血栓形成或纤维蛋白鞘形成或导管贴壁。对于糖尿病患者存在高凝状态，应指导患者在控制血糖的同时，应坚持口服抗凝活血药物，预防导管血栓形成。

3. 腹膜透析患者的教育和日常生活指导

（1）对患者和家属的培训和教育：腹膜透析（PD）疗效与血液透析（HD）相当，居家可做，且能更有效保护残余肾功能。对于有残余肾功能的患者，建议行居家PD治疗，在残余肾功能消失时，患者处于无尿期，容易出现透析不足或体液过多，及时增加PD剂量，也难以达到透析充分，日本学者提出采用PD+HD联合疗法，多数联合每周一次HD或逐步过渡到每周3次的HD，重度心力衰竭患者单独行HD有困难时，需要联合PD，甚至切换成PD治疗。PD治疗最常见的并发症为腹膜炎，与不良操作和家里的治疗环境有关。所有对CKD患者及家属的培训教育十分重要，对于每一个住院的PD患者，PD治疗每一个操作环节的注意事项都要让患者及家属反复操作，专科护士考核通过方可出院。

（2）日常生活指导：PD治疗的患者心理压力相对HD治疗更大，易产生疲劳感，常担心各种并发症发生而忧心忡忡。在饮食上，PD患者的饮食不像HD患者那样严格限制饮食摄入。饮食摄入量应根据腹膜功能、残存肾功能和心脏功能因人而异。由于无法设定PD的超滤量，所有限制每日盐的摄入量显得相当重要。由于PD治疗会引起葡萄糖负荷和蛋白质的丢失而导致营养不良，特别有必要对糖尿病患者和高龄患者的热量、蛋白质摄取量进行指导。其他，对于PD患者的洗澡、旅游、妊娠等均需医护人员的指导。

（二）饮食疗法

CKD的发生发展与患者饮食习惯息息相关，控制饮食也是CKD很多药物治疗的基础。研究已证实，饮食疗法可以明显延缓CKD的进展，但过于严格控制饮食摄入，容易造成营养不良，增加死亡风险。故合理的饮食对CKD的防治非常重要。

1. 优质低蛋白饮食　对于非透析CKD患者，改善CKD症状最有效的方法为进食优质低蛋白饮食。已有大量研究表明，低蛋白饮食，不仅可减少含氮代谢产物的产生，改善尿毒症症状，还可以明显降低肾小球血流量和肾小球滤过负荷，延缓肾小球硬化，减少尿蛋白产生及蛋白尿对肾小管间质的损伤，从而保护残存肾功能。但蛋白质又是我们身体不可缺少的营养物质，是人体组织、器官的重要组成成分，在人体内发挥着重要的生理功能。如果摄入过低可降低各脏器功能，增加营养不良的发生风险。因此CKD患者应根据个体情况，限制一般蛋白质的摄入，选择优质蛋白质。优质蛋白质主要来源于动物性食物，因此在蛋白质限量范围内，多选动物蛋白（瘦肉、鱼、鸡蛋、牛奶）；少吃来源于植物性食物的蛋白质（如谷类、豆类、硬果类等），大豆类除外。此外，限制主食是CKD饮食治疗中经常采用的方法，其目的是在有限的蛋白质中尽量给予优质蛋白质，但为了保证必须能量的摄入充足，通常采用麦淀粉替代部分主食。50g大米或面粉约含蛋白质4~5g，而50g麦淀粉仅含蛋白质0.2~0.3g。采用麦淀粉做主食后，质量差的植物蛋白质减少，节省下来的蛋白质可由优质蛋白质食物进行补足。明确每天蛋白质摄入量，首先要知道常见食物的蛋白质含量（表6-3-1），CKD各期蛋白质的摄入量要求：CKD 1~2期患者，推荐蛋白质摄入量为0.8~1.0g/（kg·d），可同时补充0.075~0.12g/（kg·d）的α酮酸制剂。CKD 3期至非透析CKD 5期患者，推荐蛋白质摄入量为0.6~0.8g/（kg·d）。血液透析和腹膜透析患者，推荐蛋白质摄入量为1.0~1.2g/（kg·d）。蛋白质摄入动物蛋白和植物蛋白比例应为1∶1。

表 6-3-1 常用食物蛋白质含量

食物	蛋白质含量 /g	食物	蛋白质含量 /g
50g 大米	4	1 个鸡蛋	8
50g 瘦肉	9	250ml 牛奶	8
50g 黄豆	18		

2. 能量供给充足 值得重视的是，限制蛋白质摄入的前提是保证足够的热量，一般为125.6~146.5kJ/（kg・d）[30~35kcal/（kg・d）]。机体能量摄入不足时，所摄入的蛋白质会被燃烧，仅为身体提供能量，而起不到合成人体成分的作用，会导致营养不良，并且可增加体内氮代谢产物的蓄积，加重肾脏负担。只有能量供给充足时，才能保证摄入的蛋白质被机体充分利用，同时也可减少体内蛋白质的分解和有害代谢产物堆积，使体内蛋白质起到更加积极的作用。糖类、脂肪是提供能量的主要营养素。非糖尿病肾病患者可适当补充一些淀粉类物质，以保证能量供应充足，且不摄入过多的植物蛋白。如果患者食欲差，通过饮食供给充足的能量有困难，则需通过静脉输液的方法予以补充。

3. 控制脂肪和胆固醇的摄入 CKD 患者普遍存在脂质转换和代谢的异常，脂代谢异常是 CKD 患者并发心血管疾病的主要危险因素之一。因此调节饮食中脂类的摄入和脂肪酸的比例，可以降低血脂，减少心血管疾病并发症，延缓肾功能减退。首先，需要严格限制动物内脏、动物性油脂。烹调油宜选用植物油，并且建议适当增加单不饱和脂肪酸高的橄榄油、茶油、花生油等植物油。蛋黄虽然胆固醇含量较高，但鸡蛋蛋白质质量好，蛋黄内维生素含量丰富，建议每天食用 1 个，或者可以采取一周之中 3~4 天每日吃一个整蛋，其余几天每天只吃蛋清的方式。

4. 酌情限制食物中的钠、磷、钾等矿物质 限制钠的摄入有助于减轻水肿、控制血压，获得适宜的血容量。不伴有高血压、水肿、充血性心力衰竭、腹水或胸腔积液的患者，每日钠盐摄入量不宜超过 5 克（盐 1 克相当于酱油 5ml）。伴有液体潴留的患者，推荐进一步减少钠盐的摄入。为了预防高钾血症的发生，同时根据血电解质的情况适当调节食物中的钾量，避免摄入含钾高的食物，含钾高的食物炒前用水煮一遍再炒可减少食物中 30%~40% 的钾。随着 CKD 的进展，肾小管萎缩和肾间质纤维化明显，内分泌功能下降，导致患者发生钙磷代谢紊乱，发生高磷血症，高磷血症是甲状旁腺功能亢进和血管钙化的启动因素，因此饮食中限制磷的摄入非常重要。有研究表明，早期限制磷的摄入有助于控制甲状旁腺激素水平，减少骨质吸收等代谢紊乱。低磷饮食还可使患者肾功能下降速率明显减慢，磷的摄入量一般＜ 800mg/d。需要强调的是，限制食物中的钠、钾、磷等成分，不应理解为不吃含量高的食物，而是说含量低的食物可多吃一点，含量高的就要少吃一点。

含钠高的食物包括咸菜、咸蛋、咸肉、酱豆腐、酱油、黄酱、调味酱料、味精等。大部分蔬菜或水果富含钾，而高蛋白质食物（例如肉类、豆类）除了磷高，钾含量也高。普通的粮食、豆类、坚果类、动物内脏等都含磷较高。

5. 微量元素、维生素的摄取 维生素分为水溶性和脂溶性两种，正常人可以从尿中排泄。维生素的补充尽量从食物中获得，新鲜的蔬菜、水果中维生素含量丰富，可适量食用。必要时，可口服维生素类药物来补充。同样，微量元素在平时的饮食摄取的情况下是不会缺少的。

6. 药物治疗与饮食疗法的相互影响 CKD治疗饮食和药物治疗是同时进行的，特别是CKD降压治疗时饮食治疗是前提和基础。CKD患者理想血压是控制在130/85mmHg以下，如24小时蛋白尿超过1g的情况下，血压要更严格控制在125/75mmHg以下，首选药物是血管紧张素转化酶抑制剂（ACEI）和血管紧张素受体拮抗剂（ARB），ACEI和ARB除了降压作用以外，还有降尿蛋白和延缓肾功能进展的作用，但这种作用在低钠摄入的情况下疗效更好。同时这两种药物都会引起血钾升高，所以服用该类药物时要限盐摄入和控制饮食中钾的摄入量，必要时服用钾离子吸附剂。脂类代谢异常是CKD的常见问题，他汀类调脂药物临床也常用。但在使用他汀类调脂药、钙离子拮抗药、促胃肠动力药和免疫抑制药等时，应避免饮用橙汁。在服用抗凝药物的情况下，纳豆、小球藻、叶绿素汁等富含维生素K的食物会影响药物的疗效。使用红细胞生成素（EPO）纠正贫血的同时常常同时补充铁剂，如果喝茶、咖啡等，会影响铁与丹宁酸的结合而阻碍铁的吸收，从而降低铁剂的疗效。

7. CKD患者的营养评估 CKD患者，无论是透析还是非透析患者，都要定期连续进行营养评估。评价营养状况，应从多方面进行评估，综合判断很重要。主要包括身体测量、生化指标检测和主观综合营养评估、营养不良-炎症评分法等方面。

（1）身体测量：身高体重（BMI）、体脂肪（上臂测量肱三头肌皮褶厚度TSF）、肌肉量（上臂围MAC和上臂肌围MAMC）。

$$\text{BMI}=\text{体重(kg)}/\text{身高(m)}^2$$

$$\text{MAMC}=\text{MAC(cm)}-3.14\times\text{TSF(mm)}$$

（2）生化指标检测：检测高敏C反应蛋白（high-sensitivity C- reactive protein，hs-CRP）、转铁蛋白（transferrin，TF）、不饱和铁结合力（unsaturated iron binding capacity，UIBC），并检测血红蛋白（hemoglobin，Hb）、血清白蛋白（albumin，Alb）、前白蛋白（proalbumin，PA）、血肌酐（serum creatinine，SCr）、血尿素氮（blood urea nitrogen，BUN）、总胆固醇（total cholesterol，TC）、总铁结合力（total iron binding capacity，TIBC）。

（3）主观综合性营养评估：主观综合营养评价法（subjective global assessment of nutrition，SGAN），内容包括体质量变化、饮食变化、胃肠道症状、活动能力、营养相关的疾病状态、体格检查6项，具体内容见附录表5、表6。

（4）营养不良-炎症评分法：营养不良-炎症评分法（malnutrition-inflammation score，MIS）是在SGAN基础上，是根据过去3~6个月透析后干体质量变化、饮食摄入、胃肠道症状、活动能力、合并症、皮下脂肪、肌肉消耗、BMI、血清Alb和TIBC 10方面对患者营养状态进行定量评估，每部分分值在0分（正常）到3分（严重）之间，最后计算总分。总分为0分（营养正常）至30分（严重营养不良）之间，分值越高表明营养不良、炎症程度越严重。总分0分为营养正常，1~8分为轻度营养不良，9~18分为中度营养不良，19~30分为重度营养不良。

（三）药物治疗

除了积极控制原发病以外，针对CKD的药物治疗包括联合使用降压药控制血压、使用EPO纠正贫血、使用非金属非钙的磷结合剂（盐酸司维拉姆、碳酸镧）降磷、补充活性维生素D纠正钙磷代谢紊乱等。透析和移植患者还使用其他多种药物治疗。

1. 降压药 ACEI、ARB、钙拮抗剂（CCB）、利尿剂和β受体拮抗剂是常用的基础降压药，药物的选择问题，国内外各种指南规定，在CKD早期首选ACEI或ARB药物，该类药物有降压、护肾的作用，如血压仍控制不良，可将ACEI或ARB与CCB类或利尿剂联合使用。在CKD 3期以后，ACEI或ARB由于扩张出球小动脉更明显，可降低肾小球有效血流量，加重肾缺血状态，故应慎用。钙拮抗剂是各类药物中不良反应最小、影响代谢最小的降压药物，被临床广泛使用。CKD并发的高血压绝大多数是难治性高血压，常需要联合多种降压药物治疗，虽然CKD引起高血压涉及机制多种，但钠水潴留引起容量负荷过重是主要因素，所以对于非透析患者要严格限制盐的摄入，可适当联合利尿剂降压，对于透析患者，除了限盐限水外，要充分透析，减轻体内容量负荷。

2. 降脂药　有他汀类和贝特类两种药物，他汀类除降脂作用外，还有很多非降脂作用，包括降尿蛋白和抗动脉粥样硬化等，两种药一般不主张联合应用，不管单用还是联合运用，都有可能引起横纹肌损伤的风险，临床使用时要特别注意。

3. 纠正贫血　CKD贫血主要是因为红细胞生成素（EPO）的缺乏，在血红蛋白（Hb）< 100g/L应考虑开始使用重组人促红细胞生成素（rHuEPO）治疗，一般剂量为80~120U/kg，分2~3次（或每次2 000~3 000U，每周2~3次），皮下或静脉给药，应根据Hb水平和上升的速率来调整剂量，目标值为110~120g/L，不建议Hb > 130g/L，超过130g/L有增加心脑血管意外的风险。患者如对rHuEPO低反应，首先分析是否有影响rHuEPO疗效的因素，影响rHuEPO疗效的因素主要有：铝中毒、感染、高血压、铁剂缺乏、严重甲状旁腺功能亢进等。其次要注意是否有纯红细胞再生障碍性贫血的可能。如果临床贫血与肾功能损害不相符，要进一步查明非肾性贫血如肿瘤、血液性疾病或风湿性疾病的可能。新型缺氧诱导因子脯氨酰羟化酶抑制剂roxadustat是一种口服纠正贫血的药物，它能促进内源性促红细胞生成素产生，抑制铁调素产生，调节铁的吸收和利用，它作用不受感染、高血压、缺铁、缺叶酸等因素的影响，临床多中心研究表明，纠正肾性贫血效果及安全性均较为理想。

4. 低钙高磷治疗　有明显的低钙患者，可口服活性维生素D_3（骨化三醇），0.25μg/d，连续服用2~4周，如血钙无改善，可将剂量增加至0.5μg/d。血钙纠正后，非透析患者不主张常规使用活性维生素D_3。凡口服骨化三醇的患者，治疗过程均需监测血钙血磷和全段甲状旁腺素（iPTH）浓度，使维持性透析患者iPTH保持在150~300pg/ml。当iPTH > 500pg/ml时，如无高钙高磷，可考虑骨化三醇冲击治疗。当iPTH > 1 000pg/ml时，应警惕有甲状腺腺瘤的发生，借助超声检查可明确，必要时需手术治疗。新型拟钙剂西那卡塞对继发性甲状旁腺功能亢进具有较好的疗效，可降磷、降钙、降iPTH和降成纤维生长因子23。控制血磷除了限制饮食摄入量和透析患者需充分透析治疗外，可应用磷结合剂口服，磷结合剂包括铝结合剂、钙结合剂和非金属非钙结合剂，长期使用铝结合剂会引起铝中毒，钙结合剂包括碳酸钙和醋酸钙，长期使用会增加血管和组织转移性钙化的风险，非金属非钙结合剂（司维拉姆和碳酸镧）可有效降低血磷而不升高血钙，所以，最新更新KDIGO指南的指出，CKD一旦出现高磷血症，首选非金属非钙结合剂。

（四）心理治疗

CKD患者，尤其是透析患者，背负着身体、精神、经济及社会的重重压力，这些压力给患者和家属都带来沉重的负担。有研究报道，CKD 3~5期患者发生焦虑、抑郁和睡眠障碍的发生率分别为71%，69%和86.5%，这些心理问题严重影响患者生活质量。对这些患者医护人员要具备足够的沟通技巧，要有足够耐心，以聆听、理解和共鸣的态度对待，尽可能明确患者的问题，必要时采用多学科共同参与方式处理。

（五）运动疗法

研究显示，活动量下降是CKD发生和发展的独立危险因素，与CKD并发症密切相关。CKD 2~5期的患者存在明显的活动量和功能下降，进行“一些”活动量与“无”活动量相比，全因死亡率和心血管死亡风险下降达50%。在CKD 2~3期的老年患者（年龄大于65岁）中，高活动量患者肾功能下降的风险降低37%。一项基于实践的长期观察性研究报告了12个国家20 920例患者的透析相关预后的研究，结果显示“简单地”在透析中心的监督运动可以通过改善维持性血液透析的患者的生理功能、睡眠质量，减少身体疼痛或厌食，缓解抑郁情绪，从而提高维持性血液透析患者的生活质量。

1. 运动疗法的临床益处

（1）对患者骨骼肌肉结构和功能的影响：运动训练使CKD患者骨骼肌纤维数量显著增加，肌肉力量和强度呈现不同程度的改善。在ESRD患者，有氧运动能有效改善肌肉萎缩及肌纤维肥大，从而改变ESRD患者的肌肉耐力及最大运动能力。

（2）有利于患者控制高血压和其他危险因素：研究发现，经过12个月的水疗康复运动训练，能降低CKD患者的收缩压和舒张压，并且能降低CKD个体机体氧化应激产物。运动训练还能增加CKD患者高密度脂蛋白水平，改善CKD患者的动脉粥样硬化，但这种作用在运动停止后1个月可能发生逆转。

（3）有利于提高透析充分性：通常情况下，血液透析后，尿素氮、肌酐等尿毒症毒素，会从相对匮乏的组织（如不活动的骨骼肌）缓慢转移到血液循环中，导致透析后循环中的这些物质浓度的“反跳”。有氧运动能通过增加骨骼肌灌注，降低这种“反跳”。如血钾、血磷在运动过程中能从细胞内转移到骨骼肌组织间液中，以达到透析过程中除去更多磷和钾的目的。

（4）改善心血管功能，改善透析患者预后：研究表明，在CKD患者，经过6个月的有氧运动训练，心脏射血分数增加了14%，心输出指数增加73%。运动训练降低透析患者静息时交感神经活动，减慢心率，从而使心律失常的发生率下降，改善其临床预后。

（5）减轻机体炎症状态，改善营养和心理适应，提高生活质量：研究显示，有氧康复运动训练无论对于健康个体，还是对于诸如冠状动脉性疾病、慢性阻塞性肺病的慢性疾病患者，均能够降低机体炎症状态。研究还显示，有氧运动还能改善患者抑郁、焦虑状态，改善患者食欲、增加蛋白质摄入及热量，进一步改善患者的营养状况。

2. 运动训练的主要风险

（1）骨骼肌肉的损伤：这可能与其常常合并有甲状旁腺功能亢进或肾性骨病有关，有研究表明与普通人群相比，ESRD患者股骨颈骨折的风险明显升高。

（2）心脏疾病：包括低血压、心律失常、心肌缺血甚至猝死，运动训练的强度越大风险越大。但有研究发现，极量运动过程中心血管事件的风险非常低，发生风险主要见于有明确心脑血管疾病史的ESRD患者，中等强度的运动康复训练对于CKD患者来说可能是安全的，此后可逐渐加大运动强度。

因此，在进行运动康复治疗前应对患者进行全面评估，以确定是否存在心血管系统、骨骼肌肉系统等临床并发症，并指导制订患者的个体化运动处方。

总的来说，运动康复训练的过程中存在一定的风险，但对大多数ESRD患者来说不运动的风险更大，而选择适当的运动方式会降低风险获益比，对于CKD患者来说有氧运动则是安全的。可以通过延长热身运动时间、避免高强度的运动训练、从低强度的运动开始、逐渐增加运动量、定期对患者进行评估等预防措施将风险最小化。

3. 运动疗法的目标　基于运动研究的证据，建议肾脏运动康复服务应该包括以下目标：①增加机体生理残存能力；②改善肌力，减少生理功能受限（或尽量阻止其恶化）；③减少 CKD 相关合并症的数量及严重程度。长期目标应该包括指导、鼓励 CKD 患者坚持合适水平的每日活动量，来获得健康收益，更好的生活质量和幸福感，减少合并症和死亡率。

4. 运动训练的康复评定指标 在运动康复训练前后应评定腹透患者的躯体、精神、言语和社会功能，以选择合适的运动方式，制订个体化运动处方，定期对运动治疗效果做出评估。

（1）日常生活活动能力（ADL）：ADL 的概念由 Sidney Katz 于 1963 年提出，指一个人为了满足日常生活的需要每天所进行的必要活动。常用的 ADL 量表评定方法有 Barthel 指数、Katz 指数、PuLSES、FIM 等，其中 Barthel 指数是康复医疗机构应用最广泛的一种，评定简单，可信度、灵敏度高，不仅可以用来评定康复治疗前后的腹透患者的功能状况，而且可以预测治疗效果、住院时间及预后。

（2）心肺耐力（cardiorespiratory endurance）：心肺耐力是循环呼吸系统保证机体长时间肌肉活动时营养和氧的供应以及运走代谢废物的能力。主要影响因素有：最大摄氧量（maximal oxygen uptake，VO_2max），是反映心肺功能状态和体力活动能力的最好生理指标；无氧阈（AT）是机体内供能方式由有氧代谢为主向无氧代谢过渡的临界点，表明体力活动和心肺系统能为肌肉提供足以维持有氧代谢摄氧量的最高水平；代谢当量（MET）是能量代谢的一种表示方式，健康成年人在坐位安静状态下消耗 3.5mlO_2/（kg · min）等于 1MET，不同人在从事相同的活动时其 METs 值基本相等，因此可用来表示任何一种活动的运动强度。

（3）肌肉耐力（muscular endurance）：肌肉耐力是肌群能够长时间收缩或重复收缩的能力，需要充足的能量供应和正常的神经支配，当腹透患者存在营养不良、心肺功能减退、长期卧床、合并中枢或周围神经系统病变时都会导致肌肉耐力下降。文献显示，腹透患者的最大握力只达到健康对照组的 70%。

（4）生活质量（quality of life，QOL）：世界卫生组织对 QOL（1997）所下的定义是：在不同的文化背景及价值体系中，生活的个体对他们的目标、愿望、标准以及自身相关的事物的生存状况的认识体验。常用的评定方法有世界卫生组织生活质量测定简表、简表 SF-36、ESCROW Profile 量表、费城精神量表改良版、功能性限制分布量表、生活满意指数量。

5. 运动训练的个体化处方 针对无贫血 CKD 患者的研究表明，每周 2 次的有氧运动即可提高患者的日常生活活动能力（包括功能容量和自我评价的躯体功能）。研究表明，运动量为 2~3 次 / 周或 4~5 次 / 周，患者的死亡风险要低于每天运动的患者。因此 CKD 患者可选择低到中度的运动强度，每周 3 次，运动强度为达到预计最大心率的 60%~80%。

CKD 患者符合有以下情况之一应考虑制订“运动处方”：①日常生活能力明显减退；②严重肌肉无力和功能下降；③心血管疾病的症状（心悸、气短、胸闷、胸痛、端坐呼吸、水肿、咳嗽、咯血等）和日常生活活动中伴有呼吸困难；④害怕运动，缺少自信；⑤以往没有运动经验；⑥严重的生理功能障碍。潜在疾病管理良好的、不符合以上标准的患者应该考虑：①转诊到社区进行活动康复计划；②开具自我管理活动和运动计划的书面处方，直到下次随诊再评估。

运动方式包括有氧运动、抗阻运动、有氧联合抗阻运动。CKD 患者可选择透析中心有监督的运动计划或家庭运动康复。

有氧运动：步行、快走、慢跑、竞走、滑冰、长距离游泳、骑自行车、打太极拳、跳健身舞、跳绳 / 做韵律操、球类运动如篮球、足球等等。有氧运动特点是强度低、有节奏、不中断和持续时间长。

抗阻运动：杠铃弯举、直立提拉、躬身提拉、卧推、过头推举、仰卧起坐、深蹲起、哑铃提踵等。

系统化运动处方应包括以下内容：①以运动频率（frequency）、强度（intensity）、时间（time）、类型（type）（FITT）为原则进行运动处方：频率：稳定的维持性血液透析患者可以安全的按照指定运动处方在透析开始的前 2 小时内，每周 3 次进行运动。参与规律日常运动量的建议可以按照目前老年人的运动量给予建议，每周的大部分时间进行运动。强度：慢性肾脏病所有分期的患者（透析患者在透析中或非透析日进行）进行中等强度[按照美国运动医学会（ACSM）的标准]的有氧运动（或抗阻运动）训练，对改善心血管耐力和肌力是安全且有效的。时间：个体的基础水平和临床状况决定了运动处方可以安全进行的时间范围。类型：没有报道哪种类型的运动在 CKD 患者中受到限制。然而，文献中强调了前面提到的安全注意事项。②鼓励进步，监测不良反应、依从性和退步。运动剂量正确是非常重要的，但所有 FITT 组分很难量化。因此，强调应该给予可持续性逐渐递增的运动建议。③至少每 4~6 个月再评估生理功能和运动量，重新调整运动康复治疗计划，及时提供反馈。④列出目标、结果和患者进步状况。

6. 运动训练注意事项　当建议和监督 CKD 患者运动时，需要考虑到以下安全注意事项：①血糖＞ 13.9mmol/ 或＜ 5.6mmol/L 时暂缓运动；②有低血糖倾向的患者应该在运动前、运动时和运动后测量指尖血糖，同时备好高糖的点心，如糖、枣、米饼、馒头、蜂蜜等；③如果有深静脉血栓的症状，如小腿不正常的水肿，发红和疼痛时要暂缓或停止运动；④有开放性伤口及没有愈合的溃疡时应该避免游泳及负重运动，直到溃疡完全愈合；⑤应该告诉患者如何避免引发 Valsalva 动作（深吸气后屏气，再用力做呼气动作）反应，特别是在肌力训练时；⑥如果有头晕、严重头痛或心率、血压反应的波动时应该延缓或停止运动；⑦需要咨询肾脏科医生有关运动和药物的相互作用，如果规律运动的患者持续的出现透析和运动后的低血压和不适时，需要调整药物剂量；⑧透析患者理想的生理功能评估应该在透析间期、非透析日、非周末后及非透析前后进行；⑨只要动静脉内瘘愈合良好且没有连接透析时，内瘘侧肢体就可以运动；⑩腹膜透析患者干腹时运动更得心应手，但要避免运动时对横膈加压以免引起不适或置管处漏液。

规律运动量在心血管疾病和糖尿病中的获益已经得到共识，目前的数据已经显示了在 CKD 患者中类似的获益，但证据还需要加强。因此建议每一个稳定的 CKD 患者，无论年龄、性别、合并症或以前的运动经历情况如何，都应该给他们提供安全有效地增加运动量的个体化书面建议，以达到以下目的：①增强生理活动的自信和自我效能；②减少生理功能退化和相关的日常生活限制；③增加生理功能储备；④减少并发症；⑤提高生活质量水平。

（钟鸿斌　黄继义）

第四节　盆底疾病康复指南

一、概述

随着人口老龄化的进展和人民对生活水平要求的逐渐提高，越来越多的人开始重视盆底疾病（pelvic floor dysfunction，PFD）以及其所带来的困扰。目前盆底疾病的康复治疗已在妇产科、泌尿科、肛肠科等不同的科室，由于治疗者的角度和视野的不同，选择的评估手段和治疗手段也存在较大的差别，故对于盆底疾病的认知、诊治和康复也受到了康复医学界的高度重视。本指南主要参考国际尿控协会（International Continence Society，ICS）、国际妇科泌尿学会（International Urogynecology Association，IUGA）等学会关于盆底疾病的相关指南，旨在规范我国盆底疾病的康复医疗工作，提高盆底疾病的诊断、治疗和康复水平。

（一）定义

盆底疾病（pelvic floor dysfunction，PFD）是指盆底无法完成对盆底器官的支持作用或者不能维持盆底器官行使正常的功能，而引起的盆底器官支持结构损伤或功能紊乱的一系列功能障碍，这些功能障碍可能累及盆底范围内的膀胱、阴道、直肠等器官中的一个或多个器官，从而导致尿失禁、大便失禁、盆腔器官脱垂、盆底疼痛以及性功能障碍等在内的一系列症状。

（二）范围

盆底疾病主要涵盖了以下 5 个方面：排尿功能紊乱如尿失禁、尿急、排尿踌躇、尿流缓慢、排尿不尽等，排便功能紊乱症状如粪失禁、便秘、用力排便、排不尽感等，盆腔器官脱垂如外阴肿物突出、腰酸下坠感、行走摩擦等，盆腔疼痛如慢性盆底疼痛、骨盆带周围疼痛、性交痛等，性功能紊乱如性欲低下、性唤起障碍、性高潮缺乏、性交困难等。

1. 尿失禁　2002 年，国际尿控协会（International Continence Society，ICS）将尿失禁定义为“任何客观上的不自主的漏尿”，尿失禁主要分为压力性尿失禁（stress urinary incontinence，SUI）、急迫性尿失禁（urge urinary incontinence，UUI）和混合性尿失禁（mixed urinary incontinence，MUI）三种类型。

不同类型尿失禁的发生率变化程度较大，流行病学研究显示 60 岁以上女性中尿失禁的患病率为 17%~55%，年龄超过 65 岁的男性中尿失禁的患病率为 11%~34%。

2. 大便失禁（fecal incontinence，FI）　是指反复发生的不能控制的粪质排出，包括被动型大便失禁（患者无意识的粪便外漏）、急迫型大便失禁（患者有意识但主观无法控制）和漏粪（紧随 1 次正常排便之后的粪便漏出）。大便失禁在整体人群中的发生概率约为 2.2%~8.3% 之间，且女性和男性的发病率均随着年龄的增长逐渐增加。

3. 盆底器官脱垂　是指盆底的器官不能维持正常的位置和功能，可出现局部疼痛、出血和渗液等症状、排尿排便障碍、感染，排尿排便习惯改变以及生活质量下降。临床上，根据症状以及手法检查可进行诊断，盆底器官脱垂定量量表（POP-Q 评分）以及相关影像学检查可明确器官脱垂程度。流行病学研究显示，存在盆底器官脱垂症状的女性约 8%，其中体格检查显示不同程度的脱垂率为 31%。

4. 盆底疼痛　包括了骨盆带周围疼痛、盆底疼痛和性交疼痛等范畴，其发病的机制较难辨别，故盆底疼痛的鉴别诊断十分困难，在美国，盆底疼痛患者患病率为 4%~16%，大约占所有妇科门诊的 10%。可导致盆底疼痛的疾病包括了妇科炎症、泌尿系感染 / 结石、膀胱肿瘤、间质性膀胱炎、慢性前列腺炎、盆腔炎、子宫内膜异位、神经源性膀胱以及盆底肌筋膜炎和肌肉痉挛等疾病。

5. 性功能障碍　包括性欲缺乏、性唤起障碍、不能达到性高潮或性交痛等。年龄、激素分泌、药物以及心理等因素均可导致性功能障碍。此外，脊髓损伤等神经损伤可导致多种形式的性功能问题。性功能障碍由于涉及的敏感性和隐私，导致患病率的研究常常缺乏代表性，国外研究发现女性性功能障碍的发病率可高达 43%。

（三）病理生理机制

盆底功能障碍的发生与年龄增大、肥胖、激素分泌、怀孕、分娩、重体力活动、慢性便秘、慢性咳嗽、神经肌肉损伤等因素密切相关，不同的疾病其发生的机制存在较大的差别。

膀胱充盈时，大脑皮层向下发放冲动，传至骶髓初级排尿中枢，引起盆神经传出纤维兴奋，同时抑制腹下神经和阴部神经，引起膀胱壁逼尿肌收缩，内、外括约肌舒张，从而引起排尿。控制排尿的神经或肌肉收缩功能障碍可导致逼尿肌和/或括约肌的收缩功能下降或协同收缩失调，从而引起排尿障碍。

当粪便充满直肠，大脑皮层而产生便意，使乙状结肠和直肠收缩，肛门括约肌舒张，腹内压增加，促进粪便排出体外。当排便反射弧的某个环节被破坏，如切除齿线上4~5cm肠段、腰骶段脊髓或阴部神经受损伤、肛管直肠环断裂等，均可导致排便障碍。

盆腔的器官脱垂与盆底肌源性损伤、神经源性损伤和结缔组织成分变化等原因密切相关，如分娩损伤、腹压持续增加和伴随增龄的肌肉功能减退等原因。

盆底疼痛源自胃肠道、泌尿道、妇科疾病、肌肉骨骼、神经系统等多个系统，疼痛表现形式不尽一致，可表现为下腹牵拉痛、性交疼痛、外阴疼痛、膀胱疼痛综合征等。故必须仔细询问患者疼痛病史，并对各系统进行全面的评估，以及疼痛是否与月经、心理情绪、用药、直肠膀胱功能、性交和其他身体活动等存在相关。其表现各异：内脏疾病所致钝痛常弥漫存在、难以定位，躯体痛可准确地描述具体位置，周期性的盆腔痛可与月经以及激素分泌相关，产后盆底痛则需考虑肌肉骨骼损伤，神经卡压可以出现电击样或灼烧样疼痛等。

中枢或外周神经系统疾病均可引起性功能障碍，如脊髓损伤、多发性硬化、痴呆、糖尿病性神经病变等。雌激素和雄激素浓度降低如丘脑-垂体-性腺轴的功能失调，手术或药物去势，绝经、卵巢功能早衰及长期服用避孕药等是性功能障碍的内分泌相关的原因。此外，相关的影响因素还包括生殖器官血供不足、社会心理因素和药物等多重因素。

二、康复评估

（一）运动学评估

1. 盆底的外阴检查　盆底肌肉检查前需进行外阴情况检查，以明确患者外阴发育是否正常、小阴唇分离情况、包皮是否过长等。Valsalva运动时评估是否有外阴膨出物、尿道下移、尿液喷出等。此外，还有下尿路棉签试验、诱发试验、膀胱颈抬举试验和肛门括约肌张力检查等。

2. 盆底的肌力评估　国际尿控协会（International Continence Society，ICS）发布的盆底肌肉组织张力评估分为正常、亢进、减弱和缺失等4种情况。Laycock改良牛津评分法（modified Oxford scale，MOS）为6级制，0=无收缩；1=收缩感或颤动收缩；2=微弱，患者可以收缩盆底肌肉，部分包绕检查者的手指；3=中等程度，检查者可感受到手指被完全包绕；4=良好，检查者可感受到手指被完全包绕，并被稍拉向阴道内腔室；5=强，患者收缩有力，检查者手指被完全包绕并被拉进阴道内。此外，还可采用阴道压力数字检测法进行阴道收缩力的量化测试。

3. 盆底的感觉和反射评估　感觉系统检查分为浅感觉检查、深感觉检查和复合（皮质）感觉检查。反射检查包括腱反射、皮肤反射、病理反射等。盆底功能障碍性疾病患者应注意膝反射、踝反射、跖反射、腹壁浅反射、肛门反射和球海绵体反射的检查。

4. 姿势和呼吸模式评估　盆底疾病的患者主要关注骨盆及周围的姿势检查，明确是否存在耻骨联合分离、骨盆倾斜等相关康复问题。呼吸功能检查时需注意呼吸运动的频率、节律、费力程度和呼吸模式，也要注意观察受试者呼吸过程中主要呼吸肌和辅助呼吸肌的参与情况。

（二）试验和量表筛查

1. 试验　压力试验是患者连续用力要咳嗽数次时观察尿道口有无漏尿现象。膀胱颈抬高实验是在咳嗽可见漏尿的患者中以中指及示指伸入阴道内尿道两侧，观察患者咳嗽是否漏尿。球囊逼出试验是在直肠内置入球囊并间断注入气体，观察出现扩张感觉的阈值、直肠恒定感觉值和最大耐受度，用于筛选出口功能障碍引起便秘者。此外还有棉签实验等相关检查。

2. 量表　尿失禁问卷表简表（ICI-Q-SF）由国际尿失禁咨询委员会定制，包括了漏尿次数、漏尿量、漏尿对日常生活影响程度以及什么情况下发生漏尿等方面的内容，用于尿失禁筛查。尿失禁问卷表（ICI-Q-LF）由国际尿失禁咨询委员会定制，较尿失禁问卷表简表更详细，可观察尿失禁的严重程度等情况。POP-Q 评分（pelvic organ prolapse quantitation，POP-Q）可量化评估盆底器官脱垂的程度。此外，还包括了便秘评估量表（constipation assessment scale，CAS）、性功能调查表（derogatic sexual functioning inventory，DSFI）、性满意度评价（sexual satisfaction scale for women，SSS-W）等问卷量表，可根据患者情况进行选择。

（三）影像学检查

1. X 线　骨盆 X 线检查可观察骶髂关节、耻骨联合和骨盆是否旋转、过度前倾后倾等情况。结肠传输功能测定可对受检者定时行 X 线检查并观察口服的不透 X 线的标记物从胃肠通过的情况进行胃肠蠕动情况和便秘分型的判断。

2. 超声检查　B 超检查包括：前盆腔观察 Valsalva 动作后膀胱颈开放的“漏斗形成”和过度下降情况；中盆腔分别观察静止和 Valsalva 动作后有无子宫下移；后盆腔观察肛门内外括约肌连续性是否完整。

3. 磁共振检查　能清楚显示子宫颈、阴道顶以及筋膜、韧带等解剖结构，盆底动态磁共振检查可实时显示括约肌解剖和整体盆底运动功能及解剖异常。磁共振排便造影将对比剂灌入直肠以刺激排便，观察患者在静止、强忍和用力排便各时相的肛门直肠角、耻骨直肠肌不适当地收缩和会阴下降程度等。

（四）表面肌电检查

盆底表面肌电检查主要是 Glazer 盆底肌表面肌电评估方案。主要分 5 个阶段：①前静息阶段反映静息状态下的肌肉张力；②快速收缩阶段评估快肌纤维的功能状态；③连续收缩阶段评估快慢肌结合收缩的稳定性；④耐力收缩阶段评估慢肌纤维长时间持续收缩的能力和稳定性；⑤后静息阶段观察盆底肌在完成评估后的肌肉张力。

三、康复治疗

盆底功能障碍的治疗除针对原发病的对因治疗以外，还可进行恢复盆底器官位置和肌肉功能以及相关并发症的对症治疗，主要包括盆底肌的提肛收缩训练即凯格尔训练、盆底肌电刺激训练、盆底肌生物反馈训练、盆底肌磁刺激和针灸等传统康复治疗方法。药物治疗和手术治疗主要归属于泌尿科、妇产科、肛肠科、消化科等相关科室，以下主要介绍康复相关的保守治疗手段。

（一）凯格尔训练

盆底肌的凯格尔训练通常称为“提肛收缩”，是通过自主、反复的盆底肌肉群收缩和舒张练习，增强支持尿道、膀胱、子宫和直肠的盆底肌特别是耻骨尾骨肌的肌力和张力、增加尿道阻力、恢复松弛的盆底肌，适用于轻中度尿失禁、盆底器官脱垂等。在训练前首先需要排空大小便，然后平卧于床上，注意力集中时进行盆底肌肉的收缩，可用手指插入阴道或肛门来感受肌肉收缩的强度，收缩需反复进行并逐步增加收缩难度。

家庭功能康复器如阴道哑铃等器材的应用可以增强盆底肌训练的效果。根据评估的结果选择适当大小质量的阴道哑铃塞入阴道，在执行训练过程中持续保持阴道的收缩以避免阴道哑铃滑出，可加强盆底肌肉的持续收缩能力。行为训练即生活方式等干预训练，可从心理、行为习惯等方面对患者进行训练，可加强盆底肌训练的效果。

（二）电刺激训练

盆底肌电刺激属于理疗的一部分，是一种被动的训练方式，通过电刺激可以唤醒肌肉本体感受器，改善局部组织血液循环，易化神经反射或引起肌肉强直收缩。将探头插入阴道（已婚）或直肠（未婚）可进行盆底肌电刺激（pelvic floor electrical stimulation，PFES）和直肠电刺激（rectal probe electrical stimulation，RPES）。

盆底肌的电刺激可通过直接刺激盆腔组织器官或支配它们的神经纤维，从而对效应器产生直接作用引起肌肉收缩，同时，盆底肌电刺激可反馈性地增加中枢神经系统发出的神经冲动，调动更多的肌纤维参与肌肉收缩，增大盆底肌的收缩力量。长期的盆底肌电刺激可引起肌纤维增粗、细胞核体积和数量显著增加、DNA 含量增加、肌纤维内线粒体数量显著增多，从而改变盆底肌肌纤维的组成成分。盆底肌电刺激还可增加肌纤维周围毛细血管血液循环，提高血氧浓度同时降低肌纤维周围组织液代谢产物的浓度，从而增加肌肉收缩的耐疲劳性。

不同频率的电刺激可以达到镇痛、增强肌力、易化神经反射等效果，盆底肌电刺激的频率在 25~50Hz 之间可引起肌肉强直收缩，进一步的频率增加者引起肌肉收缩的减弱，故盆底肌电刺激时肌力训练一般选择 50Hz，耐力训练一般选择 20~30Hz。盆底肌电刺激可兴奋阴部神经 - 腹下神经反射而增加膀胱尿道括约肌作用和抑制阴部神经 - 盆神经反射而抑制逼尿肌收缩，从而缓解膀胱过度活动和急迫性尿失禁，激活盆底功能。电刺激的频率在 10Hz 左右可有效促进阴部神经的反射调节作用，故盆底肌的神经调节一般选择 10Hz。

（三）生物反馈训练

盆底肌的生物反馈（biofeedback，BF）训练一般为肌电引导的生物反馈训练，能够快速、准确地将信息反馈给操作者，使受试者对其自身的生理功能有了直观的了解和有针对性的控制。通过声音、视觉的反馈达到指导正确的盆底肌收缩方式、增强肌肉收缩或充分放松肌肉的效果，适用于盆底肌肉存在一定收缩且能配合进行训练的患者。

生物反馈作为一种重要的治疗方法用于盆底功能障碍的患者（包括盆底肌协同障碍、肌性盆底肌痛、盆腔器官脱垂等导致的慢性便秘、尿失禁、排便失禁以及盆底痛）已有 30 余年的历史，但在治疗方法、疗效、疗程及远期效果评估等方面还没有形成统一的标准。

生物反馈的实质是训练大脑控制盆底肌群协调和放松的技术，主要通过测量盆腔内压力或采集盆底肌肉运动的肌电信号，让患者感知理解，从而建立大脑和盆底肌肉之间联系，重建外部条件反射，训练或部分代偿已经受损的内部反馈通路。盆底肌生物反馈训练可适用于轻中度子宫脱垂或阴道膨出、各种尿失禁和粪失禁以及阴道松弛、阴道痉挛、性生活不满意、性交痛者等。如尿潴留患者可利用生物反馈治疗进行有意地放松括约肌，而尿失禁可通过生物反馈进行有意识地括约肌收缩训练等。

（四）运动训练

盆底是一个腹腔和盆腔组成的盆腹动力系统中的一部分，故整个系统中的某一部分损伤均可导致盆底功能障碍的发生。盆底疾病的发生和发展与盆底肌肉、韧带、筋膜等支持组织薄弱、骨盆稳定性较差及神经卡压等因素相关。盆底功能障碍患者存在多种原因导致的骨盆姿势倾斜、肌肉短缩、产后耻骨联合分离和腹直肌分离情况、呼吸模式异常等问题，故可根据情况针对性地进行骨盆矫正训练、肌肉牵伸训练、呼吸模式调整、核心稳定控制训练、腹直肌恢复训练以进一步巩固盆底 - 腹腔动力系统的稳定性。

许多盆底疾病的患者存在盆底筋膜紧张等情况，筋膜的长期紧张和挛缩可限制肌肉活动范围和肌肉收缩能力从而引起相邻肌肉的代偿性收缩和代偿模式的形成，长期的代偿可引起代偿肌肉的劳损和被代偿肌肉的功能下降并引发一系列盆底功能障碍的发生，故需要进行盆底肌筋膜松解和肌力训练治疗。

尿失禁的患者多数存在盆底肌收缩能力下降，但在盆底肌肉收缩功能训练过程中，需根据患者的盆底肌收缩能力进行区分训练。当患者的肌肉收缩能力相对较差时，可进行盆底肌的激活手法训练。当患者的肌肉收缩功能较好时，可采用盆底肌强化手法训练，主要是渐进性的盆底肌抗阻训练和不同难度体位姿势下的肌力训练如咳嗽情况下的盆底肌收缩训练。

盆底器官脱垂的患者主要进行盆底肌的肌力及耐力训练。对于盆底肌力 0~2 级的患者，运用神经肌肉本体感觉促进技术促进盆底肌肉收缩，整体激活盆底肌肉。对于盆底肌力 3~4 级的患者，可运用软组织牵伸技术及肌肉能量技术进行肌力训练，主要采用抗阻训练，阻力由轻到重逐渐增加。如患者合并有神经粘连或卡压等情况，可进一步采用神经松动技术。

对于排便障碍患者，进行完善的康复评估，根据相应的情况可进行脊柱、骨盆位置异常的调整、软组织牵伸技术、神经松动术和筋膜松解术等。

盆底疼痛的病因和发病机制尚不明确，运动治疗和手法治疗可改善盆底的肌肉收缩、缓解筋膜紧张、促进盆底血液循环和淋巴回流，提高肌肉的兴奋性、抑制肌肉的异常张力并缓解神经卡压等。通常，在治疗慢性盆腔疼痛时，除了松解盆腔肌筋膜，还要松解腰腹部、臀部、大腿肌筋膜。

（五）传统治疗

1. 针灸治疗　是一种外治方法，以中医学的基本理论、经络和腧穴学说为辨证论治的依据，通过针刺、艾灸的方法刺激机体，激发、调动其自身的调整功能，来改善、纠正机体紊乱的功能状态，使之趋于正常。1979 年世界卫生组织提出并建议在全世界推广应用的针灸治疗病症 43 种，其中盆底功能障碍性疾病 2 种；2003 年针灸治疗适应证更新为 4 类 107 种，其中盆底功能障碍性疾病 4 种。传统治疗中，常用的针灸多取穴为腰背部相关穴位或骶尾部“八髎穴”配合电针仪器或艾灸进行大小便失控的治疗，此外，针刺阴部神经原理取穴的电针治疗如“骶 4 针”和“腹 4 针”电针方法可明显改善尿失禁、尿潴留等症状。

针灸治疗盆底功能障碍疾病最常见的取穴位置是八髎穴。八髎穴位于 4 对骶后孔中，是上髎（S1）、次髎（S2）、中髎（S3）和下髎（S4）的总称。八髎穴下的神经冲动传入 S1~S4 节段，与骶髓排便中枢（S2~S4）接近。针刺八髎穴可刺激 S2~S4 神经节段，调节支配盆内脏器的盆神经和支配盆底的阴部神经，改善盆腔脏器和盆底肌功能，与骶神经调节有相似之处。

针灸治疗盆底功能障碍疾病近年来也常用"骶四针"疗法。骶四针（上、下、左、右四针），操作上，上针刺点位于骶骨边缘旁，平第四骶后孔水平处（双侧）。使用100mm长针直刺，针刺深度为3~3.5寸，使针感达尿道或肛门。下针刺点位于尾骨尖旁开0.5寸（双侧），使用100mm长针，向外侧（坐骨直肠窝方向）斜刺，2.5~3.5寸深，使针感达尿道。针感达上述部后接电针仪。电针采用连续波，强刺激以患者不感到难受为度，每次持续60min。电针期间需保持盆底肌以尿道为中心有节律地向上（头部方向）强烈收缩的感觉。治疗隔日1次，治疗次数视病情而定。

2. 腹部按摩以及手法推拿治疗　可增加肠胃蠕动从而改善便秘和腹泻等症状，阴道或肛门按摩可缓解紧张或痉挛的局部肌肉，扳机点的按摩可以缓解局部疼痛等症状。中药熏蒸疗法是传统中医的一种外治方法，药物通过皮肤逐层渗透进入血液循环而发挥药效，熏蒸过程的热效应作用于人体的相应部位，可改善盆底肌肉血液循环、缓解局部肌肉紧张。

3. 灸法治疗

（1）针对尿失禁患者的灸法治疗：取神阙穴，先以细盐、肉桂末拌匀，覆盖于神阙穴上，将脐窝填平，盖上厚约1mm、上刺数孔的姜片，置枣子大小的艾柱，点燃，连灸3壮。

（2）针对尿潴留患者的灸法治疗：取神阙穴，取葱白两根、食盐20g、艾绒适量。葱白捣泥压饼一块（厚约0.3cm），将艾绒捻成圆锥形艾柱，备1~4炷，先将盐（炒黄冷却）放入神阙穴填平，将葱饼、艾柱置于盐上点燃，灸至腹内温热。

4. 中药熏蒸疗法　根据治疗疾病的需要，通过中医辨证论治原则配制一定的中药组成熏蒸药方，利用药物和水沸腾产生的蒸汽熏蒸患者疾患处，通过熏蒸的热能和对症的药物相互影响，共同作用发挥生理药理效应，治疗相应疾病的一种方法。中药熏蒸促进血液循环、促进药物吸收、促使汗液分泌、调节神经系统功能、缓解肌肉痉挛和抗炎止痛等作用。马玉芳取方蛇梅散熏洗，该方具有健脾益气，补肾固涩，清热除湿的功效，并配合盆底肌训练治疗对压力下尿失禁患者取得较好疗效，也有较多学者对于慢性盆腔炎、子宫脱垂、便秘等盆底功能障碍疾病的中药熏蒸治疗进行研究。

（六）其他治疗

1. 盆底磁刺激　可应用于排尿障碍、排便障碍和盆底疼痛等盆底肌疾病的康复治疗。磁刺激主要应用脉冲磁场作用于神经肌肉组织，改变神经细胞的膜电位，使之产生感应电流，影响肌肉组织代谢和神经电活动，从而引起一系列生理生化反应的技术。不同刺激参数（模式、频率、强度、间隔、持续时间、刺激位点、刺激方向等）的磁刺激产生不同的神经生理效应，低频刺激模式引起神经细胞的抑制作用明显，高频刺激模式则引起兴奋。

2. 药物治疗　针对较重的尿失禁患者可采用胶原蛋白、自体同源的脂肪、玻尿酸微球等注射治疗改善尿失禁。而针对尿道括约肌痉挛、慢性便秘以及盆底痛在常规保守治疗效果欠佳时可采用肉毒毒素注射治疗，肉毒毒素治疗注射后直接作用于神经肌肉接头处，通过阻断神经突触前膜Snare蛋白的胞吐释放神经递质乙酰胆碱，从而导致肌肉松弛性麻痹，并达到治疗效果。骶神经电刺激植入术可针对骶神经进行电刺激和神经调节，广泛应用于失禁的治疗。胃肠蠕动功能障碍者可进行胃肠功能起搏治疗，盆底器官脱垂者可采用激光治疗等手段，而严重的盆底障碍患者可根据情况进行手术治疗。

（李建华）

参考文献

[1] 弗朗西丝・利斯纳. 盆底功能 12 周康复方案. 北京：北京科学技术出版社，2020.

[2] 上月正博. 肾脏康复. 江钟立，译. 北京：人民军医出版社，2017.

[3] 马迎春. 慢性肾脏病患者的功能障碍及康复策略. 北京：科学出版社，2018.

[4] 中华医学会心血管病学分会，中国康复医学会心血管病专业委员会，中国老年学学会心脑血管病专业委员会. 冠心病康复与二级预防中国专家共识. 中华心血管病杂志，2013，41(4)：267-275.

[5] 中华医学会心血管病学分会预防学组，中国康复医学会心血管病专业委员会. 冠心病患者运动治疗中国专家共识. 中华心血管病杂志，2015，43(7)：575-588.

[6] 中国医师协会康复医师分会肾康复专业委员会. 我国成人慢性肾脏病患者运动康复的专家共识. 中华肾脏病杂志，2019，35(7)：537-543.

[7] 方克伟. 女性盆底疾病临床诊断与治疗. 北京：科学技术文献出版社，2019.

[8] 牛晓宇. 女性盆底康复学. 成都：四川大学出版社，2019.

[9] 王达，徐栋，庄兢，等. 盆底功能障碍性疾病诊治与康复：肛肠分册. 杭州：浙江大学出版社，2019.

[10] 王忠民. 女性盆底超声精细解剖图谱与实践操作. 北京：科学技术文献出版社，2017.

[11] 吕坚伟，张正望，文伟. 盆底功能障碍性疾病诊治与康复：泌尿分册. 杭州：浙江大学出版社，2019.

[12] 张广美，谢臻蔚，孙秀丽，等. 盆底功能障碍性疾病诊治与康复：妇产分册. 杭州：浙江大学出版社，2019.

[13] 张新玲. 实用盆底超声诊断学. 北京：人民卫生出版社，2018.

[14] 李建华，王于领. 盆底功能障碍性疾病诊治与康复：康复分册. 杭州：浙江大学出版社，2019.

[15] 杨欣. 女性盆底疾病掌中宝. 北京：北京大学医学出版社，2019.

[16] 国家卫生和计划生育委员会疾病预防控制局. 中国居民营养与慢性病状况报告(2015). 北京：人民卫生出版社，2015.

[17] 施国伟，王阳贇. 改良型盆底优化训练疗法. 北京：人民卫生出版社，2018.

[18] 胡大一. 中国心血管疾病康复/二级预防指南-(2018 版). 北京：北京科学技术出版社，2018.

[19] 夏志军. 女性泌尿盆底疾病临床诊治. 北京：人民卫生出版社，2016.

[20] 曹雁. 盆底超声诊断学. 天津：天津科学技术出版社，2018.

[21] 葛静. 妇产科盆底整复技术. 北京：科学技术文献出版社，2017.

[22] 韩璐，曲学玲. 女性盆底疾病. 沈阳：辽宁科学技术出版社，2020.

[23] American Association of Cardiovascular and Pulmonary Rehabilitation. Guidelines for cardiac rehabilitation and secondary prevention programs. 5th ed. Nabucco: Human Kinetics Publishers, 2013.

[24] Beer-Gabel M. Overactive Pelvic Floor: Gastrointestinal Morbidities. Springer, 2016.

[25] Julia Saraidaridis, Liliana Bordeianou. Utility of Pelvic Floor Testing for Clinical Assessment of Pelvic Floor Disorders? Springer, 2018.

[26] Buckingham SA, Taylor RS, Jolly K, et al. Home-based versus centre-based cardiac rehabilitation: abridged Cochrane systematic review and meta-analysis. OpenHeart, 2016, 3(2): e000463.

[27] Enache T. Pelvic floor disorders. Sciendo, 2019.

[28] Fletcher GF, Ades PA, Kligfield P, et al. Exercise standards for testing and training: a scientific statement from the American Heart Association. Circulation, 2013, 128(8): 873-934.

[29] Gaspari A L, Sileri P. Pelvic Floor Disorders: Surgical Approach. Springer, 2016.

[30] Gordon D A , Katlic M R. Pelvic Floor Dysfunction and Pelvic Surgery in the Elderly: An Integrated Approach. New York: Springer, 2017.

[31] Leon AS, Franklin BA, Costa F, et al. Cardiac rehabilitation and secondary prevention of coronary heart disease: an American Heart Association scientific statement from the council on clinical cardiology (Subcommittee on Exercise, Cardiac Rehabilitation, and Prevention) and the council on nutrition, physical activity, and metabolism (Subcommittee on Physical Activity), in collaboration with the American Association of Cardiovascular and Pulmonary Rehabilitation. Circulation, 2005, 111(3): 369-376.

[32] Manfredini F, Mallamaci F, D'Arrigo G, et al. Exercise in Patients on Dialysis: A Multicenter, Randomized Clinical Trial. J Am Soc Nephrol, 2017, 28(4): 1259-1268.

[33] Ryan RR, Devi E. Nampiaparampil, Mila Mogilevksy. Rehabilitation of the Pelvis and Pelvic Floor. Springer International Publishing, 2017.

[34] Sands DR, Thorsen A J. Common Tests for the Pelvic Floor. Springer, 2016.

[35] Shane S, Daniel G, Brian L. Bello, et al. Pelvic Floor Physiology: From Posterior Compartment to Perineal Body to Anterior Compartment. New York: Springer, 2017.

[36] Squires RW, Kaminsky LA, Porcari JP, et al. Progression of exercise training in early outpatient cardiac rehabilitation: an official statement from the American Association of Cardiovascular and Pulmonary Rehabilitation. J Cardiopulm Rehabil Prev, 2018, 38(3): 139-146.

[37] Thomas RJ, Balady G, Banka G, et al. 2018 ACC/AHA clinical performance and quality measures for cardiac rehabilitation: a report of the American College of Cardiology/American Heart Association Task Force on Performance Measures. J Am Coll Cardiol, 2018, 71(16): 1814-1837.

第七章 内分泌康复治疗指南

第一节 肥胖症康复指南

一、概述

（一）定义及术语

肥胖症（obesity）指体内脂肪堆积过多和/或分布异常、体重增加，是遗传、环境多种因素相互作用所引起的慢性代谢性疾病。

作为一种由多因素引起的慢性代谢性疾病，肥胖早在1948年就被WHO列入疾病分类名单（ICD编码E66），目前在一些发达国家和地区人群中的患病情况已达到流行的程度。

（二）流行病学

据统计资料显示，不同地区、国家有不同的患病率，这与研究方法（确定肥胖的标准）和对象（不同种族）的差异有关。肥胖症的流行有3个显著特征：患病率高、增长迅速、低龄化。

目前，全世界肥胖症患者正以每5年增加1倍的速度增长，在2005年WHO工作报告中估计全球大约有16亿成人（15岁以上）超重，肥胖的成人至少有4亿。同时WHO预计到2015年，全球成年人口中将有23亿人超重，7亿人口达到肥胖水平。资料还显示2005年，全球5岁以下儿童中，至少有2 000万人肥胖。

我国的超重和肥胖形势严峻，不仅患者数量庞大，增长速度更是惊人。据《2010年国民体质监测公报》显示，我国成人超重率为32.1%、肥胖率为9.9%。与多种疾病如2型糖尿病、血脂异常、高血压、冠心病、卒中、肿瘤等密切相关。肥胖患者糖尿病发病率提高1.4倍，心肌梗死发病率增加1倍，冠心病死亡者有一半以上。

肥胖这一严峻的公共卫生问题已不仅是发达国家的社会问题，而且已经开始影响发展中国家。在中国，肥胖已对公共健康形成了威胁。肥胖症已逐渐成为严重的世界性健康问题。

（三）病因及病理生理

外因以饮食过多和活动过少为主。热量摄入多于热量消耗，使脂肪合成增加是肥胖的物质基础。内因为脂肪代谢紊乱而致肥胖。

1. 遗传因素　人类单纯性肥胖的发病有一定的遗传背景。遗传因素对肥胖的影响主要通过增加机体对肥胖的易感性起作用，肥胖者往往有较明确的家族史。肥胖的形成还与生活行为方式、饮食习惯、嗜好、气候以及社会心理因素相互作用有关。

2. 内分泌因素　包括下丘脑、垂体疾病、库欣综合征、甲状腺功能减退症、性腺功能减退症及多囊卵巢综合征等。

3. 环境因素　主要是饮食因素和体力活动。不良生活方式可引起肥胖，包括：饮食过量、进食行为（食物种类、进食次数、时间等）异常、运动过少、饮酒等。

4. 药物因素　长期使用糖皮质激素、氯丙嗪、胰岛素等可引起肥胖，为医源性肥胖。

5. 脂肪细胞因子　脂肪细胞内分泌功能的发现是近年来内分泌学领域的重大进展之

一。目前研究较多的脂肪细胞因子有脂联素、抵抗素、瘦素及肿瘤坏死因子 α 等，它们均参与胰岛素抵抗、脂代谢紊乱、糖代谢异常的发生机制，同样也是肥胖的发病机制。

（四）疾病分类

肥胖症分单纯性肥胖症和继发性肥胖症两大类。

单纯性肥胖是指无明显内分泌和代谢疾病，但伴有脂肪、糖代谢调节障碍的一类肥胖。可分为体质性肥胖和获得性肥胖。

继发性肥胖常为内分泌或代谢性疾病，（如下丘脑 - 垂体的炎症、肿瘤、创伤、库欣综合征、甲状腺功能减退症、性腺功能减退症）的临床表现之一，又称为继发性肥胖症。

二、临床诊断

对肥胖症的诊断，首先应判断是否肥胖，通过间接体脂测定法和直接体脂测定法可以对体内脂肪量进行评估，同时了解肥胖的程度；其次，应分析肥胖症的病因，排除由内分泌疾病等引起的继发性肥胖；最后，评估因肥胖而带来的健康危险因素（如糖尿病、高血压、脂质代谢紊乱等）。

（一）临床表现

1. 病史　在人的一生任何年龄都可发生肥胖，女性发病多在分娩后和绝经后居多，男性则多在 35 岁以后。

2. 症状　一般轻度肥胖症多无症状。中重度肥胖症可引起气急、关节痛、肌肉酸痛、体力活动减少及焦虑、忧郁等，也可与其他代谢性疾病同时发生，同时伴随或并发睡眠中阻塞性呼吸暂停等。

3. 并发症　肥胖症患者易伴发下列疾病：糖代谢异常及胰岛素抵抗、高脂血症、高血压、心脏肥大及缺血性心脏病、阻塞性睡眠呼吸暂停综合征、肝损害、女性月经异常、骨关节炎等。

4. 体格检查　着重于检查肥胖的特征及其所带来的不良后果和疾病的体征。这些体征，不是每个肥胖者均具有，取决于肥胖的程度和速度。

5. 常规辅助检查　实测体重、体重指数、肥胖体型、腹围、B 超测定皮下脂肪厚度、血压。

（二）诊断依据

肥胖症的诊断主要根据体内脂肪堆积过多和 / 或分布异常。

1. 体重指数（body mass index，BMI）　是较常用的衡量指标。BMI= 体重（kg）/ 身高（m）^{2}。这是一种近年来国际流行的标准体重测量方法，是 WHO 推荐的国际统一使用的肥胖分型标准参数。BMI ≥ 24kg/m^2 为超重，≥ 28kg/m^2 为肥胖。

2. 理想体重（ideal body weight，IBM）　可测量身体肥胖程度，但主要用于计算饮食中热量和各种营养素供应量。IBM（kg）= 身高（cm）-105 或 IBM（kg）=[身高（cm）-100] × 0.9（男性）或 0.85（女性）。实际体重≥理想体重的 20%，为肥胖；≥理想体重的 10%，为超重。

3. 腰围或腰 / 臀比（waist/hip ratio，WHR）　反映脂肪分布。受试者站立位，双足分开 25~30cm，腰围测量髂前上棘和第 12 肋下缘连线的中点水平，臀围测量环绕臀部的骨盆最突出的周径。目前认为测定腰围更为简单可靠，是诊断腹部脂肪积聚最重要的临床指标。正常成人 WHR：男性＜ 0.90；女性＜ 0.85。

4. 内脏脂肪　可用 B 超、双能 X 线骨密度仪、CT 扫描或磁共振测定。

5. 皮下脂肪厚度测定（skinful-thickness measurement）　应用带压力表的皮皱卡尺进行

测定。皮下脂肪厚度测定部位有上臂背侧中点、肩胛角下、脐旁等。可由皮脂厚度来估计，25岁正常人肩胛皮脂厚度平均为12.4mm，大于14mm为脂肪堆积过多；肱三头肌部位皮脂厚度：25岁男性平均为10.4mm，女性平均为17.5mm。

6. 其他　身体密度测量法（densitometry）、生物电阻抗法（bioelectric impedance analysis，BIA）、双能X线吸收法（dual-energy X-ray absorptiometry，DXA）、红外线感应法（near infra-red induction）等多种。

三、康复评定

（一）肥胖症的判定

1. 根据体重指数和腰围、腰/臀比判定　BMI ≥ $24kg/m^2$ 为超重，≥ $28kg/m^2$ 为肥胖；男性腰围≥ 85cm 和女性腰围≥ 80cm 为腹型肥胖。

2. 根据标准体重判定　体重在标准体重 ±10% 以内为正常，>标准体重 10%~20% 为超重，> 20%~40% 者为轻度肥胖，> 40%~60% 为中度肥胖。

3. 根据上臂围判定　一般以右上臂背侧中点及右肩胛角下 1cm 处为最常用，两部位厚度和，男性> 4cm、女性> 5cm 为肥胖。

（二）肌力评定

目前肌力评定按照是否使用器械可分为：徒手肌力评定（manual muscle testing，MMT）与器械肌力评定，按照肌肉收缩类型可分为等长肌力评定、等张肌力评定与等速肌力评定。MMT为应用最为广泛且简便的一种肌力评定方法。

（三）心血管运动评定

应用6min步行试验、运动平板试验、动态心电图以及超声心动图等评估心脏功能，心功能分级。可作为肥胖者心功能及体力活动能力低的指标。

（四）肺功能评定

1. 呼吸困难分级　轻度、中度、重度、极重度（表7-1-1）。

表 7-1-1　呼吸困难分级

1	正常	
2-	轻度	能上楼梯从第1层到第5层
2		能上楼梯从第1层到第4层
2+		能上楼梯从第1层到第3层
3-	中度	如按自己的速度不休息能走1km
3		如按自己的速度不休息能走500m
3+		如按自己的速度不休息能走200m
4-	重度	如走走歇歇能走200m
4		如走走歇歇能走100m
4+		如走走歇歇能走50m
5-	极重度	起床、做身边的事就感到呼吸困难
5		卧床、做身边的事就感到呼吸困难
5+		卧床、说话也感呼吸困难

2. 肺容积　肺容积是指安静状态下，测定一次呼吸所出现的容积变化，其组成包括八项，其中潮气量、补吸气量、补呼气量和残气量称为基础肺容积；深吸气量、功能残气量、肺活量和肺总量称为基础肺活量。

3. 通气功能　是指在单位时间内随呼吸运动进出肺的气量和流速，又称动态肺容积。凡能影响呼吸频率和呼吸幅度的生理、病理因素，均可影响通气量。进入肺的气量，部分存留在气道内不参与气体交换，称无效腔气即死腔气（VD）；部分进入肺泡参与气体交换，称为肺泡通气量（VA）。

4. 运动气体代谢测定　通过呼吸气分析，推算体内气体代谢情况的一种检测方法，因为无创、可反复、动态观察，在康复医学功能评定中应用价值较大，常用指标有：摄氧量、最大摄氧量、代谢当量、无氧阈。

（五）关节活动度评定

关节活动度（ROM）可分为主动关节活动度与被动关节活动度。目前ROM的传统测量方式仍以使用手工量角器测量为主，即让受试者处于一定的体位，固定轴心，确定固定臂与移动臂后，让受试者做相应的关节运动，并对其移动度数进行测量，测量时应分别对主动ROM及被动ROM进行测量，以明确ROM受限原因。

（六）其他评定

应用改良Barthel指数进行ADL评定，心理功能障碍评定方法主要使用汉密尔顿焦虑量表（HAMD）、简易精神状态检查量表（MMSE）等。

四、康复治疗

肥胖是由于每日摄入热能总量超过机体消耗能量的总量，剩余热能则以脂肪形式贮存于体内，因此，肥胖的治疗主要包括两个方面：即减少摄入，增加消耗。强调以行为、饮食、运动为主的综合治疗，使患者自觉地长期坚持，且不应依赖药物，以避免发生副作用。肥胖治疗是一个长期过程，治疗方案要个体化。必要时辅以药物或手术治疗。

（一）制订合理的减肥目标

治疗后体重减轻5%~15%即是合理的减肥目标，而不必一定要减到理想体重。

（二）治疗原则

肥胖症的治疗既要针对肥胖本身包括减低体重，防止体重再度增加，又要治疗和预防肥胖的合并症，改善肥胖者的心理状态，提高生活质量。

（三）治疗方法

1. 行为治疗　健康、心理教育，矫正患者不良的生活和饮食习惯，行为治疗是所有治疗的基础和获得长期效果的关键。通过宣传教育使患者及其家属对肥胖症及其危害性有正确的认识，从而配合治疗、采取健康的生活方式、改变饮食和运动习惯。自觉地长期坚持是肥胖症治疗首位及最重要的措施。

2. 饮食疗法　控制热量的摄入是减肥的基本措施。减肥与减轻体重的含义不同。减肥是减少机体过多的脂肪组织，而减轻体重包括脂肪组织的减少、水分丢失、肌肉组织的减少等。合理膳食包括改变膳食的结构和食量。应避免吃油腻食物和吃过多零食，少食油炸食品，少吃盐；尽量减少吃点心和加餐，控制食欲。一般多采用限定每日热量的疗法。

3. 运动疗法　运动也是肥胖患者的重要措施之一。通过运动训练增加热量消耗，形成能量代谢的负氮平衡，以达到体重减轻。增加运动训练与适当控制膳食总能量和减少饱和脂肪酸摄入量相结合，促进能量负氮平衡，是世界公认的减重良方，即使在用药物减肥情况下，二者仍是不可缺少的主要措施。

长期坚持适量运动，可增加脂肪细胞酶的活性，加速脂肪分解，具有良好的减肥作用，同时还可增加胰岛素受体数目，提高胰岛素敏感性，改善胰岛素抵抗，对肥胖合并2型糖尿病或高脂血症的患者有助于降低血糖、纠正脂代谢紊乱，预防或延缓并发症的发生与发展。

有氧活动或运动，关于活动量或运动量的制订应该因人而异，原则上采取循序渐进的方式。根据个人的爱好、年龄、居住条件，身体状况，选择不同的运动处方、运动项目，如：散步、跑步、游泳、骑车等。一般运动强度可达最大吸氧量60%~70%，心率+年龄=170；运动频率：每周4~5次；运动时间：每次不少于30min，时间在晚饭前两小时最佳。

4. 药物治疗　肥胖症的药物治疗应在行为矫正，增加体力活动和饮食治疗的基础上进行。

（1）中枢性作用减重药：主要通过下丘脑调节摄食的神经递质如儿茶酚胺、血清素通路等发挥作用。包括拟儿茶酚胺类制剂如苯丁胺等；拟血清素制剂如氟西汀。可引起不同程度口干、失眠、乏力、便秘、月经紊乱、心率增快和血压增高等副作用。老年人及糖尿病患者慎用。高血压、冠心病、充血性心力衰竭、心律不齐或卒中患者禁用。

（2）非中枢性作用减重药：奥利司他：是一种对肠道胰脂肪酶、胃脂肪酶的选择性抑制剂，减慢胃肠道中食物脂肪水解过程，减少对脂肪的吸收，促进能量负平衡从而达到减重效果。常用剂量为进餐前一次口服120mg，3次/d。

（3）兼有减重作用的降糖药物：二甲双胍促进组织摄取葡萄糖和增加胰岛素的敏感性，有一定的减重作用。

5. 外科手术治疗　手术治疗只适用于严重的病态肥胖者。手术有效（指体重降低＞20%）率可达95%，死亡率＜1%，不少患者可获得长期疗效，术前并发症可不同程度地得到改善或治愈。术式有两种：胃形成术和胃搭桥术。一般认为只有BMI超过35kg/m^{2}的患者才考虑有手术指征。

另外还有皮下脂肪抽吸术，为有创性减少局部脂肪堆积方法，不能使肥胖得到根本治疗，故很少采用。

6. 传统中医疗法

（1）中药：中药熏蒸透皮治疗肥胖症具有积极的作用，已经得到临床印证。中药还可以通过口服达到减肥效果。

（2）针灸：针灸治疗肥胖症的机制在于调理脾胃和调节内分泌功能。在其机制研究中，有研究表明针灸能够抑制肥胖患者亢进的食欲，同时也抑制了亢进的胃肠消化吸收功能，从而减少能量的摄入。另一方面针灸可以促进能量代谢，增加能量的消耗，促进体脂的动员及分解，最终实现其减肥效应。如：体针、耳穴贴压、穴位埋线、电针、推拿按摩、拔罐、光电治疗仪、温针灸等。

五、预防

预防和控制肥胖的策略应该是做好宣传教育和健康促进，预防肥胖要从儿童抓起，尤其是加强对学生的健康教育。社区综合预防控制措施应包括：鼓励人们改变生活方式，早期发现有肥胖趋势的个体，以及对个别高危个体具体指导。

干预措施可分为三个层次：一般人群的普遍性干预；高危人群的选择性干预；对肥胖症和伴有并发症患者的针对性干预。

（闫金玉）

第二节 糖尿病康复指南

一、概述

糖尿病（diabetes mellitus，DM）是由于胰岛素分泌缺陷和/或胰岛素作用缺陷引起的以血糖升高为特征的代谢性疾病。随着我国人口老龄化及生活方式的改变，DM发病率逐年升高，据统计，1980年的患病率为0.67%，而2013年则升至10.4%。随着科技的发展，人们对DM的认知得到提升，不仅表现在血糖监测习惯的养成、药物治疗种类的增多、治疗方式的多样化，而且认识到运动对DM治疗的重要性。

（一）定义及术语

DM是一组因多病因引起的以慢性高血糖为特征的代谢障碍性疾病，是由于胰岛素分泌和/或作用缺陷引起。主要由于胰岛素绝对或相对不足及靶细胞对胰岛素敏感性降低，导致碳水化合物、蛋白质、脂肪、电解质和水等代谢紊乱。临床主要表现为多饮、多尿、多食、体重减轻等“三多一少”症状，或伴有多种急性和慢性并发症，占死亡病因的第5位，属于严重致残性疾病。

（二）流行病学

2010年我国成人DM患病率为11.6%，2013年DM患病人数约9 840万，居世界首位。2005—2015年，我国由于DM及相关心血管疾病导致的经济损失达5 577亿美元，2011年全球约有460万人死于DM。

我国DM流行特点：①以2型糖尿病（T2DM）为主；②各民族间的DM患病率存在较大差异；③经济发达地区的DM患病率明显高于不发达地区，城市高于农村；④未诊断的DM比例较高；⑤肥胖和超重人群DM患病率显著增加。2013年按体重指数（BMI）分层显示：BMI＜25者DM糖尿病患病率为7.8%，25≤BMI＜30者患病率为15.4%，BMI≥30者患病率为21.2%。

（三）病因及病理生理

DM的发病原因至今尚未完全阐明。总的来说，遗传因素及环境因素共同参与该病的发生。胰岛素由胰岛β细胞合成和分泌，经血液循环到达体内各组织器官的靶细胞，与特异受体结合并引发细胞内物质代谢效应，该过程中任何一个环节发生异常均可导致DM。因此，DM的发病是一个多病因的综合病征。其发病原因主要与下列因素有关：

1. 遗传因素　1型糖尿病（T1DM）或T21DM均存在明显的遗传异质性。1/4~1/2患者有DM家族史。临床上至少有60种以上的遗传综合征可伴有DM。T1DM有多个DNA位点参与发病，其中以HLA抗原基因中DQ位点多态性关系最为密切。在T2DM已发现多种明确的基因突变，如胰岛素基因、胰岛素受体基因、葡萄糖激酶基因、线粒体基因等。

2. 肥胖　是DM发病的重要原因，尤其易引发T2DM，特别是腹型肥胖者。其机制主要在于肥胖者本身存在着明显的高胰岛素血症，而高胰岛素血症可以使胰岛素与其受体的亲和力降低，导致胰岛素作用受阻，引发胰岛素抵抗。这就需要胰岛β细胞分泌和释放更多的胰岛素，从而又引发高胰岛素血症。如此呈糖代谢紊乱与胰岛β细胞功能不足的恶性循环，最终导致胰岛β细胞功能严重缺陷，引发T2DM。

3. 活动不足　体力活动可增加组织对胰岛素的敏感性，降低体重，改善代谢，减轻胰岛素抵抗，使高胰岛素血症缓解，降低心血管并发症。

4. 饮食结构　无论在我国还是在西方，人们的饮食结构都以高热量、高脂肪为主。而热量摄入过多超过消耗量，则造成体内脂肪储积引发肥胖。同时，高脂肪饮食可抑制代谢率使体重增加而肥胖。常年食肉食者，DM发病率明显高于常年素食者。主要与肉食中含脂肪、蛋白质热量较高有关。

5. 精神神经因素　精神的紧张、情绪的激动、心理的压力会引起某些应激激素分泌大量增加，而这些激素都是升血糖的激素也是与胰岛素对抗的激素。这些激素长期大量的释放，势必造成内分泌代谢调节紊乱，引起高血糖，导致DM。

6. 病毒感染　某些T1DM患者，是在患者患感冒、腮腺炎等病毒感染性疾病后发病的。其机制在于病毒进入机体后，直接侵及胰岛β细胞，大量破坏胰岛β细胞，并且抑制胰岛β细胞的生长，从而导致胰岛素分泌缺乏，最终引发T1DM。

7. 自身免疫　T1DM是一种自身免疫性疾病，在患者血清中可发现多种自身免疫性抗体。其机制主要在于，病毒等抗原物质进入机体后，使机体内部免疫系统功能紊乱，产生了一系列针对胰岛β细胞的抗体物质。这些抗体物质，可以直接造成胰岛β-细胞损害，导致胰岛素分泌缺乏，引发DM。

8. 化学物质和药物　扑立灭灵、戍双咪、左旋门冬酰胺酶等。

9. 妊娠　此期间母体产生大量多种激素，阻断母体的胰岛素作用，引起胰岛素抵抗。

（四）糖尿病分类

根据DM病因学分体系将糖尿病分4大类，即1型糖尿病、2型糖尿病、特殊类型糖尿病和妊娠期糖尿病。

1. 1型糖尿病　1型糖尿病（T1DM）即胰岛素依赖型糖尿病。是由于胰岛β细胞受到细胞介导的自身免疫性破坏，自身不能合成和分泌胰岛素。T1DM发病时容易发生酮症，即有酮症倾向，需依靠外源性胰岛素存活，一旦中止胰岛素治疗则威胁生命。在接受胰岛素治疗后，胰岛β细胞功能改善，胰岛β细胞数量也有所增加，临床症状好转，可以减少胰岛素的用量，这就是所谓的蜜月期，可持续数月。过后，病情进展，仍然要靠外源性胰岛素控制血糖水平和遏制酮体生成。

2. 2型糖尿病　2型糖尿病（T2DM）患者中约60%是体重超重或肥胖。长期的过量饮食，摄取高热量，体重逐渐增加，以至肥胖，肥胖后导致胰岛素抵抗，血糖升高，无明显酮症倾向。多数患者在饮食控制及口服降糖药治疗后可稳定控制血糖，但仍有一些患者，尤其是非常胖的患者需要外源性胰岛素控制血糖。因此，外源性胰岛素治疗不能作为T1DM与T2DM的鉴别指标。T2DM有明显的家族遗传性，与HLA抗原频率无关联。与自身免疫反应无关联，血清中不存在胰岛细胞抗体及胰岛素自身抗体。

3. 其他特殊类型糖尿病　胰岛素β细胞功能的基因缺陷、胰岛素作用的基因缺陷、胰腺外分泌疾病、感染、不常见的免疫介导性糖尿病等。

4. 妊娠期糖尿病　妊娠前未患妊娠期糖尿病（GDM），在妊娠中期或后期才发现的DM，称为妊娠期糖尿病。在妊娠中期以后，尤其是在妊娠后期，胎盘分泌多种对抗胰岛素的激素，如胎盘泌乳素等，并且靶细胞膜上胰岛素受体数量减少，因此，DM易出现在妊娠后期。对于妊娠糖尿病，应积极控制血糖，以避免高血糖对胎儿造成的不良影响。分娩3个月以后，根据其血糖水平再做DM临床分型，50%~70%的GDM在分娩后表现为T2DM，一部分患者糖耐量恢复正常，仅个别患者转变为T1DM。

二、临床诊断

（一）临床表现

1. 多尿　由于血糖过高，超过肾糖阈（8.89~10.0mmol/L），经肾小球滤出的葡萄糖不能完全被肾小管重吸收，形成渗透性利尿。血糖越高，尿糖排泄越多，尿量越多，24小时尿量可达5 000~10 000ml。但老年人和有肾脏疾病者，肾糖阈增高，尿糖排泄障碍，在血糖轻中度增高时，多尿可不明显。

2. 多饮　主要由于高血糖使血浆渗透压明显增高，加之多尿，水分丢失过多，发生细胞内脱水，加重高血糖，使血浆渗透压进一步明显升高，刺激口渴中枢，导致口渴而多饮。多饮进一步加重多尿。

3. 多食　正常人空腹时动静脉血中葡萄糖浓度差缩小，刺激摄食中枢，产生饥饿感；摄食后血糖升高，动静脉血中浓度差加大（大于0.829mmol/L），摄食中枢受抑制，饱腹中枢兴奋，摄食要求消失。然而DM患者由于胰岛素的绝对或相对缺乏或组织对胰岛素不敏感，组织摄取利用葡萄糖能力下降，虽然血糖处于高水平，但动静脉血中葡萄糖的浓度差很小，组织细胞实际上处于“饥饿状态”，从而刺激摄食中枢，引起饥饿、多食；另外，机体不能充分利用葡萄糖，大量葡萄糖从尿中排泄，因此机体实际上处于半饥饿状态，能量缺乏亦引起食欲亢进。

4. 体重下降　DM患者尽管食欲和食量正常，甚至增加，但体重下降，主要是由于胰岛素绝对或相对缺乏或胰岛素抵抗，机体不能充分利用葡萄糖产生能量，致脂肪和蛋白质分解加强，消耗过多，呈负氮平衡，体重逐渐下降，乃至出现消瘦。一旦糖尿病经合理的治疗，获得良好控制后，体重下降可控制，甚至有所回升。

（二）诊断标准

空腹血浆葡萄糖或75g葡萄糖耐量试验（OGTT）后的2小时血浆葡萄糖值可单独用于流行病学调查或人群筛查。2011年WHO建议在条件具备的国家和地区采用HbA1c诊断糖尿病，诊断分界点为HbA1c ≥ 6.5%。国内一些研究结果显示，在中国成人中HbA1c诊断糖尿病的最佳切点为6.2%~6.4%，以6.3%的依据为多。表7-2-1为《中国2型糖尿病防治指南（2017版）》中糖尿病诊断标准：

表7-2-1　DM的诊断标准

诊断标准	静脉血浆葡萄糖/（mmol/L）
典型DM症状（烦渴多饮、多尿、多食、不明原因的体重下降）	
加上随机血糖或加上	≥ 11.1
空腹血糖或加上	≥ 7.0
葡萄糖负荷后2h血糖无典型糖尿病症状者，需改日复查确认	≥ 11.1

注：空腹状态指至少8h没有进食热量；随机血糖指不考虑上次用餐时间，一天中任意时间的血糖，不能用来诊断空腹血糖异常或糖耐量异常

（三）常见并发症

糖尿病酮症酸中毒、高渗性非酮症性糖尿病昏迷、糖尿病乳酸性酸中毒、糖尿病皮肤感染、糖尿病足、糖尿病性胃轻瘫、糖尿病心肌病、糖尿病心脏病、糖尿病与高血压、糖尿病肾病、糖尿病并发泌尿系感染、糖尿病性神经病、糖尿病性周围神经病、糖尿病所致脊髓病、糖尿病性视网膜病变、糖尿病伴发的葡萄膜炎、糖尿病并结核病等。

三、康复评定

1. 靶器官损害程度评定　主要包括糖尿病性视网膜病变、周围神经病变、冠心病、脑血管、肾脏病变的评定。

2. 周围血管功能评定　踝肱压力指数测定、下肢体位试验、皮肤血液灌注压的测定、胫后动脉和足背动脉的脉搏触诊。

3. 神经功能评定　①运动功能评定：通过手法肌力测试评定小腿及足部肌肉的运动功能，也可采用肌电图、神经传导速度及运动诱发电位等电生理检查，测定有无周围神经病变及其病变程度；②感觉功能评定：采用音叉振动觉测定患者足部的感觉是否异常，即将分度音叉在双侧踇趾关节处测 3 次，3 次中有 2 次答错，表明感觉功能缺失；③保护性感觉功能测定：应用 Semmes-Weinstein5.07（10g）的尼龙纤维丝垂直地置于皮肤表面，沿着足的周边接触，如果患者能在每一处都正确地感受到尼龙丝，能正确地回答 3 个问题中的 2 个，说明患者的保护性感觉正常。

4. 皮肤完整程度评定　分为 0~5 级：0 级为皮肤完整，无开放性病灶；1 级为皮肤有开放性病灶，但未累及深部组织；2 级为感染病灶已侵犯深部肌肉组织，脓性分泌物较多，但无肌腱韧带破坏；3 级为肌腱韧带受损，蜂窝织炎融合形成大脓腔，但无明显骨质破坏；4 级为严重感染导致骨质缺损、骨髓炎、骨关节破坏或假关节形成，部分肢端可出现湿性或干性坏疽；5 级为足大部或全部感染或缺血，导致严重湿性或干性坏死。

四、康复治疗

DM 治疗包括 5 个方面的内容，即饮食控制、运动疗法、药物控制、糖尿病教育及血糖自我检测。

（一）饮食控制

饮食控制是 DM 的治疗方法之一。目的在于控制热量的摄入，减轻胰岛的负担，控制血糖升高以减轻症状和减缓并发症的发生与发展。

饮食控制的原则：①严格控制每日总热量。②合理搭配三大营养素：碳水化合物的控制要合理，适量的糖类有利于提高胰岛素的敏感性和改善葡萄糖耐量，因此糖类可占总热量的 50%~60%，蛋白质摄入量宜接近正常人（肉、蛋、乳等）；减少脂肪的摄入。③充足的食物纤维，适量的无机盐及维生素。④保持有规律饮食时间。

（二）常规药物治疗

磺脲类降糖药：目前仍是应用最多的治疗 T2DM 的药物。常用药物有：格列苯脲、格列齐特、格列波脲、格列吡嗪、格列喹酮等；双胍类降糖药：二甲双胍、乙苯双胍等；糖苷酶抑制剂：阿卡波糖、伏格列波糖等；噻唑烷二酮类药物：纳格列奈等。

（三）糖尿病康复宣教

主要包括糖尿病发病认识、饮食指导、运动指导、用药指导、自我血糖监测。

（四）运动治疗

包括机制、原则、治疗前评估、治疗处方的制订等。

1. 运动治疗机制 ①可增加肌细胞和脂肪细胞膜上葡萄糖运载体的数量，促进这些细胞对葡萄糖的转运和利用，提高其胰岛素受体功能，增强外周组织对胰岛素的敏感性，减轻胰岛素抵抗，从而改善糖代谢异常，降低血糖；而且可以提高肌细胞、脂肪细胞和肝细胞膜上胰岛素受体的数量和受体的结合力，改善机体对胰岛素的利用能力；②改善糖代谢，控制血糖；③加速脂肪组织分解。

2. 运动治疗原则 ①强调早期、长期、综合、个体化治疗；②血糖控制在接近正常水平；③防止或延缓并发症；④减少心脑血管事件，降低病死率和致残率；⑤以饮食治疗和运动治疗为基础，根据不同的病情予以药物（口服降糖药、胰岛素）治疗；⑥糖尿病教育及血糖自我检测是保证治疗实施的必要手段。

3. 治疗前评估 ①代谢指标评价定期检查血糖和糖化血红蛋白（HbA1c）指标，了解血糖控制状态；②运动耐力评估年龄＞40岁、有10年以上糖尿病史或有高血压、冠心病及脑血管病的症状和体征者，都必须进行运动耐力试验；③评估糖尿病患者的心脏负荷能力及身体运动耐力，保证康复治疗的安全性；④生活方式调查，包括生活起居习惯调查、饮食营养分析以及活动热卡消耗评估三个方面；⑤还应根据自身血糖控制、体能、用药和并发症筛查状况决定是否需要进行运动前心电图运动试验（ECG）、运动应激试验，以避免运动不当诱发心血管疾病（CVD）急性事件。

4. 运动治疗处方的制订包括处方内容、制订、适应证、禁忌证、注意事项等。

（1）运动处方的内容：主要包括运动种类、运动强度、运动量。运动量的大小由运动强度、运动时间和运动频度三个因素决定。合适的运动量应为运动时略感气喘但并不影响对话，心率在运动后5~10min恢复到运动前水平，运动后轻松愉快，食欲和睡眠良好，虽有疲乏、肌肉酸痛，但短时休息后即可消失。即FITT原则（表7-2-2）。

表7-2-2 FITT运动原则

	频率	强度	时间	类型
有氧运动	4~7次/周	50%~80%最大心率或峰值VO_2	20~60min/次或150min/周	步行、脚踏车、游泳等
阻力训练	2~3次/周	高重复率、低阻力	1~2次/每组大肌群	哑铃等器械
柔韧	2~3次/周	稍微不舒服但无疼痛	坚持10~30s	静止拉伸、ROM锻炼

（2）运动强度：一般认为DM患者的运动强度以中等强度或略低于中等强度为宜，运动强度过低只能起安慰作用；运动强度过大则无氧代谢的比重增加，治疗作用降低，且可能因机体处于氧化应激状态而加重原有并发症脏器的损害，应予避免。运动强度通过靶心率（target heart rate，THR）等进行监测。THR的确定最好通过运动试验获得。

最大心率（次/min）=220–年龄（岁）

心力储备=最大心率–安静心率

靶心率=心力储备 ×75%+安静心率

运动中心率监测通常用自测脉搏的方法，也可运用心率监测仪检测。由于停止运动后心率下降较快，一般在停止运动后立即测10秒脉搏数，然后乘以6表示1min脉率，其接近运动中的心率。测脉率的部位常用桡动脉或颞动脉。

（3）运动时间：准备活动、运动训练和放松活动三部分的时间总和。T2DM 患者最好每周能最少进行 150min 的中等强度以上的有氧运动，每次运动一般为 10~40min，其中达到靶心率的运动训练时间以 20~30min 为宜，因为运动时间过短达不到体内代谢效应，而如果运动时间过长或运动强度过大，易产生疲劳、诱发酮症、加重病情。训练一般可从 10min 开始，适应后逐渐增加至 30~40min，其中可穿插必要的间歇时间。在运动量一定的情况下，运动强度较大时训练持续时间可相应缩短，此种训练方式适合于年轻或体力较好的糖尿病患者，而体弱的老年糖尿病患者，采用较低的训练强度，可相应延长训练时间运动频率：一般每周最少运动 3 次，相邻两次运动间隔不超过 2 天。如果身体条件较好，每次运动后不觉疲劳的患者，可坚持每天运动一次。运动间歇超过 3~4 天，运动锻炼的效果及蓄积作用就将减少而难以产生疗效。

（4）运动训练的实施：运动训练的实施应包括准备活动、运动训练和最后放松活动。①准备活动：通常包括 5~10min 的四肢和全身缓和伸展的活动，可为缓慢步行或打太极拳和各种保健操等低强度运动，其作用在于使心血管逐渐适应运动，并可提高和改善关节、肌肉的活动效应；②运动训练：是达到治疗目的的核心部分，为达到靶心率的中等强度或略低于中等强度的有氧运动；③放松活动：可通过 5~10min 的慢走、自我按摩或其他低强度活动来进行，其作用在于促进血液回流，防止突然停止运动，造成肢体淤血，回心血量下降，引起晕厥或心律失常。

5. 合并症的运动处方

（1）合并高血压：根据高血压分级选择运动项目和运动强度。① 1 级高血压（140~159/90~99mmHg），选择以下肢为主的节律性、中等强度运动，如慢跑、爬山、低阻力功率车等。② 2 级（160~179/100~109mmHg）和 3 级（≥ 180/110mmHg）高血压，首先考虑药物治疗，血压稳定后辅以低中等强度的运动治疗，如步行、有氧体操、太极拳。

（2）合并血脂异常：对于高甘油三酯血症和低高密度脂蛋白者运动效果尤为显著。选择低强度（50%~60% 最大心率）有氧运动，推荐运动时间在 40min 以上，以利于甘油三酯的消耗。

（3）合并冠心病：采用中等强度为宜。

（4）合并周围神经病变：运动可以提高肌肉神经营养因子 -3（NT-3）的含量，修复受损的神经传导速度，预防和延缓糖尿病周围神经病变。运动原则是适度锻炼，持之以恒。当患者感觉运动功能减退不是很严重时，可以进行每日或隔日适度步行、慢跑、踩自行车、游泳等有氧运动。

（5）合并肾病：根据糖尿病肾病的分期确定运动方案。① Ⅰ~Ⅱ期肾病：肾小球滤过率代偿性增高，尿白蛋白间隙性轻度增加，其肾功能已经较正常人低，所以运动强度要略小于一般的糖尿病患者，运动强度选择最大脉搏的 60% 左右。运动方式可选择慢跑、舞蹈、骑自行车、乒乓球等。运动时间及频率由患者根据自己的情况调整，每次运动以略感疲劳为度；②Ⅲ期肾病：肾小球滤过率下降，休息状态下出现持续性尿白蛋白。此期运动强度宜小，可以选择步行、气功等柔和运动，时间不宜长，频率不宜过大。患者宜量力而行，不可勉强，以运动后不感到疲劳、不出现下肢水肿等为度；③Ⅳ~Ⅴ期肾病：血肌酐升高，尿白蛋白排泄量大于 0.5g/d，高血压和水肿显著，此时应避免运动，以卧床休息为主，可以尝试运动想象治疗；④透析期：由于有透析作保障，可采取与一般的糖尿病患者相同的运动方案。刚开始每次20min左右，2~3天一次，以后可以逐渐延长运动时间、增加运动频率，并根据患者的运动反应调整运动量。

（6）合并视网膜病变：增殖前期视网膜病变、黄斑变性的糖尿病患者在开始运动前，需进行细致的眼科筛查，并在专业人员的监督下运动。运动方式可选择步行或低阻力功率车，避免等长运动和上肢运动，以免升高血压。

（7）合并外周血管病变：根据病变部位，结合自己的情况可选择步行、游泳、上肢运动、低阻力功率车以及足部运动。

（8）下肢及足部溃疡：可以选择上肢运动、腹肌训练，避免压迫或负重。

（9）糖尿病合并心脏病患者运动一般以较低运动强度，每次为20~45min，最长不超过1小时，每周3~4次为宜；糖尿病合并自主神经病变的患者应先判断是否适合进行运动治疗，运动的实施应在专业人员的指导和监督下进行。运动治疗过程中应对治疗药物进行相应的调整。血糖反应异常（血糖剧烈的、不规律的波动）患者，对偶发血糖反应异常者，可以进行临床观察，暂不作特别处理；对频发血糖反应异常者，建议该类患者首先去糖尿病诊疗中心就诊，积极寻找及消除引起血糖反应异常的原因。

6. 运动治疗适应证和禁忌证

（1）适应证：糖耐量异常者、无显著高血糖和并发症的T2DM、无酮症酸中毒的T1DM。

（2）禁忌证：酮症酸中毒、空腹血糖＞16.8mmol/L、增殖性视网膜病、肾病（Cr＞176.8μmol/L）、严重心脑血管疾病、急性感染等。

7. 注意事项

（1）在制订运动方案前，应对DM患者进行全身体格检查，如有条件可进行一次运动试验，以早期发现DM患者潜在的疾病，为制订合适的运动强度提供科学依据，运动训练应严格坚持个体化原则，注意循序渐进，持之以恒。

（2）注意运动时的反应，密切监测心率血压、心电图及自我感觉等，发现不良情况及时采取措施，并随时修改运动方案，调整运动量。

（3）运动要适量，如果运动结束后10~20min心率仍未恢复，并且出现疲劳、心慌、睡眠不佳、食欲减退等情况，说明运动量过大，易诱发酮症酸中毒；运动后身体无发热感、无汗，脉搏无明显变化或在2min内迅速恢复，表明运动量过小。

（4）选择适合运动的衣裤和鞋袜，遇到疾病或疲劳应暂停运动，同时还应注意根据天气情况调整运动量等。

（五）康复护理

DM的康复护理较为重要，主要对DM患者进行饮食指导、疾病宣教、血糖监控、按时用药、心理健康等方面进行干预。通过给予DM患者康复护理服务，可以及时预防不良并发症症状，能够有效避免其病情恶化，消除患者恐惧心理，使患者良好配合医护人员，进行DM的自我管理。通过个体化的康复护理指导，可以帮助患者将血糖控制在理想水平上，也可以帮助其提高日常生活能力及生存质量。

五、预防

1. 做好DM宣教　开展DM健康宣教，提高人们对DM的认识，了解DM的危害，自觉进行DM一级预防。

2. 控制饮食　科学饮食是预防DM基础，坚持做到不暴饮暴食，戒烟酒，合理规划饮食结构。

3. 保持健康体重，预防肥胖和消瘦 肥胖尤其是中心型肥胖（腹型肥胖）是引发胰岛素抵抗的主要因素，是T2DM及其心脑血管并发症发生的主要危险因素。消瘦与营养不良也是影响DM患者预后的不利因素，低体重的老年T2DM患者全因死亡率显著增高。

4. 规律运动 规律运动对DM的预防有重要作用，运动不仅能增强体质，还能降低体内糖化血红蛋白（HbA1c）、甘油三酯、总胆固醇、低密度脂蛋白胆固醇（LDL-C）水平，提高高密度脂蛋白胆固醇（HDL-C）水平。

（何晓阔）

第三节 骨质疏松症康复指南

一、概述

骨质疏松症（osteoporosis，OP）是绝经后女性及老年人的常见病、多发病，骨质疏松性骨折也是老年人致残、致死的主要原因之一。然而，目前临床对骨质疏松症的筛查方法、诊断阈值尚存在争议，对骨质疏松症的康复治疗缺乏规范性。本指南旨在规范骨质疏松症的康复评定及治疗，并提高广大骨质疏松症患者的运动康复水平。

1. 定义 骨质疏松症是一种以骨量（bone mass）低下、骨微结构破坏、导致骨脆性增加、易发生骨折为特征的全身性骨病。主要表现为骨强度下降、骨折风险增加。骨强度反映了骨骼的两个主要方面，即骨矿密度和骨质量。需要注意分清两个概念，骨质疏松不等同于骨质疏松症，骨质疏松是疾病过程，没有任何症状，当出现骨痛、脆性骨折时称为骨质疏松症。

2. 流行病学 国家卫健委宣传司2016年11月22日在官网发布的会议动态显示：截至2015年，我国65岁及以上人口数量达到1.38亿。WHO官网媒体中心2018年2月5日发布“重要事实”显示：到2050年，中国将拥有1.2亿80岁以上人口。国家卫健委官网2018年10月20日发布“中国骨质疏松症流行病学调查结果”显示：骨质疏松症已成为我国中老年人群的重要健康问题。据估计，2015年我国骨质疏松性骨折（腕部、椎体和髋部）约为269万例次，2035年约为483万例次，到2050年约达599万例次。病程中出现的脊柱变形、疼痛、骨折、跌倒损伤等症状，严重影响患者的生活质量，也产生巨大的照护和医疗成本。据2015年预测，我国2015、2035和2050年用于骨质疏松性骨折（腕部、椎体和髋部）的医疗费用将分别高达720亿元、1 320亿元和1 630亿元。早期介入康复干预，不但能改善患者生活质量，对降低医疗和照护成本也具有重要意义。

3. 分类 骨质疏松症分为原发性和继发性两大类。原发性骨质疏松症又分为绝经后骨质疏松症（Ⅰ型）（postmenopausal osteoporosis，PMOP）、老年性骨质疏松症（Ⅱ型）和特发性骨质疏松（包括青少年型）3种。绝经后骨质疏松症一般发生在女性绝经后5~10年内；老年骨质疏松症一般指70岁以后发生的骨质疏松；特发性骨质疏松症主要发生在青少年，病因尚不明确。继发性骨质疏松症指由内分泌性疾病、血液病、结缔组织病、成骨不全、骨肿瘤、药物、制动、肾脏疾病、营养性疾病和胃肠疾病及其他明确病因导致的骨质疏松。临床中最多见的是绝经后骨质疏松症及老年性骨质疏松症。本指南主要针对原发性骨质疏松症。

4. 病因 骨质疏松和其相关的脆性骨折风险均随着老年人增龄而增加。更年期后，男性的骨密度（BMD）下降速率一般慢于女性，因为后者除增龄外还有雌激素缺乏因素的参与。凡使骨吸收增加和/或骨形成减少的因素都会导致骨组织丢失和骨质量下降，脆性增加，直至发生骨折。遗传因素和后天因素都有可能影响该病的发生。

（1）骨吸收因素：雌激素缺乏使破骨细胞功能增强，是PMOP的主要病因；而雄激素缺乏在老年性骨质疏松症的发病中起了重要作用；活性维生素D缺乏和甲状旁腺激素（PTH）代偿性分泌增多，导致骨转换率加速和骨组织丢失；骨组织的白介素-1、白介素-6和肿瘤坏死因子增高，而护骨素减少，导致破骨细胞活性增强和骨组织吸收。

（2）骨形成因素：青春发育期是人体骨量增加最快的时期，约在30岁左右达到峰值骨量（PBM）。该过程主要由遗传因素决定，并与种族、发育、营养和生活方式等相关联。达峰值骨量后，骨质疏松症的发生主要取决于骨丢失的量和速度。成骨细胞的功能与活性缺陷导致骨形成不足和骨丢失，骨重建功能衰退，是老年性骨质疏松症形成的重要原因。

（3）骨质量下降：骨质量主要与遗传因素有关，包括骨的几何形态、矿化程度、微损伤累积、骨矿物质与骨基质的理化与生物学特性等。骨质量下降导致骨脆性和骨折风险增高。

（4）不良的生活方式和生活环境：骨质疏松症和骨质疏松性骨折的危险因素很多，如高龄、吸烟、制动、体力活动过少、酗酒、跌倒、长期卧床、长期服用糖皮质激素、光照减少、钙和维生素D摄入不足等。蛋白质摄入不足、营养不良和肌肉功能减退是老年性骨质疏松症的重要原因。危险因素越多，发生骨质疏松症和骨质疏松性骨折的概率越大。

二、临床表现及功能障碍

（一）疼痛和肌无力

骨质疏松程度较轻的患者一般无症状，仅在X线摄片或骨密度测量时被发现。骨质疏松程度较重的患者常诉腰背疼痛、乏力或全身骨痛。疼痛通常在翻身时、起坐时及长时间行走后出现，夜间或负重活动时疼痛加重，并可能伴有肌肉痉挛，甚至活动受限。骨痛通常为弥漫性，无固定部位，检查不能发现压痛区（点）。乏力常于劳累或活动后加重，负重能力下降或不能负重。

（二）骨折

骨质疏松性骨折属于脆性骨折，指在日常生活中受到轻微外力时发生的骨折。四肢骨折或髋部骨折时肢体活动明显受限，局部疼痛加重，有畸形或骨折阳性体征。多发部位为脊柱、髋部和前臂，其他部位亦可发生，如肋骨、盆骨、肱骨，甚至锁骨和胸骨等。脊柱压缩性骨折多见于Ⅰ型骨质疏松症患者，可单发或多发，有或无诱因，其突出表现为身材缩短，有时出现突发性腰痛。髋部骨折多见股骨颈骨折，以Ⅱ型骨质疏松症患者多见。骨质疏松性骨折发生后，再骨折的风险显著增加。

（三）脊柱畸形及身长缩短

严重骨质疏松症患者，因椎体压缩性骨折，可出现身高变矮或驼背等。第11、12胸椎及第3腰椎，承受负荷大，容易压缩变形。多发性胸椎压缩性骨折可导致胸廓畸形，甚至影响心肺功能；严重的腰椎压缩性骨折可能会导致腹部脏器功能异常，引起便秘、腹痛、腹胀、食欲减低等不适。驼背畸形者常伴胸闷、气短、呼吸困难，甚至发绀等表现，肺活量，肺最大换气量和心排血量下降，极易并发呼吸道感染。髋部骨折者生活自理能力下降或丧失，长期卧床加重骨量丢失，使骨折极难愈合。正常人有24节椎体，老年人骨质疏松时椎体压缩，椎体每缩短2mm左右，身长平均缩短3~6cm。

（四）功能障碍

1. 生理功能障碍

（1）运动功能障碍：患者常有周身骨痛、乏力和软组织疼痛，疼痛以脊椎、骨盆区及骨折处为主，常为持续性。一般与疏松程度平行，于登楼或体位改变时尤甚，机体活动受到明显限制。下肢肌肉往往有不同程度萎缩，负重能力下降，骨质疏松症患者的负重能力常下降到原来肌力的2/3，甚至不能负担自己的体重。腰背部活动障碍，主要表现为腰椎屈、伸、侧屈、旋转和腰背肌肌力下降。

（2）呼吸功能障碍：胸、腰椎压缩性骨折，脊柱后弯，胸廓畸形，可使肺活量和最大换气量显著减少，肺上叶前区小叶型肺气肿发生率可高达40%。老年人多数有不同程度肺气肿，肺功能随着年龄增加而下降，若伴有骨质疏松症所致胸廓畸形，患者往往可出现胸闷、气短、呼吸困难等症状。

（3）心脏功能障碍：如有脊椎压缩骨折，患者身长可缩短，或因胸廓畸形使肺活量减少，从而影响心脏功能。

（4）心理功能障碍：由于骨质疏松症是一种慢性代谢性疾病，长期的疾病煎熬使患者的心理功能发生障碍，主要表现为忧郁、焦虑、沮丧甚至绝望。

2. 日常生活活动受限　主要表现为坐、站、行走和个人卫生等功能障碍。髋部骨折的患者中有1/4的人需要长期卧床，其日常功能活动受到严重影响。

参与能力受限主要表现为参与社会生活的能力和参加职业活动的能力下降。上述原因将导致生活质量明显下降。

三、诊断

1. 诊断标准　我国2019版《骨质疏松症康复指南》推荐使用WHO诊断标准，即基于双能X线吸收测定法测量，骨密度值下降等于或超过同性别、同种族健康成人的骨峰值2.5个标准差为骨质疏松；此外，发生了脆性骨折在临床上即可诊断为骨质疏松症（1A）。

详细的病史和体检是临床诊断的基本依据，但确诊有赖于X线检查或BMD测定。WHO推荐的骨质疏松症的诊断标准是基于双能X线吸收法（DXA），骨密度值与同性别、同种族健康成人的骨量峰值标准差（SD）比较，通常用T-score（T值）表示：

正常骨量：T值≥ −1.0SD

骨量减少：T值 −2.5~−1.0SD

骨质疏松：T值≤ −2.5SD

重度骨质松：T值≤ −2.5SD，同时伴有脆性骨折。

2. 脆性骨折　发生脆性骨折即可诊断质疏松。脆性骨折指非外伤或轻微外伤发生的骨折。

四、康复评定

我国2019版《骨质疏松症康复指南》推荐对骨质疏松症患者进行疼痛、关节活动范围、肌力、平衡功能、心理状态五项身体功能的评定。疼痛评定推荐使用视觉模拟评分进行；关节活动范围评定建议使用量角器进行；肌力评定建议使用徒手肌力检查法进行；平衡功能的评定推荐使用Berg平衡量表进行；心理状态评定建议使用汉密尔顿焦虑量表和/或汉密尔顿抑郁量表进行（1D）。推荐采用改良Barthel指数评定量表评定患者日常生活活动能力（1C）。推荐使用中国人骨质疏松症简明生存质量量表评定患者生活质量（1C）。

因上述评定项目和ICF CORE SETS条目内涵一致，也可使用WHODAS2.0进行整体功能的评定。

（一）疼痛评定

骨痛和腰背痛评定采用视觉模拟评分法（visual analogue scale/score，VAS）：该法比较灵敏，有可比性。具体做法是：在纸上面画一条10cm的横线，横线的一端为0，表示无痛；另一端为10，表示剧痛；中间部分表示不同程度的疼痛。让患者根据自我感觉在横线上划一记号，表示疼痛的程度。0分代表无痛；3分以下代表有轻微的疼痛，患者能忍受；4~6分代表患者疼痛并影响睡眠，尚能忍受；7~10分代表患者有强烈的疼痛，疼痛难忍。

（二）运动功能

由于骨质疏松症所致的骨痛，继发性骨折可以引起不同程度的运动功能障碍，最后导致肌肉的萎缩和关节活动度的障碍，因此运动功能评定是骨质疏松症评定的重要内容。

1. 肌力评定（见本书第二章第一节）。

2. 关节活动范围（range of motion，ROM）评定（见本书第二章第一节）。

（三）感觉功能的评定

对于感觉功能的评定，无论是评定浅感觉、深感觉还是复合感觉，都应该评定下面四个维度：受损的感觉类型；涉及的身体部位；感觉受损的范围；感觉异常的程度。

1. 感觉类型　分为以下几种。

（1）浅感觉：包括触觉、痛觉、温度觉、压觉。

（2）深感觉：包括运动觉、位置觉、振动觉。

（3）复合感觉（皮质感觉或皮层感觉）：包括皮肤定位觉、两点辨别觉、实体觉、图形觉、其他大脑皮质感觉。

2. 注意事项　①检查感觉功能时，患者必须意识清楚。②检查前要向患者说明目的和检查方法，充分取得患者的合作。③检查时，两侧对称部位应进行对比。④先检查浅感觉，再检查深感觉和复合感觉。⑤检查时应按照神经的分布特点检查相应的区域。

（四）心肺功能评定

心肺运动试验（ECG exercise testing）通过观察受试者运动时的各种反应（呼吸、血压、心率、心电图、气体代谢、临床症状与体征等），来判断其心、肺、骨骼肌等的储备功能（实际负荷能力）和机体对运动的实际耐受能力（详见附录表7）。

心肺运动试验的目的

（1）为制订运动处方提供依据：通过了解受试者可耐受的运动负荷，可判断其心功能，指导日常生活活动和工作强度，并制订运动处方，以确保康复训练的有效性和安全性。

（2）冠心病的早期诊断：心肺运动试验曾是冠心病早期诊断最有效和最常用的方法，有较高的灵敏性和特异性。

（3）判定冠状动脉病变的严重程度及预后：运动中发生心肌缺血的运动负荷越低、心肌耗氧水平越低（即心率、血压越低）、ST段下移的程度越大，冠心病的严重程度就越重，预后也越差。

（五）平衡协调功能评定

特别指出的是，通过平衡评定预测被试者跌倒的风险及其程度是骨质疏松症患者功能评定的重要方面。

1. 平衡功能评定的目的　确定是否存在平衡功能障碍、平衡障碍原因、程度，为确定康复治疗计划、评价康复效果提供依据，预测可能发生跌倒的危险性。

2. 人体平衡的维持　需要三个环节的参与。

（1）感觉输入：人体站立时身体所处位置与地球引力及周围环境的关系通过视觉、躯体感觉、前庭觉的传入而被感知。

（2）中枢整合：感觉信息在多级平衡觉神经中枢中进行整合加工，并形成运动的方案。

（3）运动控制：中枢神经系统在对多种感觉信息进行分析整合后下达运动指令，运动系统以不同的协同运动模式控制姿势变化，将身体重心调整到原来的范围内或重新建立新的平衡。

3. 平衡种类

（1）静态平衡：又称一级平衡，指人体在无外力作用下，在睁眼和闭眼时维持某姿势稳定的过程，例如坐位和站位时平衡。

（2）自我动态平衡：又称二级平衡，指在无外力作用下从一种姿势调整到另外一种姿势的过程，在整个过程中保持平衡状态，例如行走过程的平衡。

（3）他人动态平衡：又称三级平衡，指人体在外力的作用下（包括加速度和减速度）当身体重心发生改变时，迅速调整重心和姿势，保持身体平衡的过程。例如在行驶的汽车中行走。

4. 平衡功能评定

（1）定性评定：使用简易平衡评定表（表 7-3-1），简便易行，适宜在社区使用。

表 7-3-1　简易平衡评定表

体位	分级	表现
坐位	Ⅰ	静态维持自身平衡 10s 以上
站立	Ⅱ	自身动态维持平衡 10s 以上（伴随上肢运动可以维持平衡）
行走	Ⅲ	轻外力作用下维持平衡 10s 以上（被轻推时，患者可以维持平衡）

（2）半定量评定：使用 Berg 平衡量表（Berg balance scale，BBS）进行评定。可以在没有专业评定设备的医疗康复机构使用。

（3）定量评定：使用专业评定设备对相关参数进行精确测评。

（六）协调功能评定

协调功能（coordination function）是完成平稳、准确有控制的运动的能力。平衡（balance）是由于各种原因使身体重心偏离稳定位置时，四肢、躯干有意识或反射性地活动以恢复身体直立稳定的能力。协调与平衡功能异常的常见原因：神经、肌肉和骨关节系统的损伤；认知功能异常；躯体感觉功能异常；视觉异常；前庭系统功能异常。

1. 协调功能评定目的　是判断有无协调功能障碍，评估肌肉或肌群共同完成一种作业或功能活动的能力；帮助了解协调障碍的程度、类型及引起协调障碍的原因；为制订康复治疗方案提供客观依据；对训练疗效进行评估。协调功能障碍包括共济失调、不随意运动、运动徐缓和僵直等。

2. 评定方法 主要是观察被测试对象在完成指定的动作中有无异常，包括粗大和精细协调运动的评定。精细协调运动评定主要是日常生活活动能力评定，粗大协调运动的评定主要是非平衡性协调功能评定。

3. 协调功能评定 ①双足站立（正常舒适位）；②双足站立（两足并拢站立）；③双足站立（一足在另一足前方）；④单足站立；⑤站立位，上肢交替地放在身旁、头上方或腰部；⑥在保护下，出其不意地让受试者失去平衡；⑦弯腰，返回直立位；⑧身体侧弯；⑨直线走，一足跟在另一足尖之前；⑩侧方走和倒退走；⑪正步走；⑫变换速度走；⑬突然停止后再走；⑭环形走和变换方向走；⑮足跟或足尖着地走；⑯站立位睁眼和闭眼。

4. 评分标准 4分：能完成活动，3分：能完成活动，需要较少帮助；2分：能完成活动，需要较大帮助；1分：不能完成活动。

5. 非平衡性协调功能评定 ①指鼻、交替指鼻对指试验；②对指试验；③轮替试验；④旋转试验；⑤握拳试验；⑥拍膝、拍地试验；⑦跟-膝-胫试验；⑧足趾接触检查者手指试验。

评分标准：5分——正常；4分——轻度障碍：能完成指定活动，但速度和熟练度较正常稍差；3分——中度障碍：能完成指定活动，但协调缺陷极明显，动作慢、笨拙和不稳定；2分——重度障碍：只能发起运动而不能完成；1分——不能活动。

注意事项：进行评定时应备好检查用物，检查环境安静，光线充足，并有一定的活动空间。患者疲劳时不易进行检查。

（七）心理功能评定

由于骨质疏松症是一种慢性代谢病，病程长、临床症状重，且多发于老年人和妇女，长期的疾病煎熬使患者的心理功能发生障碍，因此，心理功能评定在骨质疏松症的评定中至关重要。

心理功能评定在康复评定中占有重要地位，它是应用精神病学、心理学知识和技术对人的各种心理特征进行量化概括和推断，严重的创伤和疾病常引起患者一系列的心理变化，心理功能评定可用于康复的各个时期，通过心理功能的评定能够准确掌握患者的心理状况，帮助患者采取积极的应对措施，调整心理环境，这对于患者的康复具有重要的意义。初期：了解心理损害的方面与程度，为制订康复计划提供依据。中期：重复心理评定，根据心理和行为的变化，可判断康复的效果以及估计预后，为修改康复计划提供依据。终期：心理评定可为全面康复提出建议。

心理功能评定的目的：①为临床诊断、治疗和康复训练提供正确的、科学的依据；②对康复的效果予以客观的评价；③为回归社会做准备。

心理评定的实施：使用汉密尔顿焦虑量表和/或汉密尔顿抑郁量表进行。

（八）日常生活活动评定

骨质疏松症给患者的日常生活活动（activities of daily life，ADL）带来严重的影响，所以评定患者日常功能水平具有十分重要的意义。若单纯评定基本或躯体ADL（basic or physical ADL BADL or PADL）时选用Barthel指数（详见附录表8）。

若单纯了解患者的工具性ADL（instrumental ADL，IADL）的情况应选功能活动问卷（the functional activities questionary，FAQ）（详见附录表9）。

若同时了解患者的PADL和IADL时选用快速残疾评定量表RDRS（详见附录表10）。

（九）参与能力评定

人的社会功能是指人能否在社会上发挥一个公民应有的功能及其在社会上发挥作用的大小。为评定患者的社会功能，常需评定其社会生活能力和生活质量。

社会生活参与能力评定：社会生活能力评估患者参与各种社会活动的情况，包括工作、社交以及参与各种娱乐活动等能力。常用的社会生活能力概况评定问卷（详见附录表 11）是一个简易的评定量表，供使用者针对患者的社会生活能力进行简单快速的评定。

生活质量评定　骨质疏松对生活质量的影响是多方面的，常见量表有：中国人骨质疏松症简明生存质量量表（Chinese Osteoporosis Quality of Life Short Questionnaire，COQOL）。

骨质疏松症的严重后果是发生骨质疏松性骨折，骨折引起的疼痛及功能障碍导致患者生存质量明显下降，因此评价骨质疏松症患者的生活质量对于其康复治疗方向极其重要。欧洲基金会骨质疏松症生活质量问卷，最初版本由国际骨质疏松症基金会（International Osteoporosis Foundation，IOF）针对欧洲人群制定，有 48 项条目，包括 6 项视觉模拟评分条目，共组成 5 个维度：疼痛、躯体功能、社会功能、一般健康感知和心理功能。Murrell P 等证实其重测信度良好，Kappa 统计值在 0.59~0.91 之间。其简式版本被陆续开发，成为骨质疏松症相关研究应用普及最广的生活质量量表系列。我国南方医科大学南方医院以 QUALEFFO-41 问卷为蓝本，通过翻译、文化调适、条目筛选等过程，编制出中国人骨质疏松症简明生存质量量表（Chinese Osteoporosis Quality of Life Short Questionnaire，COQOL），该量表的重测信度评价结果良好，为 27.5 ± 11.3。

五、治疗

（一）治疗原则

病因治疗、基础治疗、药物治疗、康复治疗、宣传教育相结合。有明确病因者，应首先进行病因治疗，再联合其他治疗方法。

（二）药物治疗

遵循早期、长时、联合用药的原则。药物治疗以抑制骨吸收、促进骨形成为原则。

1. 抗骨吸收药物

（1）双膦酸盐类

口服制剂：阿仑膦酸盐 10mg/d 或 70mg/w；利塞膦酸盐 5mg/d 或 35mg/w。依替膦酸盐 400mg/d，持续 14 日，每 3 个月 1 次。

静脉用制剂：伊班酸盐：2mg 静脉输注，每 3 个月 1 次；唑来膦酸：5mg 静脉输注，每年 1 次。

肌酐清除率＜ 35ml/min 的患者禁忌静脉输注双膦酸盐类药物。长期和大量使用双膦酸盐类药物尚有下颌骨坏死、非典型性骨折等风险。

（2）降钙素类：一般使用不宜超过 3 个月。

鱼降钙素鼻喷剂：200IU 鼻喷剂，每日 1 次。

鲑鱼降钙素注射剂：50IU/ 次，皮下或肌内注射，根据病情每周 2~7 次。

鳗鱼降钙素：20IU 肌内注射，每周 1 次。

（3）选择性雌激素受体调节剂（SERM）：雷洛普芬 60mg，口服，每日 1 次。有增加静脉血栓栓塞性疾病的危险性。

（4）雌激素类：激素类药物能抑制骨转换阻止骨丢失。建议激素补充治疗遵循以下原则：绝经早期开始、明确的适应证和禁忌证、最低有效剂量、局部问题局部治疗、个体化、加强安全性监测和短疗程。

2. 促进骨形成药物 特立帕肽（PTH^{1-34}），20g，肌内注射，每日1次，治疗时间不宜超过2年。

3. 多重作用的药物

（1）锶盐：锶同时具有抑制骨吸收和促进骨形成的双重作用。雷奈酸锶2g，睡前口服，每日1次，最好在进食2小时之后。

（2）活性维生素D

阿法骨化醇0.25~0.5μg口服，每日1次。

骨化三醇0.25~0.5μg，口服，每日1次。

（三）康复治疗

目标：缓解骨痛、控制病情发展、提高骨质量、防止失用综合征、预防继发性骨折、降低骨折发生率以及改善患者ADL能力和生活质量。

1. 物理治疗 我国2019版《骨质疏松症康复指南》推荐：低频脉冲电磁场可改善骨质疏松症患者的疼痛，一定程度提高患者生活质量，可作为骨质疏松症的辅助康复治疗措施。推荐骨质疏松症患者进行有氧运动，对于高龄老年人，推荐低强度日常活动及体育运动；对慢性腰背疼痛的患者，应开展对脊柱不增加负重和前屈负荷的伸展运动。建议引导骨质疏松症患者进行抗阻训练，具体训练强度由康复治疗师根据患者评定状况而定。全身振动训练可作为改善骨质疏松症患者骨密度、运动能力和相关功能参数的治疗手段。推荐骨质疏松症患者进行平衡训练以改善平衡能力，预防跌倒和骨折。

疼痛是骨质疏松症最常见的症状，物理因子具有较好的止痛效果。运用各种物理因子（如中频、低频电疗）治疗骨质疏松引起的急慢性疼痛应作为首选方法。此外物理治疗还能减少组织粘连、增强肌力、防止肌肉萎缩、改善局部血液循环、促进骨折愈合、预防深静脉血栓形成和继发性骨质疏松、增加局部应力负荷、促进钙磷沉积、促进神经功能修复以及改善肢体功能活动。具体方法如下：

（1）物理因子治疗

1）高频电疗：对于继发骨折所引起的急性期炎症性疼痛可采用超短波和微波治疗以减轻疼痛和促进炎症的吸收。方法：20min/次，15次为一个疗程。

2）中频电疗：对于骨质疏松继发的疼痛可采用调制中频干扰电治疗以减轻疼痛，同时可以减少肌肉萎缩，方法：20min/次，15次为一个疗程。

3）低频电疗：功能型电刺激（FES）、电体操、感应电，可减少肌肉萎缩；经皮神经肌肉电刺激（TENS）可以止痛；直流电钙离子阳极导入可以治疗骨折，促进骨折愈合，方法：20min/次，15次一个疗程。

4）超声波：采用0.1~0.4W/cm^2超声波，20min/次，15次为一个疗程可促进骨折愈合。

5）光疗：红外线、红光、氦氖激光，改善局部血液循环，减轻局部的水肿。紫外线全身照射可促进体内的活性维生素D的生成，促进肠道对钙磷的吸收，增加骨组织的合成。治疗时可采用治疗仓或高压汞灯全身照射。

（2）运动疗法：运动疗法是一种防治骨质疏松症的有效方法，能促进机体的性激素分泌、改善骨皮质血流量，阻止骨量丢失、促进钙元素吸收和骨组织合成，改善骨质疏松症患者的运动功能、平衡功能和ADL能力。各项运动对于骨密度增加都有部位的特异性，这些部位是参与活动的工作肌及其附着骨，因此，选择运动项目要有目的性。在一定范围内，运动强度越大，对骨的应力刺激也越大，也越有利于骨密度的维持和提高。锻炼频率以次日不感疲劳为度。

1）增强肌力：是提高肌肉质量的最佳康复治疗方法。肌力增强后，不仅骨的强度提高，而且强壮的肌肉可以保护关节免受损伤，而过分的负荷又可通过骨周围强有力肌群的收缩得以缓解，从而避免骨折的发生。

常用的四肢肌力训练方法有等张抗阻练习法和等长练习法，训练所加的负荷应该逐渐增加，且不宜增加过快。通常采用Tens规律，即每次等长收缩维持10秒，休息10秒，重复10次为1组，每天重复10组。

腰背部肌肉肌力训练方法：训练也可以采用等张、等长练习法，但应注意在训练过程中不应有屏气。

2）纠正畸形：练习背部伸肌肌力，以增强背部伸肌对脊椎的保护并分散脊椎所承受的过多的应力，而且可以牵伸挛缩，缓解部分症状。同时还应该对屈肌群进行牵张练习，包括扩胸，牵张上肢、腹肌和下肢肌群。宜注意循序渐进，一次不应牵张次数过多，时间过长，以免发生损伤。

3）防止跌倒：除了多做增强下肢肌力的练习外，还宜进行脊椎灵活性练习和增强平衡协调性的练习。增强平衡协调性练习通常是从重心较低位、支持基底较大（如坐位）、活动幅度较小、支持基底较平整稳定开始练习，逐步过渡到重心较高位，缩小支持基底面积，增加活动幅度和复杂程度，甚至使支持基底不平整，或在可活动的基底下进行练习，开始时要求视力协调调节平衡，其后则要求无需在视力协调下保持平衡。

4）骨折的康复治疗：对于脊椎骨折的患者首先应卧床休息并给予必要的止痛药物，但可做一些简单的不用力的等张训练。卧床休息2周后做翻身和背肌增强练习。对骨质疏松患者的脊椎骨折治疗可短期应用围腰支具，不推荐长期应用。几乎所有的骨质疏松脊椎压缩性骨折的患者，即使不加用其他治疗，也能得到恢复。对于股骨颈骨折的患者可作股骨头置换，争取早日下床，以此来减少失健的影响。桡骨远端骨折患者宜立即进行复位，石膏固定，然后即可作肩部大幅度主动运动，以及屈肘伸握拳，拇指对指等练习，逐步增加用力程度。骨折愈合后即可进行腕屈伸和前臂旋转活动练习，1~2周后增加腕掌支撑练习。

2. 作业治疗　我国2019版《骨质疏松症康复指南》推荐采用MORSE跌倒评估量表评定患者跌倒风险，同时应该评定患者的居住环境（1C）。建议改善骨质疏松症患者的家居环境，以预防跌倒（2D）。

根据患者的功能障碍，有目的、有针对性地制订作业治疗方案，指导患者进行训练，以改善或恢复患者躯体、心理功能和预防骨质疏松性骨折。尽量改造和移除家庭和周边环境的障碍，以减少跌倒的机会，采取切实有效的防跌倒措施，如穿戴髋保护器。

3. 康复工程　我国2019版《骨质疏松症康复指南》建议对跌倒风险较高的患者使用拐杖或髋部保护器；对急性或亚急性骨质疏松性椎体骨折的患者使用脊柱支架（2D）。

针对每位患者具体的临床问题如椎体压缩性骨折、脊柱畸形、股骨颈骨折、桡骨远端骨折和肱骨近端骨折等，应用康复工程原理，为患者制作个性化的支具、矫形器和保护器辅助固定制动、减重助行、缓解疼痛、矫正畸形、预防骨折发生、配合治疗的顺利进行。

4. 心理治疗 近年来，人们认识到骨质疏松症患者症状的轻重与心理状态关系密切。性格开朗、心情愉快者症状往往较轻，治疗效果也好；心胸狭窄、心情抑郁者症状常表现得较重，治疗效果也较差，因此，心理治疗应该受到重视。

六、预防及健康教育

我国2019版《骨质疏松症康复指南》推荐对骨质疏松症患者进行健康宣传教育，包括告知骨质疏松症的危险因素、危害，用药常识及饮食结构。推荐骨质疏松症患者合理进行户外活动，保证充足的阳光照射，一般照射时间需＞30min/d，但并非时间越长，效果越好。建议对骨质疏松症患者实行早期营养干预，调整饮食结构，摄入优质蛋白、高钙膳食，限制酒精、咖啡及碳酸饮料的摄入，戒烟，并且尽量避免或少用影响骨代谢的药物。推荐采用骨折风险预测工具评定患者的骨折风险。推荐骨质疏松症患者进行太极拳、八段锦和五禽戏锻炼，具体应以患者评定状况和兴趣决定。推荐对骨质疏松症患者进行针对性的心理干预，帮助患者缓解焦虑，以良好的心理状态面对疾病，提高生活质量。

（一）对象的选择

一级预防：是未发生过骨折但有骨质疏松症危险因素，或已有骨量减少（$-2.5 < T \leq -1$）者，应防止发展为骨质疏松症，避免发生第一次骨折。

二级预防和治疗：已有骨质疏松症（$T \leq -2.5$）或已发生过骨折，避免初次骨折和再次骨折。

（二）基本措施

首先是生活方式干预，包括摄入充足的钙和维生素D、适当的体力活动和预防摔倒；其次是寻找和治疗引起骨质疏松的继发因素；第三是药物干预，提高骨密度和降低骨折危险性。骨质疏松症及其骨折防治的基本措施包括：

1. 规律运动 运动可增强活动能力、增加肌肉强度、提高应急能力和协调性、改善平衡能力和减少摔倒的危险。

2. 正确补钙 现有的骨质疏松症预防手段中，钙剂补充是最为简单、安全、经济和有效的手段之一。我国营养学会制定成人每日钙摄入推荐量800mg（元素钙量）是获得理想骨峰值，维护骨骼健康的适宜剂量，绝经后妇女和老年人每日钙摄入推荐量为1 000mg。钙剂应与其他药物联合使用。

3. 补充维生素D 维生素D缺乏和作用不足在老年性骨质疏松症及骨质疏松性骨折的发生中具有重要的作用。老年性骨质疏松患者推荐户外活动，增加阳光照射。亦可使用维生素D及其类似物防治骨质疏松症和骨质疏松性骨折。老年人因肾脏合成维生素的能力下降，宜使用活性维生素D制剂，常用的药物有阿法骨化醇、骨化三醇等。

4. 预防跌倒和骨骼保护 随着年龄的增大，跌倒发生的次数逐渐增加，因此预防老年人跌倒颇有意义。首先需要判断这些老年人是否存在引起跌倒的危险因素。并尽可能地去除这些危险因素。

（三）健康教育

应根据骨质疏松症的发病危险因素，复发加重因素及对功能影响的程度，对患者及其家属进行健康教育。建议戒烟限酒，节制饮食，多到户外活动，经常晒太阳。在日常生活中保持正确的体位和姿势，选择适当的体育锻炼项目并循序渐进地增加运动量如步行、慢跑、骑自行车等。长期坚持居家康复，进行肌力、肌耐力、关节活动度和平衡功能训练，以提高运动的反应能力和对环境的适应能力，防止跌倒。注意环境要照明好、地防滑、地面无杂物，减少跌倒风险。鼓励参加适当的户外体育运动，如各种球类运动、跳舞、扭秧歌等。

（石秀娥）

参考文献

[1] American Diabetes Association. Diagnosis and classification of diabetes mellitus. Diabetes care, 2014, 37 (Supplement 1): S81-S90.

[2] Balducci S, Sacchetti M, Haxhi J, et al. Physical exercise as therapy for type 2 diabetes mellitus. Diabetes/metabolism research and reviews, 2014, 30(S1): 13-23.

[3] Colberg SR, Sigal RJ, Yardley JE, et al. Physical activity/exercise and diabetes: a position statement of the American Diabetes Association. Diabetes care, 2016, 39(11): 2065-2079.

[4] DeFronzo RA, Ferrannini E, Groop L, et al. Type 2 diabetes mellitus. Nature reviews Disease primers, 2015, 1 (1): 1-22.

[5] International Diabetes Federation Guideline Development Group. Global guideline for type 2 diabetes. Diabetes research and clinical practice, 2014, 104(1): 1.

第八章 老年病康复治疗指南

第一节 帕金森病康复指南

一、概述

帕金森病(Parkinson's disease, PD)是一种好发于老年人的常见的神经系统退行性疾病，其发病率随年龄增长而升高，给家庭和社会带来沉重的负担。本指南参考国际运动障碍学会 2015 年推出的帕金森病临床诊断新标准，并结合我国实际情况，进一步提高康复工作者对帕金森病的认识和康复水平。

二、定义

帕金森病又名震颤麻痹，是一种神经系统变性疾病，表现为静止性震颤、运动弛缓、肌强直、协调障碍和步态异常，此外还可伴有大量非运动症状(NMS)，如嗅觉减退、便秘、抑郁、睡眠障碍等。

三、流行病学

帕金森病全人群患病率约为 0.3%。作为一种典型的老年慢性疾病，帕金森病在老年人群中患病率成倍增加，65 岁以上老年人群患病率为 1%~2%，85 岁以上为 3%~5%。具体到不同年龄点，其患病率分别为 60 岁 0.25%、65 岁 0.5%、70 岁 1%、75 岁 1.5%、80 岁 2.5%、85 岁 3.5%~4.0%；而全年龄段发病率为每年 8~18/10 万、65 岁以上年龄段每年 50/10 万、75 岁以上年龄段为每年 150/10 万、85 岁以上年龄段为每年 400/10 万。根据年龄累计发生率可知，60 岁老年人在 80 岁时罹患帕金森病的风险约为 2.5%。

四、病因及病理生理

帕金森病的主要病理改变在相对集中于脑内某些含色素的神经元，如黑质的多巴胺神经元、蓝斑的去甲肾上腺神经元、脑干的中缝核中 5-HT 神经元、迷走神经背核、下丘脑、苍白球、尾状核等部位。这些部位的神经细胞出现变性、空泡形成和缺失，细胞质中出现嗜酸性玻璃样同心形的包涵体(Lewy 体)，其中以黑质破坏最严重，肉眼可见色素消退、镜下可见神经细胞缺失、黑色素细胞中的黑色素消失，伴不同程度的胶质增生，苍白球、尾状核变性较强。

五、临床诊断标准

(一) 帕金森综合征

帕金森综合征(Parkinsonism)的诊断是确立帕金森病的先决调节。诊断帕金森病基于 3 个核心运动症状，即必备运动迟缓和至少存在静止性震颤或肌强直 2 项症状的 1 项，上述症状必须是显而易见的，且与其他干扰因素无关。对所有核心运动症状的检查必须按照统一帕金森病评估量表(MDS unified-Parkinson disease rating scale，MDS-UPDRS)中所描述的方法进行。

1. 运动迟缓　即运动缓慢和在持续中运动幅度或速度的下降(或出现迟疑、犹豫和暂停)，可出现于各个部位(包括发声、面部、步态、中轴、四肢)中。可通过 UPDRS 中手指敲击(3.4)、手部运动(3.5)、旋前 - 旋后运动(3.6)、脚趾敲击(3.7)和足部拍打(3.8)来评定。

2. 肌强直　即当患者处于放松体位时，四肢及颈部主要关节的被动活动缓慢。强直特指“铅管样”抵抗，不伴有“铅管样”抵抗而单独出现的“齿轮样”强直是不满足的强直的最低判定标准的。

3. 静止样震颤　即肢体处于完全静止状态时出现 4~6Hz 震颤(运动起始后被抑制)。可使用 UPDRS 中 3.17 和 3.18 作为评价标准。

(二) 帕金森病

1. 临床确诊的帕金森病　需要具备：①不存在绝对排除标准；②至少存在 2 条支持标准；③没有警示征象。

2. 临床很可能的帕金森病　需要具备：①不符合绝对排除标准；②如果出现警示征象则需要通过支持标准来抵消；出现 1 条警示标准，必须需要至少 1 条支持标准抵消；出现 2 条警示标准，必须需要至少 2 条支持标准抵消；出现 2 条以上警示标准，则诊断不能成立。

(三) 支持标准、绝对排除标准和警示标准

1. 支持标准　①患者对多巴胺能药物治疗明确且显著有效；在初始治疗期间，患者的功能可恢复或接近正常水平；②出现左旋多巴诱导的异动症；③临床体检观察到单个肢体的静止性震颤(既往或本次检查)；④以下辅助检测阳性有助于鉴别帕金森病与非典型帕金森综合征：嗅觉减退或消失；头颅超声显示黑质异常高回声；心脏间碘苄胍闪烁显像法示心脏去交感神经支配。

2. 绝对排除标准　①存在明确的小脑性共济失调，或者小脑性眼动异常；②出现向下的垂直性核上凝视麻痹，或者向下的垂直性扫视选择性减慢；③在发病后 5 年内，被诊断为高度怀疑的行为变异型额颞叶痴呆或原发性失语；④发病后 3 年仍局限于下肢的帕金森样症状；⑤多巴胺受体拮抗剂或耗竭剂治疗诱导的帕金森样症状；⑥尽管病情为中等严重程度，但患者对高剂量的左旋多巴治疗(> 600mg/d)缺乏显著的治疗应答；⑦存在明确的皮质复合感觉丧失，以及存在明确的肢体观念运动性失用或进行性失语；⑧分子神经影像学检查突触前多巴胺能系统功能正常；⑨存在明确可导致帕金森综合征或疑似与患者症状相关的其他疾病。

3. 警示征象　①发病后 5 年出现快速进展的步态障碍，以至于需要经常使用轮椅；②运动症状或体征在发病后 5 年内或 5 年以上完全不进展，除非这种病情的稳定是与治疗相关；③发病后 5 年内出现延髓性麻痹症状，表现为严重的发音困难、构音障碍或吞咽困难；④发病后 5 年内出现吸气性呼吸功能障碍，在白天或夜间出现吸气性哮鸣或频繁的吸气性叹息；⑤发病后 5 年内出现严重的自主神经功能障碍；⑥发病后 3 年内由于平衡障碍导致反复跌倒；⑦发病后 10 年内出现不成比例的颈部前倾或手足挛缩；⑧发病后 5 年内不出现任何一种常见的非运动性症状；⑨出现其他原因不能解释的锥体束征；⑩起病或病程中表现为双侧对称性的帕金森综合征症状，没有任何侧别优势且客观体检亦未观察到明显的侧别性。

六、康复评定

运动功能障碍

可分为原发性和继发性两大类，其中原发性障碍是指由疾病本身所致，而继发性障碍

通常由活动减少甚至不动（主要为失用综合征）或PD药物副作用等因素引起。应用MDS-UPDRS可对疾病严重程度进行全面和详细的评定，内容包括日常生活非运动症状、日常生活运动症状、运动功能检查和运动并发症四大部分。

1. 原发性运动功能障碍　主要应用MDS-UPDRS第三部分运动功能检查分量表（MDS-UPDRS Ⅲ）相应的条目，对运动迟缓、僵硬、姿势平衡障碍、步态异常和手功能活动障碍等进行评定。例如：姿势平衡障碍可选择改良的帕金森病活动量表（modified Parkinson activity scale，M-PAS）、Berg平衡量表（Berg balance scale，BBS）和起立-行走计时试验（timed up & go，TUG）等；步态障碍可使用6min步行试验（6-minute walking test，6MWT），也可应用三维步态分析进行定量评定；手功能活动障碍还可选择简易上肢功能检查（simple test for evaluating hand function，STEF）和九孔柱测试（nine-hole peg test，NHPT）。

2. 继发性运动功能障碍　失用性肌肉萎缩无力常发生于腹肌和腰背肌等躯干核心肌群，以及四肢近端大肌群，可用徒手肌力检查法（manual muscle test，MMT）进行肌力评定，或用等速和等长肌力测试仪进行定量评定；关节活动度（range of motion，ROM）受限可用目测法和量角器测定。

3. 言语障碍　主要表现为运动过弱型构音障碍。建议使用改良Frenchay构音障碍评定法（modified Frenchay dysarthria assessment，mFDA）进行评定。

4. 吞咽障碍　主要为口腔期和咽期受累，表现为咀嚼和吞咽启动缓慢。常用饮水试验（water swallowing test，WST）或反复唾液吞咽测试（repetitive saliva swallowing test，RSST）进行快速筛查。对于筛查阳性者，有条件时应使用电视X线透视吞咽功能检查（video fluoroscopic swallowing study，VFSS）或纤维光学内镜吞咽功能检查（fiberoptic endoscopic examination of swallowing，FEES）进行更直观可靠的检查。

5. 认知功能障碍　PD患者的认知功能障碍主要表现为注意、执行、记忆和视空间等方面功能障碍。常使用简易智力状态检查量表（mini mental state examination，MMSE）和蒙特利尔认知测试（Montreal cognitive assessment，MoCA）进行筛查。可选择帕金森病认知结局量表（scales for outcomes in Parkinson's disease cognition，SCOPA-COG）、帕金森病认知评定量表（Parkinson's disease-cognitive rating scale，PD-CRS）及Mattis痴呆量表（Mattis dementia rating scale，MDRS）进行综合评定。

6. 日常生活能力的评定　常用改良Barthel指数（modified Barthel index，MBI）对基本生活活动能力（basic activities of daily living，BADL）如洗涮、洗澡、穿衣、如厕、转移、大小便控制及进食等进行评定；常选用功能独立性评定量表（functional independence measure，FIM）对BADL及认知功能进行评定。

七、康复治疗

在药物治疗的基础上，加强自我管理和参与，最大限度地延缓疾病进展，改善各种功能障碍，提高功能独立性和整体适应性，尽可能减少继发性障碍和各种并发症，改善ADL，最终改善PD患者的生活质量。

康复治疗应因人而异，需根据PD患者疾病严重程度及存在的各种功能障碍类型和程度，制订个体化康复目标和针对性康复治疗措施。对于早期患者，以自我管理和促进积极主动的生活方式为主，鼓励参加体育运动，适度进行有氧训练（如活动平板等）、抗阻训练以及双重任务训练，改善体能，减少白天静坐，推迟活动受限的发生。对于中期患者，以进行主动功能训练，维持或提高活动能力和预防跌倒为主，尤其是平衡、步态和上肢功能活动训练；可采用心理提示、外部提示和认知运动策略。对于晚期患者，以维持心肺等重要器官功能为主，同时避免压疮、关节挛缩和静脉血栓等并发症，及时进行床上或轮椅上的体位变换，以及辅助下的主动运动训练。

（一）运动功能康复

1. 基本训练方法

（1）放松训练：常用深呼吸法和想象放松法。进行有节奏的躯干旋转和推拿按摩等方法可改善僵硬的肌群。

（2）关节活动范围训练：进行躯干与四肢各个关节全范围的主动或被动活动，重点是屈曲肌群的牵伸和胸廓的扩张运动。

（3）肌力训练：重点训练核心肌群及四肢近端肌群。可利用手法和器械进行渐进式抗阻训练。

（4）姿势训练：重点为躯干屈曲姿势的矫正，如借助姿势镜进行抗重力伸展训练。

（5）平衡训练：包括坐位和立位下三级平衡（一级静态、二级自动态和三级他动态平衡）训练，可通过重心的高低、支撑面的大小和睁闭眼等调整训练难度；也可以借助平衡板、平衡垫和平衡仪进行训练。

（6）步态训练：重点在于矫正躯干前倾姿势，改善由于追赶身体重心所致的慌张步态。建议患者行走时抬头挺胸，足跟先着地，可借助姿势镜进行原地高抬腿踏步和双上肢摆臂训练，改善上下肢协调性。

（7）转移训练：包括床上翻身和平移、床边坐起、坐位起立和床椅转移等训练。晚期患者应在床上定时翻身，可进行床椅间体位变换训练。

（8）手功能活动训练：重点进行够取、抓握和操控物体训练，提高活动的速度、稳定性、协调性和准确性。如用不同大小、形状、重量和材质的杯子（纸杯和玻璃杯等）喝水，使用各种餐具和扣纽扣等。

2. 特异性训练方法

（1）双重任务训练：通常为步行的同时进行另一项运动或认知任务训练，如行走时举着一个盛满水的杯子，或边走边说出以“发”字开头的词语。在疾病早期 PD 患者在双重任务中仅有轻微障碍，应鼓励进行双重任务训练，通过逐渐增加训练难度，提高同时执行双重或若干任务的技能；在中晚期，双重任务常明显影响活动或任务质量，应尽量避免或减少双重任务，使其专注于执行当前的活动或操作任务。

（2）运动策略训练：包括心理提示、外部提示和认知运动三种策略，训练时强调任务特异性，最适合在 PD 患者活动受限的场合进行训练，最好是在该场合，或尽可能模仿该场合。

（3）心理提示策略训练：要求将注意力有意识地集中于当前任务，以改善运动表现。如要求患者学会步行时要想着迈大步，转弯时要转大弯，写作时写大字。

（4）外部提示策略训练：利用视觉、听觉、本体觉或触觉等外部提示，可帮助患者启动运动或促使运动继续进行，有助于改善起步困难和冻结步态。听觉提示可以是节奏感强的进行曲、节拍器或口令等；视觉提示主要为类似斑马线的线条、人行道的瓷砖或地板图案等；本体觉提示通常为振动腕带的有节奏振动。

（5）认知运动策略训练：又称复杂运动序列训练，是指通过将复杂运动分解成多个简单步骤，让患者集中注意力按顺序逐步完成这些动作，以改善复杂动作的执行困难，尤其是转移能力。通过指导和示范进行针对性训练，鼓励患者在开始运动或完成任务前，通过运动想象和内心演练来预演这些步骤。

（二）言语功能训练

重点针对言语产出的呼吸系统（腹式和胸式呼吸）、发声系统（声带和喉）和调音系统（唇、舌、齿、下颌和软腭等）进行训练，改善音强、音调和音质，以改善言语清晰度。

（三）吞咽功能训练

目的在于改善吞咽肌肉运动的速度和协调性，加强吞咽器官的感知能力，以便安全、充分、独立摄取足够的营养和水分，并改善流涎。口腔期障碍主要进行唇、舌和下颌的运动功能训练。咽期障碍以发声训练为主，通过强化声带闭锁、延长呼气时间，改善呼吸控制，从而实现声门上吞咽，改善咳嗽能力，减少误吸风险。

（四）认知功能康复

目的在于提高个体认知水平、代偿认知损害或发展适应性方法，以提高生活自理能力。主要方法包括认知训练、认知刺激和运动训练等。认知训练主要进行注意、执行和视空间等功能训练，将训练内容与日常生活工作任务相结合可更好促进认知功能改善。认知刺激即让患者参加一系列群体活动和讨论，可提高患者认知功能和社会功能。运动训练对认知功能有促进作用，如骑脚踏车、跑步机和渐进性抗阻训练。将认知训练与运动训练联合进行，对认知功能的改善作用更明显。

（五）传统中医康复

针灸、推拿、按摩和中药治疗对 PD 多种非运动症状均有较好疗效。

（六）精神心理障碍的康复

最常见的精神障碍包括抑郁和 / 或焦虑、幻觉、认知障碍或痴呆等。首先需要甄别患者的精神障碍是由抗帕金森病药物诱发，还是由疾病本身导致。若为前者则需根据易诱发患者精神障碍的概率而依次逐减或停用有关药物，若采取以上措施患者的症状仍然存在，在不明显加重帕金森病的运动症状的前提下，可将复方左旋多巴逐步减量。如果药物调整效果不理想，则提示患者的精神障碍可能为疾病本身导致，就要考虑对症用药。针对幻觉和妄想的治疗，推荐选用氯氮平或喹硫平。对于抑郁和 / 或焦虑的治疗，可应用选择性 SSRI，也可应用 DR 激动剂。针对认知障碍和痴呆的治疗，可应用胆碱酯酶抑制剂，如利伐斯明、多奈哌齐等，以及美金刚，其中利伐斯明的证据较为充分。帕金森病患者多存在抑郁等心理障碍，抑郁可以发生在帕金森病运动症状出现前和出现之后，是影响患者生活质量的主要危险因素之一，同时也会影响抗帕金森病药物治疗的有效性。因此，对帕金森病的治疗不仅需要关注改善患者的运动症状，而且要重视改善患者的抑郁等心理障碍，予以有效的心理疏导和抗抑郁药物治疗并重，从而达到更满意的治疗效果。可以结合经颅磁刺激、经颅直流电刺激等技术改善心理状态。

（七）优化日常生活能力

选择的活动应与患者的兴趣和动机相匹配，与患者的功能和体能水平相适应。确定活动的优先次序，制订结构化的日或周活动计划，这个计划可起到外部指导和提示作用。

（八）注意事项

患者应在一天状态较好的时期（“开”期）锻炼体能和学习新的运动技能；在功能受限的时间和环境中（如“关”期或家里），在保证安全的前提下，运用和实践已掌握的运动策略和技能改善活动受限。康复训练应遵循个体化和针对性原则，给予适当强度训练，每次训练 30~60min 为宜，每天 1~2 次，每周 5 次以上。运动中感到疲劳和出汗可能是正常现象，但如果发生以下情况要停止训练并及时就医：恶心、胸闷、胸痛，呼吸急促（如每分钟超过 40 次），头晕或眩晕，心动过速，疼痛，冷汗或严重疲劳感。

（向 云）

第二节 老年性痴呆康复指南

一、概述

老年性痴呆（senile dementia）通常指阿尔茨海默病（Alzheimer's disease，AD），是老年人日常生活和社会交往能力下降的主要原因之一，最终可导致患者持续性、全面性的智能减退及日常生活能力丧失。鉴于该病的病因、病理机制尚未完全阐明，而我国已进入老龄化社会，AD 的康复治疗已成为目前老年病康复领域备受关注的问题之一。

二、定义

AD 是一种以认知功能损害、行为异常和日常生活活动能力下降为主要临床表现的、慢性进行性发展的神经系统退行性疾病。患者往往表现为不同程度的记忆、语言、视空间功能、认知功能（理解、计算、时间空间定向力、思维、判断、执行能力等）减退以及精神行为异常。AD 约占所有痴呆分型的 50%~70%。AD 患者的痴呆前期，称为轻度认知功能障碍期（mild cognitive impairment，MCI），此期已出现 AD 病理生理改变，但仅有轻微或无痴呆症状表现。

三、流行病学

流行病学研究显示全球 2015 年痴呆患病人数为 4 680 万，预计每 20 年翻一倍，2030 年达到 7 470 万，2050 年达到 1.315 亿。2015 年，58% 的痴呆发生在低中等收入国家。在美国治疗阿尔茨海默病产生的费用每年高达 1 720 亿美元，且有进一步增加的趋势，给家庭和社会带来巨大的经济负担和护理负担。

四、病因与病理生理

AD 的发生的可能机制：β- 淀粉样蛋白的生成与清除失衡；过度磷酸化的 Tau 影响神经元骨架微管蛋白稳定性，导致神经原纤维缠结形成，破坏神经元及突触的正常功能。AD 的大体病理表现为脑的体积缩小和重量减轻，脑沟加深、变宽，脑回萎缩，颞叶特别是海马区萎缩。组织病理改变为神经炎性斑、神经原纤维缠结、神经元缺失和胶质增生。

AD 发生的危险因素可分为不可干预和可干预两类。不可干预的危险因素包括年龄、性别、遗传因素和家族史。遗传因素是除了年龄外最为明确的危险因素，包括 AD 的致病基因和风险基因。目前已知的 AD 致病基因包括淀粉样蛋白前体基因、早老素 -1 基因和早老素 -2 基因。载脂蛋白 E 基因和分拣蛋白相关受体 1 基因是目前研究较为深入的 AD 风险基因。可干预的危险因素包括心脑血管疾病、高血压、2 型糖尿病、高血脂、体质量、吸烟、饮酒、饮食、教育水平、体力活动和脑力活动、颅脑损伤等。

五、临床诊断

临床 AD 诊断可依据 1984 年美国神经病学、语言障碍和卒中老年性痴呆和相关疾病学会研究诊断标准（NINCDS-ADRDA）或 2011 版 NIA-AA 提出的 AD 诊断标准进行诊断。NINCDS-ADRDA 临床诊断标准如下：

（一）临床很可能 AD 的诊断标准

1. 临床检查符合痴呆诊断标准；
2. 存在两种或两种以上认知功能障碍；
3. 记忆障碍进行性加重；
4. 无意识障碍；
5. 无系统性疾病。

（二）支持临床很可能 AD 的诊断标准

1. 特殊认知功能进行性恶化；
2. 损害日常生活活动能力；
3. 无系统性疾病。

（三）排除可能 AD 的标准

1. 突然脑卒中样起病；
2. 出现神经系统局灶性症状与体征；
3. 出现癫痫或步态异常。

（四）可能为 AD 的诊断标准

1. 符合痴呆的诊断；
2. 合并全身或脑部损害，但不能将这些损害解释为痴呆的病因；
3. 单项认知功能进行性损害。

六、临床治疗

（一）胆碱酯酶抑制剂

胆碱酯酶抑制剂（cholinesterase inhibitors，ChEIs）增加突触间歇乙酰胆碱含量，是现今治疗轻中度 AD 的一线药物，主要包括多奈哌齐、卡巴拉汀、加兰他敏和石杉碱甲。大多数患者对 ChEIs 具有较好耐受性，部分患者可出现腹泻、恶心、呕吐、食欲下降和眩晕等不良反应。

（二）兴奋性氨基酸受体拮抗剂

盐酸美金刚也是 AD 的一线药物，可有效改善中 - 重度 AD 患者的认知功能、日常生活能力和减轻异常神经精神行为，提升患者的综合性能力，少数患者可能出现恶心、眩晕、腹泻等副作用。

（三）中药及其他治疗药物

有较多临床试验显示银杏叶提取物（EGb 761）对 AD 治疗有效，可改善患者认知功能、日常生活能力及痴呆相关症状。脑蛋白水解物、吡拉西坦、奥拉西坦均具有神经保护和神经修复功能，研究显示上述三种药物可改善轻中度 AD 患者认知功能和总体临床印象。

七、康复评定

AD 的核心症状为认知功能损害，损害范围涉及记忆、学习、语言、视空间执行等认知领域，损害程度随病情进行性发展最终影响日常生活活动能力、社会生活能力，在病程某一阶段常伴有精神、行为和人格异常。因此AD的康复评估包括认知功能、社会和日常生活能力、精神行为症状等。

（一）痴呆程度筛查评定

1. 简易精神状态检查（mini-mental state examination，MMSE） 包括时间定向、地点定向、语言即刻和延迟记忆、注意力和计算能力、短程记忆、物体命名、语言复述、阅读理解、语言理解、言语表达和图形描画视空间能力等内容，量表总分为0~30分，是国内外应用最广泛的认知筛查量表，具有良好的信度和效度。对痴呆敏感度和特异性较高，对识别正常老人和痴呆有较高的价值。

2. 蒙特利尔认知评估量表（Montreal cognitive assessment，MoCA） 评估包括注意力、执行功能、记忆、语言、视空间结构技能等认知领域。该检查对识别正常老人和MCI及正常老人和AD的敏感度优于MMSE。

3. 阿尔茨海默病评估量表 - 认知部分（Alzheimer's disease assessment scale-cog，ADAS-cog） 该量表由12个条目组成，覆盖记忆力、定向力、语言、运用、注意力等，可评定AD认知症状的严重程序和治疗变化，常用于轻中度AD的疗效评估，以改善4分作为临床上药物显效的判断标准。

（二）记忆功能评定

记忆功能评定是诊断AD的重要手段。AD患者认知障碍的首发表现即为记忆功能障碍，表现为情境记忆障碍，线索提示和再认不能改善记忆成绩，这些特点不同于血管性认知障碍。在进行情境记忆评估时应尽可能包括延迟自由回忆和线索回忆。评定量表可选用韦氏记忆量表（Wechsler memory scale，WMS）、MMSE和波士顿命名测验（Boston naming test，BNS）。

（三）注意力评定

包括视跟踪和辨认测试、数或词的辨别注意测试和声辨认测试等。

（四）知觉障碍评定

1. 失认症评定 认知功能减退后AD患者不能通过知觉认识自己熟悉的东西，包括对单侧忽略、疾病失认、视觉和触觉失认等方面进行评定。

2. 失用症评定 指患者在运动、感觉、反射均无异常的情况下，患者不能完成某些病前通过学习而会用的动作。包括对结构失用、运动性失用、穿衣失用、意念性失用和意念运动性失用等方面进行评定。

（五）言语语言功能评定

AD患者早期复述、发音没有障碍，但已出现找词困难、流畅性下降，最后发展为语言空洞、理解能力受损、缄默。可选用波士顿命名测验联合MMSE鉴别语义性痴呆和AD。国内汉语失语成套测验（aphasia battery of Chinese，ABC）也可用于AD患者的语言功能评定。

（六）运动功能评定

AD患者的运动功能下降并非到中期以后才出现，国外研究发现AD早期患者已出现平衡和步行功能的下降。在起立 - 行走计时测试（timed up and go test，TUG）和10米步行时间测试中，早期的AD患者已出现测试时间的延长和步速的降低。因而，平衡功能和步行功能的评定不容忽视。

（七）日常生活能力评定

常用评估工具包括日常生活活动量表（activities of daily living，ADL）、阿尔茨海默病协作研究日常能力量表（Alzheimer' s disease cooperative study-ADL，ADCS-ADL）、Lawton 工具性日常能力量表（instrumental ADL scale of Lawton）。重度痴呆患者应选用 ADCS-ADL 进行评价。

（八）社会功能评定

常用社会生活能力概况评定量表（rating scale of social ability，RSSA）和社会功能调查表（functional activity questionnaire，FAQ）进行评定。

（九）精神行为症状评定

临床上常用神经精神问卷（the neuropsychiatric inventory，NPI）来评估老年性痴呆患者的精神行为症状，该量表具有较高的信度和效度，由 12 个评分项目组成，通过测试者询问知情者进行评定，评价认知障碍患者出现该项症状的频率、严重程度和该项症状引起照料者的苦恼程度。

（十）营养状态评定

随着痴呆患者程度的加重，营养不良的发生率增高，可应用简易营养评估表（MNA-SF）、皇家医学院营养筛查系统（INSYST）进行评价。

（十一）整体评价量表

国内外常对老年性痴呆患者的认知功能、精神行为和日常生活能力等障碍进行整体评定，可以较为有效地评估患者的严重程度，常用的量表有临床痴呆评定量表（clinical dementia rating，CDR）、总体衰退量表（global deteriorate scale，GDS）和临床总体印象量表（clinical global impression，CGI）等，其中 CDR 具有良好的信度和效度，是国内外最常用的痴呆严重程度分级量表，主要对记忆力、定向力、判断与解决问题的能力、社会事务能力、家务与业余爱好、个人自理能力等 6 方面进行评定，根据评分规定，判定为认知正常、可疑痴呆、轻度痴呆、中度痴呆和重度痴呆 5 级。

八、康复治疗

AD 通常起病隐匿，病程多为持续进行性，一般无缓解。一旦发现患者出现认知功能损害、行为异常、情感障碍、社会生活功能减退等征兆，应立即给予相应检查，确定为痴呆后，尽早实施康复介入；并且在整个疾病发展过程中，持续给予综合性康复治疗，减轻或延缓痴呆的发展。康复治疗的主要目标包括减轻患者认知功能的损害，纠正异常的精神行为，改善情感障碍，提升社交技能，最大限度地提高生活自理能力，促进其回归社会。

（一）康复治疗原则

1. 个体化治疗，综合康复训练；

2. 以提高生存质量为目标，充分发挥痴呆患者剩余的功能，重点改善生活自理和参加休闲活动的能力；

3. 为照料者提供有关痴呆的康复训练知识指导，并在精神上予以关心支持。

（二）康复治疗方法

通过采取改善认知功能、减轻非认知性精神神经症状以及提高日常生活能力和社会功能的综合性康复训练，减轻患者各种症状，延缓病程进展。

1. 认知功能训练

（1）记忆训练：AD 患者认知功能障碍首先表现的就是记忆功能受损。训练方法主要针对改善患者的即刻记忆、短时记忆和长时记忆来进行，包括图像法、联想法、故事法、关键词法、数字分段记忆法、无错误学习法、取消提示法和空间性再现法等。同时可采用外在记忆辅助工具，如记事本、计算机、时间安排表、定时器、闹钟等。严重记忆障碍者应将记事本放在固定位置，养成随身携带、定时查阅的习惯。

（2）定向力训练：AD 患者常有脱离环境接触的倾向，可通过反复讲述、设置醒目标识，利用定向训练板每天记录相关信息，进行环境、人物、事件的实际定向疗法（reality orientation，RO）训练。

（3）注意力训练：包括猜测游戏、删除作业、时间感训练、数目顺序等方法。

（4）推理及解决问题能力的训练：包括图片归类、物品分类、排列数字、问题状况处理、从一般问题到特殊问题的推理等训练方法。

（5）失认症的训练：针对患者触觉、视觉、一侧空间、身体等失认进行训练。

（6）失用症的训练：针对患者意念性失用、意念运动性失用、运动性失用、结构性失用、穿衣失用等问题，可通过选择一些日常生活中的分解动作组成完整动作来进行训练。

2. 运动治疗　针对 AD 患者的运动康复训练应从发病早期开始。根据运动功能评估的结果，进行针对性的运动训练，尤其是协调性训练、平衡功能训练、转移训练、心肺功能训练和步行功能训练。

3. 作业治疗　作业治疗的主要目的是维持和提高患者的 ADL 和生活质量，减轻照料者负担。主要包括功能性任务活动（functional task activity）、环境改造（environmental reform）和辅助技术（assistive technology，AT）。以任务为导向的训练可以促进日常生活活动的程序化记忆的输入，促进记忆功能的改善，提高执行能力。

4. 精神行为症状的治疗　部分具有非认知性精神行为症状的痴呆患者，根据其不同的精神状态，可通过非药物治疗、改善认知功能的药物及抗精神药物进行治疗，一定程度上可以改善或减轻症状。

5. 康复工程　对于具有严重认知障碍的部分老年性痴呆患者，应用一些电子计算机及其辅助装置、电子耳蜗、助听器、机器人以及矫形器、辅助用具、轮椅等康复设备和器材，改善患者认知功能，提高日常生活能力，延缓社会功能的减退。

6. 音乐疗法　音乐康复治疗对于 AD 患者保持良好心情，增加社会交往，和减少认字的困难等方面有利。有研究认为，音乐能够使 AD 患者唤醒更多的具体事件的信息，让低认知能力的人提高他们的自我记忆能力。

7. 传统康复治疗　目前认为银杏、鼠尾草提取物等中药和针灸、艾灸治疗方法对 AD 防治有效，对缓解患者淡漠、焦虑、易激惹、抑郁等精神症状有益。

8. 康复护理　对 AD 患者的生活照料和家庭护理极为重要，尤其是对 ADL 明显减退的中 - 重度痴呆患者。全面的护理评估可为制订完善的护理计划提供依据。评估内容需覆盖患者的整体病情如意识状态、认知状况、行为症状、精神状况和生活功能，同时还应对患者生活的支持系统和决策能力、主要照料者心理和身体健康、患者家庭的文化、信仰、语言、教育、家庭决策过程等方面。有效的护理能够延长患者的生命及改善患者的生活质量，并且能够防止跌倒、摔伤和外出不归等意外事件的发生，甚至可能优于治疗的效果。

9. 康复治疗新技术

（1）计算机辅助训练技术（computer aided technology）：电脑辅助的认知康复训练软件可以为患者提供不同的治疗干预方式。通过视觉、听觉等更具有吸引力的刺激方式和及时准确的反馈信息，可以有效提高患者参与积极性和疗效。

（2）虚拟现实技术（virtual reality，VR）：指利用计算机生成逼真的三维场景，患者通过佩戴各种设备装置，对虚拟世界进行体验和交互作用。AD患者在一定程度上可以感知场景中物体的移动，并使用操纵杆加以控制，从而进行VR训练，达到改善患者感知、反应和表现能力的作用。

（3）非侵入性脑刺激治疗：包括重复性经颅磁刺激（repetitive transcranial magnetic stimulation，rTMS）和经颅直流电刺激（repetitive transcranial direct current stimulation，rDCs），近年来在临床上应用较多。目前研究认为rTMS和rDCS可以短期改善痴呆患者的认知功能，但其远期效应还需进一步研究。

九、预后

AD通常起病隐匿，病程约为5~10年，或更长时间。AD患者多死于肺部感染、泌尿系感染或压疮等并发症，预后不良。经过健康教育、饮食调养、体育锻炼、药物干预等综合性治疗，配合安全、有效、系统、规范的康复综合训练，可减轻痴呆的症状，延缓老年性痴呆的病程进展。

十、预防

（一）一级预防

AD的病因机制复杂，尚未明确。可通过健康宣教、地中海饮食、体育锻炼、戒烟、控制饮酒，对心脑血管疾病和糖尿病等慢性疾病进行早期筛查等综合方式干预或消除引起AD的高危因素。

（二）二级预防

早期发现AD，尽早诊断。当家中的老人逐渐出现记忆减退、性格改变、固执多疑、急躁易怒、行为幼稚等症状和体征时，应该警惕老年性痴呆的可能。及时进行相应检查、评估，判断是否存在痴呆，确定痴呆的程度，及时对基础疾病进行干预和治疗。

（三）三级预防

确诊AD后，应积极采取综合治疗措施，控制痴呆进展，改善患者认知功能、日常生活能力及其他受限的功能障碍，减少其参与受限的程度。

（吴　霜）

第三节　老年性骨关节炎康复指南

一、概述

骨关节炎（osteoarthritis，OA）是一种严重影响患者生活质量的关节退行性疾病，也是引起老年人致残的最常见的慢性关节病变之一，在所有关节炎致残原因中位居第二。目前我国患者已逾1亿，严重影响人民生活质量和健康。临床上对老年性OA的关注远远不足，至今仍缺少有效的治疗方法。因此，本指南参考2018年发布的骨关节炎诊疗指南，旨在提高康复工作者对老年性OA的认识和康复治疗水平。

1. 定义　骨关节炎（OA）指由多种因素引起关节软骨纤维化、皲裂、溃疡、脱失而导致的以关节疼痛为主要症状的退行性疾病，病因尚不明确，其发生与年龄、肥胖、炎症、创伤及遗传因素等有关。OA 分为原发性和继发性，原发性 OA 多发生于中老年人群，无明确的全身或局部诱因，与遗传和体质因素有一定的关系，继发性 OA 可发生于青壮年，继发于创伤、炎症、关节不稳定、积累性劳损或先天性疾病等。

2. 流行病学　OA 好发于中老年人群，女性发病率高于男性，发病率高，累及部位包括膝、髋、踝、手和脊柱（颈椎、腰椎）等关节。据统计，我国现有 OA 患者超过 1.2 亿，其中 65 岁以上老年人群中约 50% 患有 OA，70 岁以上老年人群患病率高达 80%。随着我国人口老龄化的进展，OA 的发病率还有逐渐上升的趋势，预计到 2030 年，OA 可能成为老年人群中最大的致残因素。

3. 病因及病理生理　既往研究认为 OA 是一种退行性疾病，其病理特点是关节软骨变性破坏、软骨下骨硬化或囊性变、关节边缘骨质增生、滑膜病变、关节囊挛缩、韧带松弛或挛缩、肌肉萎缩无力等。近来研究认为 OA 的病理生理过程与炎症反应密切相关，可累及整个关节及关节附属器。在受累关节内可观察到多种炎性介质，如细胞因子、趋化因子、炎性脂质介质、降解酶等的产生显著增加。此外，有研究报道了滑膜炎或渗出相关的炎症也参与了 OA 的进展。

二、临床诊断标准

参照中华医学会骨科学会中国骨关节炎诊疗指南（2018 年版）。主要依据患者病史、症状、体征、X 线表现及实验室检查做出临床诊断。

（一）临床症状

1. 关节疼痛和压痛　关节疼痛及压痛是 OA 最为常见的临床表现，以髋、膝及指间关节最为常见。初期为轻度或中度间断性隐痛，休息后好转，活动后加重；关节局部可有压痛，在伴有关节肿胀时尤其明显。

2. 关节活动受限　常见于髋、膝关节。晨起时关节僵硬及发紧感，俗称晨僵，活动后可缓解。关节僵硬持续时间一般较短，常为几至十几分钟，极少超过 30min。

3. 关节畸形　关节肿大以指间关节 OA 最为常见且明显，可出现 Heberden 结节和 Bouchard 结节。膝关节因骨赘形成或滑膜炎症积液也可以造成关节肿大。

4. 骨摩擦音（感）　常见于膝关节 OA。由于关节软骨破坏，关节面不平整，活动时可以出现骨摩擦音（感）。

5. 肌肉萎缩　常见于膝关节 OA。关节疼痛和活动能力下降可以导致受累关节周围肌肉萎缩，关节无力。

（二）影像学检查

1. X 线检查　为 OA 明确临床诊断的“金标准”，是首选的影像学检查。在 X 线片上 OA 的三大典型表现为：受累关节非对称性关节间隙变窄，软骨下骨硬化和 / 或囊性变，关节边缘骨赘形成。部分患者可有不同程度的关节肿胀，关节内可见游离体，甚至关节变形。

2. MRI 检查　表现为受累关节的软骨厚度变薄、缺损，骨髓水肿、半月板损伤及变性、关节积液及腘窝囊肿。MRI 对于临床诊断早期 OA 有一定价值，目前多用于 OA 的鉴别诊断或临床研究。

3. CT 检查　常表现为受累关节间隙狭窄、软骨下骨硬化、囊性变和骨赘增生等，多用于 OA 的鉴别诊断。

（三）实验室检查

血常规、蛋白电泳、免疫复合物及血清补体等指标一般在正常范围内。若患者同时有滑膜炎症，可出现 C 反应蛋白和红细胞沉降率轻度增高。

（四）髋关节、膝关节和指间关节 OA 的诊断标准（表 8-3-1~8-3-3）

表 8-3-1 髋关节骨关节炎的诊断标准

序号	症状、实验室或 X 线检查结果
1	近一个月内反复的髋关节疼痛
2	红细胞沉降率≤ 20mm/1h
3	X 线片示骨赘形成，髋臼边缘增生
4	X 线片示髋关节间隙变窄

注：满足诊断标准 1+2+3 条或 1+3+4 条，可诊断髋关节骨关节炎

表 8-3-2 膝关节骨关节炎的诊断标准

序号	症状或体征
1	近一个月内反复的膝关节疼痛
2	X 线片（站立位或负重位）示关节间隙变窄、软骨下骨硬化和 / 或囊性变，关节边缘骨赘形成
3	年龄≥ 50 岁
4	晨僵时间≤ 30min
5	活动时有骨摩擦音（感）

注：满足诊断标准 1+（2、3、4、5 条中的任意 2 条）可诊断膝关节骨关节炎

表 8-3-3 指间关节骨关节炎的诊断标准

序号	症状或体征
1	指间关节疼痛、发酸、发僵
2	10 个指间关节中有骨性膨大的关节≥ 2 个
3	远端指间关节骨性膨大≥ 2 个
4	掌指关节肿胀＜ 3 个
5	10 个指间关节中有畸形的关节≥ 1 个

注：满足诊断标准 1+（2、3、4、5 条中的任意 3 条）可诊断指间关节骨关节炎；10 个指间关节为双侧示、中指的远端及近端指间关节、双侧第一腕掌关节

三、康复评定

根据 OA 引起的功能障碍，主要针对感觉功能、运动功能、平衡功能以及日常生活活动进行康复评定。

（一）感觉功能评定

主要是对 OA 导致的疼痛进行评定。临床上常采用视觉模拟评分法（visual analogue scales，VAS）和数字评分量表（numerical rating scale，NRS）。患者根据疼痛的自我感觉，在横线上标记出疼痛程度的具体位置或具体的数值。此外，还可采用压痛积分法，根据检查压痛时患者的表现进行评定，评分标准为：0 分，无压痛；1 分，轻压痛；2 分，明显压痛；3 分，重度压痛，按压时有退缩反应。

（二）运动功能评定

1. 关节活动度、肌力和肌耐力评定 OA 导致的疼痛会影响关节的运动功能，故对受累

的肌群肌力、肌耐力的评定可采用徒手肌力检查法(manual muscle test, MMT),或用等速和等长肌力测试仪进行定量评定;关节活动度(range of motion, ROM)受限可用目测法和量角器测定。

2. 15m步行时间测定 主要用于评估髋、膝及踝关节OA对关节功能及步行能力的影响。

3. 握力测定 对手指和腕关节OA患者可以利用握力计来评估其运动功能,还可以测定手和前臂肌肉力量,以及腕和手指关节疼痛的程度。

(三)平衡功能评定

髋、膝及踝关节OA患者由于本体感觉障碍影响其平衡功能的调节,同时平衡功能障碍也是导致OA患者跌倒的原因。因此,对OA患者进行平衡功能评估尤为重要。临床上平衡功能的评定包括主观评定和客观评定,其中主观评定以观察和量表为主,客观评定则采用平衡测试仪。临床常用的量表有Berg平衡量表、Tinnetti活动能力量表和起立-行走计时试验等。

(四)日常生活活动评定

常用改良Barthel指数对基本生活活动能力如洗涮、洗澡、穿衣、如厕、转移、大小便控制及进食等进行评定。对于下肢OA患者,国内外推荐应用西部安大略省和麦克马斯特大学OA指数(Western Ontario and McMaster Universities Osteoarthritis Index, WOMAC)进行评定。此外,对OA活动能力评定还可使用Lysholm膝关节评分标准。

(五)社会参与能力评定

常用社会生活能力概况评定量表(rating scale of social ability, RSSA)和社会功能调查表(functional activity questionnaire, FAQ)进行评定。

四、康复治疗

OA的总体治疗原则是依据患者年龄、性别、体重、自身危险因素、病变部位及程度等选择阶梯化及个体化治疗。国内最新指南强调OA的阶梯化治疗,着重强化患者基础治疗的地位,而康复治疗在OA的基础治疗中尤为重要。康复治疗对病变程度不重、症状较轻的OA患者是首选的治疗方式,是药物治疗及手术治疗的基础。强调改变生活及工作方式的重要性,使患者树立正确的治疗目标,减轻疼痛、改善和维持关节功能,延缓疾病进展。

1. 健康宣教 医务工作者应通过口头或书面形式进行OA的知识宣教并帮助患者建立长期监测及评估机制,根据每日活动情况,建议患者改变不良的生活及工作习惯,避免长时间跑、跳、蹲,同时减少或避免爬楼梯、爬山等。减轻体重不但可改善关节功能,而且可减轻关节疼痛。

2. 运动治疗 在医生的指导下选择正确的运动方式,制订个体化的运动方案,从而达到减轻疼痛,改善和维持关节功能,保持关节活动度,延缓疾病进程的目的。

(1)低强度有氧运动:采用正确合理的有氧运动方式可以改善关节功能,缓解疼痛。应依据患者发病部位及程度,在医生的指导下选择。缓慢步行有利于软骨的代谢及防止肌肉失用性萎缩。以上各种运动强度,以患者身体能够耐受,不引起局部关节疼痛、肿胀为限。此外,有研究发现水中步行训练及游泳可以减轻体重对于关节的负荷,有利于肌肉的锻炼,同时也是一项极好的有氧运动,可以增强体质。

(2)关节周围肌肉力量训练:加强关节周围肌肉力量,既可改善关节稳定性,又可促进局部血液循环,但应注重关节活动度及平衡(本体感觉)的锻炼。由医生依据患者自身情况及病变程度指导并制订个体化的训练方案。常用方法:①股四头肌等长收缩训练:仰卧,伸直膝关节进行股四头肌静力收缩。每次收缩尽量用力并坚持尽量长的时间,重复次数以肌肉感觉有酸胀为宜。②直腿抬高加强股四头肌训练：仰卧床上，伸直下肢抬离床面约 30cm。坚持 5~10 秒，每 10~20 次为一组，训练至肌肉有酸胀感为止。③臀部肌肉训练：侧卧或俯卧，分别外展及后伸大腿进行臀肌收缩训练。训练次数同上。④静蹲训练：屈曲膝、髋关节，但不小于 90°。作半蹲状，坚持 30~40 秒，每 10~20 次为一组。⑤抗阻力训练：利用皮筋、沙袋及抗阻肌力训练设备进行抗阻肌力训练。如股四头肌抗阻肌力训练可用股四头肌训练仪进行抗阻肌力训练，随肌力增强逐渐增加阻力。

（3）关节功能训练：主要指膝关节在非负重位的屈伸活动，以保持关节最大活动度。常用方法包括：①关节被动活动：可以采用手法及器械被动活动关节；②牵拉：主要目的是牵伸挛缩的关节囊及韧带组织；③关节助力运动和主动运动：在不引起明显疼痛的范围内进行主动或辅助关节活动，如采用坐位或卧位行下肢活动等。

3. 物理治疗　物理治疗具有促进局部血液循环、减轻炎症反应的作用，可以防止关节软骨退变，达到减轻关节疼痛、改善关节功能的目的。常用方法包括：水疗、冷疗、热疗、超声波疗法、脉冲磁疗法、经皮神经电刺激、按摩等。不同治疗方法适用人群不同，临床医生应根据患者的具体情况选择合适的治疗方法。

4. 平衡训练　包括坐位和立位下三级平衡（一级静态、二级自动态和三级他动态平衡）训练，可通过重心的高低、支撑面的大小和睁闭眼等调整训练难度；也可以借助平衡板、平衡垫和平衡仪进行训练。

5. 作业治疗　对 OA 患者的作业治疗主要包括功能性作业、ADL 作业、使用合适的辅助装置及家庭改造。对于病变关节，应当特别重视关节保护技术的应用，要在消除或减轻重力的体位或使用合适的辅助支具的前提下进行 ADL 及日常工作。

6. 康复辅具　通过减少受累关节负重来减轻疼痛和提高患者满意度，但不同患者的临床收益存在一定差异。患者必要时应在医生指导下选择合适的行动辅助器械，如手杖、拐杖、助行器、关节支具等，也可选择平底、厚实、柔软、宽松的鞋具辅助行走。但对改变负重力线的辅助工具，如外侧楔形鞋垫尚存在争议，应谨慎选用。

7. 心理辅导　针对患者存在的抑郁焦虑进行心理辅导、康复知识教育，促使其心理状况改善有助于减轻疼痛。

8. 按摩、推拿和针灸　按摩、推拿能够促进局部毛细血管扩张，使血管通透性增加，血液和淋巴循环速度加快，从而改善病损关节的血液循环，降低炎症反应，改善症状。应用推、拿、揉、捏等手法和被动活动，可以防止骨、关节、肌肉、肌腱、韧带等组织发生萎缩，松解粘连，防止关节挛缩、僵硬，改善关节活动度。此外，针灸也可以应用于骨关节炎的治疗，其长期疗效尚需进一步研究。

9. 药物治疗　应根据 OA 患者病变的部位及病变程度，内外结合，进行个体化、阶梯化的药物治疗。

（1）非甾体类抗炎药物（NSAIDs）：局部外用药物：在使用口服药物前，建议先选择局部外用药物，尤其是老年人，可使用各种 NSAIDs 类药物的凝胶贴膏、乳胶剂和非 NSAIDs 擦剂（辣椒碱等）。全身口服药物：推荐中重度疼痛可口服非甾体类（NSAIDs）消炎镇痛药物，如双氯芬酸、吲哚酰酸类、布洛芬等。老年患者通常伴有其他疾病，口服多种药物，需要注意药物相互配伍禁忌与不良反应。

（2）镇痛药物：对 NSAIDs 类药物治疗无效或不耐受者，可使用非 NSAIDs 类药物、阿片类镇痛剂、对乙酰氨基酚与阿片类药物的复方制剂。但需强调的是，阿片类药物的不良反应和成瘾性发生率相对较高，建议谨慎采用。

(3)关节腔注射药物：可有效缓解疼痛，改善关节功能。但该方法是侵入性治疗，可能会增加感染的风险，必须严格无菌操作及规范操作。常用的制剂有糖皮质激素、玻璃酸钠、医用几丁糖、生长因子和富血小板血浆等。

(4)缓解OA症状的慢作用药物：包括双醋瑞因、氨基葡萄糖等。有研究认为这些药物有缓解疼痛症状、改善关节功能、延缓病程进展的作用，但也有研究认为其并不能延缓疾病进展。目前该类药物对OA的临床疗效尚存争议，对有症状的OA患者可选择性使用。

(5)中成药：包括含有人工虎骨粉、金铁锁等有效成分的口服中成药及外用膏药。目前，对于其作用机制和长期疗效尚需高级别的研究证据。

10. 手术治疗　OA的外科手术治疗包括关节软骨修复术、关节镜下清理手术、截骨术、关节融合术及人工关节置换术，适用于非手术治疗无效、影响正常生活的患者。

（金冬梅）

参考文献

[1] 中华医学会神经病学分会帕金森病及运动障碍学组.中国帕金森病的诊断标准(2016版).中华神经科杂志,2016,49(4):268-271.

[2] 中国痴呆与认知障碍诊治指南协作组,中国医师协会神经内科医师分会认知障碍疾病专业委员会.2018中国痴呆与认知障碍诊治指南.中华医学杂志,2018.98(13):971-977.

[3] 田金洲.中国痴呆诊疗指南.北京:人民卫生出版社,2012.

[4] 刘疏影,陈彪.帕金森病流行现状.中国现代神经疾病杂志,2016,16(2):98-101.

[5] 赵斌,蔡志友.阿尔茨海默病.北京:科学出版社,2015.

[6] Benka Wallén M, Sorjonen K, Löfgren N, et al. Structural Validity of the Mini-Balance Evaluation Systems Test (Mini-BESTest) in People With Mild to Moderate Parkinson Disease. Phys Ther, 2016, 96(11): 1799-1806.

[7] Dyer SM, Laver K, Pond CD, et al. Clinical practice guidelines and principles of care for people with dementia in Australia . Aust Fam Physician, 2016, 45(12): 884-889.

[8] Guitar NA, Connelly DM, Nagamatsu LS, et al. The effects of physical exercise on executive function in community-dwelling older adults living with Alzheimer' s-type dementia: a systematic review. Ageing Res Rev, 2018: 159-167.

[9] Gunhild W, Alistair B. Alzheimer' s Disease. 2nd ed. Oxford: Oxford University Press, 2017.

[10] Hernández SS, Sandreschi PF, da Silva FC, et al. What are the benefits of exercise for Alzheimer' s disease? A systematic review of past 10 years. J Aging Phys Act, 2015, 23(4): 659-668.

[11] King L, Horak F. On the Mini-BESTest: scoring and the reporting of total scores . Phys Ther, 2013, 93(4): 571-575.

[12] Lam FMH, Huang MZ, Liao LR, et al. Physical exercise improves strength, balance, mobility, and endurance in people with cognitive impairment and dementia: a systematic review . J Pysiother, 2018, 64(1): 4-15.

[13] Scheltens P, Blennow K, Breteler MM, et al. Alzheimer' s disease. Lancet, 2016, 388(10043): 505-517.

[14] Postuma RB, Berg D, Stern M, et al. MDS clinical diagnostic criteria for Parkinson' s disease. Mov Disord, 2015, 30(12): 1591-1601.

[15] Rao AK, Chou A, Bursley B, et al. Systematic review of the effects of exercise on activities of daily living in people with Alzheimer' s Disease. Am J Occup Ther, 2014, 68(1): 50-56.

[16] Richard M. Epidemiology of Alzheimer' s Disease: From Gene to Prevention. Berlin: Springer, 2011.

[17] Ronald S, Jefferson WC, Aradhana V, et al. Alzheimer' s Disease Decoded: The History, Present, And Future Of Alzheimer' s Disease And Dementia. Singapore: World Scientific Publishing Co Pte Ltd, 2016.

第九章 肿瘤康复治疗指南

第一节 颅内肿瘤康复指南

一、概述

颅内肿瘤对患者脑功能产生的影响和具体的临床表现因发生位置、生长速度和干预方案不同而千差万别。无论是颅内肿瘤直接造成的损害还是针对相应损害的治疗，都会对幸存患者的功能水平产生不同程度影响，并且这种影响与患者的基本功能状态相关。针对颅内肿瘤幸存者的康复干预主要是提高躯体感觉运动功能、语言与认知功能、吞咽功能和日常活动能力，加强疼痛管理、改善疲劳等，以及提供支持服务等。

1. 定义 颅内肿瘤（intracranial tumors，ICT）又被称为脑肿瘤、颅脑肿瘤，是指在颅腔内发生的肿瘤。虽然脑肿瘤既可能发生在脑组织，也可能发生在非脑组织，但是在封闭的颅腔内，良性或恶性肿瘤的生长都可能会对正常的脑组织产生压迫，当颅内压升高时，不仅会影响相应的脑功能，而且会刺激疼痛敏感组织。

2. 分级 世界卫生组织将脑肿瘤分成了四级：一级和二级的脑肿瘤细胞被称为低级别脑肿瘤，一般生长缓慢，在显微镜下的外观接近正常细胞，前者与患者较长的存活期有关，后者可侵袭邻近正常组织、复发为高级别脑肿瘤；三级和四级的肿瘤细胞被称为高级别脑肿瘤，不仅显微镜下的外观异常，而且增殖速度极快，前者通常接受放化疗，后者疾病进展迅速、预后最差。

3. 流行病学 根据2011—2015年的数据统计结果分析，脑肿瘤和其他神经系统的肿瘤是美国40岁以下男性和20岁以下女性癌症患者的主要死亡原因，更是除了白血病以外最常见的儿童癌症，占美国儿童癌症的26%，其中大约四分之一为良性或临界恶性肿瘤。美国预计在2019年将会新增23 820例脑肿瘤和其他神经系统肿瘤患者。在中国的2015年恶性肿瘤发病情况估计中脑肿瘤排第9位，在同年恶性肿瘤死亡情况估计中排第8位。

4. 病因 颅内肿瘤的疾病危险因素可被分为内源性和外源性两大类。大量的研究结果提示，抑癌基因、风险等位基因、基因修复等内源性的遗传因素与其他诱发因素在颅内肿瘤的发生中产生协同作用，增加相关人群对致癌因子的易感性。

恶性的原发性脑肿瘤仍然是最难治疗的癌症之一，5年总生存率不超过35%。但越来越多的证据表明过敏或自身免疫性疾病与胶质瘤发生的风险呈负相关，而电离辐射则是胶质瘤、脑膜瘤等原发性脑肿瘤目前比较确定的环境危险因素。脑转移瘤均为恶性的继发性肿瘤，尽管近年一些研究确定了某些癌症患者发生肿瘤细胞脑转移的风险等位基因，脑转移肿瘤患者的原发性肿瘤有较为明确的外源性危险因素，但脑转移肿瘤的外源性危险因素尚不明确。

性别的差异也是某些肿瘤的危险因素，比如在脑膜瘤患者中女性更多，而好发于儿童的髓母细胞瘤在男童中更常见。有许多危险因素（如手机辐射）被提出，并且有相应的研究，尽管不同研究结果相互矛盾也尚存争议，但世界卫生组织已将手机辐射归为了可能致癌物。

5. 病理 颅内肿瘤是几十种脑部肿瘤的总称，其中以胶质瘤最为多见，其组织来源为外胚层。胶质瘤根据病理和临床可分为星形细胞瘤、多形性胶质母细胞瘤、室管膜瘤、室管膜母细胞瘤、髓母细胞瘤、少突胶质瘤和少突胶质母细胞瘤等。其次以脑膜瘤、垂体腺瘤、神经鞘瘤、先天性肿瘤等较为常见，其中垂体腺瘤好发于腺垂体，颅咽管瘤是最常见的颅内先天性肿瘤。脂肪瘤、淋巴瘤、黑色素瘤等在脑肿瘤中较为少见。除胶质瘤外，以上绝大多数脑肿瘤为颅内良性肿瘤。

二、临床诊断

（一）体格检查

所有颅内肿瘤患者都应进行彻底的体格检查。神经系统的检查包括精神状态和脑神经的评估、针对运动和感觉功能以及正常反射和小脑功能的测试，能反映运动控制、语言和记忆等脑高级功能的评估也应有导向性地评估。如前所述，颅内肿瘤的位置决定其表现，例如，运动皮质内有肿瘤的患者可能会出现严重的偏瘫，而垂体肿瘤患者可能会出现视觉模糊等症状，原发性步态不平衡患者可能有小脑肿瘤以及听力障碍患者可能被诊断为前庭神经鞘瘤。脑神经评估也可以为定位颅内肿瘤的位置和最可能的鉴别诊断提供进一步的线索。

（二）辅助检查

成人颅内病变的诊断通常需要结合病史和体格检查结果，并借助影像学资料支持诊断。面对已知或疑似颅内肿瘤的患者时，临床工作者应收集完整的病史，为脑肿瘤的生长位置、发生时间和分类提供线索、评估颅内肿瘤，而电子计算机扫描（computed tomography，CT）、磁共振成像（magnetic resonance imaging，MRI）等常规影像学资料则提供颅内肿瘤的结构和解剖学等特征，用于鉴别诊断和确定进一步的治疗。

除了 MRI 和 CT，磁共振波谱（magnetic resonance spectroscopy，MRS）和正电子发射计算机断层显像（positron emission computed tomography，PET）可帮助进一步揭示颅内肿瘤的性质，进而有助于作出准确的诊断。对于一些颅内肿瘤，血管供应的确定对后续治疗的确定至关重要。因此，这些颅内肿瘤的患者需要进一步的血管成像，必要时应进行诊断性的脑血管造影，以确定其是否存在严重的血管病变。

三、临床治疗

1. 早期管理 脑肿瘤患者的早期医疗干预，对减少并发症和降低及延迟相关的不可逆脑损伤的风险至关重要。

（1）类固醇：几乎所有脑肿瘤患者在发病期间都接受类固醇治疗，主要是为了减少因血管性水肿引起的症状。一旦患者的症状稳定，类固醇应逐渐减少到最低有效剂量。这样是为了尽可能地减少症状和最大限度改善功能，并将类固醇长期使用的风险降至最低。

（2）癫痫：癫痫是脑肿瘤患者最常见的临床症状之一。恶性肿瘤的外科切除已被证明能有效地控制癫痫发作。肿瘤的位置是疾病期间癫痫发作的重要决定因素。癫痫多发于皮质的少突胶质瘤和颞叶病变。尽管多灶性的深部肿瘤可能是癫痫发作的原因，但是白质和后颅窝肿瘤不常引起癫痫发作。有研究表明化疗控制脑肿瘤患者癫痫活动具有一定的效果，建议进行进一步的随机对照试验。

(3)静脉血栓栓塞:颅内肿瘤患者发生深静脉血栓或肺栓塞的风险很高。如果深静脉血栓患者有化学预防的绝对禁忌证,则可考虑放置腔静脉过滤器,而依诺肝素等低分子肝素可用于静脉血栓栓塞患者的预防和治疗,普通的肝素产品通常用于肾功能不全或出血风险较高的患者。

2. 治疗措施 在临床上,脑肿瘤的治疗包括化学治疗、放射治疗和手术干预。

(1)化学治疗:多形性成胶质细胞瘤是典型的四级肿瘤细胞,其一线化疗药物是替莫唑胺。恶性肿瘤细胞如果存在06-甲基鸟嘌呤-DNA甲基转移酶的累积,会对替莫唑胺产生抵抗。因此,这种酶对应的DNA甲基化可增加替莫唑胺的药效。替莫唑胺还可提高瘦素扩散的间变性、延长胶质瘤患者的长期生存率。贝伐单抗是一种来源于人的抗血管内皮生长因子的单克隆抗体,有试验研究显示6个月存活率有所改善。其常用于治疗复发性的多形性胶质细胞瘤,有效性较明显,但可能出现副作用。有研究证明它增加了癌症相关高凝状态的风险,同时也增加了出血风险。其他不太常见的副作用包括后可逆性脑病综合征、胃肠道穿孔和伤口愈合受损。

(2)放射治疗:由于神经认知毒性的问题,全脑放射治疗在治疗转移性疾病方面变得不那么有利。在一项转移性非小细胞肺癌患者的随机对照试验中,针对接受全脑放射治疗和最佳支持治疗的患者而言,地塞米松和质子泵抑制剂则被确定可用于胃肠道预防,与单用全脑放射治疗相比,添加放射增敏剂并不能提高总生存率。立体定向放射外科是脑转移患者的首选治疗方法,在年轻患者中,存在限制性的颅外疾病和四个或更多的颅内疾病,也有积极的结果。

(3)手术治疗:对于有显著疾病负担的患者,可以考虑进行脑肿瘤手术切除,以尽量减少症状。有随机试验研究建议对单纯的脑转移疾病进行手术以提高生存率。伽马刀放射外科手术是治疗脑膜瘤的一个有效治疗方式,有助于预防脑膜瘤的复发。但是,针对一些脑肿瘤高复发率和并发症发生率,并不推荐进行进一步的手术。

四、康复评定

健康相关生活质量通常被用作脑肿瘤患者的预后指标。健康相关生活质量的改善与包括复发肿瘤患者在内的高级胶质瘤患者的更长生存期有关。这些幸存者不仅提高了生活质量,还通过康复改善了功能。脑肿瘤康复评定内容基本可借鉴脑卒中和脑外伤患者的功能评定,来针对运动、认知、言语-语言和心理功能等进行以功能为导向的康复评定。另外,尤其要注意对脑肿瘤患者进行疼痛和心理功能的评定。

五、康复治疗

结合临床的早期风险管理、必要的治疗方案,脑肿瘤患者的康复应是基于其评定结果进行基于脑功能的综合康复干预,可借鉴脑卒中和脑损伤患者的康复方案。

(一)语言-言语功能训练

大约30%~50%的原发性脑肿瘤患者会出现失语症,这比脑卒中患者影响优势半球的概率更高。有多种技术可以帮助治疗失语症,言语语言治疗师则使用这些技术来最大限度地沟通和限制所经历的社会障碍。脑肿瘤幸存者语言和言语功能的训练基本可通过脑卒中和脑外伤类似功能障碍患者的方案来进行康复。

（二）吞咽功能训练

吞咽功能障碍训练应类似于脑卒中后吞咽功能训练，并且可达到类似的功能结果。一项回顾性的研究发现，63% 的脑肿瘤患者和 73% 的脑卒中患者被确定存在吞咽功能障碍。当脑卒中和脑肿瘤患者吞咽功能障碍相匹配时，两类患者的吞咽功能障碍的改善类似，50% 的患者最终可接受常规饮食出院回家。

（三）认知功能训练

脑肿瘤患者存在的认知缺陷可能不仅是由于病理原因，也可能是受治疗手段影响。数据表明，至少 30% 的患者在外科手术后出现认知功能障碍，并且 90% 的这类患者会长期存在程度不一的认知功能障碍。肿瘤治疗的影响可能会随着时间推移而导致进行性恶化，这与其他脑部疾病后发生的疾病不同。化疗相关的认知功能障碍，更常见的是化疗药物的一个可能副作用。化疗药物被认为会引起细胞因子的改变，导致影响大脑代谢的表观遗传因素发生变化，导致认知功能障碍。发展化学性大脑的其他危险因素包括年龄、教育程度低、其他医学疾病和独居。症状包括健忘、注意力不集中、多任务训练时不配合、感觉障碍以及学习新技能困难。这并不是一种新现象，近年来的研究更多地关注于检查这种损伤，化学性脑的发病、长度和程度各不相同。通常用于脑卒中或脑外伤患者的认知康复干预可以是适应性或恢复性的方法，大多数康复计划结合了这两种方法。成功的认知功能康复方案关注的是个体在日常活动中的功能，而不是简单的治疗任务。因此，在认知康复过程中，个体化干预与患者日常环境相关的过程至关重要。认知治疗还应包括教育和元认知策略，让患者了解并展示他们的能力，以应用于自己的生活和环境。

（四）转移训练

在各种康复环境中，治疗师对肿瘤患者进行评估，在需要时通过家庭协助来进行最安全的转移技术训练，并帮助确定转移的类型和确保尽快出院所需的其他设备。在肿瘤患者的管理中，应考虑到患者的力量、肌张力、平衡、中线方向、体型、认知和预后。治疗小组向肿瘤幸存者和护理者提供教育，以确保整个过程安全。转移训练包括床上活动、床上和床下转移或轮椅转移、厕所转移、淋浴中转移、汽车转移和地板转移。脑肿瘤患者可能经历疲劳程度逐渐加重的疾病过程，可能影响所需的辅助或设备要求。当患者完全依赖或无法协助以及其他转移技术不安全时，应使用辅助性的器械。比如转移板，在患者虚弱或有平衡功能障碍而无法通过下肢进行转移时，将轮椅与床之间的间隙连接起来完成转移。

（五）步态训练

如果脑肿瘤影响运动控制或计划，患者可能会出现步态障碍，如共济失调。针对运动控制和运动规划受损的治疗可能包括利用水浮力减重的水疗、四肢或躯干负重、振动刺激和神经肌肉电刺激。步行能力被一些学者认为是人的“第六个生命体征”，是人类功能水平的可靠衡量指标，对主要健康相关结果具有良好的预测价值，并且与患者的跌倒风险相关，可用于设定目标。

（六）运动疗法

在肿瘤治疗的整个过程中，运动疗法对肿瘤幸存患者的价值一直在被研究，不仅得到认可，而且得到广泛的推行。运动不仅能解决功能下降问题，还能解决疲劳、认知障碍、焦虑和抑郁问题。有研究表明有氧运动的时间与脑瘤幸存患者死亡率呈负相关。仍有在进行的研究试图回答是否运动能预防疾病的发展。

（七）电刺激治疗

神经肌肉电刺激是一种低水平的电刺激，作用在受累的肌肉上，以促进肌肉收缩，从而产生具有偏瘫肢体的重复运动。神经肌肉学使神经肌肉再教育或运动再学习成为可能，可用于治疗上肢和下肢脑肿瘤继发的偏瘫和运动控制受损。功能性电刺激是对特定肌肉的刺激，可促进功能性活动任务的训练。尽管以上电刺激干预已被证明是有效的，但这些物理因子治疗对有不可控肿瘤发生或肿瘤生长活跃的患者是禁忌。

（八）辅助设备

脑肿瘤患者的治疗师应选择合适的耐用医疗设备，以使患者能够安全地使用。其目标是在保持安全的同时，尽可能地保持独立性。耐用医疗设备包括床头柜、淋浴椅、浴缸转换椅、手杖、步行机、轮椅、病床、转换板和机械升降机。治疗师应考虑与恶性肿瘤相关功能的快速变化。例如，患者目前可能处于较好的功能状态，但随着功能下降，患者可能需要利用轮椅才能移动。

（九）痉挛

经皮神经电刺激和神经肌肉电刺激都已被研究可以缓解痉挛问题，但是迄今为止，两者都没有对痉挛状态产生长期影响。系列石膏矫形常用于解决痉挛问题，通过延长拉伸来预防挛缩。痉挛也可用夹板来进行管理，但有部分证据表明使用夹板对功能有不良影响。多种方法结合（比如肉毒素注射结合系列石膏矫形）是比单一治疗痉挛管理更有效。相关药物治疗包括巴氯芬、丹特罗琳、替扎尼丁等。在比较严重的情况下，患者也可以选择鞘内巴氯芬。

（十）疼痛

疼痛是肿瘤学人群的常见症状，60% 以上的幸存者报告疼痛。疼痛不仅会对生活质量产生负面影响，还会损害功能。疼痛的原因可能与肿瘤直接或间接相关，即肿瘤本身或肿瘤治疗、制动或是心理因素的副作用。颅内恶性肿瘤患者的疼痛可能是神经病理性的或创伤性的。中枢神经性疼痛是因为血管功能障碍、感染、脱髓鞘、创伤或肿瘤直接损伤中枢神经系统引起的。头痛是脑肿瘤患者最常见的疼痛类型，可能归因于肿瘤生长或周围水肿。根据疼痛的类型和程度，药理学和非药理学选择的结合可能是治疗肿瘤性疼痛的最佳选择。躯体疼痛的治疗可能需要使用类阿片和非类阿片镇痛剂，但在治疗神经性疼痛时，提供者可以使用神经性疼痛药物，如三环抗抑郁药、卡马西平和加巴喷丁等。慢性疼痛管理、行为矫正技术也能被证明是有益的。在疼痛管理中，使用包括手法治疗在内的非药物疼痛管理技术是有益的。非药物治疗包括热疗法、冷冻疗法、超声波、电刺激、光疗法或激光疗法等。脱敏可应用于神经性疼痛的运动康复。过去对血流量和细胞生理变化的研究不够深入，许多治疗方法将恶性肿瘤列为禁忌证。然而美国癌症研究协会的观点是：肿瘤患者的治疗方式也在不断发展，可以谨慎地去权衡治疗的风险和益处。有人认为，大多数治疗方法对肿瘤患者没有不良影响；但最近的研究表明，任何治疗方法都应谨慎使用。其他的如用于治疗肌筋膜疼痛的手法治疗还包括软组织松动、肌筋膜释放技术、按摩手法、基于扳机点的治疗等。运动疗法可以用来加强和稳定肌肉和维持关节活动度，解决活动范围受损的问题。

（十一）中医干预

中医的康复干预可以整合到一个全面的疼痛管理计划中。相关的技术已经被证明可以改善胶质瘤患者的生活质量，比如针灸在改善癌症相关疼痛方面有较好的疗效。心理因素如情绪困扰、抑郁、焦虑、失去控制感等，可对疼痛产生负面影响，并损害活动能力。基于这种情况能够帮助实施行为策略的心理学家应参与治疗，包括运用应对技巧、催眠、放松和想象疗法。其他类型的干预包括冥想、功法等。

（单春雷）

第二节　头颈部肿瘤康复指南

一、概述

头颈部肿瘤是临床较为常见的一类肿瘤。肿瘤侵犯或肿瘤治疗都可能会使患者产生畏食、吞咽困难、疲乏等症状，继而造成患者食物摄入的减少，营养状态的恶化，影响患者的体力和心理状态，从而降低生活质量。目前肿瘤治疗的主要目标是控制肿瘤生长、减轻症状和延长生存时间。对临床积极抗肿瘤治疗后的不良反应，采用康复治疗手段可以缩短患者在躯体及精神等多个方面的恢复进程，改善肿瘤患者的生活质量。本章节旨在为头颈部肿瘤患者康复治疗提供建议与指导，提高广大康复工作者对头颈部肿瘤康复治疗工作的重视程度及治疗水平。

（一）定义

头颈部肿瘤主要指发生于涉及头颈部器官如口腔和鼻腔、咽、喉、鼻旁窦、甲状腺和唾液腺等部位的肿瘤。其原发部位和病理类型之多，居全身肿瘤之首，具有不同的肿瘤生物学、预后和治疗反应。

（二）流行病学

头颈部肿瘤发病率位于肿瘤第 6 位。2018 年预测全球新发肿瘤人数中头颈肿瘤的发病人数由高到低依次为甲状腺、唇口、喉、鼻咽、口咽、下咽、涎腺。在性别上，除甲状腺肿瘤女性（14.2%）明显多于男性（5.40%）外，其余以男性居多。因生活环境不同及致病因素的不同，我国各地头颈部肿瘤的发病情况也不同。譬如鼻咽癌在两广地区发病率较高，而甲状腺肿瘤在沿海和内陆缺碘地区发病率较高。

（三）常见病因

导致头颈部肿瘤的危险因素较多如烟草、酒精、病毒感染等，辐射及职业暴露、牙周病也属于头颈部肿瘤危险因素。

1. 不良生活习惯　抽烟嗜酒、口腔卫生不洁、进食过烫及过度刺激的食物，这些不良习惯尤其与口腔癌、口咽、喉癌的发生有明显关系。

2. 遗传因素　大量的资料证明，遗传因素与诱变因素在肿瘤的发生中起协同作用，并增加致癌因子的易感性和倾向性。

3. 生物学因素　病毒感染，如 EB 病毒与鼻咽癌，单纯疱疹病毒与口腔癌，人类乳头状瘤病毒与口腔癌和喉癌等的发病有一定关系。

4. 理化因素　头颈部肿瘤的发生与物理化学刺激存在密切的关系，慢性损伤和刺激可提高口腔癌的发生率，紫外线和电离辐射与头颈部皮肤癌、甲状腺癌有关，食物中的亚硝胺、芳香烃类化合物等化学致癌物、富含高镍的生活环境及营养元素的缺乏也与头颈部肿瘤的发生存在一定关系。

（四）病理改变

按病理类型头颈部肿瘤最多见的是鳞状细胞癌，其次为腺癌、未分化癌、淋巴肉瘤和基底细胞癌等。鳞状细胞癌最常发生于鼻、喉、口腔及皮肤等处，其中尤以喉、鼻咽和上颌窦处较为多见，三者总和占全部鳞状细胞癌的半数以上，是当前我国最常见的几种头颈部恶性肿瘤，应引起临床的高度重视。

二、临床诊断

头颈部肿瘤的诊断依据病史、体征、影像及细胞或病理检查结果可明确。先天性头颈部肿瘤多数在儿童或青少年期就能发现，大多数是囊肿性疾病，比如好发在颈部正中的甲状舌管囊肿、颈侧区的鳃裂囊肿和囊状淋巴管瘤，这些多数都表现为质地较软的囊性肿块，可能缓慢增大，少数时候也可突然增大，无痛痒，结合年龄特点就可以诊断。

（1）病史：发病年龄，肿块最初发生位置，发展速度及全身症状等，如舌癌常有局部慢性刺激因素如锐利牙尖及残根、白斑等癌前病损的既往病史；下咽癌有咽异物感、咽痛及吞咽困难等病史。

（2）体征：肿块部位，形状，大小，数目，活动，颜色，压痛等。如舌癌可出现局部溃疡或浸润块，也可外突呈菜花状；下咽癌有下咽部新生物出现等。

（3）影像学检查：下咽癌可通过喉镜、梨状窝及食管钡剂造影、食管镜等辅助诊断；鼻咽癌可通过间接鼻咽镜、纤维或电子鼻咽镜、鼻咽部的增强 CT 等辅助诊断。

（4）实验室检查：血常规、肝肾功能及凝血功能等常规指标可反映患者一般情况。

（5）细胞学及病理检查：病理对于头颈部肿瘤分级诊断和治疗选择意义极大，因此病理组织学活检可明确诊断。

三、临床治疗

目前头颈部肿瘤多采用综合治疗手段，主要为手术、放射及化学治疗手段。手术治疗主要解决原发灶和邻近部分亚临床灶；化疗则可有效控制全身转移病灶；放疗可控制部分原发灶及邻近的和相对较远的亚临床灶。头颈部肿瘤好发部位常因为解剖结构交错，器官密集使得手术切除的效果受限。目前三维适形、调强放疗以及螺旋断层放疗等可达到器官功能的保留等良好效果，而此类技术的迅速发展使放疗在头颈部肿瘤治疗中的优势效果更加突出。通过术前术后放疗或与化疗的合理配合，可明显降低肿瘤的复发概率，加强对肿瘤的局部控制，从而为患者减轻痛苦，延长生存期。随着肿瘤分子生物学，肿瘤免疫学以及细胞生物学等学科的蓬勃发展，生物治疗也日益显现出其长处，在提高肿瘤治疗的有效率和延长患者的生存期方面上带来了新的希望。但大部分免疫治疗方法尚处在实验室或临床试验阶段，还尚未纳入常规治疗手段中。

四、康复评定

头颈部肿瘤的发生部位与吞咽的生理过程有着密切的联系，对于患者而言吞咽困难较易发生，而头颈部肿瘤患者因疾病本身或放化疗等综合治疗后亦常出现功能减退及生活质量下降，因此将吞咽功能及生活质量作为康复评定主要内容，此外大多数中晚期头颈部恶性肿瘤患者均有癌性疼痛，癌性疼痛的有效缓解可明显减轻患者的痛苦，并提高其生命质量，延迟生存期，故在康复治疗过程中疼痛的康复评定亦较为重要。

（一）吞咽功能康复评定

1. 安德森吞咽困难量表（The M. D. Anderson dysphasia inventory，MDADI）是头颈部肿瘤吞咽困难专用的自评量表，它是用来测量吞咽困难对患者生活质量的影响。该量表包含 20 个问题，分为 4 个维度：总体维度（1）、情绪维度（6）、社会功能维度（5）、生理功能维度（8）。总体维度是对吞咽困难影响生活质量的一般性总体评估，情绪维度包括个体对吞咽障碍的情感反应的陈述，社会功能维度试图捕捉个人吞咽问题对日常活动的影响，生理功能维度表示吞咽困难的自我感知。每个项目在 1 到 5（非常同意，同意，没有意见，不同意，和非常不同意）的等级上得分。除了情感维度中有一个项目（吃饭时感觉不到自我意识）和功能性维度上的另一个项目（能自由和朋友，邻居和亲戚一起出去吃饭）中非常同意为 5 分，强烈不同意为 1 分外，所有其他项目在非常同意时得分为 1 分，在强烈不同意时得分为 5 分。一般性总体评估是单独评分，而其他方面则是所有问题相加后计算平均分数，再将该平均分数乘以 20 以获得总分，范围为 0~100 分，评分越高则代表日常功能和生活质量更好。

2. 洼田饮水试验　是吞咽障碍较常用的康复评定方法，分级明确，操作简单，具体康复评定方法为：患者端坐，喝下 30ml 温开水，观察所需时间和呛咳情况，其中 1 级（优）为顺利地 1 次将水咽下；2 级（良）分 2 次以上，能不呛咳地咽下；3 级（中）为 1 次咽下，但有呛咳；4 级（可）分 2 次以上咽下，但有呛咳；5 级（差）频繁呛咳，不能全部咽下。

3. 吞咽造影检查　指在 X 线透视下，针对口、咽、喉、食管的吞咽运动所进行的特殊造影。它不仅可以发现吞咽障碍的结构性或功能性异常的病因及其部位、程度和代偿情况，有无误吸等，而且可作为选择有效治疗措施和观察治疗效果的依据。

（二）功能及生活质量康复评定

1. 范德比尔特头颈症状调查表（Vanderbilt head and neck symptom survey，VHNSS）　是用于头颈部肿瘤患者持续性放化疗后出现的特殊症状和因此造成的功能减退程度的自评量表。此量表分为 5 个维度：营养、疼痛、嗓音、吞咽、口腔湿润 / 干燥，共 27 项。每项根据症状严重程度得分为 0~10 分即从完全没有到严重。

2. 头颈部肿瘤治疗功能评估量表（functional assessment of cancer of therapy head and neck，FACT-H&N）　是用来评估肿瘤患者治疗后的生活质量量表。此问卷包含肿瘤共性模块 FACT-G 和一个专门用于评估头颈部肿瘤的特异性模块。FACT-G 包括生理（7 项），功能（7 项），情感（6 项），社会和家庭（7 项）；特异性模块包括 11 个条目。问卷总分为 144 分，低于 144 分表示不正常的生活质量。该量表已经在国内汉化，并且具有较好的信度效度。

3. 华盛顿大学生存质量评估问卷（University of Washington Quality of Life Questionnaire，UW-QOL）　是用于评估经过治疗后的头颈部肿瘤患者的生活质量，由 9 个维度组成。Rogers 等在 2009 年对该量表进行修订，形成第 4 版问卷，包括 12 个专门问题：疼痛、外貌、活动、娱乐、吞咽、咀嚼、语言、味觉、唾液、心情、焦虑、癌症前后生活质量的比较，每项功能正常得 100 分，分数越低，功能越差，以及 3 个一般问题，每一个问题根据程度不同设有 5~6 个等级（好极了 ~ 非常差）。本问卷简短，能全面反映手术患者的生活质量，在应用中显示了良好的信度和效度，是头颈部肿瘤外科治疗中一个实用的评价工具。

4. 密歇根大学头颈部肿瘤患者生存质量量表（University of Michigan Head and Neck Quality of Life，HNQOL）　用于全面评估头颈部肿瘤患者的治疗结果，由沟通、疼痛、饮食、情感、满意度及整体烦恼多个领域构成。每个领域所得的分数相加，并将分数总和进行线性转换产生范围从 0 到 100 的总分，分数越高，相应的生存质量越差。

5. 欧洲癌症研究和治疗协作组头颈部肿瘤患者生活质量问卷（The European Organization for Re-search into the Treatment of Cancer Quality of Life Questionnaire for Head and Neck Cancer，EORTC QLQ-H&N35），用于综合反映头颈部肿瘤患者生活质量，包括18个领域，35个条目，其中7个症状领域：疼痛、吞咽、感觉问题、语言问题、进食问题、社交障碍、性功能减退包含24个条目，其他11个领域每个都有单独条目如牙齿问题、张口困难、口干、唾液黏稠度等。其中2个条目采用排序性7选1（特别差到特别好），5个条目采用二分法（有、没有），其余条目均依据无、有点、相当、非常4个等级进行康复评定。功能及总体健康方面分数越高则提示生存质量越好；疾病与治疗相关症状方面分数越高表示存在问题越多。

（三）疼痛康复评定

1. 我国常采用一维量表进行临床癌痛评估，数字评估量表（numerical rating scale，NRS）、语言评估量表（verbal rating scale，VRS）和视觉模拟量表（visual analogue scale，VAS）是最常用的癌痛强度评估量表。另外面部表情疼痛评分量表（faces pain scale，FPS）则适用于表达困难的患者，如儿童、老年人及存在语言差异等交流障碍的患者。

2. 全面评估癌痛则可采用多维量表，目前较常用的多维量表有麦吉尔疼痛问卷（McGill pain questionnaire，MPQ）、简式麦吉尔疼痛问卷（short-form of Mc-Gill pain questionnaire，SF-MPQ）及简式疼痛问卷（brief pain inventory，BPI）等。

五、康复治疗

肿瘤患者的康复过程具有长期及复杂的特点，常涉及躯体、心理和社会功能等多个方面。头颈部肿瘤患者因不良生活习惯及肿瘤因素的影响，多伴随心理、体力和营养状态等方面的问题，而放化疗导致的疲劳乏力、恶心欲吐及吞咽障碍等不良反应会进一步使患者产生焦虑、抑郁等负面情绪，降低患者的免疫力，从而使患者生活质量出现严重下降。康复治疗能减轻疾病及治疗带来的不良反应，从躯体、精神等多个方面促进肿瘤患者的恢复，提高肿瘤患者的生活质量。

（一）吞咽功能训练

作为头颈部肿瘤患者放射治疗的常见并发症之一，吞咽困难易使患者发生误吸及呛咳从而导致吸入性肺炎，且患此并发症的患者易出现焦虑、食欲下降甚至不再进食从而导致营养不良等，情况较严重时还需要行肠内或者肠外营养支持，大大降低了生活质量。倘若放疗结束后定期进行吞咽功能相关训练将有效缓解患者吞咽困难的症状。吞咽功能相关训练具体方法如下：①用力咬牙的同时将舌头抵在上下牙之间，在舌肌和颈肌紧绷的状态下进行吞咽运动；②让舌头置于上下牙之间进行吞咽运动，可提前喝水防止口干；③在闭唇下深吸气，屏住呼吸的同时进行吞咽；④吞咽过程中可将舌抵硬腭，此时可感受到喉部的提升；⑤当喉部处于提升状态时可用手握住甲状软骨部；⑥按顺序发 /a/、/yi/、/wu/、/fu/ 音，进行发音练习，尽量拖长每个音且保持呼吸平顺，每天做5次，每次每个动作重复10次。另外还可以进行门德尔松训练及吞咽球囊扩张训练。门德尔松训练指的是对于喉部可上抬者，康复师可将示指和中指分别放在其甲状软骨和环状软骨上，指导患者在吞咽时保持喉结上抬位置数秒，或者指导患者舌顶硬腭并开始屏住呼吸，持续数秒；对喉结不可上抬者，康复师可上推其喉结，感觉喉结开始上抬时，将拇指和示指放在环状软骨下方，轻捏喉结并轻轻往上推，持续数秒。吞咽球囊扩张训练指的是采用普通导尿管以分级多次扩张的方式缓解环咽肌及食管狭窄引起的吞咽障碍，具体操作方法为：12~14号球囊导尿管经鼻孔或口腔插入食管，并完全穿过环咽肌后以分级注水的方式向球囊内注水，持续扩张环咽肌，促使其功能恢复。

（二）心理疏导治疗

头颈部肿瘤患者因疾病发生位置特殊，在疾病发展过程中及治疗后外观常受到一定影响，往往存在较重的心理负担，多表现为过度紧张烦躁而致耐受性下降，疼痛感增强，医务人员需要及时关注心理变化特点，帮助解除心理压力。

1. 心理干预法　①稳定患者情绪：针对患者经常出现焦虑、恐惧等情绪以及对未来不乐观态度，医护人员应耐心回答患者的疑问，增加交流与鼓励，减少患者的恐惧和不安心理，转移患者的消极情绪。②建立良好的医患关系：根据患者的性格、年龄、职业、文化程度等选择合适的话题与语调，拉近医生和患者彼此的关系，使患者感受到亲切与安全，有助于消除紧张、恐惧情绪。③给予个性的心理疏导：依据病情的严重程度及患者的文化修养水平、性格特点等因人而异地适时心理疏导，可达到较好的效果。④保障患者的社会支持：在与患者的交流同时耐心倾听其心理感受和需要，提醒其亲戚家属、亲朋好友、单位领导等经常探望患者，给予患者情感上、护理上和经费上支持，减少患者的后顾之忧，使其树立积极向上的人生观。

2. 行为干预方法　①帮助患者认识自身病情，掌握自我护理的相关知识。②医患之间相互合作设定个性化的康复目标：包括生理功能康复和心理的康复。③让患者正确认识各阶段时期所处的角色：住院期间为"患者角色"，应积极配合治疗、护理、手术、放疗等；治疗出院时及时转变角色，做好尽快重返家庭社会的准备，承担一定的责任和义务，获得心理的平衡和稳定。④鼓励患者参加文化体育实践活动，同时适当休息，调整好休息与活动时间的比例，有助生理心理的康复。

（三）营养干预治疗

头颈部肿瘤因疾病本身或治疗等因素较常发生营养不良，严重者恶化为恶病质状态，最终 10%~20% 患者因营养不良死亡而不是肿瘤疾病本身。因此需要密切关注患者治疗期间的营养状态，肠内营养和肠外营养为目前临床主要用的两种营养干预手段。肠内营养包括口服营养制剂和管饲，单纯口服营养制剂不能满足营养需求时应考虑管饲。管饲营养包括无创置管（经鼻置管最为常用）和有创置管两种。如无法进行肠内营养或其不能满足机体营养需求时，此时可考虑肠内肠外营养的联合或全肠外营养。肠外营养主要包括外周静脉和中心静脉两种途径。

（四）止痛治疗

癌痛作为中晚期头颈部恶性肿瘤患者最常出现的临床症状之一，常给患者带来难以想象的痛苦，严重影响患者的生活质量。医务人员在患者出现疼痛时应仔细地进行问诊及体格检查，对患者的癌痛进行评估，并在遵循 WHO 的三阶梯止痛原则基础上给予相应的止痛药来控制癌性疼痛，必要时可辅助给予抗惊厥药、抗抑郁药、催眠镇静药物等，当然除药物治疗外还可运用介入治疗、物理治疗、针灸、心理等疗法。在积极进行止痛治疗后癌性疼痛是可以得到有效控制的，在此基础上患者生活质量也会相应地提升。

（五）传统中医治疗

1. 局部治疗　可将配制好的中药外敷于肿瘤部位，常用软坚散结、破血逐瘀以及清热解毒的中药，可以获得较好的疗效。

2. 全身治疗　口服汤药可以进行全身调理患者的口腔长有肿瘤，难以口服中药时，可通过含漱进行治疗，还可以通过中药静脉点滴进行治疗，常用的中药包括益气养阴及清热解毒等药物。

3. 针灸治疗　可选用扶助正气的穴位及头颈部相应穴位进行扶正祛邪，可选取：关元，百会，印堂，大椎、涌泉，合谷，膻中，天突等。

六、康复护理

（一）皮肤护理

①有红肿热及微痒的情况下，勿行任何形式的搔抓，以免皮肤破损。②着装应适宜，尽量穿无领、宽松、吸汗较好的棉、麻织品，可减少局部产生静电刺激与摩擦。③不可贴胶布及使用护肤化妆品，防止皮肤上产生潜在的刺激损伤。④外出避免阳光紫外线照射及寒风刺激，局部不可过热，减少毛细血管的充血及渗出，刺痒严重时给予冰片淀粉外敷或其他类似清热解毒祛风止痒的中医疗法。⑤使用温和的洗浴用品，照射处皮肤宜用温水清洗，再以柔软吸水的毛巾轻拭或拍打，避免使用肥皂，禁止随意涂抹乙醇等药物。⑥腋窝、耳后等皮肤皱褶处应保持清洁干燥。⑦悉心维护照射部位的标示线，线条不清晰时亦不可自行补画。

（二）饮食护理

饮食营养与疾病的康复有密切的关系，头颈部肿瘤患者常因疼痛、溃疡易发生发热、感染，使机体消耗增加，加上食欲差及吞咽困难，容易导致机体抵抗力下降，加强饮食营养可以促进组织修复、提高治疗效果、降低毒副反应，因此治疗期间应供给热量充足，蛋白质及维生素丰富、低脂易消化的食物为宜（如蛋类、鱼类、动物瘦肉类）；应以柔软，易于咀嚼，吞咽开胃，生津温凉的流质、半流质为宜。医务护理人员应鼓励患者多吃新鲜蔬菜水果，饮食宜清淡，避免辛辣刺激、过凉过热过硬食物，禁烟、酒。若经口进食未满足机体的营养需要，要及时给予静脉补充营养。

（三）口腔护理

头颈部肿瘤患者的口腔及唾液腺常因放射治疗的影响出现味蕾细胞的损伤、唾液量减少及黏稠度增加等，临床表现为味觉减退、口腔干燥、黏膜水肿甚至溃疡感染，口腔的湿润护理是主要的治疗措施；口腔的自净能力的维持有赖于适当的口腔湿润护理。可指导患者放疗前加强口腔卫生护理，形成早晚刷牙，饭后漱口的良好习惯，刷牙时使用软牙刷及含氟牙膏。多饮水，可用清热解毒养阴药物如金银花、麦冬泡茶饮。患者免疫力低下时，极易发生口腔感染，医务人员应密切注意口腔变化情况，必要时行细菌培养并根据相应情况给予抗生素减轻炎症感染反应。

（四）心理护理

头颈部肿瘤患者情绪上较多表现为焦虑及恐惧，医务人员行相关治疗前应向患者详细介绍治疗过程、注意事项及可能出现的副作用，提供相应的宣传手册，让患者提前做好心理准备。部分头颈部肿瘤患者容貌上有所改变，心理压力较大，担心影响正常社会交流，护理人员需及时发现患者情绪变化，耐心疏导，给予精神安慰，使其树立乐观心态。同时提醒家属关心照顾患者，加强沟通交流，扫除心理障碍。

（五）放射性骨及关节损伤的护理

头颈部肿瘤患者因放射线照射后常出现面额关节附近纤维化，颈部组织结疤及组织纤维化，造成牙关紧闭，张口困难，肩颈部肌肉僵硬，脖子不易转动，久而久之影响生活质量。

放疗前应保持口腔牙齿清洁，拔除龋齿可避免放疗引起放射性骨髓炎。放疗过程前后可进行张口、咬合等主动锻炼，行颈肩部关节及肌肉伸展活动。放疗前后用生理盐水冲洗鼻咽可减少感染。

（郭晓冬）

第三节　肺部肿瘤

一、概述

肺部肿瘤尤其是肺癌发病率和死亡率不断增加，预后差，社会负担重，是全球男性癌症死亡的主要原因，女性死亡的第二大原因。其治疗仍缺乏突破性进展，大部分患者因长期暴露于烟草烟雾环境中，确诊时已属晚期，首选方案大多为手术治疗。而确诊及术后患者常伴随不同程度的肺功能及心理功能等方面障碍，严重影响日常生活质量。因此，康复治疗对于肺癌风险的预防和治疗期间的功能改善具有重要意义。

1. 定义　肺部肿瘤（lung neoplasms）是指肺泡和各级支气管内的上皮细胞所形成的肿瘤，主要表现为肺上的包块。根据肿瘤发生的具体部位，一般可以分为中央型肺癌、周围型肺癌和弥漫性肺癌。

2. 流行病学　我国肺癌的发病和死亡人数均处于持续上升阶段。国家癌症中心发现2015年肺癌新发病例78.7万例、死亡病例61.0万例，是我国罹癌或因癌致死的最大威胁。世界卫生组织2011年9月发布的最新资料表明，因肺癌死亡的人数已经超过了乳腺癌、前列腺癌和结直肠癌死亡人数的总和。由于肺癌早期缺乏特异性症状，大部分患者就诊时已属于晚期，5年总体生存率不足15%。

3. 常见病因

（1）吸烟：目前认为吸烟是肺癌发生的高危因素。每天吸烟支数及吸烟年数增多，患肺癌的危险性增加，而且被动吸烟患肺癌的相关危险也在增加。

（2）大气及室内污染：空气中许多污染物会增加肺癌的患病风险，如空气中的细颗粒物（平均直径小于2.5μm，PM2.5）会使发生肺腺癌的风险增加。室内厨房中的煤焦油、烹调的油烟也可能会增加罹患肺癌的风险。

（3）职业因素：某些职业的劳动环境中可能有导致或促进肺癌发生、发展的致癌物质。比如石棉、沥青、无机砷、铬化合物、含镍的杂质、氯乙烯、镉、硅、甲醛等物质以及电离辐射和微波辐射。

（4）慢性肺部疾病：有反复发作的肺部感染、肺结核继发瘢痕形成、慢性支气管炎、肺气肿、间质性肺纤维化等患者发生肺癌的风险更高。

（5）遗传学改变：在非吸烟人群中，有肺癌家族史者比无家族史者发生肺癌的危险性高2~3倍。现在已知10~20个基因参与了肺癌的发生发展。

4. 病理改变　肺癌的病理类型主要包括鳞状细胞癌（鳞癌）、腺癌、大细胞癌和小细胞癌。鳞癌常见于中央型肺癌，腺癌多为周围型肺癌，大细胞癌较少见，主要发生于大支气管，小细胞癌大多表现为中央型肺癌。

二、临床诊断

（一）筛查

迄今为止，相关前瞻性研究并没有充足证据证明单独的影像学检查或结合组织学等检查方法可以筛查肺癌。目前，美国癌症协会也不建议对有肺癌风险（即可能因职业等原因长期暴露于烟草烟雾）的无症状个体进行常规筛查。

（二）早期检查

1. 影像学检查　X线胸片仍是肺癌筛查最常用、最基本的方法。低剂量螺旋CT（LDCT）对肺内小结节的检出率是X线胸片的10倍。^{18}F标记的脱氧葡萄糖（^{18}F-FDG）为示踪剂的正电子发射断层显像（PET）PET-CT检查可用于肺癌的诊断及鉴别诊断等方面。

2. 支气管镜检查　传统的白光支气管镜（WLB）主要适用于中央型肺癌，自荧光支气管镜（AFB）技术可以观察到恶性病变范围。经支气管镜腔内超声（EBUS）可用于判断及定位周围型病灶，CP-EBUS引导下经支气管针吸活检（TBNA）被推荐为肺癌术前淋巴结分期的重要诊断手段。

3. 肺癌肿瘤标志物　目前提倡使用癌胚抗原（CEA）、细胞角蛋白19片段（CYFRA21-1）、神经元特异性烯醇化酶（NSE）、糖链抗原（CA）125，CA199、鳞癌抗原（SC-CAg）等多种肿瘤标志物联合检测。

4. 呼出气的检测　与健康人群相比，肺癌患者呼出气体中挥发性有机化合物（VOCs）成分存在明显差异，但该方法还处于临床探索阶段。

5. 病理学检测　细胞病理学检查如痰脱落细胞学、胸腔积液脱落细胞学等在肺癌诊断中应用仍较为广泛，组织学诊断主要为支气管镜检查、经皮肺肿块穿刺活检、转移病灶活组织检查等。

三、临床治疗

无论小细胞肺癌（SCLC）或非小细胞肺癌（NSCLC）都可向周围组织、器官侵犯，在远处器官形成转移灶。常见转移部位包括脑、肝、骨及肾上腺等。因此，治疗前必须对上述常见转移部位作相应检查。根据肺癌的特点，可采用局部和全身性治疗。局部治疗包括手术和放射治疗，全身性治疗方法包括化学治疗、生物靶向治疗以及中医中药治疗。

临床治疗中根据肺癌的TNM分期、病理类型、细胞分化程度以及生物学行为，确定科学、合理的个体化治疗方案。非小细胞肺癌Ⅰ、Ⅱ期及部分ⅢA期以手术为主，Ⅱ、ⅢA期术后辅以化疗，ⅢA期手术未切净者，术后化疗并可加用放疗；小细胞肺癌Ⅰ期先做手术，术后化疗，Ⅱ、ⅢA期先化疗1~2周期，病灶缩小后再手术，术后继续化疗；ⅢB期和Ⅳ期肺癌，无论是非小细胞肺癌或小细胞肺癌均以化疗为主，可辅以放疗。目前认为对病变范围较大，估计不能手术切除的Ⅲ期非小细胞肺癌（局部侵犯胸壁、主支气管、气管、左心房、主动脉），提倡新辅助化疗，待病灶缩小后放疗或手术。近年来也逐渐开创了对ⅢB或Ⅳ期非小细胞肺癌生物（分子）靶向治疗。

四、康复评定

（一）肺功能评估

肺功能评定常用的指标有一秒用力呼气容积（FEV1）和用力肺活量（FVC），目前一氧化碳弥散量（DLCO）是否作为术前常规检查仍存有争议。除了评定肺通气功能外，运动试验也是用于评估患者心肺功能的常用评定方法，包括心肺功能运动试验（CPET）和简易运动实验，如6min步行试验（6MWT）、步行往返试验（SWT）和爬楼梯试验（SCT）等。

（二）MD安德森症状评估量表

MD安德森症状评估量表（MD Anderson Symptom Inventory，MDASI）是评估癌症患者相关症状的常用普适性量表，由美国德州大学MD安德森癌症中心研制。MDASI由两部分组成，第一部分评估过去的24小时疼痛、疲乏、嗜睡等13项癌症常见症状的严重程度，第二部分评估以上症状对一般活动、工作、情绪、行走、与他人关系和生活乐趣等6个日常生活方面的困扰程度。汉化并修订的MDASI（MDASI-C）由6个症状条目构成，分别是咳嗽、咳痰、咯血、胸闷、便秘和体质量下降，具有较好的可行性、信效度和反应度，可以为国内肺癌患者的症状评估提供有力的评估工具。

（三）生活质量评定

癌症患者生命质量测定量表（EORTC QLQ C-30，简称C-30）和癌症治疗功能评价系统（FACT-G）是目前在肿瘤患者生活质量研究中得到最广泛应用的量表。两者均为核心模块，既可作为测定肿瘤患者生活质量通用的普适性量表，亦可以与各自疾病特异性模块如肺癌、乳腺癌、胃癌、结直肠癌、白血病等子模块共同组成某一特异性肿瘤量表。其中C-30与其肺癌子模块LC13（lung cancer 13）共同组成肺癌患者生存质量特异性测定量表EORTCQLQ-LC43（简称LC43）；FACT-G与其肺癌子模块——肺癌附加关注共同组成肺癌患者生存质量特异性测定量表FACT-L。两种量表的核心模块均由数个领域组成，是近20年来应用最广的评价肺癌患者生活质量的两种量表。

（四）疲劳症状评定

疲劳症状量表（fatigue symptom inventory，FSI），共13个项目，包括3个维度：近1周的疲劳程度、对生活质量的影响程度及上周疲劳持续时间。需要评估对象分别对疲劳程度4个项目和对日常生活7个项目以及疲劳的持续时间和平均每天疲劳的时间分别进行11级评价。

（五）心理功能状态评定

由于多数肺癌患者确诊时已到中晚期，与其他癌症患者相比肺癌患者往往承受更为严重的症状负担，不仅影响患者的生存质量，而且对其心理方面造成不同程度的困扰。焦虑自评量表（SAS）和抑郁自评量表（SDS）常用于测量肺癌患者的焦虑和抑郁状态轻重程度及其在治疗过程中变化情况。

五、康复治疗

尽管肺癌发病率逐年上升，但随着诊断技术和外科技术的不断进步，以及更多有效新辅助化疗的介入，早期肺癌患者的5年生存率已经明显提高。肺癌患者在接受了肺癌根治术后，无论是开胸手术、胸腔镜手术，还是肺叶切除术、楔形切除术，均会出现不同程度的术后不良反应，主要表现为活动耐力、生活质量、心肺功能下降，以及胸闷、气短、乏力等症状。因此，全方位的康复治疗介入对于提高患者的生活质量有着不可替代的作用。

（一）肺功能训练

肺癌患者往往合并慢性呼吸系统疾病，如合并慢性阻塞性肺疾病（COPD）的患者占8.5%、间质性肺疾病的患者占6%~15%。这类患者手术风险及术后并发症相对较高。而肺癌手术及放化疗后的并发症是导致肺癌术后发病和死亡的主要原因，严重并发症如感染、肺功能降低、运动耐量下降等，传统药物干预对控制患者术后呼吸困难的症状往往是无效的。对肺癌实施手术的患者，早期进行肺康复训练，可促使呼吸道通畅，余肺迅速复张，增加肺活量，改善机体缺氧状态，减少肺部并发症的发生。通过对患者病情及功能评估，在癌症患者术前、术后、出院后、放化疗期间以及患者生命的整个阶段进行肺功能训练，有助于减少术后并发症，缩短住院时间，减轻患者医疗负担。

（二）运动疗法

针对肺癌患者的运动训练形式主要包括有氧运动训练、力量训练，其中常见的有氧运动训练包括步行、游泳、爬山、爬楼梯、骑单车、打太极拳等多种形式。

第 1 阶段：长期卧床或手术后卧床的癌症患者，可以做些不费太多力气的简单动作，各种形式有节律的重复动作可以有效防止肌肉发生萎缩。

第 2 阶段：当癌症患者可以起床活动时，可以适当地进行步行运动锻炼，增加运动强度，提高体力储备，为恢复正常活动创造条件。

第 3 阶段：当癌症患者可以整日离床时，可以增加运动量，逐渐延长散步距离和时间，进行太极拳等运动方式锻炼，以便加强体力，促进恢复健康。

（三）营养干预

癌症患者的营养障碍和消瘦对疾病的预后有很大影响。据资料表明，体重没有下降的患者的生存期比体重下降的患者的生存期长一倍。体重下降超过 18% 者，对抗癌药物治疗已无效。手术可能进一步造成葡萄糖、蛋白质、脂肪等三大物质的代谢分解亢进，合成减少。因此应指导家属鼓励患者进食，给予高蛋白、高维生素、低脂肪，易消化的食物，比如牛奶、豆类、水果等。还应指导家属给予患者一个良好的进食环境。肺癌早期食疗的重点在于加强营养，术后患者重点补充营养的同时加强抑制肿瘤以减少转移和复发。总体上，营养治疗的原则，应从整体出发，辨证、因人、因时、因地施膳。在治疗过程中，营养治疗和药物治疗可同时进行，能起到食借药威，药助食性的作用。

（四）健康教育

加强教育随访，根据患者的个体差异等，进行针对性健康教育，可根据各人情况制订相应宣教手册，提高患者治疗认知度，帮助其形成健康生活方式，戒烟戒酒，减少暴露于增加肺癌风险的环境中。同时注意患者生理状态变化，如患者出现各类毒副反应时(如食欲不振、恶心、呕吐、脱发等)，应耐心做好指导，并及时做好处理干预，想办法尽量使其减轻不适。

（五）心理治疗

对癌症患者进行调查后发现，心理、社会因素造成紧张刺激所引起的不良情绪，是导致癌症的重要因素之一。消极情绪、忧虑和恐惧对机体免疫功能有抑制作用，致使个别突变细胞大量繁殖，使身体成了癌症发展的理想温床、久而久之便形成癌症。对此医务人员可采取劝告、指导、音乐疗法、按摩等方式，还可借助语词性和非语词性表达，引导患者及家属把精神创伤体验全部倾吐或采取姿势、动作等宣泄，来调整患者的心理状态，从而主动配合治疗。

（六）上肢活动训练

肺癌患者进行手术治疗时，开胸手术多使用后外侧切口，手术要切断斜方肌、背阔肌、菱形肌及前锯肌等肌群，易造成肌肉粘连和肩胛骨粘连，造成患者术侧肩关节强直、肌肉失用性萎缩；全肺切除患者，还易造成脊椎侧弯。故针对肺癌切除术患者而言，术后早期即开始上肢功能活动训练尤为重要。

六、康复护理

肺癌术后患者根据手术方式不同应注意采取不同的体位，如肺段切除术应选取健侧卧位；一侧肺叶切除术者可采取健侧卧位；全肺切除术患者可采用1/4侧卧位，避免过度侧卧，同时要教会患者及照顾者有效的翻身方式，不可长期采用同一种体位，避免形成压疮。肺癌术后呼吸功能较差，在护理过程中尤其要注意防止肺部感染，尽量鼓励患者自主呼吸，指导患者进行腹式呼吸，教患者正确的呼吸模式，促进余肺的扩张；教会患者有效的咳嗽技巧，比如伤口疼痛的患者，可以进行术口保护支撑下咳嗽，避免皮肤的过度牵拉、震动，从而减少疼痛的发生，并增加咳嗽的效率。同时，应该鼓励患者尽早开始下床活动，避免长期卧床，对于体弱的患者，术后早期可以让患者进行床上活动。

（朱　毅　王　颖　曹　庆）

第四节　乳腺肿瘤康复指南

一、概述

乳腺肿瘤包括乳腺的良性肿瘤及恶性肿瘤。尤其是乳腺恶性肿瘤近年来高居我国女性肿瘤发病率榜首，且发病年龄逐渐趋向年轻化。治疗多采取综合手段治疗，即手术为主联合放、化疗、内分泌治疗及靶向治疗，但手术治疗因组织切除部位较大，损伤性较高，常可引起患者一定程度的上肢功能障碍，而乳房的切除、放化疗引起放射性皮炎及脱发等不良反应都会在不同程度上给患者带来心理、生活等方面的负面影响。因而康复治疗是乳腺恶性肿瘤治疗不可缺少的一部分，乳腺癌常规治疗的同时或结束后，康复治疗均可协助患者恢复机体生理功能、调节不稳定的心理状态，从而使患者能重建生活信心，提高生活质量，早日回归社会。

（一）定义

乳腺由皮肤、显微组织、乳腺腺体及脂肪构成。乳腺癌则是指乳腺细胞在致癌因子的影响下发生基因突变，使得致癌细胞在乳腺上皮组织中发生显著增生的恶性肿瘤，绝大部分的患者为女性。

（二）流行病学

乳腺癌作为女性中最常见的恶性肿瘤之一，每年全球新增女性患者约为167.7万例（发病率为52.7/10万），导致死亡的病例约为52.2万例（死亡率为13.2/10万），亚洲女性癌症患者中接近25%为乳腺癌。在我国，乳腺癌发病率位于城乡女性肿瘤排行榜首位。

（三）常见病因

乳腺癌的病因目前尚未明确，具有乳腺癌高危因素的女性较易患乳腺癌。遗传因素，包括个人及家族乳腺癌或卵巢癌史、BRCA1、BRCA2和其他乳腺癌易感性基因中的遗传突变可占乳腺癌病例的5%~10%；发病率的升高还与月经（初潮早期、更年期晚期）、生育（未产妇、初生年龄晚，孩子少）、外源性激素摄入（口服避孕药和激素替代疗法）、营养（长期大量酒精摄入）及人体测量（体重增加、成年期间体重增加和体脂分布）有关；母乳喂养和身体活动则是已知的保护因素；而吸烟不仅增加乳腺癌的发病风险，且易造成预后不良及提升乳腺癌的复发风险。另外,情绪不佳如性格孤僻郁郁寡欢、慢性乳腺囊性增生病伴乳头状瘤,病理结构增生活跃者、反复多次胸透检查等长期暴露于电离辐射下等亦是患乳腺癌的高危因素。

(四)病理改变

乳腺癌的病理特征较复杂,可依据病理类型分为两大类。一类是原位癌,包括小叶原位癌和导管原位癌,另一类是浸润癌,包括浸润性导管癌,浸润性小叶癌及黏液癌等。

二、临床诊断

早期乳腺癌症状和体征往往不典型,难以引起重视,常通过体检或乳腺癌筛查发现。临床上乳腺癌的症状主要有出现乳腺肿块且质硬、乳头及乳晕异常改变、非妊娠期乳头流出血性溢液,腋窝淋巴结肿大等。早期乳腺癌诊断通常选用乳腺钼靶片检测、乳腺彩色多普勒检查和磁共振成像检查,明确诊断以手术病理穿刺活检为"金标准"。40 岁以上女性建议每年进行乳腺癌筛查。乳腺 MRI 具有灵敏度高、特异度高、无需按压乳房等长处。

三、临床治疗

乳腺癌治疗目标是控制肿瘤,延长患者生命和保证其生活质量,因此治疗手段上提倡综合治疗为主,即针对年龄、分期及肿瘤的分子分型不同,将手术与放疗、化疗、内分泌治疗、靶向治疗及中医药辅助治疗等手段结合从而形成疗效好,不良反应低的个体化治疗。外科手术在乳腺癌的诊断、分期和综合治疗中发挥着重要作用,手术范围包括乳腺和腋窝淋巴结两部分。乳腺手术有肿瘤扩大切除和全乳房切除术,而处理腋窝淋巴结是浸润性乳腺癌标准手术的一部分。放疗是乳腺癌综合治疗的重要组成部分,可分为早期乳腺癌保乳术后的辅助放疗、乳腺癌改良根治术后的辅助放疗、乳腺癌术后局部区域复发灶放疗和远处转移灶(脑转移、骨转移等)放疗等;放射治疗与全身治疗有一定时序安排:在有辅助化疗指征的患者,术后放射治疗应该在完成辅助化疗后开展;如果无辅助化疗指征,在切口愈合良好的前提下,术后 8 周内开始放射治疗。辅助靶向治疗的患者靶向治疗可以和术后放射治疗同期开展。术后辅助化疗是否进行一般由医生根据患者对治疗的耐受性、术后复发风险、肿瘤分子分型和治疗敏感性选择相应治疗,并权衡其风险受益。内分泌治疗是激素受体阳性的乳腺癌患者的主要治疗策略,可作为术后辅助内分泌治疗及晚期乳腺癌患者的治疗。分子靶向治疗是近年来最为活跃的研究领域之一,是具有多环节作用机制的新型抗肿瘤治疗药,针对 HER-2 阳性的乳腺癌患者可进行靶向治疗,国内主要药物是曲妥珠单克隆抗体。在术前新辅助靶向及术后辅助靶向治疗中均有应用。

四、康复评定

对于乳腺癌患者来说,手术治疗目前仍然是主要方式。传统的乳腺癌根治术需要切除患者整个乳房、胸大肌、胸小肌、腋窝及锁骨下淋巴结,常给患侧上肢带来不同程度肩关节运动幅度的受限、肌力的下降及精细运动能力的丧失等,从而引发肩关节功能障碍,且腋窝淋巴结的清扫会损伤淋巴系统,致使其无法将淋巴液回吸收至血液循环,给患者带来上肢肿胀、增粗、无力、沉重及疼痛的临床表现,继而影响患者的生活质量,故康复治疗过程中需对肩关节功能及淋巴水肿进行相关康复评定。同时因保乳术所需的手术适应证较为严格，一旦患者未达到保乳的相关标准，那么就需实行乳房切除，这将会给女性患者心理带来较大打击，因此需及时对患者进行心理状况康复评定。

（一）肩关节功能康复评定

1. 肩关节活动度 是指在肩关节运动时所能够通过的运动弧及转动的角度，即患者站位肩关节前屈、外展、外旋、内旋、后伸的角度，可由专业康复人员使用医用量角器进行测量。

2. 肩关节疼痛与功能障碍指数（shoulder pain and disability index，SPADI）是临床常见的评分量表，问卷分为2部分，总共13个问题，包括：肩痛及相关症状问卷（疼痛程度、体位、够物、触觉、牵拉）；日常生活情况问卷（洗头、清洁背部、穿套头衫、扣纽扣、穿短裤、举高物体、提起重物、从裤子后口袋取物）两部分，每个项目最低分为0分，表示完全无痛（无任何困难）；最高分为10分，表示非常疼痛，难以忍受（非常困难，需要帮助），总分为130分，得分越高表示疼痛/功能障碍程度越重。计算方法为：疼痛问卷得分：________×50/100=________%；功能障碍问卷得分：________×80/100=________%；SPADI总计得分：________×130/100=________%。根据百分比可得出：0~20%代表轻度功能障碍；20%~40%代表中度功能障碍；40%~60%代表重度功能障碍；60%~80%代表极重度功能障碍；80%~100%代表完全功能障（此时应详细检查受试对象是否夸大症状）。

（二）淋巴水肿康复评定

手臂周径测量法是较常用的评价淋巴水肿的方法。具体为测量双侧手臂从腕关节到腋窝，每间隔一定距离测量患侧上肢与健侧上肢周径，同时进行两者间对比，存在任何一处患肢周径大于健侧肢体超过2cm，即可诊断为淋巴水肿。淋巴水肿分级：轻度淋巴水肿为2~3cm，中度淋巴水肿为3~5cm，重度淋巴水肿为大于5cm。

（三）生活质量及心理状况康复评定

1. 乳腺癌患者生命质量测定量表（functional assessment of cancer therapy-breast，FACT-B） 由癌症患者共性部分的量表FACT G（V4.0）与乳腺癌的特异性模块（9个条目）组成的，该量表属于特异性量表，具有简洁明了的特点，可适用于乳腺癌各个阶段及治疗过程中的测定，拥有较好的信度和效度。FACT-B包括生理状况（7条）、社会家庭状况（7条）、情感状况（6条）、功能状况和附加关注（与乳腺癌康复有关的情况，如脱发、手臂水肿等项目，共9条）5个维度，共36个条目。每个维度采用0~4分5级评分，总分范围为0~144分，分值越高代表生活质量越好。

2. 汉密尔顿抑郁量表（HAMD） 是临床上普遍用来评定抑郁的量表，该量表的信度和效度较高。于1960年由Hamilton所制，有3种版本，目前多选择17项版本，该量表多数条目运用0~4分的5级评分法，少数条目运用0~2的3级评分法，根据Davis JM的划界可分为24分、17分和7分三种分数层次，所得的总分值越高表明抑郁程度越深。小于7分为无抑郁，7~17分之间为轻度抑郁，17~24之间分为中度抑郁，大于24分为重度抑郁。

3. EORTC BR-53量表 是经欧洲癌症研究与治疗组织（European Organization for Research and Treatment of Cancer，EORTC）研制开发，由EORTC QLQ-C30和EORTC QLQ-BR23共同组成，其中EORTC QLQ-BR23作为乳腺癌患者的特异模块含有23个条目，包括身体印象、乳房症状、性功能与享受、手臂症状、系统治疗的不良反应、对脱发的担心及对未来的看法等8个维度。EORTC BR-53量表能较全面对乳腺癌患者的生活质量进行康复评定，适用于不同病理分期、不同治疗方式的患者。该表可靠性、有效性和响应性较良好，可指导临床医护人员选择合适的治疗方案及康复护理措施。

4. 癌症患者恐惧疾病进展简化量表（fear of progression questionnaire-short form，FOPQ-SF） 由恐惧疾病进展量表（fear of progression questionnaire，FOP-Q）的基础上构建而来。该量表总共含有12个条目，采用1~5分评分法，1~5分为从不~总是，总分值越高，则说明患者恐惧疾病进展的程度越高。该量表在乳腺癌患者应用中具有良好的信度和效度，可作为我国女性乳腺癌患者恐惧疾病进展的康复评定工具，为医护康复人员加强心理监测及制订相应干预措施提供理论依据。

5. 抑郁自评量表（self-rating depression scale，SDS） 是由Zung于1965年编制而成，该表主要测量患者抑郁程度，共有20个项目，评分为4级，其中10个为正向评分，10个为反向评分，SDS评定的抑郁症 = 严重指数等于各条目累积分数除以80计算，指数范围为0.25~1.0，指数越高，抑郁程度越高，其中评分指数在0.50以下者为无抑郁；0.50~0.59为轻微至轻度抑郁；0.60~0.69为中至高度抑郁，0.70以上为重度抑郁。该量表能及时、全面、准确地反映被试者抑郁状态的程度及有关症状变化。可适用于乳腺癌患者的各个治疗阶段心理健康程度的评价。

五、康复治疗

（一）上肢功能训练治疗

乳腺癌术后患者容易出现淋巴回流障碍，进一步引起上肢淋巴水肿和上臂内侧疼痛麻木、肩关节活动受限，而这些症状反过来可使病患上肢的活动减少，加重病患淋巴水肿，造成恶性循环。因此有必要进行乳腺癌术后上肢康复训练。功能锻炼规范以渐进式为主，循序渐进地行指腕关节的徒手训练，配合康复操等逐渐至肘、肩关节，使肌肉主被动节律性收缩松弛，促进脑与肌肉间信息的双向传导，提高患肢局部血液及淋巴循环速度，加快静脉回流，从而减轻肌肉萎缩及关节组织间的水肿、粘连，恢复关节灵活度，且能调节患者恐惧、忧虑等不良情绪。上肢功能恢复的关键时间是术后3个月，患肢的前屈后伸、外展内旋功能在此时期可获得最大限度的恢复。3个月以后，以全身有氧锻炼及上肢负重力量锻炼为重心，可增强心肺功能、提高身体耐力。

（二）综合消肿理疗

上肢淋巴水肿综合消肿理疗可分为四方面，即手法淋巴引流、加压治疗、运动锻炼及细致皮肤护理。

1. 手法淋巴引流 是一种可加快淋巴系统自然代谢的柔和按摩手法，促进淋巴液回流、提高淋巴管的侧支循环功能，达到缓解疼痛及减轻上肢肿胀的目的。不仅可加速组织间隙蓄积的水分和蛋白质的排除，也可加速致炎性产物的吸收，降低炎症的发生率，同时可以预防组织纤维化的发生，促进水肿恢复的良性循环。

2. 加压治疗 如低弹性绑带包扎可增进淋巴管的输送功能，加强淋巴管相关循环，从而降低患肢细胞外液的产生，减少组织中的水肿液再聚集。

3. 运动锻炼 主要包括在加压绷带或套袖的辅助下进行肌肉收缩和舒张的重复性训练，通过肌肉间相关泵系统使淋巴回流加快。

4. 细致皮肤护理 是防治淋巴结水肿中不可或缺的一部分，皮肤卫生和保湿的长期维护有助于避免感染引起的水肿恶化，进而保持长久的治疗疗效。

（三）心理疏导治疗

采取全乳房切除术的患者因手术创面较大，心理常较脆弱敏感，自尊心受到打击，需要医护康复人员及时的心理疏导，可在患者手术前后耐心告知相关信息，使其做好心理准备。家庭支持亦起着非常重要的作用，家庭成员应让患者感受到家庭的温暖，减轻心理压力。还可实行个体化心理干预即正念减压训练（如呼吸觉察、冥想训练、感觉倾听等），形体康复及性健康教育（如义乳选择、化妆技术使用、假发佩戴，性教育健康培训等），乳腺癌疾病知识、心理学知识等，使患者从乳房缺失导致的自卑和对癌症的恐惧心理中解脱出来。

（四）营养治疗

乳腺癌疾病的进展或治疗期间的不良反应均有可能导致患者营养不良，而饮食过剩造成的超重，也是乳腺癌患者康复期所面临的问题，合理的营养支持在乳腺癌患者康复期显得尤为重要。美国癌症学会推荐饮食应以富含水果、蔬菜、粗粮和豆制为主。美国的公共卫生学院推荐成人每天至少喝 2.0~3.0 杯蔬菜汁，1.5~2.0 杯水果汁。蔬菜和粗粮的摄入可降低乳腺癌存活者总体死亡率，现在不推荐膳食补充剂（如多种维生素）。

（五）有氧功能活动训练

乳腺癌患者在手术治疗后常出现肩关节活动的损害，甚者出现肌力下降、肌肉失用性萎缩等问题。而术后恢复期的有氧康复锻炼对患侧肌肉力量的加强，肌肉失用性萎缩的预防、肌肉收缩和舒张能力的协调，肩关节活动状况的改善有明显疗效。根据美国运动医学会指南，推荐乳腺癌患者应行每周 3~5 天，累计时间达 15min 以上的中等强度有氧锻炼，或者累计时间 75min 以上的较大强度训练；还可进行适宜强度的抗阻运动训练，频率为每周 2~3 天，每组可重复练习 8~12 次。

（六）性生活的恢复治疗

乳腺特殊性在于它也是性器官的一部分，大部分乳腺癌患者术后性生活会受到不同程度的影响。乳房切除的女性在性欲望、性活动水平、性满意度这三方面水平均较低。医务人员可对患者进行性康复指导，帮助其了解乳腺癌及其治疗对性生活可能产生影响的全部信息，并及时加强与伴侣进行性生活方面的沟通。乳房重建能使患者拥有较好的身体形象，更易被性伴侣接受，并减少性生活的障碍，从而提高患者的自尊心。

（七）传统中医治疗

乳腺癌属“乳石痈”“乳岩”等范畴，本病的发生与肝、肾、冲、任密切相关。乳腺癌的主要病因为内伤情志、痰瘀互结及正气亏虚，主要治法为疏肝解郁、化痰散结及滋补肝肾，调理冲任。可根据不同证型运用相应方剂治疗，外治法可用中药敷贴于肝俞、乳根、阿是穴等穴位以疏肝理气、活血化瘀。另外针灸镇痛及对症治疗、穴位埋线治疗等亦有不同程度的疗效。作为乳腺癌治疗的重要辅助手段，中医治疗可减少术后、放化疗后的毒副作用，调节患者免疫功能和体质状况，提高生活质量及延长生存期。

六、康复护理

新时期生物—心理—社会医学模式要求护理需以患者为中心，不但要重视疾病的生理护理，更要关注患者的心理变化并给予相应的健康指导。

（一）营养护理

患者应针对性地及时调整营养摄入结构，原则上给予高蛋白、高热量、富含维生素、低脂肪和易消化的食品。保证各类营养的均衡摄入，必要时行肠内营养支持。

（二）皮肤护理

放射治疗常造引起放射性皮炎，应保持皮肤清洁干燥，指导患者穿柔软宽松的棉质内衣，照射野避免冷热刺激，避免阳光照射，禁止抓挠。勿用洗涤用品，酒精、碘伏等刺激性外用品刺激皮肤。

（郭晓冬）

第五节　腹腔及盆腔肿瘤康复指南

一、概述

腹腔及盆腔肿瘤涉及肿瘤类型广泛，内部结构复杂，导致盆腹腔肿瘤发病较为隐匿且难治愈。因不同肿瘤位置的影响，患者往往会出现食欲降低、营养不良、腹胀、腹痛、肠梗阻等系列消化系统症状，并伴有焦虑、抑郁、疲劳、运动不耐受等诸多问题，影响患者的身心功能状态，严重影响患者的生活质量。

1. 定义　腹腔及盆腔肿瘤可分为胃、肝、胆囊、胰腺、结直肠，以及前列腺、膀胱等部位的肿瘤或癌症。由于所涉及的组织器官众多，肿瘤原发部位广泛，病理类型复杂，部分病变易从良性、交界性进展为恶性。

2. 流行病学　腹腔及盆腔肿瘤为临床上较为常见和高发的肿瘤类型，2015 年我国癌症发病率排在前十位的腹腔、盆腔肿瘤主要有胃癌（第二，发病率 29.31/10 万），结直肠癌（第三，发病率 28.20/10 万），肝癌（第四，发病率 26.92/10 万），胰腺癌（第十，6.92/10 万）。其中肝癌（第二，死亡率 23.72/10 万），胃癌（第三，死亡率 21.16/10 万），结直肠癌（第五，死亡率 13.61/10 万），胰腺癌（第六，6.16/10 万）是恶性肿瘤死亡的主要原因。

3. 病因　目前腹腔及盆腔恶性肿瘤的病因尚未完全了解，大体上包含了以下相关因素：

（1）生活习惯：吸烟、酗酒、缺乏体育运动等不良生活习惯，与癌症发生密切相关；高能量高脂肪食品可增加子宫内膜癌、前列腺癌、结肠癌的发病率；水污染及霉变食物可诱发肝癌、胃癌。

（2）生物因素：生物因素主要为包括病毒、细菌毒素、寄生虫等。如人类乳头瘤病毒（HPV）与宫颈癌有关，乙肝病毒（HBV）可诱发肝癌；黄曲霉素可导致诱发肝癌、胃癌，幽门螺杆菌（HP）与胃癌相关；华支睾吸虫可导致肝癌，埃及血吸虫可诱发膀胱癌，日本血吸虫可导致大肠癌，阴道滴虫可致子宫颈癌等。

（3）理化因素：长期慢性损伤刺激如胃溃疡可进一步发展成为胃癌。另外砷、石棉、等环境致癌物，亚硝胺、芳香烃类化合物等食物中的化学致癌物与腹腔消化系统恶性肿瘤的发生密切相关。

（4）遗传因素：部分盆腹腔肿瘤具有遗传易感性，如家族性结肠腺瘤性息肉者，因存在胚系细胞 APC 基因突变，40 岁以后大部分均有大肠癌变。

（5）激素水平：某些激素依赖性肿瘤如子宫内膜癌，其与卵巢雌激素水平持续升高存在一定关系，前列腺癌的发生与雌激素和雄激素的平衡紊乱有关。

4. 病理改变　腹腔及盆腔恶性肿瘤涉及的器官及部位广泛，不同器官部位肿瘤的病理特征差异较大。胃癌以管状型腺癌多见；结直肠癌病理学可见腺癌、鳞癌、腺鳞癌、小细胞癌和类癌；子宫颈癌以鳞状上皮细胞癌为主。多数情况下早期症状并不明显，当患者出现症状时常已经属于晚期。此时患者可出现体重减轻、食欲不振、恶病质、大量出汗、贫血、乏力等非特异性症状，以及腹部肿胀、腹部疼痛、恶心呕吐、黄疸、排便习惯改变、排尿困难、血尿、血便等特异性临床病理表现。

二、临床诊断

（一）了解病史

肿块的生长速度，伴随症状都可以给诊断提供一定的线索。如胃癌在病史中常有进行性的食欲缺乏、贫血、消瘦。胆囊肿大，伴有进行性的黄疸而无腹痛常提示胰头癌。

（二）肿瘤标记物检测

肿瘤标记物在辅助诊断和判断预后等方面仍有一定价值。主要包括酶学检查，肿瘤相关抗原等，如碱性磷酸酶，在肝癌和骨肉瘤患者可明显升高，癌胚抗原（CEA）在胃肠道肿瘤、肺癌、乳腺癌中可出现增高。

（三）影像学检查

包括 X 线检查、CT 检查、超声检查、磁共振（MRI）、放射性核素显像等，可根据肿瘤发生的具体部位选择合适的影像学检查方法。

（四）内镜检查

常用胃镜、肠镜、阴道镜、膀胱镜等腔镜和内镜技术直接观察空腔脏器和体腔内的肿瘤或其他病变，并可取组织或细胞进行组织病理学诊断。

（五）病理学检查

病理学检查是目前具有确诊意义的检查手段，包括临床细胞学检查和病理组织学检查。针对腹腔及盆腔肿瘤而言，如尿液沉渣、腹腔积液的细胞学检查以及阴道涂片检查等；黏膜细胞检查，如胃黏膜洗脱液、宫颈刮片以及内镜下肿瘤表面刷脱细胞等；空腔脏器黏膜的表浅肿瘤，多在内镜检查时获取组织进行病理学检查；位于深部或体表较大而完整的肿瘤宜行穿刺活检；手术时切取部分肿瘤组织进行快速病理学检查。

三、临床治疗

大部分患者需要根据其身体状况、肿瘤的病理类型、侵犯范围等情况，综合采用手术、化疗、放疗、免疫治疗、中医中药治疗、介入治疗、微波治疗等手段。现代医学理念下所提倡的多学科协作诊疗模式（multidisciplinary team，MDT），由多学科专家根据肿瘤临床及分子生物学特征，结合患者体能状况制订出个体化治疗方案，贯穿诊疗全程。就目前而言，腹部外科手术，仍是治疗早期腹腔及盆腔肿瘤的首选方法。

四、康复评定

（一）下肢淋巴水肿评估

宫颈癌、卵巢癌和子宫内膜癌等盆腔肿瘤由于行盆腔淋巴结清扫术，导致淋巴结缺如，淋巴管受损，使下肢远端淋巴回流的正常通路受阻，从而出现下肢淋巴水肿（lower limb lymphedema，LLL）。关于下肢淋巴水肿的评估及诊断标准，目前并没有公认的标准。淋巴水肿的主观症状感受通常先于客观体征出现，因此，临床中为了尽早发现下肢淋巴水肿，常采用患者妇科癌症淋巴水肿问卷（gynecologic cancer lymphedema questionnaire，GCLQ）与下肢周径测量相结合进行综合判断。

（二）营养风险评估

消化系统恶性肿瘤患者由于肿瘤导致的各种消化道症状，会比其他部位实体肿瘤更早出现营养不良。患者主观全面营养评估法（patient-generated subjective global assessment，PG-SGA）最先在 1994 年由 Ottery 提出，专为肿瘤患者设计。PG-SGA 分为两部分，第一部分由患者自己完成或调查者协助患者完成，主要了解患者既往及近期的体重变化情况，食欲及饮食能力变化状况，食欲不佳的原因及活动能力；第二部分由临床医务人员完成，包括计算患者的体重丢失评分、疾病状态评分、代谢应激评分及对患者进行常规体格检查的主观评价。

（三）心理功能状态评定

焦虑自评量表（SAS）和抑郁自评量表（SDS）常用于测量癌症患者的焦虑和抑郁状态轻重程度及其在治疗过程中变化情况。SAS 和 SDS 各有 20 个条目，每个条目采用 1~4 级评分，主要评定项目所定义的症状出现的频率，其标准为："1" 代表没有或很少时间，"2" 代表小部分时间，"3" 代表相当多的时间，"4" 代表绝大部分或全部时间。

（四）生活质量评估

生活质量（quality of life，QOL）又称为生存质量或生命质量，其主要内涵是指一个生命体在身体、心理、社会等方面的自我感觉、自我体会和自我反映，一个人的生活质量水平可以通过量表评定获得。癌症患者生活质量核心问卷表（EORTCQLQ-C30）是欧洲癌症研究治疗组织（European Organization for Research and Treatment，EORTC）系统地开发的癌症患者生命质量测定量表体系中的核心量表，已被广泛应用于癌症患者生活质量调查，该量表一共有 30 个条目，其中包括 5 个功能纬度（生理功能、角色功能、情绪功能、认知功能、社会功能），3 个症状纬度（疲乏感、恶心呕吐、疼痛），6 个单一症状条目（呼吸困难、睡眠障碍、食欲丧失、便秘、腹泻、对经济困难的感知），还包括 1 个整体生活质量纬度。

五、康复治疗

（一）运动治疗

适当的运动能增强呼吸系统摄取氧、心血管系统载荷及输送氧的能力，提高组织的有氧代谢和用氧能力，同时运动可以保持及恢复关节的活动幅度，促进骨骼生长，提高患者的运动耐受力，逐渐提高癌症幸存者的日常生活能力。目前腹腔及盆腔肿瘤患者的运动处方暂无统一标准，其运动形式、强度、频率并不一致，但多数学者建议早期非消耗性癌症患者适宜进行中等强度[即靶心率 =（220– 年龄）×（55%~75%），相应的自我主观感觉疲劳程度以 11~14 级为宜]的有氧运动，频率为每周 3 次或 4 次，每次 15~60min，其中达到靶心率的时间需在 15min 以上，这种锻炼的效率最高。临床中，具体肿瘤类型的患者在实施运动处方时，在综合考虑患者病情及运动能力的基础上，应结合患者的兴趣爱好，以提高患者依从性。

（二）营养干预

在各种恶性肿瘤中，营养不良的发生率高达 40%~80%，其中 20%~50% 恶性肿瘤患者因营养不良死亡，而并非疾病本身。而消化系统恶性肿瘤患者营养不良的发生率更是普遍高于非消化系统。营养干预常根据患者目前的营养需求和营养摄入途径，调整碳水、脂肪、蛋白质的比例，从而达到营养支持的目的。

（三）心理干预

由于腹腔、盆腔肿瘤发病部位以及治疗方式的特殊性，患者心理功能障碍发病率高。如直肠癌患者常手术后的结肠造口而引起的身体功能障碍而出现严重的心理问题。心理干预是以一定的理论体系为指导，帮助患者了解发病原因和有关因素，用心理学方法，达到减轻症状和治疗疾病的目的，心理治疗在癌症患者的整个诊疗阶段都十分重要。心理干预的方式较多，针对不同肿瘤患者、不同阶段都应采取针对性个性化干预措施，通过综合性策略最大程度调节患者的心理状态，使患者能在整个癌症幸存期保持积极的态度，提高机体对肿瘤治疗的耐受力。

（四）并发症的康复治疗

1. 下肢淋巴水肿的康复治疗　腹腔及盆腔肿瘤（如宫颈癌、卵巢癌、子宫内膜癌）术后下肢淋巴水肿临床表现为下肢肿胀，伴皮肤紧绷感、麻木感、沉重感等不适症状。随着疾病的进展，水肿加重，组织纤维化，皮肤粗糙变硬，长期肿胀可出现患肢功能障碍，行动不便，甚至发生象皮肿样改变，严重影响患者生命质量。复合物理疗法（complex physical therapy，CPT）已成为治疗淋巴水肿的主要手段，CPT 包括抬高患肢、人工淋巴引流（manual lymph drainage）、多层绷带包扎、运动治疗及皮肤护理等。

2. 肠道功能障碍的康复治疗　腹腔及盆腔肿瘤的外科手术治疗可能会因为损伤相关肌肉、神经和筋膜结构，出现腹胀、肠梗阻、排便不完全、腹泻、大便失禁等肠功能受损的症状，发生率从 3.2% 到 79.3% 不等。相关文献表明生物反馈训练、神经肌肉电刺激、盆底肌肉训练、摇椅运动（rocking-chair motion）等对于改善相应的肠道功能紊乱都有较好的疗效；传统的康复治疗措施如针灸、腹部按摩等也有着重要作用。

3. 尿潴留的康复治疗　尿潴留是腹腔肿瘤手术后常见的并发症，术后尿潴留可导致膀胱过度充盈，加重患者腹部不适，对于术后患者的身心健康及手术切口的愈合都将产生不良的后果。生物电刺激是一种新型的治疗手段，通过电流脉冲刺激女性盆底肌肉被动收缩，恢复膀胱排尿功能效果明显。

4. 呼吸功能训练　腹部手术是老年外科手术术后发生呼吸系统并发症的独立危险因素，其严重程度与手术区域距膈肌位置密切相关。针对实施腹部手术患者，尤其是老年人，术前即应该开展预防性康复训练，术前指导患者进行呼吸训练，包括个性化健康宣教、呼吸以及咳嗽技巧训练、呼吸控制训练、呼吸肌力量训练等。

六、康复护理

腹部手术患者术后注意观察患者的呼吸情况，并鼓励患者主动咳嗽，减少肺部感染发生率，腹部伤口疼痛严重的患者，咳嗽时可以在伤口加压，从而减轻疼痛。教会患者正确的体位，腹部手术患者休息时建议以半卧 30°体位为最佳，这样不仅能够使患者的呼吸保持流畅，而且有利于患者腹腔、盆腔的引流以及切口张力的改善。待患者术后病情稳定后，可让患者咀嚼口香糖，以便促进排气功能的恢复。同时，新兴的加速康复外科理念建议患者术后早期恢复进食，有学者主张麻醉清醒 6 小时可适量饮温水，逐渐恢复正常进食，遵循早期进食、少量多次、逐渐增量的原则。指导患者开始早期活动训练，早期可指导患者伤口保护性转移技巧，尽量减轻疼痛，提高患者康复主动性。

（朱　毅　王　颖　曹　庆）

第六节 骨肿瘤康复指南

一、概述

骨肿瘤是指发生在骨内或起源于骨各种组织成分的肿瘤，无论是原发性还是继发性或转移性肿瘤。根据恶性程度，骨肿瘤可分为良性肿瘤和恶性肿瘤。骨肿瘤的治疗根据良性和恶性采取不同的方法，良性肿瘤多以局部刮除植骨或切除为主，如能彻底去除，一般不复发，预后良好；恶性骨肿瘤手术切除是治疗的主要手段。骨肿瘤术后康复治疗对于患者非常重要，正确的康复治疗可协助患者尽快恢复功能、提高生活质量，早日回归社会。

1. 定义　骨肿瘤是指发生于骨骼或其附属组织（血管、神经、骨髓等）的肿瘤。骨肿瘤可以是原发的，也可以是继发的，继发是指肿瘤细胞从原发部位经血液循环，淋巴系统转移至骨骼或直接侵犯骨骼。

2. 流行病学　原发骨肿瘤发生率为 2~3 人 /10 万，占全部肿瘤的 2%，其中又分瘤样病变、良性和恶性；继发性骨肿瘤发生率是骨原发恶性肿瘤的 30~40 倍。原发恶性占 27.7%，良性占 55.7%，瘤样病变占 11.2%，男女发病率为 1.71 ∶ 1。骨肉瘤和尤因肉瘤主要发生于儿童和青少年。软骨肉瘤通常见于中年以上。恶性肿瘤中骨肉瘤为最多，其次为软骨肉瘤、纤维肉瘤、尤因肉瘤等。良性肿瘤中骨软骨瘤最多，其次为骨巨细胞瘤。瘤样病变中纤维异样增殖症占首位，其次为孤立性骨囊肿、动脉瘤样骨囊肿。

3. 常见病因　骨肿瘤发病因素尚未清楚，目前认为多发性骨软骨瘤和纤维样增殖症均与家族有关。骨肿瘤多发生于 10~30 岁之间，提示骨骼发育生长的旺盛，与肿瘤的发生有关。因此，可以认为在骨生长和成熟过程中，机体对上述因素的刺激较敏感，以致容易变为肿瘤或瘤样病变。骨的良性肿瘤可以恶性变：如软骨瘤、骨软骨瘤、成骨细胞瘤等均可恶变为肉瘤，瘤样病变中纤维异常增殖症等亦可以恶变为肉瘤。有些骨肿瘤患者常回忆起患部有外伤史，如扭伤、碰伤等，实际上，这类外伤不至于引起骨质变化，在骨折部位发生的骨肉瘤极为罕见，很可能是肿瘤发展到一定程度时，外伤促使症状明显才引起注意。

4. 病理分型　骨肿瘤的病理分型包括：骨肉瘤、软骨肉瘤、尤因肉瘤、恶性纤维组织细胞瘤、骨纤维肉瘤。

1983 年中华医学会骨科学分会 WHO 改良分类包括：骨形成肿瘤，软骨形成肿瘤，骨巨细胞瘤，骨髓肿瘤，血管肿瘤，其他结缔组织肿瘤，其他肿瘤。

二、临床诊断

骨肿瘤的诊断步骤应该包括胸部影像学（胸片或胸部 CT 检测肺转移），原发病灶的影像学检查如 X 线片，局部分期的磁共振成像（MRI）和 / 或 CT 扫描以及骨扫描。对于无痛病变，在进行骨科影像学检查后，如有必要，应转由适当的多学科治疗团队进行诊治。

除全面化验检查，包括血、尿、便常规及肝、肾功能等之外，还必须测定血钙、血磷、碱性磷酸酶和酸性磷酸酶等，上述检查应该在开始治疗之前完成。血清碱性磷酸酶反映成骨活动，如骨肉瘤患者其水平有明显升高，男性酸性磷酸酶的升高提示转移瘤来自晚期的前列腺癌。尿本 - 周蛋白阳性可能为浆细胞骨髓瘤。

病理活检是骨肿瘤最后确诊的唯一可靠检查，应使用骨穿刺针活检或手术活检。活检的位置对保肢手术非常重要，应在最终行手术治疗的医疗机构进行。

三、临床治疗

良性骨肿瘤及瘤样病变的治疗目的为：保存功能前提下，彻底切除，防止复发。恶性骨肿瘤治疗目的为：挽救生命，改善生活质量为主。骨肿瘤的治疗原则为多学科队伍协作治疗，长期生存患者还需要扩展治疗和监控，以避免放疗和化疗的潜在副作用。广泛切除是低度恶性骨肉瘤患者（髓内和表面）的主要治疗手段，而对高度恶性骨肉瘤和骨膜病变，在广泛切除前首选术前化疗（1类）。广泛切除后（对于可切除病变），低度恶性或骨膜肉瘤患者，病理结果回报高度恶性病变的，建议进行术后化疗。对于高度恶性骨肉瘤，广泛切除后，组织学反应良好的患者应该继续进行几个周期的化疗，有不良反应的患者应考虑二线化疗方案。如术前化疗后肉瘤无法切除，建议患者接受放疗后辅助化疗的方案。出现一个或几个可切除的肺转移的患者，其生存率与无转移的患者接近。外科手术边缘应该达到阴性，切除范围应当以最大限度减少局部复发的风险、并且最大限度地减少对功能的影响为宜。局部肿瘤治疗可通过保肢治疗或截肢实现。对部分病例而言，截肢可能是达到这一目标最适当的选择。

四、康复评定

手术切除是骨肿瘤的主要治疗方式，但手术带来的创伤不仅会使得患者外观形体受到影响，同时会在一定程度上累及关节，使关节功能受限，影响患者的生活质量。

（一）膝关节功能评定

1. 特种外科医院评分（hospital for special surgery，HSS） 是一个百分制系统，疼痛30分，功能活动22分，关节活动度18分，肌力10分，无畸形10分，无不稳定10分，使用拐杖或有关节伸直受限时要减分。这是较早用于关节置换的评分标准，目前仍被广泛运用。

2. 美国膝关节协会评分（American knee society score，AKSS）标准 疼痛50分，关节活动度25分，稳定性25分，有屈曲过伸或侧方畸形要减分，走路50分，上下楼梯50分，需扶拐时要减分，总分200分。该系统是目前在北美使用最广泛的评分系统。

3. 其他评分系统 包括国际膝关节文献委员会膝关节评估表（the International Knee Documentation Committee knee evaluation form，简称IKDC评分）、美国西部Ontario和McMaster大学骨关节炎指数评分（the western Ontario and McMaster universities osteoarthritis index，简称WOMAC骨关节炎指数评分）、美国骨科协会膝关节评分（the American academy of orthopedic surgeons，简称AAOS评分）、膝关节损伤和骨关节炎评分（the knee injury and osteoarthritis score，简称KOOS）、辛辛那提评分系统（the Cincinnati knee rating system）等。

（二）生命/生活质量评定

1. 采用肿瘤患者生活质量测定量表（European organization for research and treatment of cancer quality of life questionnaire core 30，EORTC QLQ-C30）评价内容包含躯体功能、情绪功能、角色功能、认知功能、社会功能及总体生活质量，分数越高提示生活质量越好。

2. 汉密尔顿抑郁量表（HAMD）是临床上普遍用来评定抑郁的量表，该量表的信度和效度较高，于1960年由Hamilton所制，有3种版本，目前多选择17项版本，该量表多数条目运用0~4分的5级评分法，少数条目运用0~2分的3级评分法，根据Davis JM的划界可分为

24分、17分和7分三种分数层次，所得的总分值越高表明抑郁程度越深，小于7分为无抑郁，7~17分之间为轻度抑郁，17~24分之间为中度抑郁，大于24分为重度抑郁。

3. 癌症患者恐惧疾病进展简化量表（fear of progression questionnaire-short form，FOPQ-SF）由恐惧疾病进展量表（fear of progression questionnaire，FOP-Q）的基础上构建而来。该量表总含12个条目，采用1~5分评分法，1~5分为从不~总是，总分值越高，则说明患者恐惧疾病进展的程度越高。

4. 抑郁自评量表（self-rating depression scale，SDS）是由Zung于1965年编制而成，该表主要测量患者抑郁程度，共有20个项目，评分为4级，其中10个为正向评分，10个为反向评分，SDS评定的抑郁症=严重指数等于各条目累计分数除以80计算，指数范围为0.25~1.0，指数越高，抑郁程度越高，其中评分指数在0.50以下者为无抑郁，0.50~0.59为轻微至轻度抑郁，0.60~0.69为中至高度抑郁，0.70以上为重度抑郁。

（三）疼痛评估

1. 疼痛程度采用口诉言词分级法（verbal rating scale，VRS）评价，0分代表不痛，10分代表患者能想象到的最强烈疼痛，1~3分为轻度疼痛，4~6分为中度疼痛，7~10分为重度疼痛。

2. 数字评分法（numeric rating scales，NRS） 0级：无疼痛，0分；Ⅰ级：轻度疼痛，可耐受，并能正常生活，睡眠不受干扰，1~3分；Ⅱ级：中度疼痛。疼痛明显不能忍受，要求服用镇痛药，睡眠受干扰，4~6分；Ⅲ级：重度疼痛。疼痛剧烈不能忍受，需要镇痛药物，睡眠严重受干扰，可伴有自主神经功能紊乱表现或被动体位，7~10分。

五、康复治疗

（一）膝关节周围肿瘤切除并人工关节重建术后功能康复

内容包括：对于股骨远端切除、膝关节重建的患者通常采用适当的关节固定。伤口愈合良好，术后5~7天开始用持续被动运动机（CPM）做膝关节屈曲锻炼，为主动屈膝锻炼，医生监控伸直范围。肌力训练为伸膝（股四头肌）和屈膝（腘绳肌、腓肠肌）的静力性收缩，辅助主动活动及主动锻炼。根据日常生活要求制订行走目标，骨水泥假体术后2周可以使用拐杖辅助负重行走，非骨水泥假体，负重行走推迟到术后6周。对于胫骨上段肿瘤切除行髌韧带重新附着后的患者，需用石膏或支具伸膝位保护4~6周，待新的关节囊和髌韧带良好愈合，方可开始上述功能的康复治疗。

（二）骶骨肿瘤术后的康复治疗

骶骨肿瘤术后患者的康复治疗包括四肢功能康复，以及会阴、膀胱、腰腹肌和出院后的康复治疗，主要内容包括：

1. 四肢功能康复训练 骶骨肿瘤患者术后即可进行康复训练治疗。术后当天麻醉作用消失，嘱患者在无痛情况下做双下肢踝关节背伸、跖屈活动及股四头肌收缩舒张活动，每天3~4次；24小时后可行双下肢被动屈膝、屈髋运动，并指导患者做交替直腿抬高锻炼，开始为15~30秒，每天5~6次；鼓励患者在床上做双上肢扩胸运动、卧位抬高头部使下颌贴至胸部等动作；1周后指导患者做双下肢空中踩自行车练习，每天3~4次，每次30min；2周后做腰背肌功能锻炼，增强脊椎的稳定性，开始时在床边站立10~15min，感觉头晕时应躺下，如无不适再逐渐增加行走时间。

2. 其他器官康复训练 会阴括约肌的康复：对患者的会阴括约肌进行针对性训练，以提高盆腔肌肌肉的收缩力，增强尿道筋膜的张力，从而达到控制大小便的作用，每日定时为患者进行腹部按摩，每次持续 15min，以促进交感神经兴奋和肛门排气。

个体化放尿：当患者有尿意或膀胱充盈至平脐时放尿，并嘱患者有意识地参与排尿，以促进相关神经肌肉的参与，从而产生排尿感和排空感。

膀胱功能康复：手掌放在充盈膀胱的底部，向膀胱体部环形轻柔按摩 3~5min，并逐渐加压向耻骨下方推移挤压膀胱，使尿液排出，直至无尿液流出时才放手，在按摩过程中不可压迫膀胱中部，也不可用力过大，尤其是在膀胱过度充盈时以防逆行感染及膀胱破裂。

腰腹肌的康复：患者进行直腿抬高和蹬足运动以促进肛门收缩功能的恢复，直腿抬高：患者取仰卧位，膝关节伸直，足背伸，直腿上举、抬腿幅度可从 30°开始，直到抬高＞ 70°为止，并保持 5~10 秒后将腿缓慢放下；蹬足运动：取仰卧位，双下肢曲髋屈膝踝关节背伸，向斜上方进行蹬踏，并使足尽量跖屈，双下肢交替进行，训练 2~3 次 /d，每次 15~30min，根据患者实际情况循序而进。

3. 出院后康复指导　患者出院后继续加强腰背肌、腹肌的功能锻炼及会阴括约肌收缩和扩展训练，并嘱其佩戴腰围护腰 3 个月，出院后 3 个月内禁止弯腰和搬重物，避免久坐、久立、久行，出院后 1、3、6 个月来院定期复查。

（三）肱骨近端 / 上段肿瘤保肢术后的康复治疗

肱骨近端骨肿瘤多因骨破坏而无法保留肱骨头和 / 或关节盂。瘤段切除、肩关节功能重建是治疗肱骨近端骨肿瘤较常采用的一种保肢手术方法。实行围手术期的个性化和系统性的功能康复训练则是恢复肩关节功能的重要保证，包括：

1. 手术当日患者麻醉清醒后即开始在胸前固定位做指、腕、肘的主动等长练习，每个动作重复 5~6 次，以后每天增加 2 次左右，重复达到 20 次。

2. 术后第 1 天开始帮助患者在床上做等长握拳运动，5min/ 次，2h/d。

3. 术后第 3 天开始作腕肘关节屈伸等被动等张活动，以促进肢体的血液循环，被动活动须在患者能够耐受的范围内，切忌超越术中肩关节活动范围，术后 3 天内，在镇痛前提下进行早期康复训练，并应使用颈腕吊带固定患肢。

4. 术后 1 周在同上准备姿势后增加指、腕、肘的主动抗阻运动练习，在上肢悬吊带内做肩前屈、内收和内旋的摆动练习，10 天后进行仰卧位肩关节被动前屈上举及外旋练习，3~5 个 / 次，3 次 /d；第 3 周起，准备姿势同上，作肩前后、内外的摆动练习，肩前屈内收内旋的主动运动，并逐步增加肩外展，后伸和外旋的抗阻力运动练习，以及肩外展、后伸和外旋的主动牵伸以及被动牵引练习，注意加强肩带肌练习以恢复肩关节的稳定性。

（四）下肢骨肿瘤保肢术后应用免荷式矫形器辅助康复治疗

矫形器作为一种减轻四肢、脊柱、骨骼、肌肉系统功能障碍的体外支撑装置，已广泛用于矫治各种肢体疾患，将免荷式矫形器用于骨肿瘤保肢术后康复可帮助患者早期站立及行走，患肢功能和生活质量得到改善，临床上使用时首先根据患者的测量结果调整膝铰链至合理位置，再将矫形器前侧固定带的尼龙搭扣松开，将患肢伸入接受腔，双手掰开足踝托，套在患肢上，使肢体特别是坐骨结节与矫形器贴实，患者站立行走时应将滑动套锁滑下，扣死铰链，保持膝关节锁定在 5°~10°的屈曲位，坐位时将滑动套锁上滑解除对铰链的锁固，使膝关节屈曲。使用髌韧带承重矫形器时，应将小腿整体放入热塑板内，肿瘤所在部位及四周纳入其中，使肢体与矫形器贴实。

（五）髋关节肿瘤术后的康复治疗

髋关节术后的康复治疗目标：腹部盆腔肌肉在最小张力下修复，膝关节和踝关节功能正常，髋关节功能轻微减退，包括：

1. Ⅰ型髋关节手术（髂骨）康复治疗推荐　术后1~3天用平衡牵引器保持患侧肢体屈曲30°、外展30°；术后＞3天肢体承重范围内用带有绑带的外展支架（锁定在外展30°）6周；术后1~6周用外展支架，在患者肢体承重范围内，膝关节和踝关节在关节活动范围的起始处运动，轻微收缩关节周围肌肉；术后＞6周停用外展支架，并开始训练以增强外展肌力，在外展肌力恢复之前使用手杖。

2. Ⅱ型髋关节手术髋臼切除加人工关节重建，Ⅱ型/Ⅲ型手术后康复治疗推荐：术后1~3天保持患侧肢体屈曲30°、外展30°；术后＞3天用带有绑带的外展支架（锁定在外展30°，髋关节屈曲0~60°），脚趾触地承重；术后1~6周患者戴外展支架活动，脚趾触地承重，鼓励运动膝关节和踝关节；术后＞6周停止使用外展支架，用双拐或手杖活动，开始屈肌和外展肌的肌力增强训练。

3. Ⅲ型髋关节切除耻骨切除术后康复治疗推荐：术后1~3天卧床休息，膝关节和踝关节运动，指导从床到椅的转移训练；术后＞3天可耐受负重，用双拐作为步行辅助具；术后1~6周进行髋关节周围肌力增强和关节活动度训练。

（六）近端和全股骨肿瘤切除并置换术后的康复治疗

近端和全股骨置换术后的康复治疗目标：恢复外展肌肌力，预防髋关节脱位。

推荐：术后1~3天保持患侧肢体屈曲30°、外展30°，鼓励膝关节和踝关节运动。此外，全股骨置换时，膝关节在支具内制动，术后4天~6周患者佩戴外展支架活动（锁定在外展30°、髋关节屈曲0~60°），开始脚趾触地负重；全股骨置换术后2周，膝关节结束制动，开始屈曲训练；术后＞6周拆除支架前，髋关节需要外展训练和全负重训练（通常6~8周拆除支架）。

（七）股骨远端肿瘤切除并置换术后的康复治疗

股骨远端肿瘤切除置换术后的康复治疗目标：膝关节0~90°，功能良好，全负重。康复治疗包括：术后3天保持肢体抬高，用硬性膝关节制动器做等长运动，禁止膝关节屈曲运动，只练习床到椅的转移。

术后3天~2周，对于安装骨水泥假体术后的患者，开始在可耐受负重（带膝关节制动器）的范围内训练；对于未安装骨水泥假体术后的患者，开始在可承受范围内部分负重（带膝关节制动器），行膝关节伸肌等长训练以增强肌力，禁止膝关节屈曲运动。

术后2~6周，如果切口愈合，膝关节做辅助关节活动度运动，如果患肢的肌力可以抗重力伸直抬起则可拆除膝关节支具，如果患肢不能抗重力伸直抬起则膝关节在走动时需在制动器内制动，并在可承受范围内全负重，继续进行增强伸肌肌力、腘绳肌肌腱等练习。只要患肢能抗重力抬起时便可拆除支架。

术后＞6周，渐近加强膝关节屈肌练习，增强伸肌肌力，如果屈曲范围小于60°，使用持续被动运动训练器。麻醉后，运动单位阻断试验可用来查找膝关节屈曲受限的原因。术后6个月屈曲范围小于60°是需要手术解决的指征。

（八）胫骨近端肿瘤切除并置换术后的康复治疗

胫骨近端置换术后康复治疗的目标：完全伸展肢体，没有任何程度的伸展迟滞，因为伸展迟滞对恢复患者正常行走的功能不利。

康复内容包括：术后1~5天（延长时间控制肿胀）保持肢体抬高，严格应用硬质膝关节制动器（或长腿支具），可耐受负重，开始踝关节的辅助关节活动度运动；术后5天~第6周，禁止做膝关节的主动和被动屈曲运动，为了髌韧带痊愈需要保持膝关节制动，股四头肌只做等长肌力增强训练，禁止做辅助关节活动；术后第6周后开始做被动的、轻柔的膝关节屈曲辅助关节活动度运动，如果患肢可以抗重力抬起，则使用支具。此时膝关节屈曲范围应达到0~90°。注意，感觉缺失时禁止用手法治疗。

（九）脊柱肿瘤切除并稳定性重建的术后康复

脊柱肿瘤术后稳定性恢复的患者尽早进行康复功能训练可有效防止因卧床引起的肺部感染、泌尿系感染和心、脑血管血栓的形成及其他严重并发症。

推荐：未行脊柱稳定性重建病例至少卧床4周以上。行脊柱稳定性重建术的病例术后第2天在支具保护下可坐起或下地活动，有脊髓功能障碍病例要注意脊髓功能康复，防压疮、防感染护理、保护和抢救膀胱功能、每天进行膀胱功能和四肢功能的康复训练。具体训练方法为：无下肢瘫患者术后第2天嘱其坐起活动，术后第3天嘱其离床活动，术后2周适当进行户外活动；有肢瘫和膀胱功能障碍的患者，术后第2天起指导患者靠床坐起，防止肺部感染，防压疮护理，进行膀胱功能训练（计算并控制每小时入量，定时进行间歇性导尿，扩充膀胱，防止膀胱萎缩），由专职康复治疗师对瘫痪肢体进行针灸、理疗、按摩，以促进肢体功能康复，防止关节僵硬。

六、康复护理

1. 心理护理　恶性骨肿瘤的治疗和康复往往需要6个月甚至1年以上，患者的心理反应随着病情和治疗的变化会有不同的表现，需要多方面的心理康复治疗，包括：①认知疗法，制订好综合干预治疗计划，采用适当的方法告知患者病情，以及接下来需要做哪些方面的检查、如何治疗等；②耐心倾听患者倾诉，鼓励患者情感表达，尽情释放和宣泄其内心积郁的焦虑紧张、悲观失望和痛苦厌世的思想；③帮助患者树立战胜疾病的自信心，引导患者保持平衡心态，增加心理适应能力，坚定继续生活下去的信念；④争取社会支持，增加患者安全感，让患者切实感受到治愈的希望。有条件的医疗单位，建议成立心理咨询室和随访办，专设有心理学及恶性骨肿瘤专业特长的专家长期为患者提供免费咨询，根据需要进行帮助和指导。

2. 5E康复模式护理　5E康复模式主要从鼓励、教育、运动、工作及评估等五个方面对患者进行有针对性、全面性的康复干预，以达到改善焦虑抑郁情绪及提高生存质量的目的。推荐下肢骨肿瘤患者住院治疗期间给予5E康复模式护理，促进下肢功能的恢复，缓解不良情绪，改善生存质量。

3. 音乐疗法　音乐治疗作为一种辅助手段在肿瘤的综合康复治疗中也有一定地位。有研究者运用Zung焦虑自评量表（SAS）和抑郁自评量表（SDS）评估患者的焦虑抑郁程度，并根据中医体质辨识标准分为阴阳平和质、偏阳质、偏阴质，自手术后每天分别予30min的音乐治疗（偏阳质文曲治疗，偏阴质武曲治疗，阴阳平和质随患者爱好自主选择），连续2周，结果显示中医音乐疗法可以大大改善肺癌手术后患者的焦虑、抑郁情绪。

（许建文）

参考文献

[1] 中华中医药学会血液病分会. 肿瘤相关抑郁状态中医诊疗专家共识. 中华中医药杂志，2015，30(12)：203-205.

[2] 中华医学会放射肿瘤治疗学分会. 胶质瘤放疗中国专家共识(2017). 中华放射肿瘤学杂志，2018，27(2)：123-131.

[3] 中华医学会神经外科学分会肿瘤学组，《脑干胶质瘤综合诊疗中国专家共识》编写委员会. 脑干胶质瘤综合诊疗中国专家共识. 中华医学杂志，2017，33(13)：217-229.

[4] 中国医师协会神经外科医师分会脑胶质瘤专业委员会. 胶质瘤多学科诊治(MDT)中国专家共识. 中华神经外科杂志，2018(2)：113-118.

[5] 中国医师协会脑胶质瘤专业委员会，上海市抗癌协会神经肿瘤分会. 中国中枢神经系统胶质瘤免疫和靶向治疗专家共识. 中华医学杂志，2018(5)：324-331.

[6] 中国临床肿瘤学会指南工作委员会. 中国临床肿瘤学会(CSCO)乳腺癌诊疗指南(2017. V1). 北京：人民卫生出版社，2017.

[7] 美国运动医学学会. ACSM 运动测试与运动处方指南. 王正珍，译. 第 9 版. 北京：北京体育大学出版社，2016.

[8] 刘宁飞. 淋巴水肿——诊断与治疗. 北京：科学出版社，2014.

[9] 朱利月，梁崎. 康复治疗师临床工作指南：心肺疾患康复治疗技术. 北京：人民卫生出版社，2019.

[10] 江志伟. 加速康复外科学. 北京：人民卫生出版社，2018.

[11] 吴雄志. 消化系统肿瘤. 沈阳：辽宁科学技术出版社，2016.

[12] 张玉梅，宋鲁平. 康复评定常用量表. 北京：科学技术文献出版社，2018.

[13] 李晔雄. 肿瘤放射治疗学. 北京：中国协和医科大学出版社，2018.

[14] 远凯，孙燕. 临床肿瘤内科手册. 北京：人民卫生出版社，2015.

[15] 陈焱，邢丹，覃国忠. 骨肿瘤的治疗与康复. 武汉：湖北科学技术出版社，2016.

[16] 周怡，赖莉芬，赵卫国. 肺呼吸功能检查实例解析. 北京：人民军医出版社，2015.

[17] 周彩存. 肺部肿瘤学. 北京：科学出版社，2016.

[18] 国家卫生健康委办公厅，国家中医药局办公室. 癌症疼痛诊疗规范(2018 年版). 全科医学临床与教育，2019.

[19] 姚树桥，杨艳杰. 医学心理学. 第 7 版. 北京：人民卫生出版社，2018.

[20] 姜桂春. 肿瘤护理学. 第 2 版. 上海：上海科学技术出版社，2016.

[21] 赵学敏. 头颈部肿瘤外科护理. 郑州：河南科学技术出版社，2014.

[22] 黄杰，公维军. 康复治疗师临床工作指南：运动治疗技术. 北京：人民卫生出版社，2019.

[23] 黄翼然. 临床肾脏肿瘤学. 上海：上海科学技术出版社，2018.

[24] 赫捷，陈万青. 2017 中国肿瘤登记年报. 北京：人民卫生出版社，2018.

[25] Bartolo M，SpringhettiI. Neurorehabilitation in Neuro-oncology. Cham：Springer，2019.

[26] Bates A，Gonzalez-Viana E，Cruickshank G，et al. Primary and metastatic brain tumours in adults：summary of NICE guidance. Bmj，2018，362：k2924.

[27] Bertero L，Cassoni P. Classification of Tumours of the Central Nervous System//Neurorehabilitation in Neuro-Oncology. Cham：Springer，2019.

[28] Chen HM, Tsai CM, Wu YC, et al. Randomised controlled trial on the effectiveness of home-based walking exercise on anxiety, depression and cancer-related symptoms in patients with lung cancer. Br J Cancer, 2015, 112(3): 438-445.

[29] Goldbrunner R, Minniti G, Preusser M, et al. EANO guidelines for the diagnosis and treatment of meningiomas. The Lancet Oncology, 2016, 17(9): e383-e391.

[30] Ho J H . University of Washington Quality of Life Questionnaire. Netherlands: Springer, 2014.

[31] Janss A J, Mazewski C, Patterson B. Guidelines for treatment and monitoring of adult survivors of pediatric brain tumors. Current treatment options in oncology, 2019, 20(1): 10.

[32] Kim W J, Novotna K, Amatya B, et al. Clinical Practice Guidelines for the Management of Brain Tumours: A Rehabilitation Perspective. Journal of rehabilitation medicine, 2019, 51(2): 89-96.

[33] Klabunde CN, Haggstrom D, Kahn KL, et al. Oncologists' perspectives on post-cancer treatment communication and care coordination with primary care physicians. Eur J Cancer Care (Engl), 2017, 26(4): 10. 1111/ecc. 12628.

[34] Leach CR, Troeschel AN, Wiatrek D, et al. Preparedness and Cancer-Related Symptom Management among Cancer Survivors in the First Year Post-Treatment. Ann Behav Med, 2017, 51(4): 587-598.

[35] Michael D, Stubblefield MD. Cancer Rehabilitation: Principles and Practice. 2nd ed. New York: Demos Medical, 2018.

[36] Nabors L B, Portnow J, Ammirati M, et al. NCCN guidelines insights: central nervous system cancers, version 1. 2017. Journal of the National Comprehensive Cancer Network, 2017, 15(11): 1331-1345.

[37] Noh T, Walbert T. Brain metastasis: clinical manifestations, symptom management, and palliative care// Handbook of clinical neurology. Elsevier, 2018, 149: 75-88.

[38] Nolan C, Deangelis L M. Overview of metastatic disease of the central nervous system//Handbook of clinical neurology. Elsevier, 2018, 149: 3-23.

[39] Oort Q, Dirven L, Taphoorn M J B. Improving Patient' s Functioning and Well-Being with Neurorehabilitation// Neurorehabilitation in Neuro-Oncology. Cham: Springer, 2019.

[40] Pace A, Dirven L, Koekkoek J A F, et al. European Association for Neuro-Oncology (EANO) guidelines for palliative care in adults with glioma. The Lancet Oncology, 2017, 18(6): e330-e340.

[41] Pace A, Villani V. Palliative Care and Palliative Rehabilitation: Approaches to the End-of-Life// Neurorehabilitation in Neuro-Oncology. Cham: Springer, 2019.

[42] Pellerino A, Soffietti R. Tumors of the Central Nervous System: Therapeutic Approaches[M]// Neurorehabilitation in Neuro-Oncology. Cham: Springer, 2019.

[43] Sprangers M A G, Bonnetain F. EORTC QLQ-C30. Netherlands: Springer, 2014.

[44] Shukla VK, Srivastava V. Compression Therapy in Lymphoedema . Springer International Publishing, 2018.

[45] Walker D, Bendel A, Stiller C, et al. Central nervous system tumors//Cancer in adolescents and young adults. Cham: Springer, 2017.

[46] Wang H, Liu X, Rice SJ, et al. Pulmonary Rehabilitation in Lung Cancer. PM R, 2016, 8(10): 990-996.

[47] WHO guidelines for the pharmacological and radiotherapeutic management of cancer pain in adults and adolescents. Geneva: World Health Organization, 2018.

附录

附表 1 ICF-RS 评定表

姓名： 性别： 年龄： 住院号：								
测评日期： 年 月 日								
开始测评时间： 时 分 结束测评时间： 时 分								
0= 正常；1= 轻度损伤；2= 中度损伤；3= 重度损伤；4= 完全损伤；8= 未特指（信息不全）；9= 不适用（条目不适用）（请选择正确评级并将数字填写在后面空格中（0，1，2，3，4，8，9，填 8 或 9 需要备注原因）								
1 类目 b130 能量和驱力功能	0	1	2	3	4	8	9	
在过去两个星期里，您觉得您的精力充沛吗？								
0：所有时间都精力充沛；1：绝大多数时间精力充沛；2：一半以上时间精力充沛；3：一半及以下时间精力充沛；4：所有时间精力都不充沛								
2 类目 d240 控制应激和其他心理需求	0	1	2	3	4	8	9	
在过去两个星期里，请您选出最能够体现您在应激状态下肢体协调能力的选项								
0：肢体协调能力很好；1：肢体协调能力好；2：肢体协调能力一般 3：肢体协调能力差；4：肢体协调能力极差或无法执行								
3 类目 b134 睡眠功能	0	1	2	3	4	8	9	
在过去两个星期里，您存在睡眠问题吗？（在 0~10 中标出）								
0 1 2 3 4 5 6 7 8 9 10 完全没有问题 ——→ 完全有问题 0：上述 NRS 评分为 0 分；1：上述 NRS 评分为 1~2 分；2：上述 NRS 评分为 3~5 分；3：上述 NRS 评分为 6~9 分；4：上述 NRS 评分为 10 分								
4 类目 b152 情感功能	0	1	2	3	4	8	9	
在过去两个星期里，请您综合康复评定自己产生、控制和调节情感的能力？（在 0~10 中标出）								
0 1 2 3 4 5 6 7 8 9 10 完全没有问题 ——→ 完全有问题 0：上述 NRS 评分为 0 分；1：上述 NRS 评分为 1~2 分；2：上述 NRS 评分为 3~5 分；3：上述 NRS 评分为 6~9 分；4：上述 NRS 评分为 10 分								
5 类目 b280 痛觉	0	1	2	3	4	8	9	
在过去两个星期里，请在下列康复评定标准 0~10（NRS）的数字中标记出您对痛觉的一般感受								
0 1 2 3 4 5 6 7 8 9 10 完全没有问题 ——→ 完全有问题 0：上述 NRS 评分为 0 分；1：上述 NRS 评分为 1~2 分；2：上述 NRS 评分为 3~5 分；3：上述 NRS 评分为 6~9 分；4：上述 NRS 评分为 10 分								

续表

6类目b640性功能	0	1	2	3	4	8	9	
在过去两个星期里，您的性功能存在问题吗？（在0~10中标出）								
0 1 2 3 4 5 6 7 8 9 10 完全没有问题 ——→ 完全有问题 0：上述NRS评分为0分；1：上述NRS评分为1~2分；2：上述NRS评分为3~5分；3：上述NRS评分为6~9分；4：上述NRS评分为10分								
7类目b620排尿功能	0	1	2	3	4	8	9	
在过去两个星期里，您有排尿问题吗？（请勾选患者排尿最突出的障碍并测评，以下三种勾选一项"√"）								
□排尿次数增多（正常排尿次数：日间小于平均2小时1次，夜间0~2次） 0：正常；1：白天≥平均1次/2小时或夜尿≥3次，但不影响生活和睡眠；2：白天≥平均1次/2小时或夜尿≥3次，稍微影响生活和睡眠；3：白天≥平均1次/2小时或夜尿≥3次，生活频繁打断或睡眠中频繁起夜；4：白天≥平均1次/2小时或夜尿≥3次，严重影响工作生活或无法入睡								
□尿潴留（膀胱内充满尿液不能正常排出）0：正常；1：轻度，不影响生活方式；2：中度，尿潴留，频繁尿路感染；3：重度，需要导尿；4：功能丧失，充溢性尿失禁								
□尿失禁 0：正常；1：滴沥，弄湿内裤；2：流尿，流在地上（不穿内、外裤情况下）；3：弄湿裤子（包括内、外裤）；4：尿失禁								
8类目d230进行日常事务	0	1	2	3	4	8	9	
请从下列选出与您过去两个星期里最相近的处理日常事务能力的选项								
0：可计划、安排并独立完成；1：可计划、安排并独立完成，但动作、反应迟缓；2：可计划、安排并完成，但需要他人监督或一定程度的辅助（一半以下的帮助）；3：可计划、安排并完成，但需要他人持续的监督和很大程度的辅助（一半及以上的帮助）；4：完全依赖他人								
9类目d570照顾个人的健康	0	1	2	3	4	8	9	
在过去两个星期里，请选出能体现出在您照顾自己健康能力的选项（饮食、运动和保健等）								
0：能很好地独自照顾个人健康；1：基本能独自照顾个人健康；2：能照顾个人健康，但需要别人协助（一半以下帮助）；3：能照顾个人健康，但整个过程都需要在别人协助之下（一半及以上帮助）；4：完全无法照顾个人健康								
10类目d770亲密关系	0	1	2	3	4	8	9	
在过去两个星期里，您在处理夫妻/情侣关系方面存在问题的程度如何？								
0：无功能障碍；1：轻度功能障碍；2：中度功能障碍；3：重度功能障碍；4：极重度功能障碍								
11类目d510盥洗自身	0	1	2	3	4	8	9	
洗澡包括清洁、冲洗及擦干由颈至足的部位								
0：可用任何适当的方法自行洗澡，而无需别人在场监督、提示或协助；1：除了在准备和收拾时需要协助，被康复评定者可以洗澡；或过程中需有人从旁监督或提示，以保证安全；2：能参与大部分活动，但一半以下过程中仍需别人提供协助才能完成整项活动；3：某种程度上能参与，但在一半或以上活动过程中都需别人提供协助才能完成；4：完全依赖别人完成洗澡								
12类目d520护理身体各部	0	1	2	3	4	8	9	
护理身体各部包括洗脸、洗手、梳头、保持口腔清洁（包括假牙）、剃须（适用于男性）及化妆（适用于有需要的女性）								

续表

<table>
<tr><td colspan="9">0：不需别人监督、提示或协助。男性可自行剃须，而女性则可自行化妆及梳头；1：除准备和收拾需要协助，可自行护理身体各部；或过程中需有人监督或提示以保证安全；2：能参与大部分的活动，但在一半以下的过程中仍需要别人提供协助才能完成；3：某种程度上能参与，但在整个活动的过程中都需要别人提供协助才能完成；4：完全依赖别人处理个人卫生</td></tr>
<tr><td>13 类目 d530 如厕</td><td>0</td><td>1</td><td>2</td><td>3</td><td>4</td><td>8</td><td>9</td><td></td></tr>
<tr><td colspan="9">如厕包括在厕盆上坐下及站起，脱下及穿上裤子，防止弄脏衣物及附近环境，使用厕纸和用后冲厕</td></tr>
<tr><td colspan="9">0：可用任何适当的方法自行如厕，而无需别人在场监督、提示或协助；1：除了在准备和收拾时需要协助，可以自行如厕；或过程中需有人监督或提示以保证安全；2：能参与大部分的活动，但在一半以下的过程中仍需要别人提供协助才能完成；3：某种程度上能参与，但在一半或以上活动过程中都需别人提供协助才能完成；4：完全依赖别人协助如厕</td></tr>
<tr><td>14 类目 d550 进食</td><td>0</td><td>1</td><td>2</td><td>3</td><td>4</td><td>8</td><td>9</td><td></td></tr>
<tr><td colspan="9">采用合适的餐具将食物由容器送到口中。整个过程包括咀嚼及吞咽</td></tr>
<tr><td colspan="9">0：可自行进食，而无需别人在场监督、提示或协助；1：除了在准备或收拾时需要协助，被康复评定者可以自行进食；或过程中需有人监督或提示以保证安全；2：能运用餐具，通常是勺子或筷子，但一半以下的过程中仍需要别人提供协助；3：某种程度能运用餐具，通常是勺子或筷子，但在一半或以上的活动过程中都需别人协助；4：完全依赖别人协助进食</td></tr>
<tr><td>15 类目 b455 运动耐受能力</td><td>0</td><td>1</td><td>2</td><td>3</td><td>4</td><td>8</td><td>9</td><td></td></tr>
<tr><td colspan="9">运动耐受能力使用矫形器和助行器等辅具不影响评判得分</td></tr>
<tr><td colspan="9">0：完成重度体力活动（如载物上坡行走、打篮球、踢足球、攀岩等）；1：能完成中度体力活动（如中等速度步行或跑步、跳舞、扛重物等）；2：能完成轻度体力活动（如慢走、打扫房间、划船等）；3：能完成极轻度体力活动（如坐、站、绘画、玩牌、打字等）；4：只能卧床</td></tr>
<tr><td>16 类目 b710 关节活动能力</td><td>0</td><td>1</td><td>2</td><td>3</td><td>4</td><td>8</td><td>9</td><td></td></tr>
<tr><td colspan="9">在下表中对患者活动受限关节部位划“√”，然后在结果评判中选出相对应的选项（主动关节活动）</td></tr>
<tr><td colspan="9">0 级：无关节活动受限；1 级：1 ≤受限关节数量≤ 4；2 级：5 ≤受限关节数量≤ 8；3 级：9 ≤受限关节数量≤ 17；4 级：所有关节活动均受限<table><tr><td></td><td>肩</td><td>肘</td><td>腕</td><td>手</td><td>髋</td><td>膝</td><td>踝</td><td>足</td></tr><tr><td>左侧</td><td></td><td></td><td></td><td></td><td></td><td></td><td></td><td></td></tr><tr><td>右侧</td><td></td><td></td><td></td><td></td><td></td><td></td><td></td><td></td></tr><tr><td colspan="5">颈</td><td colspan="4">躯干</td></tr></table></td></tr>
<tr><td>17 类目 b730 肌肉力量功能</td><td>0</td><td>1</td><td>2</td><td>3</td><td>4</td><td>8</td><td>9</td><td></td></tr>
<tr><td colspan="9">康复评定者根据康复评定对象的肌肉力量，在下表中对肌肉力量小于 4 级的部位划“√”，然后在结果评判中选出相对应的选项</td></tr>
<tr><td colspan="9">0 级：无部位肌肉力量小于 4 级；1 级：1 ≤肌肉力量小于 4 级部位≤ 4；2 级：5 ≤肌肉力量小于 4 级部位≤ 8；3 级：9 ≤肌肉力量小于 4 级部位≤ 17；4 级：所有肌肉力量均小于 4 级部位<table><tr><td></td><td>肩</td><td>肘</td><td>腕</td><td>手</td><td>髋</td><td>膝</td><td>踝</td><td>足</td></tr><tr><td>左侧</td><td></td><td></td><td></td><td></td><td></td><td></td><td></td><td></td></tr><tr><td>右侧</td><td></td><td></td><td></td><td></td><td></td><td></td><td></td><td></td></tr><tr><td colspan="5">颈</td><td colspan="4">躯干</td></tr></table></td></tr>
<tr><td>18 类目 d410 改变身体基本姿势</td><td>0</td><td>1</td><td>2</td><td>3</td><td>4</td><td>8</td><td>9</td><td></td></tr>
<tr><td colspan="9">从下列 7 种体位独立变换为其他身体姿势：①躺；②蹲；③跪；④坐；⑤站起；⑥弯腰；⑦移动身体重心</td></tr>
</table>

续表

0: 能独立完成 7 种; 1: 能独立完成 6 种; 2: 能独立完成 4~5 种; 3: 能独立完成 1~3 种; 4: 无法完成								
19 类目 d415 保持一种身体姿势	0	1	2	3	4	8	9	
独立保持①蹲; ②跪; ③坐; ④站四种身体姿势								
0: 能独立保持全部 4 种; 1: 能独立保持其中 3 种; 2: 能独立保持其中 2 种; 3: 能独立保持其中 1 种; 4: 不能保持								
20 类目 d420 移动自身	0	1	2	3	4	8	9	
包含从一处表面移至另一表面, 如椅 / 床、轮椅 / 坐便器之间的转移等								
0: 可自行移动自身, 并无需别人从旁监督、提示或协助; 1: 除了在准备或收拾时需要协助, 被康复评定者可以自行移动自身; 或过程中需有人从旁监督或提示, 以确保安全; 2: 参与大部分活动, 但一半以下的过程中仍需别人提供协助才能完成整项活动; 3: 某种程度上能参与, 但在一半或以上活动过程中都需别人提供协助才能完成; 4: 完全依赖或需要两人从旁边协助或要使用移动器具来帮助转移								
21 类目 d450 步行	0	1	2	3	4	8	9	
从被康复评定者站立开始, 在平地步行 10m。被康复评定者在有需要时可戴上及除下支具或义肢, 并能适当地使用助行器								
0: 自己步行 10m, 无需其他人从旁监督、提示或协助; 1: 可自己步行一段距离, 但不能完成 10m; 或过程中需要有人从旁监督提示, 以确保安全; 2: 能参与大部分步行活动, 但在一半以下的过程中仍需要别人提供协助才能完成整项活动; 3: 某种程度上能参与步行, 但在一半或以上的活动过程中都需要别人提供协助才能完成; 4: 完全不能步行								
22 类目 d465 利用设备到处移动	0	1	2	3	4	8	9	
被康复评定者需操控轮椅并移动最少 10m 包括在平地上推动轮椅、转弯及操控轮椅至桌边、床边或洗手间等。								
0: 可完全自行操控轮椅并移动最少 10m, 不需要他人从旁监督、提示或协助; 1: 可驱动轮椅前进, 后退、转弯及移至桌边、床边或洗手间等, 但在准备及收拾时仍需协助; 或过程中需有人从旁边监督或提示; 2: 能参与大部分活动, 但一半以下过程中仍需别人提供协助才能完成整项活动; 3: 可在平地上自行推动轮椅并移动短距离, 但在一半或以上的活动过程中都需要别人提供协助才能完成; 4: 完全不能操控轮椅								
23 类目 d455 到处移动	0	1	2	3	4	8	9	
独立完成下列五种移动方式①爬行; ②攀登; ③奔跑; ④跳跃; ⑤游泳								
0: 能完成 4~5 种移动方式; 1: 能完成 3 种移动方式; 2: 能完成 2 种移动方式; 3: 能完成 1 种移动方式; 4: 不能完成任何一种移动方式								
24 类目 d640 做家务	0	1	2	3	4	8	9	
过去两个星期里, 您能独立完成以下 6 项家务劳动吗? ①清洗、晾晒衣物; ②清洁烹饪区和餐具; ③清洁生活区; ④使用家用电器; ⑤储存日用品; ⑥处理垃圾								
0: 完成全部 6 项; 1: 完成 5 项; 2: 完成 4 项; 3: 完成 1~3 项; 4: 无法独立完成 1 项								
25 类目 d470 利用交通工具	0	1	2	3	4	8	9	
在过去两个星期里, 您作为乘客利用公共交通工具的状况如何?								

续表

0：能够独自利用全部公共交通工具（例如公共汽车、出租车、地铁、高铁、船、飞机等）；1：能够独自利用至少一种交通工具（例如公共汽车、出租车、地铁、高铁、船、飞机等）；2：能够利用交通工具，但需要别人协助（一半以下帮助）；3：能够利用交通工具，但整个过程都需要在别人协助之下（一半及以上帮助）；4：无法利用交通工具							
26 类目 d660 帮助别人	0	1	2	3	4	8	9
在过去的两个星期里，请问您帮助他人（学习、交流、生活、活动等）的能力如何？							
0：对别人有极大帮助；1：对别人有较大帮助；2：对别人有中等程度帮助；3：对别人有少量帮助；4：对别人有没有帮助							
27 类目 d710 基本的人际交往	0	1	2	3	4	8	9
康复评定者在与受访者的接触过程中，根据受访者的反应（积极性、恰当性、语言组织能力、表达能力）做出判断							
0：人际交往极好；1：人际交往好；2：人际交往一般；3：人际交往差；4：人际交往极差							
28 类目 d850 有报酬的就业	0	1	2	3	4	8	9
在过去两个星期里，您的就业受身体功能状况的影响程度？							
0：无影响；1：轻度影响；2：中度影响；3：重度影响；4：极重度影响							
29 类目 d920 娱乐和休闲	0	1	2	3	4	8	9
在过去两个星期里，您参加日常的娱乐和休闲活动受身体健康状况的影响程度？							
0：无影响；1：轻度影响；2：中度影响；3：重度影响；4：极重度影响							
30 类目 d540 穿着	0	1	2	3	4	8	9
穿着包括穿上、脱下及扣紧衣物；有需要时也包括腰围、义肢及矫形器							
0：自行穿衣，不需要别人在场监督、提示或协助；1：除了在准备和收拾时需要协助，可以自行穿衣；或过程中需有人监督或提示以保证安全；2：参与大部分的活动，但一半以下过程中仍需别人提供协助才能完成整项活动；3：某种程度上能参与，但在一半或以上活动过程中都需别人提供协助才能完成；4：完全依赖别人协助穿衣							

附表 2　四肢及脊柱关节活动测量

关节	运动	参考值	受试者体位	量角器校准			备注
				轴心	固定臂	移动臂	
肩关节	屈曲	0~180°	坐位或立位，臂置于体侧，肘伸直	肩峰	与腋中线平行	与肱骨纵轴平行	为使肩关节能独立屈曲，需固定肩胛骨外侧缘，在肩胛运动起始点进行测量
	伸展	0~50°	坐位或立位，臂置于体侧，肘伸直	肩峰	与腋中线平行	与肱骨纵轴平行	从后侧稳定住肩胛骨，保证肩关节独立伸展。测量肩关节伸展角度时允许肘部屈曲

续表

关节	运动	参考值	受试者体位	量角器校准			备注
				轴心	固定臂	移动臂	
	外展	0~180°	坐位，臂置于体侧，肘伸直	肩峰	与身体正中线平行	与肱骨纵轴平行	注意固定肩胛骨外侧缘以保证肩关节独立外展，一般而言肩关节内收角度不在常规测量内
	内旋	0~90°	仰卧位，肩部外展 90°，肘部屈曲 90°	尺骨鹰嘴	与地面垂直	与尺骨平行	若受试者存在肩关节前部失稳，则会在外旋至极限时感觉到疼痛或有恐惧表情
	外旋	0~90°	仰卧位，肩部外展 90°，肘部屈曲 90°	尺骨鹰嘴	与地面垂直	与尺骨平行	若受试者存在肩关节前部失稳，则会在外旋至极限时感觉到疼痛或有恐惧表情
肘关节	屈伸	0~150°	仰卧位或坐位或立位，臂取解剖位	肱骨外上髁	与肱骨纵轴平行	与桡骨平行	
	旋前旋后	0~90°	坐位，上臂置于体侧，屈肘 90°	中指尖	与地面垂直	与包括伸展拇指的手掌面平行	
腕关节	屈曲到伸展	90°~0~70°	坐位，立位，前臂完全旋前	尺骨茎突	与前臂纵轴平行	与第 2 掌骨纵轴平行	
	尺偏，桡偏		坐位，屈肘，前臂旋前，腕中立位	腕背侧中点	前臂背侧中线	第 3 掌骨纵轴	
髋关节	屈曲	0~125°	仰卧位，或侧卧位，对侧下肢伸直（屈膝时）	股骨大转子	与身体纵轴平行	与股骨纵轴平行	屈膝位下完成屈髋活动度测量能够获取更大的关节活动范围；伸膝状态下测量屈髋角度能够反映受测下肢腘绳肌的紧张程度
	伸展	0~15°	侧卧位，被测下肢在上	股骨大转子	与身体纵轴平行	与股骨纵轴平行	测量伸髋时应注意稳定骨盆，避免旋转和躯干伸展；在屈膝位伸髋同样能够反映前侧股直肌的紧张程度

续表

关节	运动	参考值	受试者体位	量角器校准			备注
				轴心	固定臂	移动臂	
	外展内收	0~45°	仰卧位	髂前上棘	与双侧髂前上棘连线垂直	髂前上棘与髌骨中心连线	量角器的起始位置为90°位，基线测量在该基础上实施。此外，当骨盆开始出现倾斜时即髋关节最大内收或外展位置。该测试的评估者间信度为0.73
	内外旋	45°~0~45°	仰卧位，两小腿悬于床缘外	髌骨下端	与地面垂直	与胫骨纵轴平行	量角器的起始位置为90°位，基线测量在该基础上实施。此外，当骨盆开始出现倾斜时即髋关节最大内收或外展位置。该测试的评估者间信度为0.69
膝关节	屈伸	0~150°	俯卧位或仰卧位或坐在椅子边缘	膝关节或腓骨小头	与股骨纵轴平行	与胫骨纵轴平行	受试者同样可取俯卧位下完成屈膝关节活动度检查，仰卧与俯卧位下的测试，可获悉股直肌的长度或紧张度对膝关节屈曲的影响。该测试的评估者间信度为0.82
踝关节	背屈 跖屈 内翻 外翻	0~20° 0~45° 0~35° 0~25°	仰卧位，膝关节屈曲，踝中立位，或俯卧位，足处于床缘外	腓骨纵轴线与足外缘交叉处踝后方，内外踝中点	与腓骨纵轴平行小腿后纵轴	与第5跖骨纵轴平行中心与足跟中点的连线	测量过程应尽量避免足趾蜷曲或伸展，受检测腓肠肌的紧张程度会对测量结果存在影响。另外，可在俯卧屈膝90°位进行背屈测量。该关节的跖背屈测量的评估者间信度较低，仅有0.50
颈椎	前屈	0~60°	坐位或立位，在侧面测量	肩峰	在矢状面上与通过肩峰的垂直线一致	与头顶和耳孔连线一致	
	后伸	0~50°	坐位或立位，在侧面测量	肩峰	在矢状面上与通过肩峰的垂直线一致	与头顶和耳孔连线一致	

续表

关节	运动	参考值	受试者体位	量角器校准			备注
				轴心	固定臂	移动臂	
	左/右旋	0~70°	坐位或仰卧位，在头顶测量	头顶	与通过头顶的矢状面一致	与鼻梁和枕骨粗隆的连线一致	
	左/右侧屈	0~50°	坐位或立位，防止胸腰椎侧屈	第7颈椎棘突	与第5颈椎到第7颈椎棘突连线一致	与枕骨粗隆到第7颈椎棘突的连线一致	
胸/腰椎	前屈	0~80°	立位	第5腰椎棘突侧面投影	与通过第5腰椎棘突的垂线一致	与第7颈椎到第5腰椎棘突的连线一致	
	后伸	0~30°	立位	第5腰椎棘突侧面投影	与通过第5腰椎棘突的垂线一致	与第7颈椎到第5腰椎棘突的连线一致	
	左旋，右旋	0~45°	坐位，胸腰椎无侧屈和后伸	头部上面中点	与椅背的平行线一致	与两侧肩峰连线一致	
	左侧屈，右侧屈	0~35°	坐位或立位	第5腰椎棘突	与通过第5腰椎棘突的垂线一致	与第7颈椎到第5腰椎棘突的连线一致	

附表3 四肢主要肌肉力量的徒手肌力检查

关节	运动	主动肌	评定方法		
			1级	2级	3、4、5级
肩关节	前屈	三角肌前束 喙肱肌	仰卧或坐位，试图屈曲肩关节时可触及三角肌前束收缩	向对侧侧卧，被检侧上肢放于滑板上，肩可主动屈曲	坐位，肩内旋，屈肘，掌心向下，肩屈曲，阻力施加在上臂远端
	后伸	背阔肌 大圆肌 三角肌后束	俯卧，试图后伸肩关节时可触及大圆肌、背阔肌收缩	向对侧侧卧，被检侧上肢放于滑板上，肩可主动伸展	俯卧，肩伸展30°~40°，阻力施加在上臂远端
	外展	三角肌中束 冈上肌	仰卧，试图外展肩关节时可触及三角肌中束、冈上肌收缩	仰卧，被检侧上肢放于滑板上，肩可主动外展	坐位，屈肘，肩外展90°，阻力施加在上臂远端

续表

关节	运动	主动肌	评定方法		
			1级	2级	3、4、5级
	内旋	肩胛下肌 胸大肌 背阔肌 大圆肌	俯卧，上肢下垂于床缘，试图肩内旋时在腋窝前后壁可触及肌肉收缩	俯卧，肩可主动内旋	俯卧，肩外展90°，屈肘，前臂下垂于床缘外，肩内旋，阻力施加在前臂远端
	外旋	冈下肌 小圆肌	俯卧，上肢下垂于床缘，试图肩外旋时在肩胛骨外缘可触及肌肉收缩	俯卧，肩可主动外旋	俯卧，肩外展90°，屈肘，前臂下垂于床缘，肩外旋，阻力施加在前臂远端
肘关节	屈曲	肱二头肌 肱肌 肱桡肌	坐位，肩外展，上臂放于滑板上，试图屈曲肘关节时可触及相应肌肉收缩	体位同左，肘关节可主动屈曲	坐位，上肢下垂，屈曲肘关节，阻力施加在前臂远端测肱二头肌：前臂旋后位测肱肌：前臂旋前位测肱桡肌：前臂中立位
	伸展	肱三头肌 肘肌	坐位，肩外展，屈肘，上肢放于滑板上，试图伸肘时可触及肱三头肌活动	体位同左，肘关节可主动伸展	俯卧，肩外展，屈肘，前臂下垂于床缘，伸肘关节，阻力施加在前臂远端
前臂	旋前	旋前圆肌 旋前方肌	俯卧，肩外展，前臂在床缘外下垂，试图前臂旋前时在肘关节下、腕关节上可触及肌肉收缩	体位同左，前臂可主动旋前	坐位，屈肘90°，前臂旋后位，做旋前动作，握住腕部施加相反方向阻力
	旋后	肱二头肌 旋后肌	俯卧，肩外展，前臂在床缘外下垂，试图前臂旋后时在前臂上端桡侧可触及肌肉收缩	体位同左，前臂可主动旋后	坐位，屈肘90°，前臂旋前位，做旋后动作，握住腕部施加相反方向阻力
腕关节	掌屈	尺侧屈腕肌 桡侧屈腕肌	坐位，手掌放于床面，掌心向下试图做腕掌屈，尺侧偏，桡侧偏时可触及其肌腱活动	体位同左，腕可掌屈，桡侧偏，尺侧偏	体位同左，腕关节掌屈以及尺侧偏时，阻力加于小鱼际；掌屈以及桡侧偏时阻力加于鱼际
	背伸	尺侧伸腕肌 桡侧伸腕肌	坐位，屈肘，前臂中立位放于滑板上，试图腕背伸、尺侧偏以及桡侧偏时可触及其肌腱活动	体位同左，腕可背伸、尺侧偏以及桡侧偏	体位同左，去掉滑板，测尺侧腕伸肌时阻力加于掌背尺侧；测桡侧腕伸肌时阻力加于掌背桡侧
髋关节	屈曲	髂腰肌	仰卧，试图屈髋时于腹股沟上缘可触及肌肉活动	向同侧侧卧，托住对侧下肢，可主动屈髋	坐位或仰卧位，小腿垂于床缘外，屈髋，阻力加于大腿远端前面

续表

关节	运动	主动肌	评定方法		
			1级	2级	3、4、5级
	伸展	臀大肌 腘绳肌	俯卧，试图伸髋时于臀部及坐骨结节下方可触及肌肉活动	向同侧侧卧，托住对侧下肢，可主动伸髋	俯卧，屈膝（测臀大肌）或伸膝（测腘绳肌），伸髋10°~15°，阻力加于大腿远端后面
	内收	内收肌群 股薄肌 耻骨肌	仰卧，髋外展30°，试图髋内收时于股内侧部可触及肌肉活动	同左，下肢放滑板上可主动髋内收	向同侧侧卧，两腿伸直，托住对下肢，髋内收，阻力加于大腿远端内侧
	外展	臀中肌 臀小肌 阔筋膜张肌	仰卧，试图髋外展时于大转子上方或大腿外侧可触及肌肉活动	同左，下肢放滑板上可主动髋外展	向对侧侧卧，测臀中肌、臀小肌时屈膝，髋外展，阻力加于大腿远端外侧；测阔筋膜张肌时伸膝，髋外展，操作同前
	内旋	臀小肌 阔筋膜张肌	仰卧，腿伸直，试图髋内旋时大转子上方可触及肌肉活动	同左，可主动髋内旋	仰卧，小腿在床缘外下垂，髋内旋，阻力加于小腿下端外侧
	外旋	股方肌 梨状肌 臀大肌 上下孖肌 闭孔内外肌	仰卧，腿伸直，试图髋外旋时大转子上方可触及肌肉活动	同左，可主动髋外旋	仰卧，小腿在床缘外下垂，髋外旋，阻力加于小腿下端内侧
膝关节	屈曲	股二头肌 半腱肌 半膜肌	俯卧，试图屈膝时于腘窝两侧可触及肌腱活动	向同侧侧卧，托住对侧下肢，可主动屈膝	俯卧，膝从伸直位屈曲，阻力加于小腿下端后面
	伸展	股四头肌	仰卧，试图伸膝时可触及髌韧带活动	向同侧侧卧，托住对侧下肢，可主动伸膝	仰卧，小腿在床缘外下垂，伸膝，阻力加于小腿下端前面
踝关节	跖屈	腓肠肌 比目鱼肌	侧卧，试图踝跖屈时可触及跟腱活动	同左，可主动踝跖屈	俯卧，膝伸直（测腓肠肌）或膝屈曲（测比目鱼肌），踝跖屈，阻力加于足跟
	内翻背伸	胫前肌	仰卧，试图踝背伸及足内翻时可触及肌腱活动	侧卧，可主动背伸、内翻踝关节	坐位，小腿下垂，踝背伸并足内翻，阻力加于足背内缘
	内翻跖屈	胫后肌	仰卧，试图足内翻及跖屈时于内踝后方可触及肌腱活动	同左，可主动跖屈、内翻踝关节	向同侧侧卧，足在床缘外，足内翻并且踝跖屈，阻力加于足内缘
	外翻跖屈	腓骨长短肌	仰卧，试图足外翻并且跖屈时于外踝后方可触及肌腱活动	同左，可主动外翻、跖屈踝关节	向对侧侧卧，使跖屈的足外翻，阻力加于足外缘

附表 4　躯干主要肌肉的徒手肌力检查

肌肉	检查方法与评定				
	1级	2级	3、4、5级		
斜方肌 菱形肌	坐位，臂外展放桌上，试图使肩胛骨内收时可触及肌肉活动	同左，可见肩胛骨主动内收运动	俯卧，两臂稍抬起，使肩胛骨内收，阻力为将肩胛骨向外推		
斜方肌下部	俯卧，一臂前伸内旋，试图使肩胛骨内收及下移时可触及斜方肌下部收缩	同左，可见有肩胛骨内收及下移运动	同左，肩胛骨内收及下移，阻力为将肩胛骨下角向上外推		
斜方肌上部 肩胛提肌	俯卧，试图耸肩时可触及斜方肌上部收缩	同左，能主动耸肩	坐位，两臂垂于体侧，耸肩，向下压的阻力加于肩锁关节上方		
前锯肌	坐位，一臂向前放桌上，上臂前伸时在肩胛骨内缘可触及肌肉收缩	同左，上臂前伸时可见肩胛骨活动	坐位，上臂前平举屈肘，上臂向前移动，肘不伸，向后推的阻力加于肘部		
	1级	2级	3级	4级	5级
斜角肌 颈长肌 头长肌 胸锁乳突肌	仰卧，屈颈时可触及胸锁乳突肌收缩	侧卧，托住头部时可屈颈	仰卧，能抬头，不能抗阻力	同左，能中等抗阻力	同左，抬头屈颈，能抗加于额部的较大阻力
斜方肌 颈部骶棘肌	俯卧，抬头时可触及斜方肌活动	侧卧，托住头部时可仰头	俯卧，能抬头，不能抗阻力	同左，能抗中等阻力	同左，抬头时能抗加于枕部的较大阻力
腹直肌	仰卧，抬头时可触及上腹部腹肌紧张	仰卧，能屈颈抬头	仰卧，髋以及膝屈曲，能抬起头及肩胛部	同左，双手前平举坐起	同左，双手抱头后能坐起
骶棘肌	俯卧，抬头时可触及其收缩	俯卧位可抬头	俯卧，胸以上在床缘外下垂30°，固定下肢，能抬起上身，不能抗阻	同左，能抗中等阻力	同左，能抗较大阻力
腹内外斜肌	坐位，试图转体时可触及腹外斜肌收缩	同左，双臂下垂，能大幅度转体	仰卧，能旋转上体至一肩离床	仰卧，屈腿，固定下肢，双手前平举坐起并转体	同左，双手抱颈后能坐起同时向一侧转体

附表 5 心脏功能分级及治疗分级（美国心脏学会）

		临床情况	持续 - 间歇活动的能量消耗 /（kcal/min）	最大代谢当量（METs）
功能分级	Ⅰ	患有心脏疾病，其体力活动不受限制。一般体力活动不引起疲劳、心悸、呼吸困难或心绞痛	4.0~6.0	6.5
	Ⅱ	患有心脏疾病，其体力活动稍受限制，休息时感到舒适。一般体力活动时，引起疲劳、心悸、呼吸困难或心绞痛	3.0~4.0	4.5
	Ⅲ	患有心脏疾病，其体力活动大受限制，休息时感到舒适，较一般体力活动为轻时，即可引起疲劳、心悸、呼吸困难或心绞痛	2.0~3.0	3
	Ⅳ	患有心脏疾病，不能从事任何体力活动，在休息时也有心功能不全或心绞痛症状，任何体力活动均可使症状加重	1.0~2.0	1.5
治疗分级	A	患有心脏疾病，其体力活动不应受任何限制		
	B	患有心脏疾病，其一般体力活动不应受限，但应避免重度或竞赛性用力		
	C	患有心脏疾病，其一般体力活动应中度受限，较为费力的活动应予终止		
	D	患有心脏疾病，其一般体力活动应严格受到限制		
	E	患有心脏疾病，必须完全休息，限于卧床或坐椅子		

附表 6 Barthel 指数评定量表

序号	项目	完全独立	需部分帮助	需极大帮助	完全依赖
1	进食	10	5	0	–
2	洗澡	5	0	–	–
3	修饰	5	0	–	–
4	穿衣	10	5	0	–
5	控制大便	10	5	0	–
6	控制小便	10	5	0	–
7	如厕	10	5	0	–
8	床椅转移	15	10	5	0
9	平地行走	15	10	5	0
10	上下楼梯	10	5	0	–

Barthel 指数总分：________分

注：根据患者的实际情况，在每个项目对应的得分上划“√”

附表 7 社会功能活动问卷

项目	正常或从未做过，但能做（0 分）	困难，但可单独完成或从未做过（1 分）	需要帮助（2 分）	完全依赖他人（3 分）
1. 每月平衡收支的能力，算账的能力？				
2. 患者的工作能力？				
3. 能否到商店买衣服、杂货和家庭用品？				
4. 有无爱好？会不会下棋和打扑克？				
5. 会不会做简单的事情，如点炉子、泡茶等？				
6. 会不会准备饭菜？				
7. 能否了解最近发生的事件（时事）？				
8. 能否参加讨论和了解电视、书和杂志的内容？				
9. 能否记住约会时间、家庭节日和吃药？				
10. 能否拜访邻居、自己乘公共汽车？				
总分				

注：≤ 5 分为正常。≥ 5 分表示该患者在家庭和社区中不可能独立

附表 8 快速残疾评定量表

内容	评分及其标准			
	0 分	1 分	2 分	3 分
Ⅰ日常生活需要帮助的程度				
（1）进食	完全独立	需要一点帮助	需要较多帮助	喂食或经静脉供给营养
（2）行走（可用拐杖或助行器）	完全独立	需要一点帮助	需要较多帮助	不能走
（3）活动（外出可用轮椅）	完全独立	需要一点帮助	需要较多帮助	不能离家外出
（4）洗澡（需要提供用品及监护）	完全独立	需要一点帮助	需要较多帮助	由别人帮助洗
（5）穿着（包括帮助选择衣物）	完全独立	需要一点帮助	需要较多帮助	由别人帮助穿

续表

内容	评分及其标准			
	0分	1分	2分	3分
(6)如厕(穿脱衣裤、清洁、造瘘管护理)	完全独立	需要一点帮助	需要较多帮助	只能用便盆,不能护理造瘘管
(7)整洁修饰(剃胡子、梳头、修饰指/趾甲、刷牙)	完全独立	需要一点帮助	需要较多帮助	由别人帮助梳洗修饰
(8)适应性项目(钱币或财产管理,使用电话,买报纸、卫生纸和点心)	完全独立	需要一点帮助	需要较多帮助	自己无法处理
Ⅱ残疾的程度				
(1)言语交流(自我表达)	正常	需要一点帮助	需要较多帮助	不能交流
(2)听力(可用助听器)	正常	需要一点帮助	需要较多帮助	听力丧失
(3)视力(可佩戴眼镜)	正常	需要一点帮助	需要较多帮助	视力丧失
(4)饮食不正常	没有	轻	较重	需经静脉输入营养
(5)大小便失禁	没有	有时有	常常有	无法控制
(6)白天卧床(按医嘱或自行卧床)	没有	有,但在3h内	较长时间	大部分或全部时间
(7)用药	没有	有时用	每日服药	每日注射或口服
Ⅲ特殊问题的严重程度				
(1)精神错乱	没有	轻	重	极重
(2)不合作,对医疗持敌对态度	没有	轻	重	极重
(3)抑郁	没有	轻	重	极重

附表9 社会生活能力概况评定问卷

	项目	得分
1	上学或上班情况	
	与伤病前大致相同 是 20分	
	否 0分	
2	参加社交活动(探亲访友等)	
	从不参加:0分	
	极少参加:5分	
	正常参加:10分	
3	参加社团活动(工会、联谊会、学会等)	
	从不参加:0分	

续表

	项目	得分
	极少参加：5分	
	正常参加：10分	
4	与别人进行打扑克、下象棋、参观旅游、打球、看球赛等文体活动	
	从不参加：0分	
	极少参加：5分	
	正常参加：10分	
5	与别人一道看电视、谈话、听音乐、去公园、散步、购物等业余消遣活动	
	从不参加：0分	
	极少参加：5分	
	正常参加：10分	
	合计	

注：该表的评定得分区间为0~60分。

分级判断标准为：0分，社会生活能力重度障碍；≤ 20分，社会生活能力中度障碍；20~40分，社会生活能力轻度障碍；60分，社会生活能力正常

附表10　主观综合营养评价法

项目	说明	询问词	评价标准
体重改变	据既往半年和两周的体重变化情况给予积分，尤其重视近两周来的变化，若最近体重稳定或有增加，应加分	目前体重？你6个月前体重？最近两周体重变化了吗？（不变、增加、减少、具体数据）	A．6个月内体重变化：A= 体重变化5 < %，或5%~10%，但正在改善；B= 持续减少5%~10%，或由10%升至5%~10%；C= 持续减少 > 10% B. 2周内体重变化：A= 无变化、正常体重或恢复到5%内，B= 稳定，但低于理想或通常体重；部分恢复但不完全；C= 减少 / 降低
进食		（1）你的食欲好、不好、正常、非常好； （2）你的进食量有变化吗？不变、增加、减少、多久； （3）进食发生改变的持续时间； （4）你的食物类型有变化吗？没有变化；半流量、全流量、低能量流食、不能摄食或有其他的变化	（1）摄食变化：A= 好，无变化，轻度、短期变化；B= 正常下限但在减少；差但在增加；差，无变化（取决于初始状态）；C= 差并在减少；差，无变化。 （2）摄食变化的时间：A= < 2周，变化少或无变化；B= > 2周，轻~中度低于理想摄食量；C= > 2周，不能进食，饥饿

续表

项目	说明	询问词	评价标准
胃肠道症状		你常出现下面的问题吗？ （1）没有食欲：很少、从不、每天、2~3次/周、1~2次/周； （2）腹泻：很少、从不、每天、2~3次/周、1~2次/周； （3）恶心：很少、从不、每天、2~3次/周、1~2次/周； （4）呕吐：很少、从不、每天、2~3次/周、1~2次/周	A= 少有，间断； B= 部分症状，＞2周；严重、持续的症状，但在改善； C= 部分或所有症状，频繁或每天，＞2周
功能异常		你还能做以前能做的事吗？ （1）散步？没有、稍减少、明显减少、增多； （2）工作？没有、稍减少、明显减少、增多； （3）室内活动？没有、稍减少、明显减少、增多； （4）过去2周有何改变？有所改善、无变化、恶化	A= 无受损，力气及精力无改变或轻~中度下降但在改善； B= 力气及精力中度下降但在改善；通常的活动部分减少；严重下降但在改善； C= 力气及精力严重下降，卧床
体检	见下表说明		（1）皮下脂肪：A= 大部分或所有部位无减少；B= 大部分或所有部位轻~中度减少，或部分部位中~重度减少；C= 大部分或所有部位中~重度减少。 （2）肌肉消耗：A= 大部分肌肉改变少或无变化；B= 大部分肌肉轻~中度改变，一些肌肉中~重度改变；C= 大部分肌肉重度改变改变。 （3）水肿：A= 正常或轻微；B= 轻~中度；C= 重度。 （4）腹水：A= 正常或轻微；B= 轻~中度；C= 重度
SGA总评	SGA评分等级： A= 营养良好（大部分是A，或明显改善）； B= 轻~中度营养不良； C= 重度营养不良（大部分是C，明显的躯体症状）。 计算总分为营养不良评分（malnutrition score，MS），MS 1~2分为重度营养不良，3~5分为中度营养不良，6~7分为轻度营养不良或正常		

附表11 体检说明

皮下脂肪	要旨	重度营养不良	轻~中度	良好
下眼睑		黑眼圈，眼窝凹陷，皮肤松弛		轻度凸出的脂肪垫
肱二/三头肌	臂弯曲，不要捏起肌肉	两指间空隙很少，甚至紧贴		大量脂肪组织
肌肉消耗				
颞部	直接观察，让患者头转向一边	凹陷	轻度凹陷	看不到明显的肌肉
锁骨	看锁骨是否凸出	凸出	部分凸出	男性看不到，女性看到但不凸出
肩	看骨是否凸出、形状，手下垂	肩锁关节方形，骨骼凸出	肩峰轻度凸出	圆形
肩胛骨	患者双手前推，看骨是否凸出	骨凸出，肋、肩、脊柱间凹陷	骨轻度凸出，肋、肩、脊柱间轻度凹陷	不凸出，不凹陷
骨间肌	手背，前后活动拇指和示指	平坦或凹陷	轻度	肌肉凸出，女性可平坦
膝盖(下肢变化不明显)	患者坐着，腿支撑在矮板凳上	骨凸出		肌肉凸出，骨不凸出
股四头肌	不如上肢敏感	大腿内部凹陷，明显消瘦	轻度凹陷，瘦	圆形，无凹陷
腓肠肌		瘦，无肌肉轮廓		肌肉发达
水肿/腹水	活动受限的患者人检查骶部	明显	轻~中度	无

参考文献

[1] 励建安.康复治疗技术新进展.北京：人民军医出版社，2015.
[2] 黄晓琳，燕铁斌.康复医学.北京：人民卫生出版社，2018.
[3] 黄杰，公维军.康复治疗师临床工作指南：运动治疗技术.北京：人民卫生出版社，2019.
[4] 朱利月，梁崎.康复治疗师临床工作指南：心肺疾患康复治疗技术.北京：人民卫生出版社，2019.

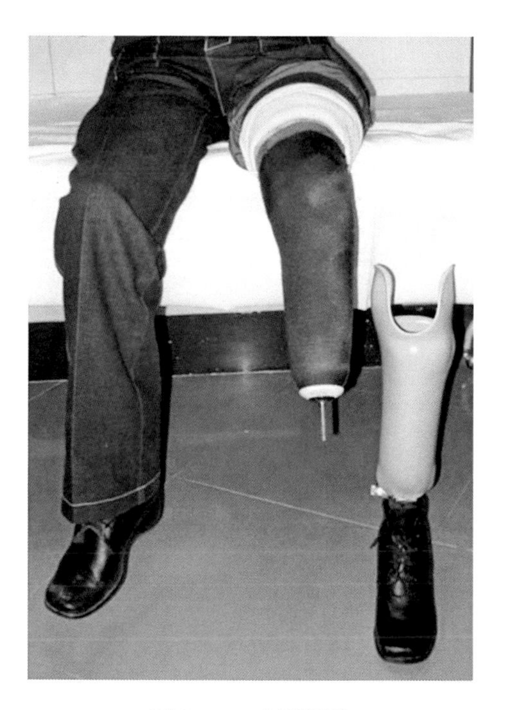

图 3-5-2　小腿假肢

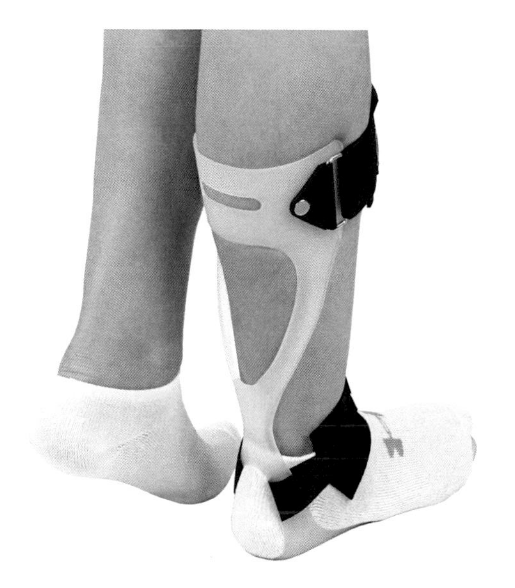

图 3-5-4　踝足矫形器

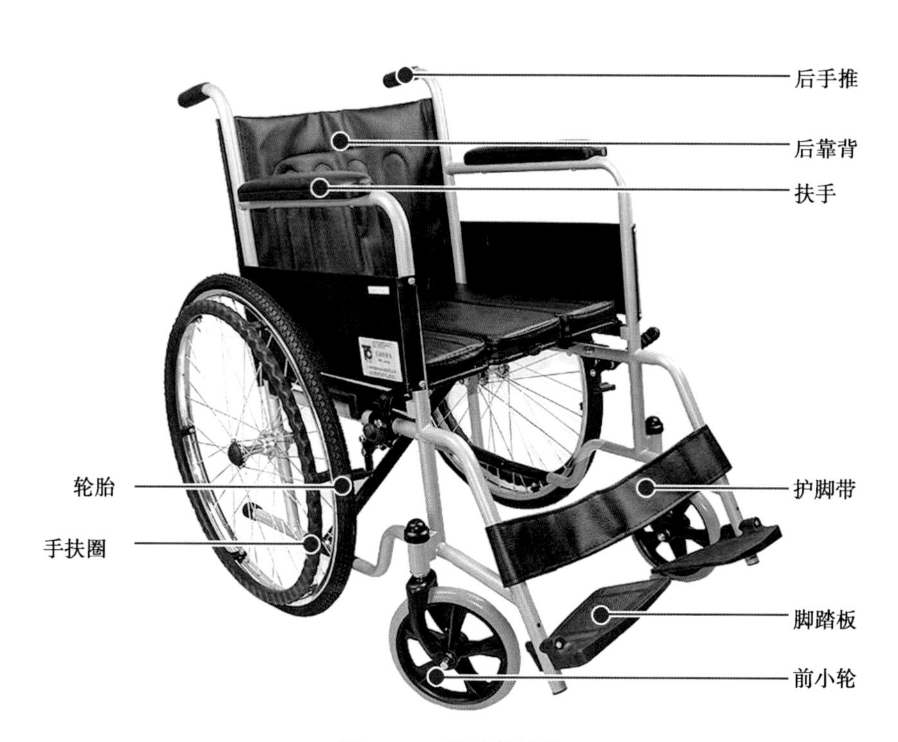

图 3-5-6　轮椅的结构

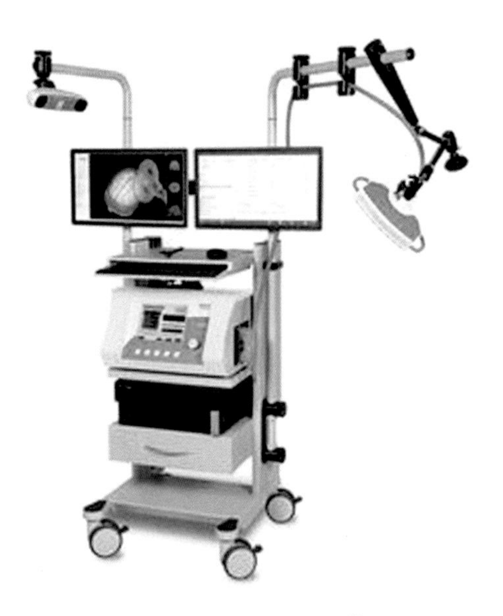

图 3-6-5　TMS3D 导航

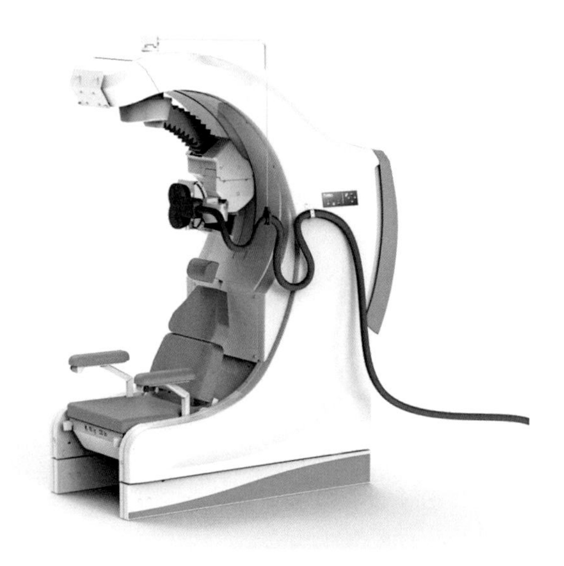

图 3-6-6　TMS 机器人导航

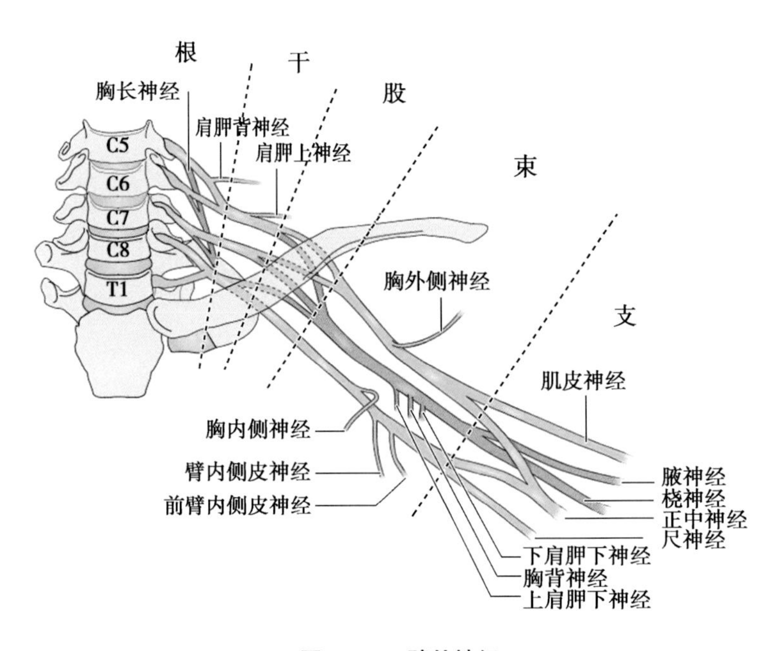

图 4-4-1　臂丛神经

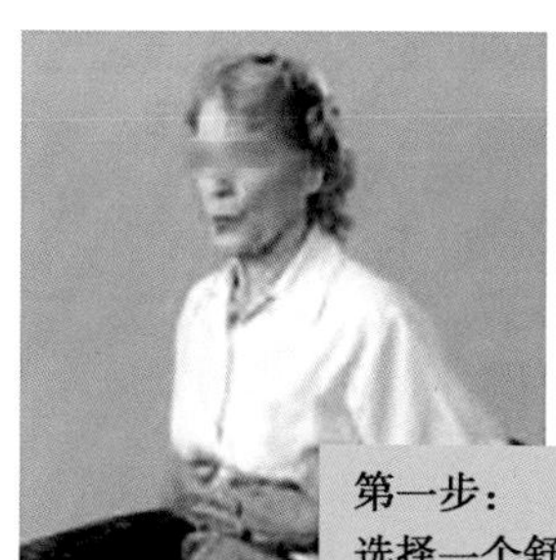
第一步：
选择一个舒适的坐姿，
行缩唇呼吸或腹式呼吸
深吸气3~5次

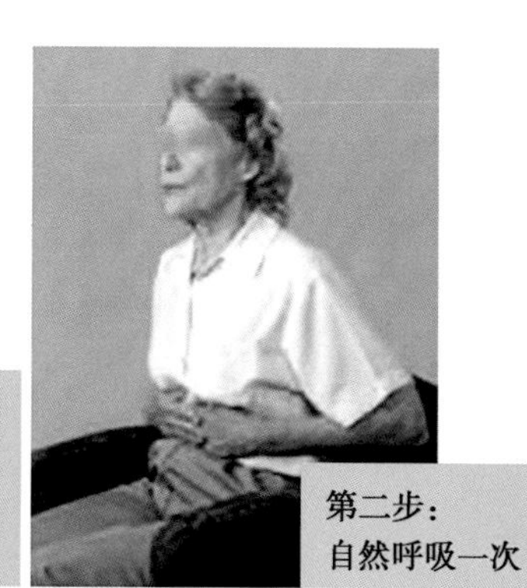
第二步：
自然呼吸一次

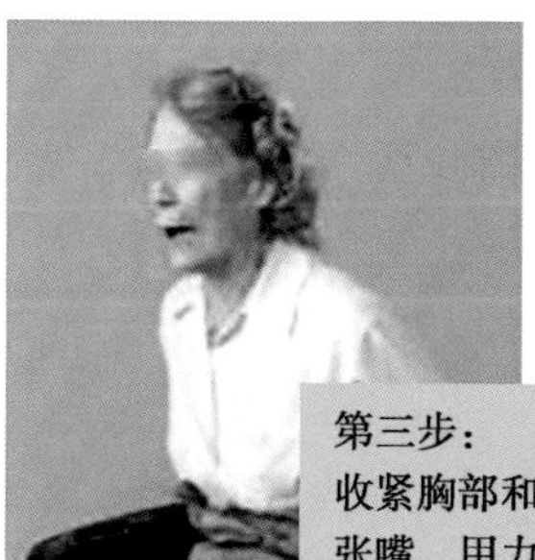
第三步：
收紧胸部和腹部的肌肉，
张嘴，用力往外吐气并
发声“嗨”字。有人认
为进行时压迫胸下部效
果好。再重复一次

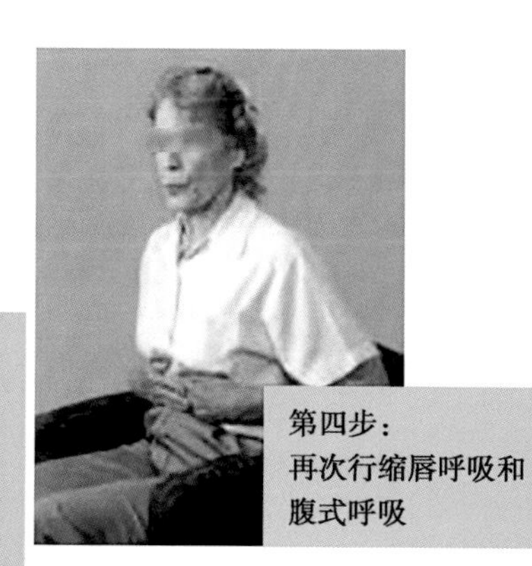
第四步：
再次行缩唇呼吸和
腹式呼吸

图 6-2-3　排痰法